中药材应用实践指南

主编 杨涛

山东科学技术出版社

图书在版编目（CIP）数据

中药材应用实践指南 / 杨涛主编 . —济南：山东
科学技术出版社，2015（2021.1 重印）
ISBN 978-7-5331-7644-0

Ⅰ．①中… Ⅱ．①杨… Ⅲ．①中药材—指南
Ⅳ．① R282-62

中国版本图书馆 CIP 数据核字 (2014) 第 287469 号

中药材应用实践指南

ZHONGYAOCAI YINGYONG SHIJIAN ZHINAN

责任编辑：冯　悦

主管单位：山东出版传媒股份有限公司
出　版　者：山东科学技术出版社
　　　　　　地址：济南市市中区英雄山路 189 号
　　　　　　邮编：250002　电话：（0531）82098088
　　　　　　网址：www.lkj.com.cn
　　　　　　电子邮件：sdkj@sdcbcm.com
发　行　者：山东科学技术出版社
　　　　　　地址：济南市市中区英雄山路 189 号
　　　　　　邮编：250002　电话：（0531）82098071
印　刷　者：北京时尚印佳彩色印刷有限公司
　　　　　　地址：北京市丰台区杨树庄103号乙
　　　　　　邮编：100070　电话：（010）68812775

规格：16 开（787mm×1092mm）
印张：22.5
版次：2021 年 1 月第 1 版 第 2 次印刷
定价：158.00 元

主　编　杨　涛

副主编　姚廷芝　姜保生　乔鸿儒　胡　清　张相奎
　　　　刘润溪

编　者　（按姓氏笔画排序）
　　　　丁印娜　于　涛　马俊毅　吕国丽　孙咏刚
　　　　孙道虎　李　玲　张　昆　张树刚　曹志齐
　　　　崔玉庆　商　平　翟月红　樊庆龙

　　杨涛，1970 年生于济南，山东让古戎投资控股集团董事长，山东建联盛嘉中药有限公司董事长。曾担任九届山东省政协委员，十届山东省政协常委，九届、十届山东省工商联副主席，十届全国工商联执行委员，十届全国工商联直属商会副会长兼投融资中心主任，全国工商联第三届、四届美容化妆品业商会副会长，全国工商联第一届基础设施商会副会长。

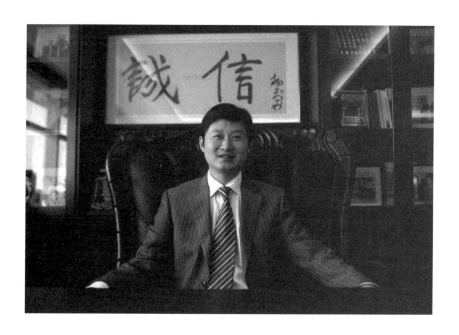

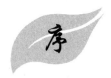

　　药——治病之根本，医家之法器。中药凝结着数千年来无数先人的智慧和汗水。从神农尝百草的勇气和期许，到雷公炮炙论的专注和辨证，中药已经不再是一种祛除疾苦的工具，它更像是一种伟大的符号和印记，镌刻在中华民族的肌肤上，甚至已经渗入到整个中华民族的血液中，滋养着民族的繁衍和生息。而我们不仅仅是传统中医药的受益者，更要尽己所能地将中药文化这一民族瑰宝予以传承和发扬。

　　作为本书的编写主体，山东建联盛嘉中药有限公司，成立于1985年。三十年立业至今，一直专注于中药材的生产和经营，在对药材的采购和加工中，建联中药严格遵守古训、道地首选、古法炮制。面对日益严峻的药材原料现状，建联中药所着力的采购源头，在五大基地以及三大源产区的药材保证下，使得建联中药的质量赢在了田间、林间。与此同时，数十位经验丰富的药工对每一克药的分拣，每一味药的炮制加工，就像是对艺术品的精心雕琢一样，让游走在火铲刀锋、水火之间的原料药材，化成高质有效的中药饮片。常言道：卖药者两眼，用药者一眼，服药者无眼。作为中药从业人员，优秀的鉴别技能可以确保药材的优选，纯熟的炮制技能可以确保药材的最大效能，而建联人更崇尚的是"修和无人见，存心有天知"这条数百年来的古训，它是一辈辈建联人所恪守的道德标准。中药是活到老，干到老，学到老，今天，建联中药的连锁门店招牌上悬挂的"恪信戒欺、优不二价"的金字招牌，反映的是当代建联人对于更高中药质量的不懈追求。

　　本书是建联中药依托几十年不间断的中药材采购和生产操作经验，在融合传承先人技法的基础上，结合现今各时期的药典要求，整理完成。全书分为中药鉴别、中药炮制、中药调剂以及中药保健四大章，其中前两章详细地将300余味中药的鉴别和炮制方法进行逐一记载，对中药的性味归经、升降浮沉深入浅出地予以阐述。而中药调剂篇是建联几十年来，前台药房依据古法的配伍调剂方法，结合现今诊疗管理理论所积累下的经验，记录了中药配伍禁忌、配伍方法以及简单的临方炮制内容。俗话说，中医中药不分家，

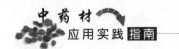

第四章的中药保健部分则是讲述一些比较简单适用的中药保健养生方法。

经过山东建联盛嘉中药有限公司两位终身顾问——山东省中药鉴别大师姚廷芝老先生、山东省中药炮制大师姜保生老先生的参与编写，力争本书内容在业内有较高的专业性和指导性。与此同时，为了让本书能为普通读者提供更好的中医药保健养生服务，建联中药也特邀山东建联盛嘉中药有限公司中医顾问，山东省名老中医乔鸿儒老先生，执笔参与中药保健内容。

"诚信铸就品牌"是建联人对社会及广大客户郑重庄严的承诺。我们将以最优质的药材、最优良的服务回报社会，为振兴弘扬中药事业做出贡献。

由于山东建联盛嘉中药有限公司第一次出版这种专业性书籍，同时绝大多数依托于千百年来江北地域性的炮制传统，很多方面经验不足，因此，抛砖引玉，敬请各位同仁赐教指正，以便今后进一步修订提高。

2014 年 12 月 18 日

杨 涛

目 录

第一章　中药鉴别

一、常用经验鉴别方法

经验鉴别就是用眼看、手摸、鼻闻、口尝、水试、火试等十分简便的方法来鉴别药材的外观性状，确定其真伪优劣、产地、规格等，这些方法是几千年来中医药工作者鉴别药材经验精华的总结，它具有简单、易行、迅速的特点，它是从事中药经营、采购、验收、保管、鉴定、教学工作者必须掌握的技术知识。

（一）眼看

眼看就是凭借人体的光学感受器——眼，看药材的形状、大小、表面、颜色、断面，从而判定药材真伪优劣的方法。

1. 形状　一种药材的外形一般是固定的，如圆柱形、方锥形等等。如炉贝母呈圆锥形，平贝母呈扁球形；天麻为长椭圆形，假天麻紫茉莉根呈圆锥形。有些品种老中药师鉴别时使用的语言很形象，如防风的根茎部分称为"蚯蚓头"，海马的外形为"马头、蛇尾、瓦楞身"。这些形容既简单又生动，易懂易记。在观察外形时，有些叶、草、花类药材很容易皱缩，可用温水浸泡一下，然后摊平观察。如参叶、金钱草、凌霄花等。

2. 大小　药材的大小（指长短、粗细、厚薄）一般有一定的幅度，如测量的大小与规定有差异时，应测量较多的样品，允许有少量高于或低于规定值。例如黄芪、党参有长有短，有粗有细，枸杞有大有小，乌药片有厚有薄等。

3. 表面　药材的表面特征各异，尽管是同一品种也常因产地不同、采收季节不同等因素，表面特征也不尽相同，如光滑、根痕、粗糙、皮孔、皱纹等。单子叶植物根茎及球茎节上的膜质鳞叶、根痕、蕨类植物的鳞片、毛等，这些特征的有无和程度常是鉴别药材的重要依据之一。如天麻与假天麻紫茉莉根，天麻表面有潜伏芽排列而成的多轮横环纹，紫茉莉则无。

4. 颜色　商品药材的色泽一般是较固定的，色泽的变化与药材的质量有关，如玄参、生地色要黑，红花要红，山药要白，青黛要深蓝，紫草要紫，蒲黄、黄连、松花粉要黄，如果加工不好、贮藏不当，就会改变药材的固有颜色，降低药材的质量。如黄芩变绿不能药用，枸杞因保管不善由红变黑，牛膝变黑等。

在观察颜色时，药材应干燥，不应在有色光下进行。在描述药材颜色时，如用两种色调复合描述，还应说明以哪一种色调为主。例如黄棕色，即以棕色为主。

5. 断面　自然折断面，观察皮、木、藤、枝及条状的根及根茎时常用此法，如厚朴、秦皮、沉香、苏木、青风藤、海风藤等。折断时要观察折断时的现象，如有无粉性、响声，断时的难易，断面的情况（颜色、质地、纤维）等。

用刀横切成平面，要观察皮、木两部的比例，射线与维管束的排列形状，如菊花心（黄芪）、车轮纹（大血藤和防己）、星点（大黄），以及有无棕色油点或油室等特征，在鉴别上都很重要。

（二）手摸

手摸即用手的感觉去感受药材的软硬、坚韧、疏松、黏性或粉性等质地特征。常用术语很多，如松泡，表示质轻而松，如通草；粉性，表示含有一定量的淀粉，如广西粉葛根；角质，表示含有多量已加热糊化的淀粉；柴性，表示纤维较多，如柴胡采收季节不当即显柴性。

（三）鼻闻

鼻闻法又叫嗅气法。某些药材有特殊的香气和臭气，这是因为药材中含有挥发性物质的缘故。闻气味时有的药材可揉碎再闻，或用开水烫一下再闻，有的则需点燃一下闻烟的香气，有些药材的气味很特殊，常成为鉴别的主要依据之一，如檀香、沉香、降香、麝香、樟木、乳香、没药、白胶香都有香气，但又各异。土大黄有浊气，松香制造的假血竭有松香气，墓头回有特殊的臭气。

（四）口尝

尝味是鉴别药材的重要方法之一。口尝即通过味觉感受到酸、甜、苦、辣、咸的各种味道，来判别中药材的真伪优劣。由于舌尖部只对甜味敏感，对苦味敏感的是接近舌根部，所以在口尝药材时，在口里需咀嚼片刻，使舌的各部分都接触到药液，方能准确尝到药味，然后再吐出来。尝味可以判断药材的真伪优劣。如乌梅、木瓜、山楂以味酸为好，黄连、黄柏等越苦越好，党参、甘草、枸杞以味甜为好，肉桂以味甜、辣无渣为好。山大黄片炒后口尝可以鉴别，真假厚朴片掺在一起也需口尝来鉴别，松贝、青贝母、炉贝母与奉节贝母、伊贝母、平贝母颗粒和形状相似者的鉴别也主要靠口尝来鉴别。药材的味是区别品种和质量的重要标准，绝不能轻视。

在口尝药材时，要注意具有强烈刺激性和毒性的药材，尽量不用此法，必须口尝时取样要少，尝后立即吐出漱口，并嚼点甘草，以免中毒。口尝法鉴别药材见表1.1。

表 1.1　口尝法鉴别药材的真伪优劣

品名	试验方法及结果	伪品试验方法及结果
红茜草	将较粗的茜草根折断，对口吸之有明显的透气感	将其根折断对口吸无透气感，系伪品篷子菜根
人参	口尝有人参香气，味微苦而回甜，系正品	口尝无人参味而有麻舌感，系伪品商陆根；口尝有明显的豆腥气系伪品野豇豆根。无人参气味，而且麻舌伪品紫茉莉根；口尝有胡萝卜气味，为伪品胡萝卜；无人参气味，嚼之有黏滑感系伪品栌兰根；口尝麻舌，不具人参气味，系伪品华山参
川贝母	松贝、青贝、炉贝用牙咬质地较疏松，味微苦	咬之较硬，其味较川贝为苦系混淆品奉节贝母；有的微咸，系混淆品伊贝母；有浙贝母之气味，系混淆品东贝母；口咬之质坚硬，味淡，系伪品一轮贝母；牙咬质硬，口尝苦味而麻，有毒，系伪品丽江山慈菇
当归	气清香浓郁，味甜微带苦辛	有当归之香气，但较淡弱，味微甜而麻舌，系伪品欧当归；气味极淡弱，系伪品甘肃伪当归
射干	口尝味苦辛，具有射干之特有气味；栽培品苦辛味较淡弱	口尝气微弱，味甘微苦系伪品白射干、蝴蝶花的根茎

（续表）

品名	试验方法及结果	伪品试验方法及结果
党参	口尝味甜，有党参香气，嚼之无渣者为佳	嚼之松泡甜味淡，嚼之质硬味微甜系混淆品甘孜党参或柴党参；嚼之味甜，具胡萝卜气味，不能药用，系伪品迷果芹
紫菀	口尝气微味甜	有特殊香气，味辛辣，系混淆品马蹄紫菀
防风	口尝有甘味，嗅之有败油气味	无防风之败油气味，微甘，系伪品雅葱
天麻	嚼之有特异的香气久留于口内，味甘无任何药材与其气味相似	气微，味淡，有麻舌刺激感，系伪品紫茉莉根；气微，味淡，系伪品大丽菊根或马铃薯；味淡，口尝有黏性，系伪品蕉芋；气微，有麻舌感，系伪品商陆的根
银柴胡	气微，口尝味甜	气微，口尝味麻舌，唾液起泡沫，系混淆品丝石竹
山柰	香气特异，味辛辣	气香，味辛辣而苦，系有毒的伪云南山柰
桔梗	口尝味微甜而后微苦	口尝麻舌，唾液起泡沫，系伪品丝石竹
黄芪	嚼之味甜，有豆腥气，纤维少者为佳	有特异的香气，系伪品苦马豆根；有香五加皮香气感，系伪品草木樨根；味淡，无豆腥气，系伪品圆叶锦葵根；嚼之纤维性强，无黄芪之甜味，系伪品锦鸡儿根
大黄	口尝气清香，味苦而微涩	气浊，口尝有恶心不适感，为山大黄
山豆根	气微，口尝味极苦	有特异的香气，系伪品寻骨风根
川牛膝	气微，口尝味甜	气微，味苦而麻，为苦麻牛膝
巴戟天	气微，口尝味甜微涩	嚼之松泡，味淡系伪品羊角藤；嚼之坚硬，味淡系伪品虎刺
麦冬	气清香，嚼之发黏，味甜微苦有木心，肥大者质佳；湖北麦冬多无心，无浙麦冬之香气	嚼之质硬，味淡，不黏，无麦冬之香气，系伪品淡竹叶根
三七	气微，味微苦而后甜	有明显的姜香气，味微苦而辛，系用莪术伪制
高丽参	有较浓的特异香气，味甜微苦	不具高丽参的特异香气，且参味比高丽参相比为淡，系用红参仿制；不具高丽参的气味，口尝有麻舌感，系商陆根蒸后压制而成
砂仁	气芳香而浓烈，有樟脑气，味辛凉，微苦	有不同于砂仁的芳香气，无樟脑气，辛凉感淡弱且涩，系伪品建砂仁；口尝味淡，不具砂仁之芳香气，系伪品海南土砂仁；不具砂仁气味系伪品缩砂仁或贵州土砂仁
乌梅	口尝皮肉较软，味极酸，有特异的烟熏味	咬之皮薄而硬，味酸涩，不具乌梅之气味，系伪品山李子；咬之皮薄而硬，酸味极淡，无烟熏气，系伪品山桃；咬之皮薄而硬，酸味较淡，无烟熏气，系伪品山杏
石莲子	口尝子叶味甜	子叶极苦，系苦石莲子
小茴香	香气浓，味甜	微香，味淡，系混淆品莳萝子
大茴香	香气浓郁，味甜	具特异芳香气，久尝麻舌，系伪品莽草
枸杞	气微，味甜微酸，肉厚种子少者为佳	气微，甜味淡而苦涩，系束鹿大枸杞，山东多不习用
西洋参	具有洋参特有芳香气，味微甘、苦，洋参味浓	微有白芷香气，味微辛，系用小白芷伪制

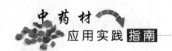

（续表）

品名	试验方法及结果	伪品试验方法及结果
国产西洋参	香气微，口尝洋参味淡弱	气香，但与西洋参不同，口尝味苦，白参味明显与西洋参不同，系用白人参仿制
肉桂	气香，味甜辣无渣者佳	有樟脑气，咀之渣多，味不甜而微辛，系香料桂皮，不可药用
沉香	气芳香，味苦，木纤维少，树脂多者为佳	气微，味淡，嚼之均为木纤维，系沉香白木
厚朴	气芳香，味辛、苦，三特点同时具备	不具厚朴的芳香气，有的气腥，有的具姜香气，有的只苦不辛，系伪品厚朴
檀香	气清香，微有辛辣感	不具清香气，味淡，系伪品或边材
牛黄	嚼之不粘牙，可慢慢溶化，有芳香清凉感，味苦而后甜	取一小块置舌尖上，溶化后有黏糊感，无牛黄之清香气，味苦而不甜，系伪造牛黄
麝香	牙咬尝之香气浓烈且迅速穿入牙缝，将香仁舔至舌尖即慢慢溶化，无残渣，无臊味，微苦，微辣	香气淡，香仁在舌尖部分不溶化并有黏糊感，即说明掺伪多
熊胆	取熊胆少许置舌尖上，味极苦而有窜喉感，味虽苦而回甜且溶化快，嚼之不粘牙	气味腥，无清凉窜喉感，味苦，系伪熊胆
燕窝	嚼时感爽口，且有鲷鱼味	嚼时口感有皮肚味，系伪品
茯苓	气微，咬之较硬，有粘牙感	微有面粉气，咬之既松碎又无粘牙感，系用淀粉伪制
佛手片	气香，味微甜而后苦	气微，味甜，系伪佛手片
厚朴花	气香，微有厚朴之气味	气微，不具有厚朴之气味，嚼之有木渣感，系伪厚朴花

（五）水试

水试就是利用某些药材在水中的各种特殊变化作为鉴别依据。例如：红花用水泡后，水变金黄色而花不褪色；苏木投入热水中水呈淡红棕色，加碱溶液则变为红色；秦皮投热水中，溶液在日光下可见碧蓝色荧光；蛤蟆油水泡后成絮状，伪品呈鸡肠状（中华大蟾蜍的输卵管）；西红花水泡呈喇叭状。这些现象都是因为药材中含有某些化学成分所致的固有特征。水试法鉴别药材见表1.2。

表1.2　水试法鉴别药材的真伪优劣

品名	试验方法及结果	伪品试验方法及结果
天仙子	水湿不变形，为正品	遇水迅速膨胀，黏性大似蛙卵，干后粘连成块状，坚硬
沉香	置水中沉水者佳，半沉者尚好，漂浮着质次或不堪入药	水洗颜色即无，为白木染色，不可药用
麝香	取"当门子"放水中长时不溶	放水中短时间即溶且浑浊，为掺伪麝香
蛤蟆油	水浸膨胀呈絮状，30℃常温存放48小时即腐败变味	水浸膨胀呈螺旋形鸡肠状，30℃常温下存放72小时不腐败变质，系伪品，是中华大蟾蜍的输卵管
青黛	将青黛少许放入水中浮水者为优，下沉者为杂质	将本品放入水中多下沉，系掺伪青黛，不堪入药

（续表）

品名	试验方法及结果	伪品试验方法及结果
熊胆	取熊胆一小粒，放入盛满清水的烧杯内，可见杯中熊胆盘旋下沉，并溶成一条黄线；静置24小时观察，如全部溶解放出黄色色素分布在杯底为真品	静置24小时水全部被染成黄色或有不溶絮状物即为伪品
牛黄	取牛黄一小块置烧杯清水内不溶解、不脱色、不染水、不浑浊，系真品	置水中迅速溶解、破碎、染水、浑浊，系伪牛黄
犀角	开水浸烫有角质清香气	开水浸烫有角质臭气，系为水角
广角	开水浸烫有角质腥气	开水浸烫臭气尤甚，系黄牛角
高丽参	浸泡不碎	浸泡参体即松散成块及碎渣为压制的伪品
西红花	水浸后观察呈喇叭状	水浸后手搓成糊状为淀粉伪造品；水浸不呈喇叭状而成条状或丝状，为金针菜伪制品
蒲黄	置水中浮于水面	将蒲黄置于水面，可见掺伪物迅速下沉；下沉者为滑石粉、玉米面、泥沙等杂质
秦皮	将秦皮少许置烧杯内，用开水浸烫后，取液体对光观察，可见碧蓝色荧光	置开水中浸烫，对光观察无碧蓝色荧光，为其他植物树皮
金钱蛇	用水浸软观察蛇头蛇尾齐全，并连为一体	浸软观察蛇头是插的水蛇头，可以拨出，蛇尾短粗，为用大蛇剥条而制成的伪品
菟丝子	开水浸泡有黏性	水洗即为泥汤，系用沙粒滚粘细土而成，多掺入菟丝子内

（六）火试

有些含有树脂类的药材和动物药材，用火烧之能产生特殊的气味、颜色、烟雾、响声等现象，以此来鉴别真伪优劣。如麝香火试有蹦跳而起泡；沉香点燃边缘起油泡而香气浓烈，伪品和白木则无；青黛点燃有紫红色的烟雾等。火试法鉴别药材见表1.3。

表1.3　火试法鉴别药材的真伪优劣

品名	试验方法及结果	伪品试验方法及结果
海金沙	点燃即发出轻微爆鸣声及明亮的火焰	点燃后残留物多，为掺入的细沙土
血竭	燃烧时有呛鼻感（苯甲酸气味），取粉末少许置白纸上用火由底部烤之，即溶化成血红色透明体，为正品	烤后淡红色或砖红色，即掺伪品；烤后对光照射边沿有油痕，点燃冒黑烟有松香气，为用松香和染料等伪制而成
沉香	点燃时边沿处有多量的油质渗出，呈泡状，香气浓郁，为真品	燃时无油渗出，朽木气呛鼻为劣品，不可药用；燃时有污油气，为污油浸过的白木；燃时冒黑烟有油渗出，微有香气，但与沉香之香气完全不同，即是由越南进口的伪沉香；燃时冒黑烟有油性，有香气略似降香，实为降香的边材

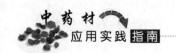

（续表）

品名	试验方法及结果	伪品试验方法及结果
麝香	将麝香少许置锡箔纸上用火由底部烤之，即有崩裂蹦跳现象；后起泡溶化膨胀似珠，香气浓郁，无火焰或火星出现，为纯品	置锡箔纸上烤时，有火星或火焰出现，蹦跳起泡愈少者即掺伪愈多
珍珠	将珍珠置炽热的坩埚中，少时即发爆裂声响，破碎后同心性层纹明显，系真品	烧时不发爆裂声，即便破碎亦无层纹；烧时有烧焦的塑料气味，系塑料制的伪珍珠
青黛	将青黛置炽热的坩埚中，即有紫红色的烟雾，燃尽残渣少，为较纯青黛	燃时烟雾甚少，燃尽残渣多属掺伪品；燃时无紫红色烟雾，为青砖粉掺燃料的伪制品
王不留行	置锅内炒之爆白花为正品	炒后不爆白花，为伪品四籽豌豆
檀香	点燃芳香，香气留存室内较久	点燃无芳香气，烟呛鼻，系边材与伪品

二、中药材鉴别

（一）根与根茎类

人 参

【来源】本品为五加科植物人参的干燥根。主产于吉林、辽宁和黑龙江等地。功用大补元气，复脉固脱，补脾益肺，生津安神。

【商品规格】历史上人参规格繁多，目前仍有 70 多个。如野山参 1~8 等，16 支边条 1~3 等，25 支边条 1~3 等，普通红参 20 支边条 1~3 等，32 支 1~3 等，全须生晒 1~4 等，白干参 1~4 等，直须、弯须、糖参等。历史上伪造人参者屡见不鲜，20 世纪 50 年代有人大量种植野豇豆，用其根充人参。以商陆、紫茉莉、南沙参冒充人参者也为数不少，应注意区别。

【药材鉴别】

1. 红参　主根呈圆柱形或纺锤形，顶端有较短的根茎，通称"芦头"。下部有分枝，细支根及细须根均已除去，全长 5~20 cm。表面红棕色或黄棕色，角质状，半透明，有纵皱，主根的上部有稀疏的横环纹，根茎上有半圆形的茎痕，通称"芦碗"。参体质地坚实，断面平坦角质，有特殊的香气，味微苦而回甜。

2. 白参　形状与红参相似，唯表面呈黄白色，断面白色，形成层附近的颜色较深，气香味苦。

3. 生晒参　根呈圆柱形，表面黄白色，有明显的纵皱，体轻，丁须均已除去，断面黄白色，有放射状裂隙，形成层呈黄色，气香味苦。

4. 野山人参　野山参多加工成全须生晒参，形状不甚规则，根茎部较长而细，略呈圆柱形，俗称"雁脖芦"。有的根茎上生有纺锤形的不定根，俗称"枣核丁"。主根的顶端较宽而圆

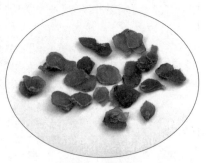

图 1　红参片

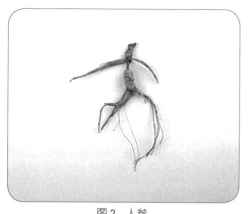

图2 人参

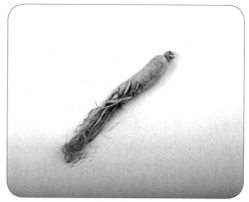

图3 生晒参

满，俗称"宽肩膀"。表面横环纹明显而紧密，俗称"铁线纹"。支根 2~3 根，多呈"八"字形分开，支根上的须根细长，为参体部分的 2~3 倍，并生有疣状突起，习称"珍珠疙瘩"。主根坚实，须根坚韧，表面牙白色或黄白色，断面白色，味甜微苦。

【伪品】

1. 野豇豆根　为豆科植物野豇豆的根加工而成。产于山东临沂、江苏等地。根呈圆柱形或长纺锤形，不分枝或少分枝，长 10~20 cm，直径 0.5~1.5 cm。顶端为除去草质茎的断痕，而不具人参样的根茎部分。表面常未除去栓皮，呈黄棕色，有纵皱纹及横向皮孔，除去栓皮并经加工蒸煮的则呈灰棕色，微透明，质坚实，较难折断，未经蒸煮的呈纤维性而含淀粉，经蒸煮的则呈角质状，中央有裂隙或成为空腔。味淡，有时有豆腥气。

2. 栌兰　为马齿苋科植物栌兰的根加工而成。根呈圆柱形或长纺锤形，分枝或不分枝。长 7~15 cm，直径 0.5~1.7 cm。顶端残留木质茎基。表面未除去栓皮为黑色，有纵皱纹及点状突起的须根痕。除去栓皮蒸煮的表面为黄色半透明状。质坚硬，难折断，未加工者断面平坦，已加工的呈角质状，中央具有大空腔，口尝味淡而微有黏滑感。

3. 商陆根　为商陆科植物商陆的根加工而成。呈圆柱形或长圆锥形，长 10~15 cm，直径 1~1.5 cm，表面红棕色或紫褐色，久贮色深，有明显的纵皱纹及横皮孔，顶端有地上茎残基，断面可见数个同心环，棕褐色，微呈角质，气微，微有麻舌感。

山豆根

【来源】本品为豆科植物越南槐的干燥根及根茎。别名广豆根、岩黄连。主产于广西百色、田阳、凌乐、大新、龙津，贵州等地亦产。功用清热解毒，消肿利咽。

【商品规格】我国北方不少省区和我省多数地区使用的为北豆根。山豆根产自广西，故称广豆根，亦有较长的使用历史。山豆根的混淆品种较多，有豆科植物木蓝属的多种植物的根茎做山豆根应用，应注意区别。

【药材鉴别】根茎呈不规则的块状，横向延长具结节，上方有茎痕，下方着生数条细根，根呈长圆柱形，有的有分枝，略弯曲，长短不等，直径 0.4~1 cm，表面棕色或棕黑色，有纵皱纹及横向突起，质地坚硬，难折断，断面木部浅棕色，中心无髓，味极苦。

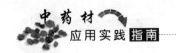

北豆根

【来源】本品为防己科植物蝙蝠葛的干燥根茎。主产于东北、华北、陕西。山东章丘、长清、平阴、泰安、沂源等县市均产。功用同山豆根。

【药材鉴别】根茎呈细长圆柱形，常弯曲或有分枝，长短不一，长者可达1 m，直径0.3~0.8 cm，表面棕黄至暗棕色，有弯曲的细根，并可见突起的根痕及纵皱纹，质韧难折断，断面不整齐，纤维性，木部淡黄色，呈放射状排列，中心有髓。气微，味苦。

【混淆品】寻骨风的根茎　为马兜铃科植物绵毛马兜铃的干燥根茎。根呈圆柱形。表面淡红黄色，折断时有粉性颗粒脱落，断面类白色，有特殊香气，略似青木香之香气。

三七

【来源】本品为五加科植物三七的干燥根。别名田七、旱三七、参三七、山漆、金不换。主产于云南文山、广南、西畴、马关、麻栗坡，广西靖西、睦边、百色以及四川、湖北等地。功用散瘀止血，消肿定痛。

【商品规格】历史上与目前规格变化不大。目前分春七、冬七两类，春三七分13个等级，与冬三七同，只是价格有别。一等每0.5 kg 20头，二等30头，三等40头，四等60头，五等80头，六等120头，七等160头，八等200头，九等大二外250头，十等小二外300头，十一等无数头450头，十二等筋条600头以内，十三等剪口。

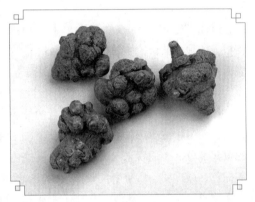

图4　三七

由于货源紧缺和价格昂贵，历史上有以莪术造假伪充者，目前仍有所见，其造技十分高明，真假难辨，亦有将铁珠趁鲜塞入三七内者，干后不易发现，应注意区别和检查。

【药材鉴别】根呈圆锥形或圆柱形，长1~6 cm，直径1~4 cm，表面灰黄或灰棕色，顶部有根茎痕，周围有瘤状突起，侧面有断续的纵皱纹及支根痕。体重，质坚实，碎后皮部与木部分离，横断面灰绿、黄绿或灰白色，气微，味苦，微凉而后微甜。

【伪品】莪术　为姜科植物莪术的干燥根茎。根茎呈长圆形或圆锥形与正品相似，长3~6 cm，直径1.5~3 cm，表面黄棕色至灰绿色，有撞磨光泽，亦有瘤状突起，质坚实，体重不能折断。击破后皮层与中柱易分离。有明显的姜香气，味苦辛。

大黄

【来源】本品为蓼科植物掌叶大黄，唐古特大黄，或药用大黄的干燥根及根茎。别名锦纹、川军、将军。主产于青海同仁、同德、贵德，甘肃和政、河川、岷县、临潭、武威（凉州）、铨水、文县、清水、庄浪，四川雅安、九龙、甘孜、阿坝州的理县等地。南大黄产于四川东部及湖北、贵州、陕西毗邻地区。南大黄多为栽培品。功用泻热通肠，凉血解毒，逐瘀通经。

【商品规格】历史上大黄规格繁多，如青海西宁大黄分蛋吉、中吉、箱片、大黄渣等。甘肃河川大黄、铨水大黄分中吉、苏吉、文吉。还有岷县大黄、清水大黄、庄浪大黄、雅黄、南大黄等。现已简化规格，西宁大黄分蛋片吉1~3等，苏吉分1~3等，以及水根大黄，雅黄，南大黄等。编者在阿坝藏族、羌族自治州理县所见地产大黄与雅黄（药用大黄）相符，形如马蹄，质松，断面黄褐色，常有糠心。但在州府马尔康所见地产大黄，却显然不同。该品呈圆柱形或不规则的块状，质重、棕红色，断面高粱茬，切片后棕红色。气清香，质量较好，可能系掌叶大黄。工作中所发现的山大黄，有的性状如同正品大黄文中吉，外皮撞光，表面淡黄棕色，体稍轻，断面淡红棕色，确实真假难辨，不少人误为正品。土大黄的原植物来源有许多种，形状各异，相当复杂，究其原因多为误种错收，仅陕西榆林、汉中、宝鸡、安康等地所误种

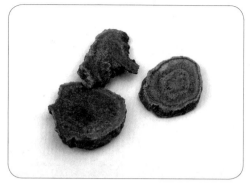

图5　大黄

的面积占总种植面积的 30% 以上，曾产有上百万公斤调拨全国不少地区，我省调入也有数十万公斤。此外河北、山西、甘肃亦产土大黄，也曾调入我省。

【药材鉴别】

1. 西宁大黄　呈卵圆形（蛋吉），现多为纵切瓣，称蛋片吉，粗皮已去净，表面黄棕色，体重质坚。断面淡红棕色或黄棕色，具放射状纹理及明显环纹，红肉白筋。髓部有星点环列或散在颗粒。气清香，味苦微涩。

2. 大黄苏吉　呈不规则圆柱形，腰鼓形，为横切段，粗皮已除去。表面黄棕色，体重质坚，断面淡红棕色或黄棕色，具放射状纹理及明显环纹，红肉白筋。髓部有星点环列或散在颗粒，气清香，味苦微涩。

3. 原装大黄　为除去粗皮不规则的纵切瓣或横切块、片。表面黄褐色，断面具放射状纹理及明显环纹，髓部有星点或散在颗粒。气清香，味苦微涩。

4. 水根大黄　为大黄主根的尾部和支根的加工品。带皮者较多。呈长条状，表面棕色或黄褐色，质坚体重，断面淡红色或黄褐色，具放射状纹理。气清香，味苦微涩。

5. 雅黄　呈圆柱形，纵切或横切面瓣、段、块、片，以横切为多，似马蹄形。表面黄色或黄褐色，质较松，断面黄色或棕褐色，少有糠心和闷茬。质次。

6. 南大黄　横切成段，粗皮多已除去。表面黄褐色，体结实，断面黄色或黄绿色。气微香，味苦而涩。

【混淆品】

1. 河套大黄　产于陕西、甘肃。根及根茎，呈类圆柱形及圆锥形，多纵切成条状或片块状，长 5~15 cm，直径 2~8 cm，表面黄褐色，断面淡红黄色，无星点。气浊而特异。味苦、涩重，嚼之有恶心感。

2. 藏边大黄　产于西藏日喀则、拉萨、四川、云南等地。根茎类圆锥形，根类圆柱形，长 4~20 cm，直径 1~5 cm，表面多红棕色，也有灰褐色者，多纵皱纹，横断面、新折者多蓝灰色至灰蓝带紫色。香气弱有别于正品。味苦微涩。

此外尚有华北大黄、天山大黄、羊蹄、酸模等均充正品大黄。

天　麻

【来源】本品为兰科植物天麻的块茎。主产于云南昭通，贵州，四川峨眉、宜宾、乐山，陕西汉中，东北地区，湖北等地。别名赤箭、明天麻、川天麻、定风草根、白龙皮。功用平肝熄风止痛。

【商品规格】历史上规格分五档，特麻、麻王、贡麻、杆麻、脚麻。肥大明亮、不空心者为佳。

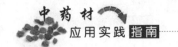

现分 1~4 等，一等每 0.5 公斤 26 支，二等 46 支，三等 90 支，90 支以外为四等。由于货源紧缺，先后出现了大量伪品，虽经多次查处，但仍时有发现。

【药材鉴别】块茎呈长椭圆形，常扁缩，略弯，稍扭曲，长 4~13 cm，直径 1~6 cm。表面黄白色或浅棕色半透明，有不规则的皱纹，质优去皮者不明显，带皮者明显可见点状多轮环纹。顶端有的有残留中空的茎痕，有的具有 1 cm 以上的红色的干瘪幼芽，形似小瓣，习称红小瓣，1 cm 大小的幼芽习称鹦鹉嘴。另一端有脐状的疤痕。质坚硬不易折断，断面平滑光亮、角质样、黄白色或淡棕色，嚼之具有特异香气久留于口内，味甘。

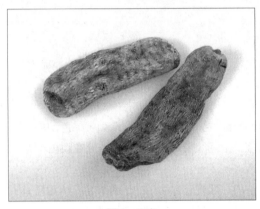

图 6　天麻

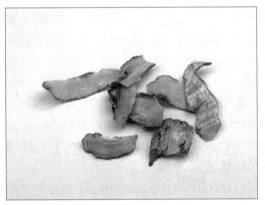

图 7　天麻片

【伪品】

1. 紫茉莉根　系紫茉莉科植物紫茉莉的根蒸煮加工而成。根呈长圆锥形，稍弯曲，有的压为扁形。长 5~12 cm，直径 1.5~3.5 cm，表面淡黄白色或灰白色，有纵沟纹，有时弯曲。顶端有的残留长短不等的茎基，质坚硬，不易折断，断面不平坦，黄白色、灰白色或淡黄棕色，角质状无光泽，味淡，有麻舌刺激感。根据报道和服药者反映，服后有恶心头痛感。

2. 大理菊根　别名中央菊、地瓜花根，系菊科植物大理菊的块根加工而成。块根呈纺锤形，稍弯，有的压扁，有的切成两瓣，长 6~10 cm，直径 3~4 cm。表面灰白色或类白色，未去皮的黄棕色，有明显的纵皱纹和抽沟，有的有硬而尖的根刺。顶端及尾部略尖均呈纤维状，质硬，不易折断，断面类白色，角质样无光泽，味淡，无黏性。

3. 马铃薯　系茄科植物马铃薯的块茎加工而成。呈类圆形，多已压扁，表面黄白色或淡黄棕色，较光滑有纵皱纹。有不规则的凹陷（芽眼）。质坚硬，难折断，断面不平坦，角质化，有的有光泽。味淡，嚼之不脆，无黏性。

我省早有以此充天麻的历史，一般称洋芋天麻、洋芋子。

4. 商陆　系商陆科植物商陆的根加工而成。多为横切片，大小厚薄不一，表面的栓皮已除去，呈黄白色或淡黄棕色，半透明，横切面可见点状的维管束排列成数层同心环。味淡而稍有麻舌感。

5. 芭蕉芋　系美人蕉科植物芭蕉芋的根茎加工而成。根茎呈圆锥形，稍弯曲，多已压扁，长 4~10 cm，直径 3~5 cm，表面灰色或灰白色，有丝样纵纹，也具多层点状环纹，质柔韧，不易折断，断面不平坦，灰棕色，无光泽，味淡，嚼之有黏感。

各地发现的天麻伪品情况及鉴别见表 1.4。

表 1.4　各地发现的天麻伪品情况及鉴别

原植物		区别要点				发现地区
科名	植物名	体形	色泽	断面	气味	
兰科	天麻	呈扁椭圆形或长条形，表面有多轮横环纹，顶端有红棕色的芽或残留茎基，另一端有圆脐形疤痕	黄白色至淡黄棕色	角质样有光泽	有特异的香气，味甘	
紫茉莉科	紫茉莉	根呈长圆锥形，多已压扁，顶端有长短不等茎基痕	淡黄白色或灰白色	角质状无光泽	味淡，有麻舌刺喉感	山东、山西、河南、河北、江苏、江西、湖南、湖北、广东、广西、安徽、福建、浙江、贵州、北京、天津
菊科	大理菊	块根呈纺锤形，有的已压扁，顶端及尾部均呈纤维状	灰白色或类白色	角质样无光泽	无臭，味淡	湖南，山东，四川
茄科	马铃薯	块茎呈椭圆形，已压扁，有的顶端残留茎基，底部有圆形疤痕	黄白色或浅黄棕色	角质	无臭，味淡	山东、河北、江西、四川、云南、贵州
商陆科	商陆	多为横切片，大小厚薄不一	黄白色或淡黄棕色	半透明，可见点状维管束排列成数层同心环	气微，味淡，稍有麻舌感	江苏、福建、湖南
美人蕉科	芭蕉芋	呈圆锥形，多已压扁，表面具多层点状环纹	灰白色或灰色	不平坦无光泽	气微味淡，嚼之有黏感	

川贝母

【来源】本品为百合科植物川贝母，暗紫贝母，甘肃贝母或梭砂贝母的干燥鳞茎。别名松贝、青贝、炉贝。根据性状的不同习称松贝母、青贝母、炉贝母。

暗紫贝母，别名松贝。主产于四川阿坝藏族、羌族自治州的理县、马尔康、大金、小金等地。多为野生。若尔盖、小金有少量栽培。过去多集散于松潘故名松贝。

川贝母，主产于西藏南部至东部和四川西部、青海等地。

甘肃贝母，产于岷县，有岷贝之称。青海东部和南部以及四川西部皆产，但产量少。

梭砂贝母，主产于青海玉树、四川甘孜、德格等地。白色者称白炉贝，产于昌都。产于四川巴塘和云南西部者，多黄色粒大，称黄炉贝或虎皮贝。过去多集散于打箭炉（今康定县）故名炉贝。功用清热润肺，化痰止咳。

【商品规格】历史上习惯使用的川贝母，名称规格分为松贝母一、二等，青贝母一、二、三、四等，炉贝母一、二等。历史上习惯将平贝母、伊贝母（过去称生贝、冲贝）做川贝母用。现已与川贝母分别载入药典，在配方中仍与川贝母同用，因处方中无平贝、伊贝之名。湖北贝母颗粒大者做浙贝用，小粒者充川贝用。湖北与四川交界处奉节所产称奉节贝母，颗粒大者充青贝，小者具松贝怀中抱月之特征，较难与松贝区别，故不少地区都以青、松贝的名称出售。东贝母为浙贝母类，过去广州代川贝母用，山东称东贝，也有的单位做川贝配方。此外将平贝母的小鳞茎掺入青贝、松贝之中，真假难辨。伪品有光慈菇、丽江山慈菇、一轮贝母、鲜土贝母等。

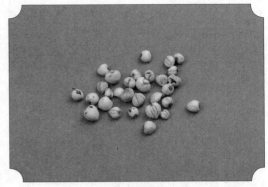

图8 川贝母

【药材鉴别】

1. 松贝母　呈类圆锥形或近球形，高 0.3~0.8 cm，直径 0.3~0.9 cm。表面类白色。外层两鳞片大小悬殊，大鳞片紧抱小鳞片，未抱部分呈新月形，故称"怀中抱月"；剥去大鳞片后，可见中央有类圆柱形顶端稍尖的顶芽。底部平、微凹入，偶有残存须根带泥土者。质硬而脆，断面色白，富粉性。气微，味微苦。

2. 青贝母　圆锥形略似桃，高 0.4~1.4 cm，直径 0.4~1.5 cm。表面灰白色，外层两鳞片大小相近（偶有悬殊），相对抱合，顶端开裂，平或微尖，茎基部有的有残留须根，断面粉白色，颗粒状，富粉质，味微苦。

3. 炉贝母　呈长圆锥形，高 0.8~2.5 cm，直径 0.6~2.5 cm。表面白色或黄褐色，顶端尖，基部稍尖，多不能直立。外层两鳞片大小相近似，顶端开裂，其中包有 1~3 枚小鳞片及 1 枚细小圆柱形残茎。质硬而脆，断面黄白色，粉质，味微苦。

【混淆品】

1. 平贝母　为百合科植物平贝母的干燥鳞茎。主产于吉林的桦甸、双阳、抚松、敦化和辽宁、黑龙江等地。鳞茎呈扁球形，高 0.5~1 cm，直径 0.6~2.5 cm。表面白色或黄白色，常带有黄色斑痕，顶端平或微尖，基部中央凹入，有须根痕。外层由大小相等肥厚的两鳞片相对抱合，顶端常开裂，其中包有小鳞片及 1 枚细圆柱形残茎。质硬而脆，断面白色，粉性，味淡。小平贝有的亦具松贝母怀中抱月之特征，故有将其掺入松贝之中，且不易挑拣。

2. 伊贝母　为百合科植物伊犁贝母或新疆贝母的干燥鳞茎。呈卵圆形，扁球形或卵状圆锥形，长 0.8~1.6 cm，直径 1~2 cm。表面淡黄白色，有时可见黄棕色斑纹或斑块，外层两枚鳞片呈新月形，肥大，大小悬殊而紧密抱合。顶端稍尖，少开裂，基部微凹陷。质稍松而脆，断面白色，粉性。气微、味微苦，但较川贝母苦。

新疆贝母，扁球形者可与川贝母同用。

新疆尚产砂贝母、鸟恰贝母，为伊贝类。

3. 湖北贝母　别名板贝、窑贝，为百合科植物湖北贝母的干燥鳞茎。产于湖北西部、四川东部。呈扁圆形或圆锥形，高 1~2 cm，直径 1~3.5 cm，表面淡黄色或淡黄棕色，稍粗糙，有时可见黄棕色斑点或斑块，外层两枚鳞片，通常一片较小，在大的鳞叶之中，少数两片大小相等。顶平，中央有 2~3 个小鳞叶及干缩的残茎，基部凹入。味苦微咸。

4.奉节贝母 属湖北贝母类。产于湖北西部、四川东部的奉节等地。呈圆锥形或长圆锥形,高0.5~1 cm,直径0.4~1 cm。外层两鳞片大小悬殊,小鳞片紧裹于大鳞片之中,大鳞片顶端稍尖,小鳞片外露部分较松贝为多。有的两鳞片大小相近,略似青贝,表面色白(硫磺熏),质较硬,气微而特异。味苦,牙咬较硬。

5.东贝母 为百合科植物东贝母的干燥鳞茎。产于浙江东阳等地。呈卵圆形至长圆形,高1~1.2 cm,直径0.7~4 cm;表面灰白色至淡黄白色,由一枚较大的鳞叶和1枚较小的鳞叶抱合而成,小鳞叶多外露,常成瓣状。顶端钝圆,不裂或微裂。质坚实,气微,同浙贝母,味苦。

以上五种贝母常与川贝母混淆,应注意区别。

【伪品】

1.一轮贝母 为百合科植物一轮贝母的干燥鳞茎。主产于东北、内蒙古等地。鳞茎呈圆锥形或卵圆形,高0.4~1.2 cm,直径0.4~0.8 cm。表面浅黄色或浅黄棕色,顶端渐尖,基部突出,多为疣状鳞芽而呈盘状,一侧有浅纵沟。质坚硬,难折断,断面角质样。气味微弱。

2.土贝母 为葫芦科植物假贝母的块茎。多以鲜品充川贝母。产于山东、河北等地。呈不规则的块状三角形或三棱形,大小不等。鲜品表面白绿色,干品浅红棕色或暗棕色,凸凹不平。质坚硬不易折断,断面角质样,光亮而平滑。气微,味微苦。

3.光慈菇 为百合科植物老鸦瓣的干燥鳞茎。呈卵状圆锥形,顶端渐尖,基部平圆,中央微凹入,高1~1.3 cm,直径0.8~1 cm。表面黄白色,熏后白色,光滑。质硬而脆,断面白色,粉质,内有一圆锥形心芽。气微弱,味淡。

4.丽江山慈菇 别名草贝母,为百合科植物丽江山慈菇的干燥球茎。产于云南、四川、贵州等地。呈不规则短圆锥形,高1~1.5 cm,直径0.7~2 cm。顶端渐突,基部常成脐状凹入或平截。表面黄白色,光滑,一侧有自基部伸向顶端的纵沟。质坚硬,碎断面角质状或略带粉质,类白色或黄白色,味苦而麻。

川牛膝

【来源】本品为苋科植物川牛膝的干燥根。别名甜牛膝、拐牛膝。主产四川雅安、洪雅等地。功用祛风利湿,逐瘀通经,利尿通淋。

【商品规格】历史上根据粗细、质量分特拐、头拐、二拐、独膝、尾头等。以粗、条长、柔软,断面棕红、油润,味甜为佳。现分一、二、三等。我省20世纪60年代曾由西昌调入苦麻牛膝,未允应用,应注意区别。

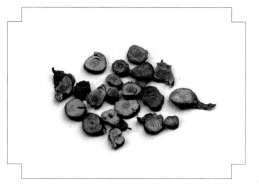

图9 川牛膝

【药材鉴别】根呈长圆柱形略扭曲,根头部多膨大,长30~60 cm,直径1~2 cm。表面黄棕色或暗棕色,具纵皱纹及侧根痕,质韧不易折断。断面白点状维管束排列成环,味甜。

【混淆品】麻牛膝 为苋科植物头花杯苋的干燥根。与川牛膝相似,唯条较短呈长圆锥形或圆柱状锥形,一般在15~30 cm,两端粗细相差较大,表面灰褐色,质较硬,易折断,断面灰棕色,可见白色点状纤维,味苦而麻。

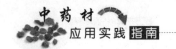

土茯苓

【来源】本品为百合科植物光叶菝葜的干燥根茎。别名土萆薢、仙遗粮、饭团根（广西）、土苓（四川）。主产于浙江温州、兰溪，江苏镇江，安徽，广东，广西，江西，湖南等地。功用为除湿解毒，通利关节。

【商品规格】商品不分等级为统货。我区曾误调入白土茯苓做土茯苓药用，亦常与粉萆薢相混淆，应注意区别。现多已改用正品。

【药材鉴别】商品多为饮片，呈长圆形或不规则形，厚 0.1~0.5 cm，边缘不整齐，切面类白色至淡红棕色，

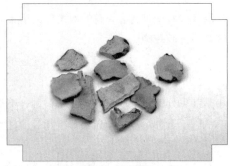

图 10　土茯苓

粉性，中间微见维管束点，阳光下观察可见沙砾样小亮点（经水煮后仍然存在）。质略韧，折断时有粉尘散出，以水湿润有黏滑感。气微，味淡、涩。

白土茯苓

【来源】本品为百合科植物肖菝葜的干燥根茎。主产于湖南、江西、浙江、广东等地。

【药材鉴别】商品多为饮片，厚 0.2~0.4 cm，切面粗糙，亦有小亮点，质软，味淡，多为白色、灰白色。

三　棱

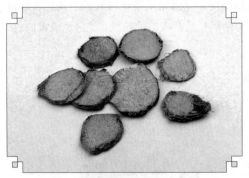

图 11　三棱

【来源】本品为黑三棱科植物黑三棱的干燥块茎。别名京三棱。主产于江苏、河南、江西、安徽等地。功用破血行气，消积止痛。

【商品规格】商品不分等级。历史上我区只用京三棱，20 世纪 50 年代开始由烟台和东北调入带皮或去皮黑三棱（商品名），遂使用至今，一般仍习用京三棱。

【药材鉴别】本品呈圆锥形，略扁，长 2~6 cm，直径 2~4 cm。表面黄白色或灰黄色，有刀削痕，小点状须根痕略呈横向排列。体重质坚实，难折断，入水下沉。气微，嚼之略苦涩，微麻辣。

黑三棱

【来源】本品为莎草科植物荆三棱的干燥块茎。别名小黑三棱。主产于吉林德惠、大安，安徽滁县，江苏徐州，山东烟台等地。功用破血行气，消积止痛。

【药材鉴别】撞去外皮者近圆形，削去外皮者有明显刀痕，下端略呈锥形，直径 2~3 cm。表面灰白色，有残余的根茎疤痕及未去净的外皮黑斑。体轻而坚硬，极难折断，入水中漂浮水面，稀有下沉者。碎断面平坦，黄白色或棕黄色。气微，味淡，嚼之微辛涩。

山药

【来源】本品为薯蓣科植物薯蓣的干燥根茎。别名怀山药、家山药、白皮山药、菜山药。主产于河南温县、孟县、沁阳、博爱、武陟，山西平遥、太谷，广西陆川，山东兖州、章丘等地。功用补脾养胃，生津益肺，补肾益精。

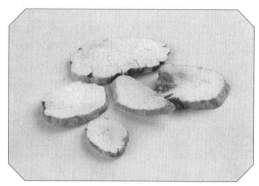

图 12　山药

【商品规格】历史上规格较多，先分正超、副超、大超、小超等，后分 4、6、8、12、14、16、24、32 支，均为光山药。现规格简化分光山药 1~4 等，毛山药 1~3 等，一般毛山药多为统货。20 世纪 50 年代后方山（参薯）即有较大数量调入我省，沿用至 1989 年被纠正为止，因此在我省有较长的使用历史。此外尚发现伪品木薯片和白薯片伪充山药，应注意区别。

1. 毛山药　略呈圆柱形，弯曲而稍扁，长 15~30 cm。直径 1.5~6 cm。表面黄白色或淡黄色，有纵沟、纵皱纹及须根痕，偶有浅棕色外皮残留。体重质坚实，较易折断，断面白色，粉性。无臭，味淡，微酸，嚼之发黏。

2. 光山药　呈圆柱形，条匀挺直，表面光滑圆润，白色，两头平齐，长 9~18 cm，直径 1.5~3 cm，质坚实，粉性足。

【混淆品】参薯（地区用药）　为薯蓣科植物参薯的干燥根茎。别名方山、大薯。主产于四川、浙江、广东等地。呈不规则的块状、棒状、掌状、圆锥形和圆柱形，大小粗细不等，偶有未去的淡黄色内皮。四川加工成纵四开的方条块状或略呈方形，有时两面具有棱角，质坚硬，可掰断，断面白色，气微、味淡。

【伪品】

1. 番薯　为旋花科植物番薯的块根加工而成的干燥切片。多为纵切长形片，长 2.5~6 cm，直径 1.2~2.5 cm，表面白色，颗粒性，边缘有较厚的皮部，易剥离，质脆，易折断。味微甜，嚼之有番薯（地瓜）味。

2. 木薯　多为斜切片，长 4~7 cm，宽 2~4 cm，表面白色，具粉性，片中心常有空心和木纤维，质脆，易碎，气无，味淡。

山慈菇

【来源】本品为兰科植物杜鹃兰的假鳞茎。别名毛慈菇、冰球子。主产于四川、贵州等地。功用清热解毒，化痰散结。

【商品规格】不分等级均为统货，历史上习称山慈菇。亦有误称光慈姑为山慈菇者，现已纠正。此外同科植物独蒜兰及云南独蒜兰的假鳞茎同做毛慈菇药用。商品中常见。

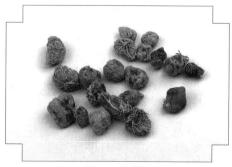

图 13　山慈菇

【药材鉴别】假鳞茎呈不规则扁球形，顶端渐突起，有叶柄痕，其旁或有花葶痕；茎部呈脐状，有须根痕，长 1.8~3 cm，膨大部直径 1~2 cm。表面黄棕色或棕褐色，凹凸不平，有皱纹或纵沟，膨大部有 2~3 条微凸起的环节。节上有的有鳞片叶干枯腐烂后留下的丝状维管束。质坚硬，难折断，断面灰白色略呈粉质。但商品多为加工品，表面及断面均呈黄白色，角质样，微有光泽。气微，味淡，带黏性。

升 麻

【来源】本品为毛茛科植物三叶升麻，兴安升麻或升麻的干燥根茎。别名黑升麻、周麻。主产于东北地区、内蒙古、四川、陕西等地。功用发表透疹，清热解毒，升举阳气。

【商品规格】历史上分西升麻、关升麻。西升麻产陕西，质量好，关升麻产东北，目前不分等级均为统货。在关升麻中有时混有虎耳草科植物落新妇的根茎，应注意区别。

【药材鉴别】根茎呈不规则长形块状，多分枝，呈结节状。长 10~18 cm，直径 2~4 cm。表面黑褐色，

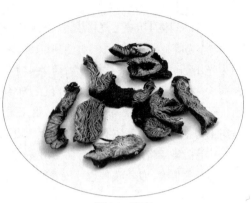

图 14 升麻

粗糙不平，有坚硬的须根残留，上边有数个空的圆形茎基痕，洞内壁显网状沟纹，下面凹凸不平，具须根痕。体轻，质坚硬，不易折断，断面不平有裂隙，纤维性，黄绿色或淡黄白色。气微，味微苦而涩。

【混淆品】落新妇　为虎耳草科植物落新妇的干燥根茎。根茎为不规则的块状，个较小，表面棕色或褐色，具有分枝的地上茎，无圆形空洞状茎基，有多数圆点状地上茎及须根痕。全体有环状节痕，有的节上可见黄色的绒毛状鳞叶。质坚实，断面红棕色，充实无空洞，饮片切面周围显红棕色，无洞或透明，味微涩。

天 冬

【来源】本品为百合科植物天门冬的干燥块根。主产于贵州、云南、四川、湖北成宁、蒲圻，浙江温州、临海、天台，江苏，安徽，广西等地。功用养阴清热，润肺滋肾。

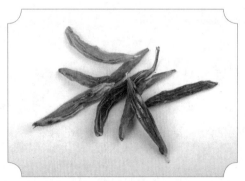

图 15 天冬

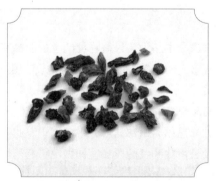

图 16 天冬咀

【商品规格】历史上按产地分规格，产于云南、贵州、四川的为川天冬，块根肥大饱满。产于浙江者称温天冬。产于湖北者称湖天冬。目前分一、二、三等。近来出现混淆品羊齿天冬，应注意区别。

【药材鉴别】呈长纺锤形，略弯曲，长5~18 cm，直径0.5~2 cm。表面黄白色至淡黄棕色，半透明，光滑或具纵皱纹，偶有残存的灰棕色外皮，质柔润，干者硬，有黏性。断面角质样，中柱黄白色。气微，味甜，微苦。

【混淆品】羊齿天冬　为百合科植物羊齿天冬的干燥块根。呈纺锤形，长3~7 cm，直径0.7~1.8 cm，黄棕色或褐色，皱缩，内部干瘪呈空壳状。质坚脆，易折断，断面白色。味苦，微麻舌，有黏性。

石菖蒲

【来源】本品为天南星科植物石菖蒲的干燥根茎。别名山菖蒲、剑菖、溪菖、水剑草。主产于江苏苏州、泰州、宜兴，浙江兰溪、西天目山、天台山、临海，安徽黄山一带，江西修水，湖南，湖北等地。功用化湿开胃，开窍宁神。

【商品规格】不分等级为统货。有的省使用的石菖蒲多为毛茛科植物阿尔泰银莲花的根茎，已有很久的历史，但来自何时尚难考证。天南星科的石菖蒲和水菖蒲在某些地区常统称水菖蒲，多在九节菖蒲紧缺时以此代

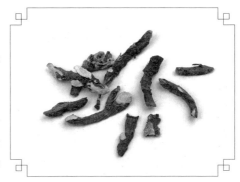

图17　石菖蒲

用。但平时配方时处方写菖蒲、石菖蒲、九节菖蒲均配予九节菖蒲已成习惯，虽经多次纠正，但目前仍以使用九节菖蒲为主。

【药材鉴别】本品呈扁圆柱形，多弯曲，常有分枝，长3~20 cm，直径0.3~1 cm。表面棕褐色或灰棕色，粗糙有疏密不均的环节，节间长0.2~0.8 cm，具细纵纹，一面残留须根或圆点状根痕，叶痕呈三角形，左右交互排列，有的其上有毛鳞状的叶基残余。质硬，断面纤维性，类白色或微红色。气芳香，味苦，微辛。

九节菖蒲

【来源】本品为毛茛科植物阿尔泰银莲花的干燥根茎。别名小菖蒲、菖蒲、节菖蒲。主产于陕西太白、洛南、华县、华阴、宝鸡，山西，河南等地。功用同石菖蒲。

【药材鉴别】根茎略呈纺锤形，稍弯曲，有时具短分枝，长1~6 cm，直径0.3~0.7 cm，表面淡棕色至暗棕色，具多数半环状突起的节，其上有鳞叶痕，斜向交互排列，节上可见点状突起的小根痕。质坚脆，折断面显颗粒状，类白色有粉性。气微，味微酸而稍麻舌。

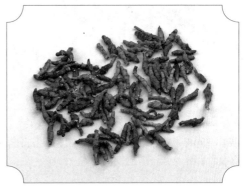

图18　九节菖蒲

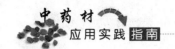

水菖蒲

【来源】本品为天南星科植物水菖蒲的干燥根茎。别名白蒲、臭蒲子。主产于东北、山东等地。功用同石菖蒲。

【药材鉴别】根茎略呈扁的圆柱形，体肥，偶有分枝，长 5~20 cm，直径 0.8~2 cm。表面黄棕色或棕色，具疏密不等的环节。根茎的一面，有略呈三角形的叶痕，左右交互排列，另一面分布较密的多数圆点形根痕，根痕中心常呈凹洞。断面较平坦，似有海绵弹性。类白色或淡棕色，具不适感的特异香气，味微辛。

白 前

柳叶白前

【来源】本品为萝摩科植物柳叶白前的干燥根茎。主产于安徽蚌埠，浙江富阳，福建，江西，湖北，湖南等地。功用降气消痰，止咳。

【药材鉴别】根茎呈细圆柱形，有分枝，少弯曲。长 4~8 cm，直径 0.2~0.4 cm。表面淡黄棕色至深棕色，少数呈黄白色，平滑或有细纵皱纹，节明显，质脆，易折断，断面中空，节处丛生须状根，纤细弯曲，长达 10 cm，直径不及 0.1 cm。颜色与根茎相同，有多数分枝，常相互交织成乱丝团状。气微，味微甜。

芫花叶白前

【来源】本品为萝摩科植物芫花叶白前干燥根茎。功用同柳叶白前。

【药材鉴别】根茎呈圆柱形较短，或不显著而成块状，节间较短而密接，表面灰绿色或淡黄色。质地较柳叶白前坚硬，折断面空腔较小，须根簇生于节上，较粗长，少分枝，长 5~15 cm，直径约 0.1 cm。质脆而易折断。气微弱，味微甜。

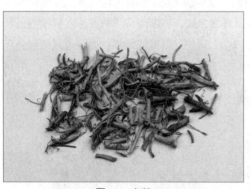

图 19 白前

【商品规格】柳叶白前、芫花叶白前，统称白前，不分等级，均为统货，带茎苗者山东省不习用。曾有以白薇、竹灵消、龙须菜根充白前应用，要注意区别。

【混淆品】

1. 白薇 为萝摩科植物白薇或蔓生白薇的干燥根及根茎。根茎短粗，有结节，多弯曲。上面有圆形的茎痕，下面及两侧簇生多数细长的根。表面棕黄色，质脆，易折断，断面皮部黄白色，木部黄色，气微，味微苦。

2. 竹灵消 为萝摩科植物竹灵消的干燥根。呈须状根，无横走的根茎及具节的根茎，略似白薇。

3. 龙须菜根 为百合科植物龙须菜的干燥根。根多呈扁圆柱形，长而弯曲簇生在根茎上。表面灰棕色至暗棕色，不光滑，质柔韧，不易折断，横切面可见一层极薄的外皮，中间有细小的木心。气无，味淡，略酸。

半 夏

【来源】本品为天南星科植物半夏的干燥块茎。别名三叶半夏、旱半夏。主产于四川南充、遂宁，湖北、河南，云南昭通、马边，安徽，江苏，浙江富阳，山东等地。功用燥湿化痰，降逆止呕，消痞散结。

【商品规格】历史上按颗粒大小色泽分四等。目前分一等每 0.5 kg 800 粒以内，二等 1 200 粒以内，三等 3 000 粒以内，统货大小不分。20 世纪 40 年代后，由广西调入少量水半夏，后逐年增多，旱半夏几乎被取代。两者疗效有别，应区别使用。

【药材鉴别】块茎呈类球形，有的稍扁斜，直径 0.8~1.5 cm。表面白色或淡黄色，顶端中心有凹陷的茎痕，周围密布棕色凹点状的根痕，下端钝圆，较光滑。质坚实，断面白色，富粉性。气微，味辛辣，麻舌而刺喉。

水半夏

【来源】本品为天南星科植物鞭檐犁头尖的干燥块茎。别名土半夏、半夏、田三七。主产于广西贵县、横县。主治痈肿痰咳。

【药材鉴别】块茎呈椭圆形、圆锥形或半圆形，直径 0.5~1.5 cm，高 0.8~0.3 cm。表面类白色或淡黄色，不平滑，有多数隐约可见的点状根痕。上端类圆形，有常呈偏斜而凸起的叶痕或芽痕，呈黄棕色。有的下端略尖。质坚实，断面白色，粉性。气微，味辛辣麻舌而刺喉。

白药子

【来源】本品为防己科植物头花千金藤的干燥块根。别名白药，金钱吊乌龟，盘花地不容。主产于湖南、浙江、安徽、江苏、福建等地。功用散瘀消肿，止痛，清热解毒。

【商品规格】不分等级均为统货。白药子品种较多应注意。

【药材鉴别】块根呈不规则团块或短圆柱形，直径 2~9 cm，其下常分出若干短圆柱状根，多数弯曲并有缢缩的横沟，根远端有的纤细，其后膨大呈椭圆形，有时数个相连成念珠状，顶端有茎痕残基。商品多为不规则的横、纵切片，直径 2~7 cm，厚 0.2~1.2 cm，外皮棕色或暗褐色，有皱纹及须根痕，切片类白色或灰白色，质硬脆，断面粉性。气微，味苦。

巴戟天

【来源】本品为茜草科植物巴戟天的干燥根。别名巴吉天、戟天、巴戟肉、连珠巴戟、巴戟、鸡肠风根。主产于广东德庆、郁南、兴宁、五华，广西，福建等地。功用补肾阳，强筋骨，祛风湿。

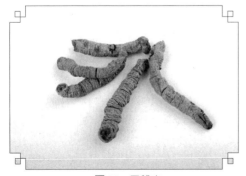

图 20　巴戟肉

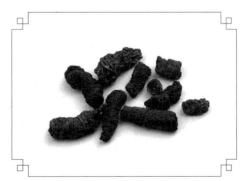

图 21　制巴戟天

【商品规格】历史上根据粗细分等级，现不分等级为统货，但仍以质论价。20世纪60年代福建等地曾大量误收羊角藤为巴戟天外调各地，当时全国曾允许应用，后进行了纠正。但目前仍时有所见，应注意区别。

【药材鉴别】呈扁圆柱形略弯曲，长短不等，直径1~2 cm。表面浅灰黄色或浅灰棕色，有的微带紫色，具纵皱纹及深陷的横纹，有的皮部横向断裂而露出木心，皮肉收缩形似连珠，质坚而易吸潮变柔软，肉厚，易剥离，断面的皮部内侧显浅紫黑色或蓝紫色，木心细，质硬，黄棕色。味甜微涩。

【伪品】

1. 羊角藤　为茜草科植物羊角藤的根及根皮。产于福建、浙江等地。多呈圆柱形，略弯曲，长短不等，直径1~3 cm。表面颜色似巴戟天，具纵皱纹及横纹，有的皮部断裂而露出木心，木部较粗，似扭曲形麻绳。皮部较薄，颜色略同巴戟天而较浅。味淡微涩。

2. 虎刺　来源于茜草科植物虎刺的干燥根。别名恩施巴戟，因产湖北恩施而得名。根呈圆柱形，中间常分数节，有的加工压扁，长短不等，较巴戟天为短。表面棕褐色或黑褐色。主要区别点，虎刺是从节痕处横裂露出木心，形成长短不等的节状如连珠，是自然形成的，与巴戟天人工槌扁的不同，质坚硬，味苦微甜。

西洋参

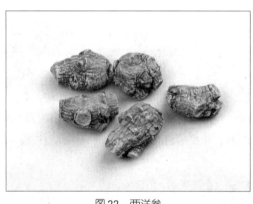

图22　西洋参

【来源】本品为五加科植物西洋参的干燥根。别名花旗参、洋参、西参。主产于美国、加拿大。我国的河北，北京，陕西，东北通化、辑安，云南，山东潍坊、烟台等地有引种。功用养阴生津。

【商品规格】商品规格繁多，大致分原皮参和去皮参两类。原皮参分野原皮参、种原皮参。去皮参分去皮野山参、去皮种参。去皮中的野山参又分正光结、正面参、野顶光。种参又分光结、种面参、白折尾、种顶光等。此外野生参和种参混装者称泡参，按掺的比例多少分一、二、三、四号。以后野山参之规格即为一、二、三、四号。近年来野山参由于资源有限已很少进口，种参进口也多不分等级，去芦、去须、去侧根，大小不分混合者，称统装。未加工的原参为原装。

【药材鉴别】

1. 野山西洋参　主根较短，呈圆柱形或长纺锤形，长2~7 cm，直径0.6~1.2 cm，无须根芦头，偶有短侧根者，呈叉状分枝，未去皮者，表面土黄色，去皮者白色，有密集发黑的细横纹，顶端纹更密集而呈环状，折断面平坦，淡黄白色，有暗色形成层环，皮部可见红棕色小斑点。质轻松，体硬，气微香，微甘、苦。口尝洋参味浓。

2. 种洋参　主根多呈纺锤形、圆柱形或圆锥形，常有分枝，分叉角度大。主根上部环纹较细而清晰，但较野山参环纹少而稀疏，中下部侧根痕较多。表面细腻，较丰满，体较野参为重，质坚实，不易折断，折断面平坦，气微香，味微苦而回甜。口尝洋参味稍淡。

3. 国产西洋参　由于产地加工方法不同，质量性状差异甚大，呈纺锤形、圆柱形或圆锥形，长短、粗细悬殊，常见塑料袋包装者较均匀，长约6 cm，粗约1.6 cm。表面浅黄褐色或黄白色，可见横向环纹及线状皮孔，并有细密浅纵皱纹及须根痕，主根中下部有少数侧根痕，较进口洋参为少。茎痕（芦碗）圆形或半圆形。体重，质坚实，不易折断，断面平坦，淡黄白色，略呈粉性，皮部可见黄棕色点状树脂道，形成层环纹棕黄色，木部略具放射状纹理。气微而特异，与进口洋参不同。味微苦、甘。口尝洋参味淡弱。

【伪品】

1. 生晒园参加工品　系挑选主根短、纵抽沟少较丰满的生晒参，加工撞光，使表面灰白色似正品，用进口洋参水浸，使其表面有洋参味，以假乱真，市场所见多为此种。鉴别要点：多为圆柱形，主根较长，很少有分枝，下部有支根分叉者，也角度小，表面纵抽沟较深，黄白色，主根上端环纹不明显，皱纹较多，侧根痕少，体轻，易折断，断面黄白色，有粉性，气香、味苦。口尝人参味明显。

2. 白芷根加工品　系选择长约 3 cm，直径 0.5 cm 的圆形小白芷加工而成。用塑料压合包装，每支单封，每板 10 支，假冒进口洋参。主要区别是微有白芷的香气。味微辛。

红药子

【来源】本品为蓼科植物毛脉蓼，翼蓼的干燥块根。别名朱砂七（西北）、血三七（陕西）。主产于陕西秦岭和大巴山各县，湖北，四川，贵州等地。功用清热解毒，凉血止血。

【商品规格】均为统货。历史上我区曾误用鬼灯檠（老蛇盘）的根茎做红药子，正品很少用，应注意纠正。

【药材鉴别】

1. 毛脉蓼　块根呈不规则块状或略呈圆柱形，长 8~15 cm，直径 3~7 cm。表面黄棕色，根头部有多数茎基呈疙瘩状。质极坚硬，难折断，剖面深黄色，木质部浅黄色，呈环状。气微，味苦。

2. 翼蓼　块根呈圆柱形，长约 10 cm，直径 2~8 cm。根头部留有突起的茎基或支根基部凹凸不平，有的多已切成块片。表面棕红色至棕色，光滑或皱缩。质坚硬难折断。气微，味苦。

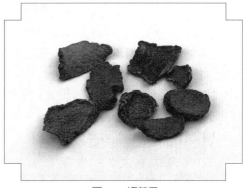

图23　红药子

【混淆品】鬼灯檠　为虎耳草科鬼灯檠的干燥根茎。别名红药子、索骨丹、老蛇盘。产于陕西、甘肃、四川、湖北、河南、云南等地。根茎多切成长圆形或横切成圆形片块，大小不一，直径 2.5~5 cm，厚 0.3~0.6 cm。多卷边或皱缩不平，外皮灰褐色，有皱纹及圆疤状的细根痕。有时可见黄褐色的鳞毛。切面浅红棕色，维管束多数呈突点状，断续排列成数层同心性圆环，切面和断面均有众多的白亮星（结晶）。质硬而脆。气微，味苦涩。

麦　冬

【来源】本品为百合科植物麦门冬的干燥块根。别名麦门冬、寸冬、家边草根等。主产于浙江杭州笕桥、余姚，四川万县、绵阳，福建等地。功用养阴生津，润肺清心。

【商品规格】历史上杭麦冬分提清、正清等六个规格。川麦冬分寸冬、苏瓜王等三个规格。现分浙麦冬 1~3 等，川麦冬 1~3 等，浙麦冬一等每 50 克 150 粒以内，川麦冬每 50 克 190 粒以内。以浙麦冬质优。

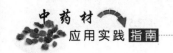

【药材鉴别】

1. 浙麦冬　呈纺锤形，两端略尖，体略扁，长 1~3 cm，中部直径 0.3~0.6 cm。表面黄白色或淡黄色，半透明，具纵纹。质柔韧，断面黄白色，角质样，中央有一细小木心，味甘，微苦，嚼之发黏，嗅之有特异香气。

2. 川麦冬　与浙麦冬相似，但较短，外表面乳白色或类黄白色，有光泽，质地较硬，香气小，味淡，无黏着性。

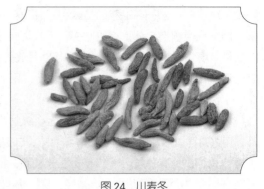

图24　川麦冬

3. 土麦冬（山麦冬）　20 世纪 50 年代曾出现该品种。块根呈纺锤形，长 1.5~4 cm，中部直径 0.3~0.5 cm，略弯曲，两端狭尖，中部略粗，外表淡黄色或黄棕色，有粗糙纵皱纹。质柔韧，干时较瘦瘪，味淡。

4. 湖北麦冬　近些年来大量调入，性状与浙麦冬相似，但较短粗，断面多无木心，无浙麦冬之香气，味淡。

【伪品】淡竹叶根　来源于禾本科植物淡竹叶的干燥块根。呈纺锤形，两端较尖，长 2~5 cm，直径 0.2~0.5 cm。表面具皱纹粗糙，颜色灰黄或白色，干瘪，在放大镜下观察尚可见多数根毛。质坚硬，不易折断，断面平坦，角质状，气无，味淡，久嚼方有黏滑感。

青木香

【来源】本品为马兜铃科植物马兜铃及北马兜铃的干燥根。别名土青木香、独行根、马兜铃根子等。主产于江苏、安徽宣州、浙江东阳、山东、河南等地。功用行气止痛，解毒消肿。

【商品规格】青木香有的省历史上曾使用祁木香，后新疆木香改名新疆青木香亦使用过一时，后进行了纠正，始改用正品。青木香不分规格、等级。

【药材鉴别】本品呈圆柱形或扁圆柱形，略弯曲，长 3~15 cm，直径 0.5~1.5 cm。表面灰棕色或灰褐色，有纵皱纹及不甚明显的横长皮孔状物，顶端有稍凹陷的茎痕及红棕色的叶柄残基，根头部膨大。质坚硬，不易折断。断面淡黄棕色或淡棕色，有放射状纹理形成层环，色较深，并有散在的深褐色分泌管，有特异香气，嚼之有黏着感，味苦。

【混淆品】

1. 土木香　为菊科植物祁木香的干燥根。主产于河北安国等地。根呈圆柱形或长圆锥形，稍弯曲或扭曲，有时纵剖成块。长 3~15 cm，直径 0.5~2 cm。表面灰棕色或灰褐色，有纵皱纹及不甚明显的横长皮孔状物，顶端有稍凹陷的茎痕及红棕色的叶柄残基，根头部膨大。质坚硬，不易折断，断面黄棕色或棕色，有特异而不同于青木香的香气，嚼之有黏着感，味苦。

2. 越西木香、膜缘木香、厚叶木香、芽木香、木里木香，均为菊科植物。在云南称青木香，在上海称大理木香，山东省称越西木香。20 世纪 60 年代印木香停止进口，曾代木香用较长一段时间，云木香产量满足之后即自行不再代用。其原植物虽为五种，但药用部位基本相同。其根茎类圆柱形略似鸡骨，气芳香而特异，嗅之有不适感，香气较木香弱。味微苦而辛，嚼之粘牙。

以上多种混淆品均不宜代青木香用。

茜 草

【来源】本品为茜草科植物茜草的干燥根及根茎。别名红茜草、血茜草、血藤、过山红。主产于山东章丘、沂源，以及陕西、河南、山西、安徽等地。功用凉血、止血、祛瘀、通经。

【商品规格】不分等级均为统货，山东产量较多，自足且有外调。在收购中常有蓬子菜根混入，应注意区别。

【药材鉴别】根茎呈结节状，丛生粗细不等的根。根呈圆柱形，略弯曲，长 10~25 cm，直径 0.2~1 cm；表面红棕色或暗棕色，具细纵皱纹及少数细根痕；皮部脱落处呈黄红色。质脆，易折断，断面平坦皮部狭窄，紫红色，木部黄红色或淡红色，用放大镜观察，可见小孔洞，用口吸之有透气感。味微苦，久嚼刺舌。

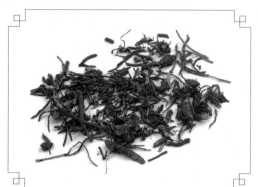

图 25 茜草

【伪品】蓬子菜 来源于茜草科植物蓬子菜的干燥根。别名白茜草、土茜草。性状与茜草略相似，唯根稍粗大，柴性强，握之有刺手感，表面灰褐色，质硬，断面类白色或灰黄色，木质部坚硬，用放大镜观察，亦有细小孔洞，但口吸之无透气感。

茜草为活血止血药，蓬子菜为解毒利尿药，两者功效不同，不可混用。

姜 黄

【来源】本品为姜科植物姜黄的干燥根茎。别名色姜黄。主产于四川犍为、乐山、新津、崇庆，福建武平、龙岩，广东佛山，江西的铅山等地。功用破血行气，通经止痛。

【商品规格】本品不分等级。历史上我区多习用片姜黄。本品称色姜黄，多做染色用。在片姜黄紧缺时亦用本品。

【药材鉴别】根茎呈不规则卵圆形、圆柱形或纺锤形，常弯曲，有的呈叉状分枝，长 2~5 cm，直径 1~3 cm。表面深黄色，粗糙，有皱缩纹理和留有叶痕的明显环节，并有圆形分枝痕及须根痕。质坚实，不易折断，断面棕黄色至金黄色，角质状，有蜡样光泽，内表面层纹明显。气香特异，味苦、辛。

片姜黄

【来源】本品为姜科植物温郁金根的纵切片。主产于浙江瑞安。功用破血行气，通经止痛。

【药材鉴别】呈不规则的纵切条片状，长 3~7 cm，厚 2~4 cm。切面不平整，灰黄色至土黄色，边缘皱缩，有时附有须根残茎。质脆，断面灰白色至淡棕黄色。气香，味辛凉、苦。

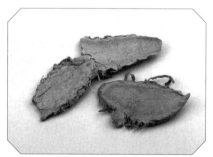

图 26 片姜黄

桔 梗

【来源】本品为桔梗科植物桔梗的干燥根。别名苦桔梗、梗草。主产于安徽滁县，江苏南京，河北，河南，内蒙古，江西等地。功用宣肺利咽，祛痰，排脓。

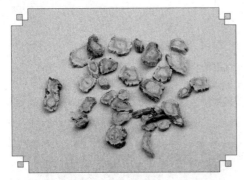

图27 桔梗

【商品规格】南桔梗分一、二、三等,北桔梗为统货。由于货源紧缺山东省莱芜、宁阳等地有人大量收购丝石竹刮去外皮伪充桔梗销至省内外不少地区,造成严重后果,虽屡经查处,但目前仍时有发现,应注意区别。

【药材鉴别】呈圆柱形或略呈纺锤形,下部渐细,有的有分枝,略弯曲,长7~20 cm,直径1~2 cm。顶端有较短的根茎,其上有数个半月形的茎痕。表面白色或淡黄白色,未去皮的表面黄棕色或灰棕色,具扭曲纵沟,并有横长的皮孔样斑痕及支根痕,上部有横纹,质脆,断面不平坦,有一浅棕色环,皮都类白色,有裂隙,木部淡黄白色,味微甜而后苦。

【伪品】丝石竹 为石竹科植物丝石竹的干燥根。根呈圆柱形或圆锥形,有的呈不规则的疙瘩块状,扭曲。上部较粗,残基棕褐色疙瘩茎和芽多个,表面淡黄色,有的残留棕色表皮。质地硬脆。断面不平坦,有一较浅棕色环,皮部薄,白色,木部淡黄色,异型维管束2~3轮,纵剖面白色或黄白色相间,显纵沟,有纤维性。味辛、麻。

秦　艽

【来源】本品为龙胆科植物秦艽,麻花秦艽,粗茎秦艽,或小秦艽的干燥根。别名西秦艽、川秦艽、麻花艽。主产于甘肃临夏、武山,陕西,东北,内蒙古,四川,以及云南大理、丽江等地。功用祛风湿,清湿热,止痹痛。

【商品规格】历史上多以产地分规格,如西秦艽、川秦艽、山秦艽等。现分大秦艽一、二等,麻花艽统货,小秦艽一、二等。历史上各地曾调入伪品西藏秦艽,后均得到纠正。

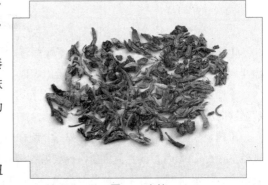

图28 秦艽

【药材鉴别】

1. 秦艽 呈类圆柱形或圆锥形,上粗下细,扭曲不直,长10~30 cm,直径1~3 cm。表面黄棕色或灰黄色,有纵向或扭曲的纵皱纹。顶端有残存茎基及纤维状叶鞘。质硬而脆,易折断,断面柔润,皮部黄色或棕黄色,木部黄色。气特异,微涩。

2. 麻花艽 呈类圆锥形,多由数个小根聚集交错缠绕,呈发辫状或麻花状。全体有显著向左扭曲的纵皱纹。表面棕褐色粗糙,有裂隙呈网状孔纹。质松脆,易折断,断面多呈枯朽状。气特殊,味苦涩。

3. 小秦艽 呈类圆锥形或圆柱形,长8~15 cm,直径0.2~1 cm。表面棕黄色。主根通常一个,残存的茎基有纤维状叶鞘,下部多分枝。断面黄白色。气特殊,味苦。

【伪品】

1. 西藏黑秦艽 来源于龙胆科植物西藏黑秦艽的干燥根。根头部具茎残基,外被黄色或黄白色纤维状或扁片状基生叶柄残基。根呈类圆锥形或圆形,根头部分枝,中部绞合呈麻花状,下部有分枝,表面黑色,有似黑色胶状物包被,表面脱落处呈棕黄色,易折断,断面淡黄色或淡褐色。气微,味苦。

2.牛扁 来源于龙胆科植物牛扁的干燥根。根头具茎残基黑色，类圆柱形，外被黑色扁片状基生叶柄残基。根类圆柱形或圆锥形，分枝为多数细根绞合成麻花状。表面黑色，有绞织成网状的凹隙或扭曲的纵沟纹，表皮脱落处呈灰白色或黄白色，断面有数个点状维管束。气无，味苦。

莪 术

【来源】本品为姜科植物蓬莪术，温郁金或广西莪术的干燥根茎。别名广莪术、温莪术、文术、川莪术。主产于广西上思、贵县、大新，浙江瑞安，四川温江、乐山等地。功用行气破血，消积止痛。

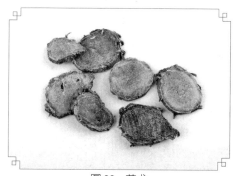

图29 莪术

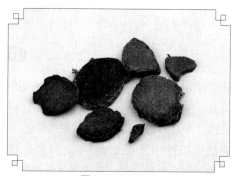

图30 醋制莪术

【商品规格】历史上多以产地分规格，现不分等级。

1.广莪术 呈长圆形或长卵形，长 3~7 cm，直径 1.5~3 cm，基部圆钝，顶端钝尖。表面黄棕色至灰色，光滑、环节明显或不见，有点状须根痕或残留须根，两侧各有一列下陷的芽痕和侧生根茎痕。质坚硬，击破面浅棕色，皮层与中柱易分离。气香，味微苦、辛。

2.温莪术 呈长卵形、卵形或纺锤形，长 4~8 cm，直径 2.5~4.5 cm，顶端长尖。表面深棕色至灰棕色，粗糙，上部环节凸起，基部有下陷的须根痕，芽痕及侧生根痕不明显，有刀削痕。质坚重，碎断面黄棕色或黄灰色，角质状。气香，味辛、凉、苦。

3.莪术 呈长圆形或卵圆形，长 2~5.5 cm，直径 1.5~2 cm，顶端钝尖，基部近圆形。表面土黄色至灰黄色，稍平滑，环节明显，两侧各有一列下陷的芽痕和侧生根茎痕。质坚重，破碎面深绿黄色至棕色。皮层与中柱易分离。气微香，味辛。

射 干

【来源】本品为鸢尾科植物射干的干燥根茎。别名紫蝴蝶根。主产于湖北汉口、黄冈、孝感，安徽，河南沁阳，江苏等地。功用清热解毒，祛痰利咽。

【商品规格】射干不分等级均为统货。由于货源紧缺，误用伪品时有发生，曾误收错用马虎扇子根、白射干、蝴蝶花根，目前仍有错用，应注意区别。

【药材鉴别】呈不规则结节状，长 3~10 cm，直径 1~2 cm，外表面棕褐色或黑褐色，皱缩，有排列紧密的横向皱折环纹。上面有数个凹陷的圆盘状茎痕，

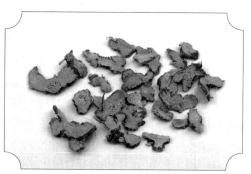

图31 射干

下面有残留细根及根痕。质硬，断面黄色，颗粒状。气微，味微辛而苦。

栽培品性状变异较大，断面深黄色而显红，苦味甚微。

【伪品】

1. 鸢尾　为鸢尾科植物鸢尾的根茎。根状茎较粗短，节状环纹较多，上部粗，下部细，断面淡白色，味微苦。

2. 白射干　为鸢尾科植物白射干的根茎。根状茎短小，多呈须状根，断面白色，不具射干的气味。

3. 蝴蝶花　为鸢尾科植物蝴蝶花的根茎。根状茎为不规则条状，略扁，有分枝，全体呈结节状，根茎头部常有多数干枯的叶片包裹，并有干枯的茎基残痕。数个根头常有较瘦小的根茎连在一起。表面棕黄色或黄白色，近根头部有横环纹，质松脆，断面黄白色，味甘微苦。

柴　胡

【来源】本品为伞形科植物狭叶柴胡或柴胡的干燥根。别名北柴胡、才胡、茈胡、北胡。主产于河北易县、平山，山西阳泉、长治、太行山，河南嵩县、嵩山，辽宁，黑龙江，内蒙古凉城、大青山，江苏，安徽，湖北郧县、均县，陕西商县等地。功用透表泄热，疏肝，升阳。

【商品规格】历史上分北柴胡亦称口柴胡、津柴胡。南柴胡亦称软柴胡、红柴胡。现仍分北柴胡、南柴胡两类，均为统货。曾由东北调进大叶柴胡误用，后进行了纠正。也曾调进锥叶柴胡、甘肃小黑柴胡使用，均得到纠正。

【药材鉴别】

1. 北柴胡　呈圆锥形，常有分枝，长 5~16 cm，直径 0.3~0.8 cm，顶端带有残留的茎基或纤维状叶基，表面黑褐色或浅棕色，具纵皱纹、支根痕及皮孔。质硬而脆，不易折断，断面呈片状纤维性，皮部浅棕色，木部黄白色。气微香，味微苦。

2. 南柴胡　根较细，多不分枝或下部少分枝，根头部密被纤维状叶基残余。表面红棕色或黑棕色，靠近根头部多具明显的横向疣状突起。质稍软，易折断，断面略平坦，具败油气味。

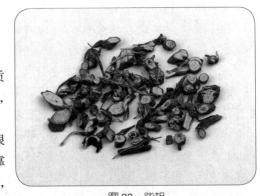

图 32　柴胡

3. 新疆柴胡　与正品柴胡相似，唯根粗大，残茎长而粗，比北柴胡粗约 1 倍，断面纤维性强，柴胡之败油气甚微。

【伪品】

1. 大叶柴胡　为伞形科植物大叶柴胡的干燥根茎。根茎呈圆柱形，下部具分枝，长 5~15 cm，直径 0.3~1 cm，表面棕色，茎基处灰白色，茎中空，全体有密集的环纹。本品有毒，不可药用。

2. 石竹根　为石竹科植物石竹的根。略似细小柴胡，唯残留的茎基处呈对生叶的痕迹，不具柴胡气味。

拳　参

【来源】本品为蓼科植物拳参的干燥根茎。别名紫参、虾参、山虾、草河车。主产于山东长清、章丘、沂源以及河北、江苏等地。功用清热解毒，消肿，止血。

【商品规格】商品不分等级。有的地区历史上称本品为紫参，亦有蚤休之称，现已纠正。

【药材鉴别】根茎呈扁圆柱形，常弯曲呈虾状，长6~13 cm，直径1~2.5 cm。两端钝圆或稍细。表面紫褐色或紫黑色，稍粗糙，有较密的环节及根痕，一面隆起，另一面较平坦或略具凹槽。质硬，断面浅棕红色或棕红色，维管束呈黄白色点状，排列成环。无臭，味苦而涩。

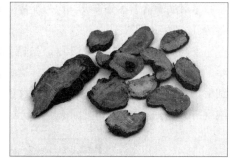

图33 拳参

黄 芪

【来源】本品为豆科植物膜荚黄芪或蒙古黄芪的干燥根。别名白皮芪、山爆文、箭杆花。主产于山西介休、沁县、应县、代县、浑源，甘肃武都、岷县，黑龙江齐齐哈尔、宁安、依兰，内蒙古武川、卓资以及陕西、四川、吉林，山东烟台，河北安国等地亦有大量栽培。功用补气固表，利尿，托毒排脓，敛疮生肌。

【商品规格】历史上规格较多，如卜奎芪、正口芪、浑源芪、绵芪、红芪等9种，加工后又分多种规格，如冲正芪（又名黑皮芪）、正副炮台芪等。目前的规格已简化为黄芪特等，1~3等；红芪1~3等。黄芪紧缺时常有一些伪品出现，如有的地区曾大量种植草木樨、圆叶锦葵等，用其根伪充黄芪，甚至有用棉花根伪充者，应注意区别。

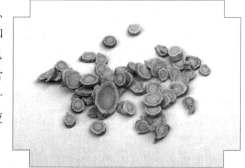

图34 黄芪

【药材鉴别】呈圆柱形，根少分枝，上粗下细，长10~90 cm，直径0.8~3 cm。表面灰黄色或浅棕褐色，全体有不整齐的纵皱纹和纵沟。外皮脱落后，可见网状花纹，尤以根头部为明显。质柔韧而具粉性，不易折断，断面纤维性甚强。皮部黄白色，木部淡黄色，有放射状的菊花心。老根的根头部断面中心部分偶有枯朽状，呈黑褐色或空洞。嚼之有豆腥气，味甜。

红芪，长10~50 cm，直径0.6~2 cm。表面红棕色，外皮易剥落，剥落处淡白色，断面黄白色，纤维性。嚼之有豆腥气，味甜。

【伪品】

1. 苦马豆根　为豆科植物苦马豆的根。枝根多，表面黄褐色，有特异的香气，无黄芪之甜味。

2. 圆叶锦葵根　为锦葵科植物圆叶锦葵的根。多已切制成圆形饮片。形似黄芪片，无菊花心，味淡无豆腥气。

3. 锦鸡儿根　为豆科植物锦鸡儿的根。其根细，表面棕褐色，断面纤维性甚强，无黄芪的甜味。

4. 草木樨根　为木樨科植物草木樨的根。呈圆柱形，有的略似圆锥形。表面深黄白色，较粗糙。质硬，易折断，断面深黄白色，少有纤维性。香气特殊，似有香五加皮的气味，而无黄芪的气味。

黄药子

【来源】本品为薯蓣科植物黄独的块茎。别名黄独。主产于湖北孝感等地。功用清热凉血，解毒消瘿。

【商品规格】不分等级，均为统货。曾误用鬼灯檠为黄药子，现已纠正。

【药材鉴别】多为横切片，呈圆形或类圆形，长4~7 cm，厚0.3~1 cm。外皮棕黑色，有皱纹，密布短小的细根及黄白色微凸起的根痕，切面淡黄色至棕黄色，平坦或略凸凹不平。质坚脆，折断面颗粒状。气微，味苦。

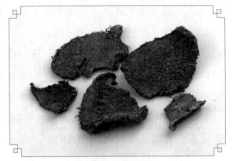

图35 黄药子

银柴胡

【来源】本品为石竹科植物银柴胡的干燥根。别名白根子。主产于宁夏银川、内蒙古、甘肃等地。功用清虚热，除疳热。

【商品规格】不分规格，均为统货。出口品要求长18 cm以上。有的地区长期误将丝石竹根称山银柴胡，与银柴胡通用。现虽已纠正，但仍时有所见，两者气味有别，丝石竹根不可代银柴胡药用。

【药材鉴别】本品呈类圆柱形，偶有支根，长20~40 cm，有的更长，直径1~2.5 cm。根头部有多数茎的残基，呈疣状突起，习称"珍珠盘"。表面浅黄色，有明显的纵皱纹，常向左扭曲，有的可见细根断痕，呈凹陷的棕色小点状，习称"砂眼"。质较脆，易折断，断面不平整，疏松有裂隙，皮部甚薄，木部有黄白色相间的放射状纹理。气微，味甜。

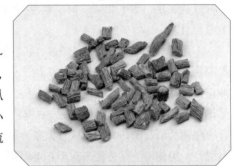

图36 银柴胡

【混淆品】丝石竹 别名霞草、山蚂蚱菜、山银柴胡，为石竹科植物丝石竹的干燥根。产于山东济南、泰安等地。

银柴胡与丝石竹的鉴别要点见表1.5。

表1.5 银柴胡与丝石竹的鉴别要点

要点 \ 品名	银柴胡	丝石竹
形状	根头部有多数茎的残基呈疣状突起，习称"珍珠盘"，表面有凹陷的棕色小点，习称"砂眼"，常向左扭曲	中部以上有众多不规则疣状突起和支根痕
外表	淡黄色或黄白色，有纵皱纹	有栓皮者棕色，有较粗扭曲的纵皱纹；去皮者黄白色
质地	质硬而脆，易折断	质硬较难折断
断面	有裂隙，皮部薄，木部有黄白相间的放射状纹理，粉性	可见黄白相间，排列成异型维管束2~3轮
气味	气微，味甜	气微，味苦、涩，苦味浓，口水起沫而有麻舌感

紫 菀

【来源】本品为菊科植物紫菀的干燥根及根茎。主产于河北安国，山东泰安、聊城以及安徽亳县等地。功用润肺下气，消痰止咳。

【商品规格】不分等级，均为统货。货源紧缺时常有马蹄紫菀混充，应注意鉴别。

【药材鉴别】根茎呈圆锥形或不规则块状。长2~6 cm，直径1.5~3 cm。上方生有多数茎基及叶柄残基，下方生有多数细而长的须根，多编成辫状，辫内常夹有土块。表面紫棕色，有纵纹。质柔软，气微弱，味甜。

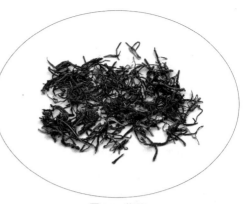

图37 紫菀

【混淆品】马蹄紫菀　为菊科植物橐吾属的多种橐吾的根。别名土紫菀、山紫菀、硬紫菀。其性状不一，一般根茎为扁圆块状，直径2~6 cm。上方有残茎痕，常残存许多褐色毛须，下方有多数细长的根，长5~18 cm，直径0.2~0.3 cm。表面灰褐色或棕褐色，有纵纹及须根。质实而脆，易折断。气微，味辛辣。

高丽参

【来源】本品为五加科植物人参的根经加工而成。别名朝鲜红参、别直参。主产于朝鲜开城等地，均系栽培品。功用大补元气，复脉固脱，补脾益肺，生津，安神。

【商品规格】商品规格较多，一般按质量片数（支）大小分等级，每盒600 g，如官、天、地、私字等规格。此外尚有大尾、中尾等。目前进口的高丽参多为"天"字及"地"字两种规格。由于国产红参价格便宜十几倍，朝鲜红参进口量较少，故造假者常有所见。以国产红参加工压制的仿高丽参十分相似，包装仿朝鲜印制精美，致使的经营单位上当受骗造成损失。铁盒包装者为双层镀锌铁皮合，内层不封口，表面压有朝鲜文"朝鲜参"字样，贴有黄色高丽参的商标，但人参插图不标准，印章模糊不清，整个包装情况颇能骗人，应注意区别。

【药材鉴别】

1.高丽红参　呈扁长方柱形，长10~18 cm，直径1.5~2 cm。须根均已除去，芦头粗大而短圆，芦碗明显，凹陷如灯盏状，常有双芦头。芦头与正身连接处不凹陷，俗称"平肩"。正身方正，直立不弯，少分叉，参体上端表面显棕黄色，俗称"身穿黄马褂"，下端红棕色微透明，断面平坦呈角质状，有光泽，年轮纹明显，质体坚硬而重。气香浓郁特异，味甘微苦。

2.高丽白参　体形短小，下部常有一侧枝，表面黄白色，较粗糙，质较轻松。断面不平坦，黄白色，具粉性，并可见一黄棕色环。稍有香气，味甘微苦。

【伪品】

1.商陆加工品　为商陆科植物商陆的根加工而成。系选用与高丽参枝条大小近似的鲜商陆，除去须根，蒸制后按照高丽参的形状挤压而成，用人参芦头插入商陆顶端作伪。形似高丽参，长8~13 cm，直径约1.5 cm，表面棕褐色，粗糙不光滑，质软，断面不平坦，无光泽。气微，味微苦，有毒。常见该伪品多使用塑料袋装，每袋两只，表面印有"香港××参茸"字样。

2.仿制品高丽参　系一般红参蒸软后再旋剖成大片，又将蒸软的小碎参裹入，顶端安装人参芦挤压而成。颇似高丽参，长14~16 cm，直径2~2.5 cm。表面棕褐色而不红润，参体粗细不匀称，中身不方正而有凸粗。温水浸泡后纵向掰开，夹馅明显，呈若干碎参粘连在一起，顶端参芦可分离数个。横断面不整齐，呈角质。气微，不具高丽参之特异香气，味微苦甜。

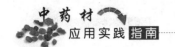

薤 白

【来源】本品为百合科植物小根蒜的干燥鳞茎。别名野蒜、山蒜、泽蒜。主产于山东章丘、长清、泰安和河北、东北及江苏徐州、邳县等地。功用通阳散结，行气导滞。

【商品规格】不分等级，均为统货。

【药材鉴别】本品呈不规则的卵圆形，高 0.5~1.5 cm，直径 0.5~1.8 cm。表面黄白色或淡黄棕色，皱缩，半透明，有类白色膜质鳞片包被，底部有凸起的鳞茎盘。质硬，角质样。有蒜臭气，味微辣。

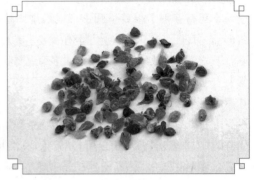
图38 薤白

藁 本

【来源】本品为伞形科植物藁本或辽藁本的干燥根茎及根。别名西芎藁本、山藁本、辽藁本。西芎藁本主产于四川阿坝藏族羌族自治州、巫山、巫溪，湖北巴东，陕西安康；辽藁本产于河北龙关、蔚县、承德，辽宁盖县、凤城，山东长清、章丘、泰安，山西沁县、繁峙以及内蒙古等地。功用祛风散寒，除湿止痛。

【商品规格】本品分西芎藁本和辽藁本两种。有的地区多习销辽藁本，西芎藁本使用较少。近年由新疆调入鞘山芎的根茎代藁本用，但非习销品。能否代藁本用尚无据可依。

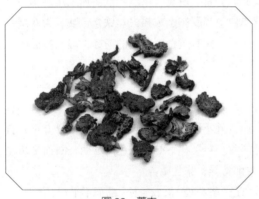
图39 藁本

【药材鉴别】

1. 西芎藁本 根茎呈不规则结节状圆柱形，稍扭曲，略有分枝，长 3~10 cm，直径 1~2 cm。表面黄棕色或暗棕色，有纵皱纹，栓皮易剥脱，上端有一至数个圆孔状茎基，下侧有点状须根残痕。体轻，质较硬，折断面淡黄色或黄白色，纤维性。气浓香，味辛、苦、微麻。

2. 辽藁本 根茎呈不规则圆柱状或团块状，长 2~10 cm，直径 0.5~1.5 cm。表面棕褐色，上端有数个丛生的叶基及突起的节，下端有多数细长而弯曲的根，根茎及根均有点状须根痕。气浓香，味辛、苦、微麻。

【混淆品】新疆藁本 为伞形科植物鞘山芎的干燥根茎。产于新疆昭苏、新源、裕民、哈巴河等地。呈不规则的团块状，大者如拳，体轻，表面粗糙，淡黄棕色，纤维性特强，切断面纤维粗，有藁本的香气，但微弱，味微苦，稍麻。

防己（粉防己）

【来源】本品为防己科植物粉防己的干燥根。别名汉防己。主产于浙江衢江区、兰溪、建德、安徽安庆，以及湖南、湖北、江西等地。功用利水消肿，祛风止痛。

【商品规格】历史上我省粉防己、广防己同等入药。习惯认为粉防己粉多、色白质优。商品不分等级。60年代曾由湖南调入称钩风与防己同用，称湘防己，现已纠正不用。

【药材鉴别】呈不规则圆柱形、半圆柱形或块状，多弯曲，长5~15 cm，直径1~5 cm。表面淡灰黄色，在弯曲处常有深陷横沟而成结节状瘤块样。体重，质坚实。断面平坦，灰白色，粉性，有排列较稀疏的放射状纹理。气微，味苦。

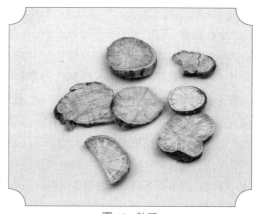

图40 防己

广防己

【来源】本品为马兜铃科植物广防己的干燥根。别名防己、木防己、水防己（天津）。主产于广东高要、肇庆和广西等地。功用祛风止痛，清热利水。

【商品规格】不分等级，以色白粉性足者为佳。我省历史上与粉防己同用。

【药材鉴别】根呈圆柱形或半圆柱形，略弯曲，弯曲处有深横沟，长6~20 cm，直径1.5~3 cm。栓皮较厚，表面棕色，粗糙，有凹陷的轮线痕及横缺裂。有时栓皮部分或全部剥去，表面灰黄色，较光滑。纵剖面灰白色或浅棕色。

【混淆品】称钩风 又名湘防己、花防己（广西）。来源于防己科植物称钩风的根及老茎。主产于湖南、浙江、江西等地。根呈不规则的圆柱形，茎为平直的圆柱形，长10~30 cm，直径1~6 cm。表面灰棕色至暗棕色，粗糙，有不规则的沟纹、横向裂缝和皮孔。质坚硬，不易折断。切断面有无数小孔及2~7层偏心性环纹。气微，味微苦。

郁 金

【来源】本品为姜科植物温郁金，广西莪术，姜黄或莪术的干燥块根。别名广郁金、川郁金、桂郁金。广郁金（黄丝郁金）产于四川温江、乐山。川郁金亦称白丝或绿丝郁金，产于四川温江、乐山。莪苓产于广西。温郁金产于浙江瑞安。功用凉血祛瘀，清心解郁，利胆退黄。

【商品规格】历史习惯分川、广、温、桂四种郁金。产于四川断面黄色者习称广郁金，白绿丝郁金称川郁金。浙江产者称温郁金，亦称黑郁金。广西产者称莪苓，亦称桂郁金。现分川郁金黄丝一、二等，绿白丝一、二等，温郁金一、二等，桂郁金为统货。习惯以金丝郁金为佳。

【药材鉴别】

1.黄丝郁金 又称金丝郁金，呈类卵圆形。表面灰黄色或灰棕色，皮细，略现细皱纹。质坚实。断面角质有光泽，外层黄色，内心金黄色。有姜之香气，味辛、辣。

2.白绿丝郁金 呈纺锤形，卵圆形或长椭圆形。表面灰黄色或灰白色，有较细的皱纹。质坚实而稍松脆。断面角质状，淡黄白色。微有姜香气，味辛、苦。

3.温郁金 呈纺锤形，稍扁，多弯曲，不肥满。表面灰褐色，具纵直或杂乱的皱纹。质坚实。断面角质状，多灰黑色，有蜡样光泽，皮层明显。略有

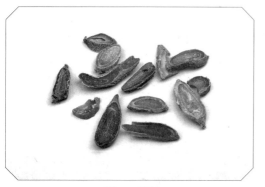

图41 郁金

姜气，味苦、辛。

4.桂郁金　呈纺锤形或不规则的弯曲形，体坚实。表面灰白色至浅棕黄色，具细纵皱纹。质坚硬，断面颗粒状或角质状，淡白色或黄白色。略有姜气，味辛、苦。

【地方习用品种】云南思茅郁金　呈圆锥形、长圆形或扁圆形，有的弯曲，两端渐尖，长 3~6 cm，直径 1.5~2.5 cm。表面淡黄棕色或灰黄色。具不规则的纵皱纹，有的皮松隆起。质坚实，有的易砸碎。断面灰黄色，角质样有光泽，外层与内心易剥离。气微香，嚼之微有姜香气，味辛辣。该品近年来流入各地市场充正品郁金使用。

【伪品】紫茉莉根　系紫茉莉科植物紫茉莉的根茎经蒸后加工而成。呈不规则的片状，厚薄不一，大小不均，厚 0.2~0.5 cm。表面黄白色，角质样，无光泽，斜切片或见长条形的白色维管束，横切面可见点状环纹及白色麻点。质坚硬而韧。气无，味淡，微有麻舌感。

威灵仙

【来源】本品为毛茛科植物威灵仙或棉团铁线莲，东北铁线莲的干燥根及根茎。别名铁脚威灵仙、软灵仙。主产于山东、东北地区、江苏、安徽、浙江、河南等地。功用祛风除湿，通络止痛。

【商品规格】山东等省历史上多习用百合科短梗菝葜等的根称铁灵仙，毛茛科的威灵仙称软灵仙，但用之甚少。商品不分等级，均为统货。

【药材鉴别】

1.威灵仙　根茎呈长柱状，长 1.5~10 cm，直径 0.3~1.5 cm，表面淡棕黄色。顶端残留茎基，质坚韧，断面纤维性，下侧着生无数细根。根呈细长圆柱形，稍弯曲。表面黑褐色，有细纵纹，有的皮部脱落，露

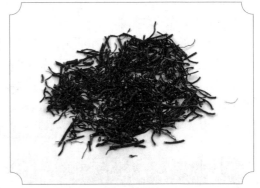

图 42　灵仙

出黄白色木质部。质硬脆，易折断，断面皮部较广，木部淡黄色，略呈方形，皮部与木部间常有裂隙。气微。

2.棉团铁线莲　根茎呈短柱状，长 1~4 cm，直径 0.5~1 cm，根长 4~20 cm，直径 0.1~0.2 cm。表面棕褐色至棕黑色，断面木质部圆形。味咸。

3.东北铁线莲　根茎呈柱状，长 1~11 cm，直径 0.5~2.5 cm。根较密集，长 5~23 cm，直径 0.1~0.4 cm。表面棕黑色，断面木质部近圆形。味辛辣。

【地方习用品种】铁灵仙　来源于百合科植物短梗菝葜及鞘柄菝葜的干燥根，别名黑须根。主产于陕西、河北、河南、甘肃等地。根茎为不规则的块状，上端偶有残留茎基，茎上着生小刺。根茎两侧和下端丛生许多细长圆柱形的根，长 20~80 cm，直径 1~3 cm，多弯曲不直。表面棕褐色或灰褐色，光滑，并有稀疏的钩状短刺及须根痕。质坚韧，难折断，断面白色。无臭，味淡。

山奈

【来源】本品为姜科植物山奈的干燥根茎。别名三奈、沙羌、沙姜、三赖。主产于广东、广西、四川、福建等地。功用行气温中，消食止痛。

【商品规格】商品不分等级。以片大肥壮、色白、香气浓者为优。20 世纪 60 年代初，云南调往

各地的三奈曾发生中毒事故，经检验毒性较大，后卫生部通知停止收购和使用。

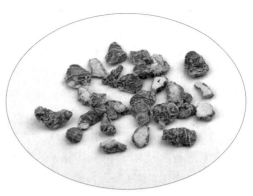

【药材鉴别】呈圆形或近圆形的横切片，直径1~2 cm，厚0.3~0.5 cm。外皮浅褐色或黄褐色，皱缩，有的有根痕或残存须根。切面类白色，粉性，常鼓凸。质脆，易折断，断面白色。气香特异，味辛辣。

【伪品】云南有毒山柰　呈圆形或近圆形的横切片，片较正品小而稍薄。外皮多浅黄褐色，切面类白色，粉性稍差，断面色白而微显淡绿色。气香，味辛辣微苦。断面淡绿，味苦，是与正品的区别要点。

图43　山柰

党　参

【来源】本品为桔梗科植物党参的干燥根。别名潞党参、红党、川党、台党、信党、南山参等。主产于山西、甘肃、陕西、四川、贵州、云南、吉林、辽宁、黑龙江等地。功用补中益气，健脾益肺。

【商品规格】历史上规格繁多，如潞党、文党、野党、白皮党、五台党、单枝党、汉中党、叙府党、东党等，又按大小、质量分成若干等级。现分西党、条党、潞党、东党，均分为1~3等。白党分1~2等。由于货源紧缺，先后出现了甘孜党、柴党等混淆品和伪品迷果芹。

【药材鉴别】根呈长圆柱形，稍弯曲，长10~35 cm，直径0.3~2 cm。根头部有无数疣状突起的茎痕及芽，俗称狮子盘头。尤以野生品为显著，根头下有明显的黑棕色环状横纹，向下渐稀，野生品的环纹较密集。皮部淡黄色或淡棕色，质稍硬略带韧性，易吸潮变软。断面平坦，有裂隙或放射状纹理。味甜。

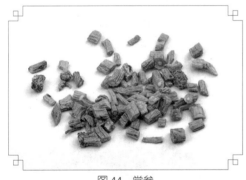

图44　党参

【混淆品】

1. 甘孜党参　为桔梗科植物球花党参、灰白叶党参的根。球花党参根呈纺锤形，长10~30 cm，直径1~3 cm，根头渐尖，有少数茎基残痕，不呈"狮子盘头"状。体轻松泡，横断面皮部乳白色。气特异，甜味淡。灰白叶党参与球花党参相似，只是根头顶端有一个或数个类圆柱形木质残基，侧面残留少数疣状突起的草质茎基。两者统称甘孜党，各地曾大量调入代党参用，现已不用。

2. 柴党参　为桔梗科植物大花金钱豹与金钱豹的根。根略呈圆柱形，具棱，稍弯曲，根头部有短根茎，下部有分枝。表面灰黄色，有不规则纵皱及多数疣瘩状突起。质硬，易折断，断面不平坦，类白色或黄白色。气微，味微甜，嚼之渣多。有的地区曾由贵州等地调入代党参用，现已不用。

【伪品】迷果芹　为伞形科植物迷果芹的根。产于东北等地。呈圆柱状近棱形，上粗下细，略弯曲，通常少分枝，长10~15 cm，直径1 cm。表面黄棕色，有较多的纵皱纹及突起的横长皮孔。质轻，易折断，断面稍平坦，类白色，木部淡黄色。气微，嚼之味甜，具胡萝卜气味。根头部无"狮子盘头"，嚼之无党参气味有胡萝卜气味，是其与党参的主要鉴别点。

当 归

【来源】本品为伞形科植物当归的干燥根。别名秦归、西归。主产于甘肃岷县、武都、两当、西和、渭源、文县，以及陕西、四川、云南、贵州、湖北等地。功用补血活血，调经止痛，润肠通便。

【商品规格】历史上规格较多，现分全当归1~5等，归头1~4等，均以支条大小分等级。如一等全当归每千克40支，一等归头每千克40支。云南产归头多销南方和出口。由于货源一度紧缺，河北安国曾大量引种生长期短、产量大的欧当归，外调各地造成误用，给正品当归的生产带来了严重影响，后进行了纠正。

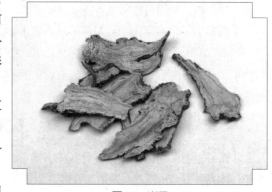

图45　当归

【药材鉴别】上部主根圆柱形，下部有多条支根，长15~25 cm。表面黄棕色或棕褐色，凹凸不平，有明显的纵皱纹。主根短粗（习称归身），长2~5 cm，直径2~3 cm。根头部膨大，有细密横环纹，顶端常有叶柄及茎残基。质柔，易折断，断面黄白色及淡黄棕色相间。气清香浓郁，味甜微带苦、辛。

归头　均为主根，呈圆形或拳状、疙瘩状。表面棕黄色或黄褐色，断面白色或淡黄色，具油性。气芳香，味甘微苦。云南归头多撞去外皮呈黄白色。

【混淆品】欧当归　为伞形科植物欧当归的根。根呈圆柱形，有的有分枝，长短不等，直径0.7~2 cm。根头部膨大，顶端常有多个茎的残基，主根较长。表面灰棕色或棕色，有纵皱纹及横长的皮孔状疤痕。质柔韧，但油性少，断面黄白色或棕黄色。有当归香气，但较淡，味微甜而稍麻舌。

【伪品】甘肃伪当归　形状与正品当归相似，唯主根不明显多呈须状根，气味淡弱，很少见。

百 合

【来源】本品为百合科植物卷丹百合或细叶百合的干燥肉质鳞茎。别名野百合。主产于湖南黔阳、邵阳，浙江吴兴、龙游、江苏宜兴、江浦，陕西大荔、四川中江、合川，安徽安庆等地。

【商品规格】不分等级，均为统货。近年各地区曾由贵州调入大鳞片的百合，表面暗紫色，称药百合。

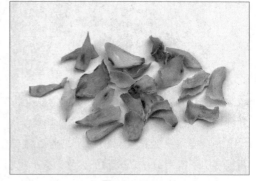

图46　百合

【药材鉴别】

1. 卷丹　鳞片呈长椭圆形，顶端较尖，基部较宽，边缘薄，微波状，常向内卷曲，长2~3.5 cm，宽1~1.5 cm，厚0.1~0.3 cm。表面乳白色或淡黄棕色，光滑、半透明，有纵直的脉纹3~8条。质硬脆，易折断，断面较平坦，角质样。无臭，味微苦。

2. 百合　鳞片长1.5~3 cm，宽0.5~1 cm，厚约0.4 cm，有脉纹3~5条，有的不明显。

3. 细叶百合　鳞片长5.5 cm，宽2.5 cm，厚约0.35 cm，色较暗，脉纹大多不明显。

重　楼

【来源】本品为百合科植物云南重楼或七叶一枝花的干燥根茎。别名七叶一枝花、草河车、金线重楼。主产于云南、四川、贵州、江西等地。功用清热解毒，消肿止痛，凉肝定惊。

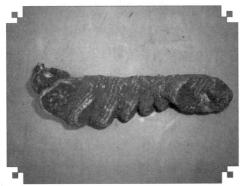

图 47　重楼　　　　　　　　　　　图 48　重楼片

【商品规格】不分等级，均为统货。山东地区历史上曾将拳参称重楼，现已纠正。

【药材鉴别】根茎圆柱形，略扁，呈结节状，长 2~12 cm，直径 1~3 cm。表面黄棕色或棕褐色，全体有粗环纹密生，背面有稀疏的须根及须根痕，顶端有茎的残基及鳞叶。质坚硬，折断面粉质，灰白色或浅棕色，有的呈角质状。气微，味微苦而麻。

土贝母

【来源】本品为葫芦科植物土贝母的干燥块茎。

【产地】主产于河北安国等地。

【商品规格】历史上不分等级，均为统货，市场上常以鲜品假冒川贝母。

【药材鉴别】多为不规则的块状，大小不等，表面淡红棕色或较暗，凹凸不平，质坚硬，不易折断，断面角质，光亮而平滑。气微，微苦。

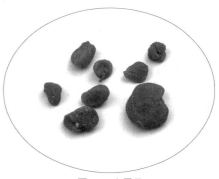

图 49　土贝母

川木香

【来源】本品为菊科植物川木香或灰毛川木香的干燥根。

【采收加工】秋季采收，除去泥土及头部的胶状物，干燥。

【产地】主产于四川等地。

【商品规格】不分等级，有的中心空，呈槽状，称槽子木香。

【药材鉴别】呈圆柱形或有纵横的平圆柱形，稍弯曲，长 10~30 cm，直径 1~3 cm。表面黄褐色或棕褐色，具纵皱纹，外皮脱落处可见网状筋脉，根头部有黑发粘的胶状物，习称油头。体轻，质硬脆，易折断，断面黄白色或黄色，有深黄色油点及裂腺，木部宽广，有放射状纹理，有的中心呈枯朽状。气微香，味苦，嚼之粘牙。

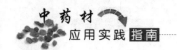
木 香

【来源】本品为菊科植物木香的干燥根。

【采收加工】秋冬二季采挖,除去泥沙和须根。切断较粗者,再剖成瓣,干燥后,撞去粗皮。

【产地】原产印度,1962年以后不再进口。云南引种成功,称云木香,调拨全国,现四川等省亦多。

【商品规格】历史上分老木香和新木香,即由印度进口,现无货源。

【药材鉴别】国产木香呈圆柱形,纵剖片状或板片状的块根。表面黄棕色至灰褐色,长5~11 cm,直径0.5~5 cm,有明显的扭曲皱纹和侧根痕。质坚,不易折断。断面不整齐,呈灰褐色或暗褐色,周边灰黄色或浅棕黄色,有放射状纹理。气清香,浓厚,味辛、苦,嚼之不粘牙。

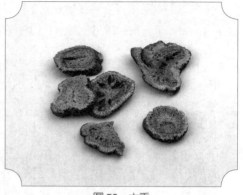

图50　木香

千年健

【来源】本品为天南星科植物千年健的干燥根茎。

【采收加工】春秋采挖,洗净,除去外皮,晒干。

【产地】主产于广西、云南等地。

【药材鉴别】呈长圆柱形,稍弯曲,有的稍扁,长15~40 cm,直径0.8~1.5 cm,表面灰棕色至红棕色,粗糙,可见多数扭曲的纵沟纹,圆形根痕及浅黄棕色针样纤维状束。质硬而脆,断面黄棕色或红褐色,一侧断面具多而明显浅黄棕色或红褐色的针状纤维束,另一侧断面具针眼状小孔及少数棕色针样纤维束和深褐色具光泽的油点。气香,味辛、微苦。

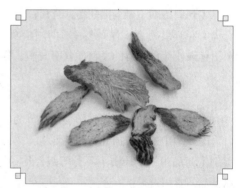

图51　千年健

天葵子

【来源】本品为毛茛科植物天葵子的干燥根。

【采收加工】5~6月挖取块根,除去须根,晒干。

【产地】主产于湖南、湖北、江苏、云南、贵州、广西等地。

【药材鉴别】呈不规则的短柱状、纺锤状或块状,略弯曲,长1~3 cm,直径0.5~1 cm。表面暗褐色至灰黑色,具不规则的皱纹及须根。顶端常有茎叶残基,外被数层黄褐色鞘状鳞片。质较软,易折断,断面皮部类白色,木部黄白色或黄棕色,可见不明显的放射状纹理。气微,味甘。

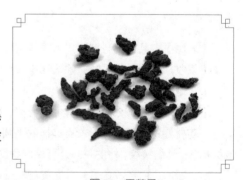

图52　天葵子

仙 茅

【来源】本品为石蒜科植物仙茅的干燥根茎。

【采收加工】2~4 月发芽前或 7~9 月苗枯萎时挖取根茎，洗净，除去须根，晒干或蒸后晒干。

【产地】主产于四川、云南、贵州。此外，广东、广西亦产。

【商品规格】历史上不分等级均为统货。以前，市场上曾有以雪上一枝蒿充仙茅，近几年市场上常有以小白芍煮熟不去皮，加工与仙茅大小近似的白芍假冒，上当受骗者大有人在，应注意鉴别。

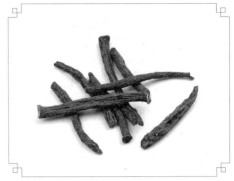

图 53 仙茅

【药材鉴定】本品呈圆柱形，略弯曲，长 3~10 cm，直径 0.4~0.8 cm。表面成褐色或棕褐色，粗糙有细孔状的须根痕及横皱纹。质硬而脆，易折断，断面平坦，淡褐色或棕褐色，近中心较深。气微香，味微苦。

白 芷

【来源】本品为伞形科植物白芷或杭白芷的干燥根。

【采收加工】夏秋叶黄时采挖，除去须根、泥土，晒干或低温干燥。

【产地】主产于浙江杭州、四川、河南、河北、安徽等地。

【商品规格】历史上产于浙江称杭白芷，河南产称禹白芷，四川产称川白芷，产于河北者称祁白芷，目前多不分规格。

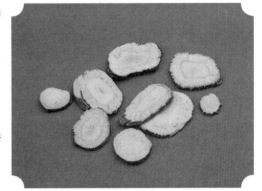

图 54 白芷

【药材鉴别】根呈圆锥形，长 10~24 cm，直径 1.5~2 cm。表面灰黄色至黄棕色，光滑有支根痕及横向针孔样突起，顶端有凹陷的茎痕。质硬，断面灰白色，呈粉性，皮部散有多数棕色油点，形成层环类圆形，棕色。气芳香，味辛、微苦。

杭白芷 呈圆柱形，长 10~20 cm，直径 2~2.5 cm。上部近方形或类方形，表面灰褐色，有多数较大的皮孔样横向凸起，长 0.5~1 cm，排列成近四纵行，顶端有凹陷的茎痕；质硬较重，断面白色，粉性，顶上部的木部近方形，皮部密布棕色油点。气芳香，味辛、微苦。

地 黄

【来源】本品为玄参科植物地黄的干燥块根。

【采收加工】秋季采挖，除去芦头、须根及沙土，将地黄缓缓烘焙至八成干，断面棕黑色或乌黑色为佳。

【产地】主产于河南、河北、安徽、山东等地。

【药材鉴别】多呈不规则的圆块状或长圆形，中间膨大，两端稍细，长 6~12 cm，直径 3~6 cm。

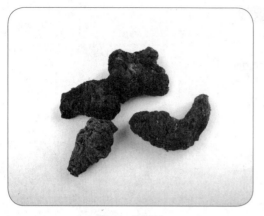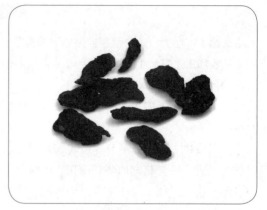

图55　生地黄　　　　　　　　　　　　　　　图56　生地片

有的细小呈圆柱形，稍扁而扭曲，表面棕黑色或灰棕色，皱缩，具不规则的横曲纹，体重，质较软而韧，不易折断，断面棕黑色至乌黑色，具黏性，有光泽。气微，味微甜。

　　熟地黄　性状与生地黄近似，表面乌黑色，有光泽，黏性大，质柔软而带韧性，不易折断，断面乌黑色，有光泽。气微，味甜。

延胡索

　　【来源】本品为罂粟科植物延胡索的干燥块茎。

　　【采收加工】夏初茎叶枯萎时采挖，除去须根，洗净，置沸水中煮至无白心时，取出，晒干。

　　【产地】主产于浙江、湖南、湖北、江苏等地。

　　【药材鉴别】呈不规则扁球形，直径0.5~1.5 cm。表面黄色或黄褐色，有不规则网状皱纹，顶部有略凹陷的茎痕，顶部有疙瘩状突起。质硬而脆，断面黄色，角质样，有蜡样光泽。气微，味苦。

　　注：市场上有用水半夏染成黄色假冒延胡索，生水半夏有毒，麻舌，应注意鉴别。

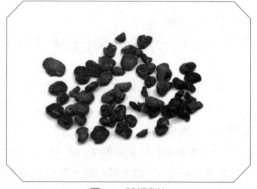

图57　延胡索片

土元胡

　　【来源】本品为罂粟科植物土元胡的干燥块茎。

　　【采收加工】夏初茎叶枯萎时采挖，洗净，置沸水中煮至无白心时，取出，晒干。

　　【产地】主产于浙江、江西、山东等地。

　　【药材鉴别】呈不规则球形、扁球形或长球形。单一或分瓣状，直径0.8~1.5 cm。表面黄棕色至棕褐色，有不规则的网状皱。质坚硬，断面黄色至黄棕色，有蜡样光泽。气微，味苦。

何首乌

　　【来源】本品为蓼科植物何首乌的干燥块根。

【采收加工】秋冬叶枯萎时采挖，除去两端，洗净，个大者切成厚圆片状，干燥。

【产地】主产于湖北、云南、广西、四川等地。

【药材鉴别】呈纺锤形或圆块状，长 5~15 cm，直径 4~10 cm。表面红棕色或红褐色，凹凸不平，有不整齐的纵沟和细密的皱纹，药材多以切横片，厚薄不等，切片表面呈浅红棕色或浅粉红色，凹凸不平，可见有 4~11 个类圆形组成多环状纹理（习称云锦花纹）。气微，味苦、涩。

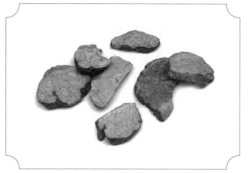

图 58 首乌

制何首乌 呈不规则的片块状，厚 0.5~1 cm，表面黑褐色或棕褐色，凹凸不平。质坚硬，断面角质样，褐色或黑色。气微，味微甘而苦涩。

注：市场上常有掺伪制首乌，质坚硬，特别沉重，应注意鉴别。

川 乌

【来源】本品为毛茛科植物乌头的干燥母根。

【采收加工】6月下旬至8月上旬采挖，除去干根、须根、泥沙、晒干。

【产地】主产于四川、陕西等地。

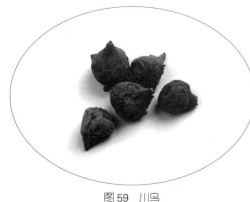

图 59 川乌

【药材鉴别】根茎呈不规则的圆锥形，稍弯曲，顶端常有残茎，中部多向一侧膨大，长 2~7 cm，直径 1.2~2.5 cm。表面棕褐色或灰棕色，皱缩有小瘤状侧根及子根脱离后的痕迹。质坚硬，断面类白色或淡灰黄色，可见多角形环纹。气微，味辛辣、麻舌。

制川乌 呈不规则的圆片状，表面黑褐色或黄褐色，有灰棕色形成环纹。体轻，质脆，断面有光泽。气微，微有麻舌感。

市场上常见的制川乌片较厚，体重，质硬，多有掺伪，应注意鉴别。

草 乌

【来源】本品为毛茛科植物北乌头的干燥根。

【采收加工】秋季茎叶枯萎时采挖，除去须根及泥沙，干燥。

【产地】主产于四川、陕西等地，全国大部地区均有生产。

【药材鉴别】呈不规则长圆锥形，略弯曲，长 2~7 cm，直径 0.6~1.8 cm。顶端常有残茎和少数不定根残基，表面有已枯萎的芽，一侧有一圆形或扁圆形不定根残基，表面灰褐色或黑棕色，皱缩有

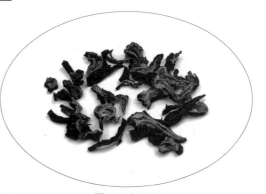

图 60 制草乌

纵皱纹、点状须根痕及数个瘤状侧根。质坚硬，断面灰白色或暗灰色，有裂线，形成层纹多角形或类圆形，髓部较大或中空。气微，味辛辣，麻舌。

制草乌　多成不规则的圆形片，表面黑褐色，有灰白色多角形形成层和点状维管束，有空隙，周边皱缩或弯曲。质脆。气微，味苦，辛辣，稍有麻舌感。

市场上常有掺伪，质硬，特别沉重，应注意鉴别。

前胡（白花前胡）

【来源】本品为伞形科植物白花前胡的干燥根。

【采收加工】冬季至次年春茎叶枯萎或未开花前采挖，除去须根，去掉泥沙，晒干或低温干燥。

【产地】主产于浙江、安徽、湖南、四川、江苏等地。

【药材鉴别】呈不规则的圆柱形、圆锥形或纺锤形，扭曲，下端常有分枝，长 3.5~15 cm。表面灰黄色至棕褐色，根头部多有茎痕及纤维状叶鞘残基，上端有密集细环纹，干部有纵沟、纵皱纹及横长纹孔。质略柔软或硬脆，易折断，断面不整齐，淡黄白色散在棕黄色斑点，皮部内侧具一棕色环纹，木部棕黄色，具放射状纹理。气芳香，味微苦、辛。

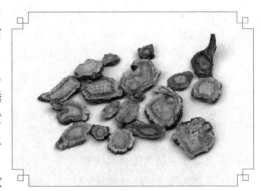

图 61　前胡

附：紫花前胡

【来源】本品为伞形科植物紫花前胡的干燥根。

【采收加工】秋冬季地上部分枯萎时挖出主根，除去茎叶、泥土，晒干或烘干。

【产地】主产于浙江、江苏、湖北、江西、山东等地。

【药材鉴别】呈圆柱形或圆锥形，有少数分枝，长 3~15 cm，直径 0.8~1.7 cm。表面棕黄色至深棕黄色，有浅直细纵皱纹，并有灰白色横长皮孔及点状须根痕。质硬不易折断，皮部与木部不易分离，皮部较狭，散有黄色斑点。香气浓，味微甘而后苦。

注：市场上混淆品较多，如华中前胡，云前胡，毛前胡等性状与正品不同，但饮片更容易混淆，应注意鉴别。

泽 泻

【来源】本品为泽泻科植物泽泻的干燥根。

【采收加工】冬季茎叶开始枯萎时采挖，洗净，干燥，除去须根和粗皮。

【产地】主产于福建、四川、江西等地。

【商品规格】历史上分为建泽泻，川泽泻，20世纪 50 年以后，江西引种福建泽泻，有江泽泻之规格，与建泽泻相似，个头较小。

【药材鉴别】呈类圆球状，椭圆形或卵圆形，长 2~7 cm，直径 2~6 cm。表面黄白色或淡黄棕色，

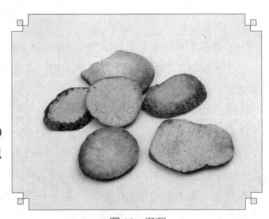

图 62　泽泻

有不规则的横向环状线沟纹及多数细小突起的须根痕，底部有的有瘤状牙痕。质坚实，断面黄白色，粉性，有多数细孔。气微，味微苦。

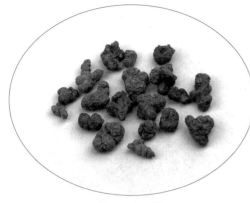

图63 夏天无

夏天无

【来源】本品为罂粟科植物伏生紫堇的干燥块茎。

【采收加工】春季或初夏出苗后采挖，除净茎叶及须根，干燥。

【产地】主产于江西、江苏、浙江等地。

【药材鉴别】呈类球形，长圆形或不规则的块状，长0.5~2 cm，直径0.5~1.5 cm。表面土黄色、棕色或暗绿色，有细皱纹，常有不规则瘤状突起及细小的点状须根痕。质坚脆，断面黄白色或黄色颗粒状或角质状，略带粉性。味苦。

菊三七

【来源】本品为菊科植物菊三七的干燥块根。

【采收加工】秋后地上部分枯萎时采挖，除去残茎及泥土，晒干或鲜用。

【产地】主产于江西、广东、广西、江苏等地。

【药材鉴别】呈拳形条块状，长3~6 cm，直径约3 cm。表面灰棕色或棕黄色，全体多有瘤状突起，突起物顶端常有茎基、牙痕，下部常有细根或细根断痕，断面淡黄色。气微，味淡、微苦。

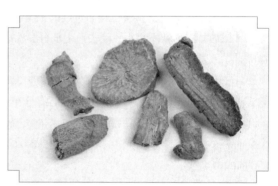

图64 三七

高良姜

【来源】本品为姜科植物高良姜的干燥根茎。

【采收加工】夏末秋初采挖，除去须根及残留的叶，洗净，晒干。

【产地】主产于广东、海南、广西等地。

【药材鉴别】呈圆柱形，多弯曲，有分枝，长5~9 cm，直径1~1.5 cm。表面棕红色至暗褐色，有细密的纵皱纹及灰棕色的波状环节，节间0.2~1 cm，下面有圆形的根痕。质坚韧，不易折断，断面灰褐色至淡棕色纤维环。有姜香气，味辛、辣。

混淆品：大高良姜

【来源】本品为姜科植物大高良姜的干燥根茎。

【药材鉴别】呈圆柱形，多弯曲，有分枝，长

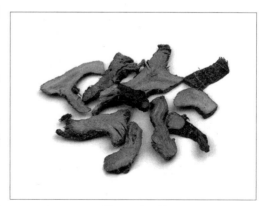

图65 高良姜

8~20 cm，直径1.5~3 cm。较正品粗大，表面红棕色至棕褐色，有黄棕色的波状环节及纵皱纹。质坚韧，

不易折断，断面黄棕色纤维环。气味与正品相似。

注：20世纪五六十年代全国不少地区曾大量误用大高良姜。目前市场仍有销售。

猫爪草

【来源】本品为毛茛科植物小毛茛的块根。

【采收加工】全年均可采挖，根挖出后剪去须根，晒干。

【产地】主产于河南、江苏等地。

【药材鉴别】呈纺锤形，多5~6个簇生，形似猫爪，长0.3~1 cm，直径0.2~0.3 cm。顶端有黄褐色茎残基，表面黄褐色或灰黄色，微有纵皱纹，并有点状须根痕和残须根。质坚硬，不易折断，断面类白色或黄白色，粉性。气微，味微甜。

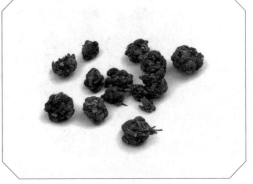

图66 猫爪草

胡黄连

【来源】本品为玄参科植物胡黄连的根茎。

【采收加工】秋季采挖，除去地上部分，洗净，晒干。

【产地】主产于印度、印度尼西亚。进口多来自印度、尼泊尔、新加坡。云南，西藏已有分布。

【商品规格】历史上一等大条占5%~6%，碎杂3%~5%；二等大条约占5%，碎杂占5%~6%。现进口多为统货。

【药材鉴别】呈圆柱形，少有分支，略弯曲，长3~15 cm，直径0.3~1 cm。表面呈灰褐色，栓皮脱

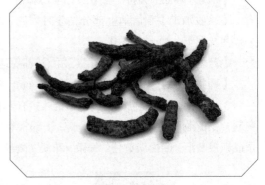

图67 胡黄连

落处呈棕褐色或黑褐色，节间短形成密集环纹，腹侧有较多疣状须根残基或有残存须根，状如卧蚕。近地茎部分的根基可见密集的鳞叶残茎，质脆易断，折断时现粉尘，断面稍平坦，木质层灰白至灰褐色，皮部及髓部淡棕色及棕褐色，维管束排列成环，木质部灰白色。气微，味极苦。

（二）果实种子类

八角茴香

【来源】本品为木兰科植物八角茴香的干燥成熟果实。别名大茴香、八角、大八角、原油茴。主产于广东钦县、防城，广西左江、右江，海南，云南。功用温阳散寒，理气止痛。

【商品规格】历史上分南宁八角，产广西，果肥色红者优。北海八角，产广东集散北海故名，果瘦、色黑质次。现药用多不分规格。20世纪60年代有的地区曾发现有毒莽草充大茴香，经动物实验小鼠全部死亡。另据报道食后中毒的实例也不少，应注意区别，防止中毒事件的发生。

【药材鉴别】果实通常由8个蓇葖果轮状排列而成的聚合果。直径3~4 cm，基部着生在一个共同的轴上，表面红棕色或褐色，轴下面有一弯曲成钩状的果柄，长1~3 cm。单一蓇葖果呈小艇形，

长 1~2 cm，宽约 1 cm，先端钝或钝尖，微弯曲，果皮较厚，具有浓郁特异香气，味甜。

【伪品】

1. 莽草　为木兰科植物莽草的干燥果实。莽草果实通常由 11~13 个蓇葖果轮状排列而成的聚合果，基部着生于一个共同的轴上，红褐色，轴下有一弯曲的柄，单一蓇葖果瘦小，先端有一较长而向后弯曲的钩状尖头。果皮渐薄，具特异芳香气，味淡，久尝麻舌。

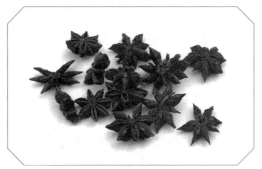

图68　八角茴香

2. 红茴香　为木兰科植物红茴香的干燥成熟果实。果实通常由 7~8 个瘦小蓇葖果轮状排列而成的聚合果。单一蓇葖果呈鸟喙状，先端渐尖，略弯曲，果皮较薄，具特异香气，尝之先微酸而后甜，有毒。

3. 野八角　为木兰科植物野八角的干燥成熟果实。果实通常由 10~14 个蓇葖果轮状排列而成的聚合果，单一蓇葖果呈不规则的广锥形，先端长渐尖略弯曲，呈长鸟喙状，果皮较薄，微具特异香气，味淡，久尝有麻辣感。

小茴香

【来源】本品为伞形科植物小茴香的干燥果实。别名怀香、茴香、小怀香、茴香子。主产于河南、河北、山西、内蒙古、陕西及四川云阳、万县、渠县等地。功用散寒止痛，理气和胃。

【商品规格】历史上分川谷香产于四川，西小茴产于内蒙古、山西等地，以内蒙古产气味好。目前多不分规格，均为统货。

【药材鉴别】果实呈小圆柱形，两端略尖，微弯曲，长 0.4~0.8 cm，直径 0.2~0.3 cm。表面黄绿色或淡黄色，顶端有褐色突起的花柱基，基部有时可见细果柄，药材中有时分裂成两个小分果，分果呈长椭圆形，背面隆起，有五条明显隆起的肋线，腹面较平。具特异的香气，味微甜、辛。

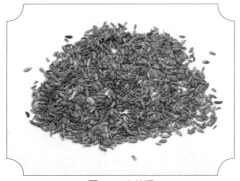

图69　小茴香

【混淆品】

1. 莳萝子　为伞形科植物莳萝的干燥成熟果实。果实多已分裂成分果，分果呈扁平椭圆形，长 0.3~0.5 cm，宽 0.15~0.3 cm，厚约 0.1 cm。表面棕色或浅棕色，背面有三条微隆起的肋线，边缘肋线延展呈翅状，腹面中央有一条棱线。果皮内含种子一枚，富油性，气芳香，味辛凉。

2. 毒芹子　为伞形科植物毒芹的干燥种子，一般不入药，只供调料用，多食有毒。完整的双悬果，卵圆形，基部有长果柄，顶端有柱状残迹。表面黄绿色或灰棕色，分果呈广卵形，背面隆起有明显的纵直肋线 5 条。气香，味微辛。

砂 仁

【来源】本品为姜科植物阳春砂或海南砂、绿壳砂的干燥成熟果实。别名阳春砂仁、阳春砂、春砂仁。主产于广东的阳春、阴江、罗定、信宜，广西的东兴、龙津，以及云南等地，为栽培品。功用化湿开胃，温脾止泻，理气安胎。

【商品规格】过去进口砂仁为多，由越南、泰国经香港加工后多经广州进口。规格有西砂王、西砂头、小砂头、原砂仁、清水砂米等。国产有阳春砂并少量出口。目前商品规格分阳春砂、绿壳砂、海南砂，均为统货。净砂仁分一、二等，均为绿壳砂、海南砂的加工品。在新中国成立前有小土叩上滑石粉充砂仁，20世纪50年代后发现建砂仁伪充正品砂仁，其后海南土砂仁，贵州土砂仁等相继发现进口砂仁中也常发现掺有朱母砂等。近年又发现一种近球形的小砂仁，表面黑褐色，不具砂仁的芳香气。以上伪品均应引起注意，防止误用。

【药材鉴别】

1. 阳春砂仁 呈椭圆形或卵圆形，具不明显的三棱，长1.5~2 cm，直径1~1.5 cm。表面棕褐色，密生刺状突起，顶端有花被残基，基部常有果柄，果皮薄而软。种子集结成团，具钝三棱，中间有白色隔膜，将种子团分为三瓣，每瓣有种子5~6粒。种子为不规则的多面体，直径0.2~0.3 cm。表面棕红色或暗褐色，有细皱纹，外被淡棕色膜质的假种皮。质硬，破开后可见灰白色种仁（胚乳）。气芳香而浓烈，味辛凉，微苦，有浓烈的樟脑气味。

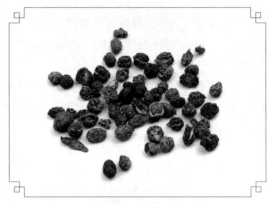

图70 砂仁

2. 海南砂仁 呈三棱状的长圆形。表面棕褐色，有无数小柔刺，基部果果柄痕，果皮厚而硬，体质沉重。种子团较小，每瓣有种子5~17粒，籽粒饱满。种子呈多角形，灰褐色。气芳香，味辛凉而辣。

3. 绿壳砂仁 呈棱状长圆形，1.5~2 cm。表面黄棕色或棕色，有小柔刺。体质轻泡。种子团呈类圆球形至长圆形，具钝三棱，长0.8~1.4 cm，直径0.8~1.2 cm。表面棕色或黑棕色，有的外被一层白粉，不易脱落。气味略逊于阳春砂。

【伪品】

1. 红壳砂仁 果实呈类球形，稍具三钝棱。棕色，疏生刺状突起，刺多呈较大的扁片状。果柄较长，一般在0.7~1 cm。种子团近球形，种子较干瘪，在放大镜下可见条状纹理。气味较砂仁淡而不正，不具樟脑气味。

2. 海南土砂仁 果实瘦长，钝三棱明显，果皮土棕色或暗褐色，具疏而长的刺状突起。种子因具明显的钝三棱，瘦瘪，种粒较大。气微，味淡，不具芳香，无樟脑味。

3. 牛牯缩砂 果实类球形，较阳春砂大两倍左右，果皮厚。表面具软刺状突起，疏而大，呈片状。种子圆球形。气味淡薄，无砂仁的芳香气和樟脑气味。

4. 印度土砂仁 果实长卵圆形，微弯曲，上端饱满粗圆，下端干瘪扁平，外表灰棕色，有明显断续隆起纵线纹。用水泡后有数条不整齐翅状突起。气微，味淡，不具砂仁的芳香气味。

5. 土蔻 果实呈类圆形，不具棱。表面光滑无刺，果皮薄而易碎。种子团的3瓣分裂很不明显，每瓣有种子1~2粒排成一列，略呈三面体。香气微，不具砂仁的芳香气味，似有草蔻味。

6. 贵州土砂仁 略似小草果，不具明显的三棱。表面有凸起扭曲的纵棱10余条，果皮厚，黄棕色。种子团具明显三棱分为3瓣，易碎，略呈方形或扁方形的多面体。芳香气微，不具砂仁的气味。

7.山姜 种子团呈纺锤形,长 1~1.8 cm,直径 0.5~1 cm。表面灰褐色或棕褐色。每瓣种子 4~8 粒,呈不规则的三面体,较砂仁为小。芳香气,味辛凉,较砂仁淡薄,且具涩味。

佛 手

【来源】本品为芸香科植物佛手的干燥果实。别名广佛手、川佛手、建佛手。广佛手主产于广东高要,广西凌乐、灌阳;建佛手主产于福建福安、蒲田;川佛手主产于四川合江,云南易门、宾川等地;兰佛手主产于浙江。功用疏肝理气,和胃止痛。

【商品规格】历史上多以产地分规格。广佛手片大,果肉色白,质柔韧,馨香。建佛手片较小,川佛手片小而厚,青边白肉,香味浓厚。兰佛手多鲜用。历史上伪品少见,近来在某些药材市场发现有以蔬菜佛手瓜纵切片伪充佛手片者,应注意区别。

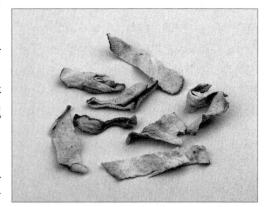

图71 佛手

【药材鉴别】呈类圆形或卵圆形的厚片或薄片,常皱缩或卷曲,长 6~10 cm,宽 3~7 cm,厚 0.2~0.4 cm,顶端稍宽,有的呈指状分枝。基部略窄,有的可见果梗痕,外皮绿色至黄绿色(川佛手)或橙黄色(广佛手),有皱纹及油点。果肉白色或浅黄白色。质硬而脆,受潮后柔韧。气香,味微甜后苦。

【伪品】佛手瓜片 为葫芦科植物佛手瓜的果实纵切片。原产南美,我国云南、山东等省有栽培。系家用蔬菜。呈长卵形的薄片,与广佛手相似,多皱缩或卷曲,长 5~9 cm,宽 2~5 cm,厚约 0.2 cm。顶端有的有裂隙,不具手指状裂瓣,基部略窄,有的残留草质的瓜蒂,外皮光滑浅绿色,果肉白色,经夏天后变橙黄色,有的果肉中部有瓜种脱落的空隙及残留瓜种的硬皮,质柔韧。气微,不具佛手之香气,味甘。

胖 大 海

【来源】本品为梧桐科植物胖大海的干燥成熟种子。别名大海、通大海、安南子。主产于越南、泰国、柬埔寨,进口多来自泰国。功用清热润肺,利咽解毒,润肠通便。

【商品规格】历史上以产地分规格,如新加坡的称新州子,质优。产于泰国者称暹罗子,产于越南者称安南子,现不分等级。据报道进口商品中常混有圆粒苹婆的种子,应注意区别。

【药材鉴别】本品呈纺锤形或椭圆形,长 2~3 cm,直径 1~1.5 cm。尖端钝圆,基部略尖而歪,具浅色的圆形种脐。表面棕色或暗棕色,微有光泽,具不规则的干缩皱纹。外层种皮极薄,质脆,易脱落;中层种皮较厚,黑褐色,质松易碎,浸水膨胀呈海绵状,断面可见散在的树脂状小点;内层种皮可与中层种皮剥离,稍革质,内有 2 片广卵形的肥厚胚乳。子叶 2 枚,菲薄,紧

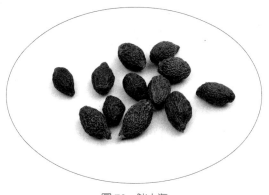

图72 胖大海

贴于胚乳内侧。气微，味淡，嚼之有黏性。

【混淆品】圆粒苹婆　为梧桐科植物圆粒苹婆的干燥种子。为球形或近球形，长 1.8~2.5 cm，直径 1.6~2.2 cm。表面皱纹较密，在热水中膨胀较慢，仅能达到原体积的 2 倍左右。种子无胚乳，子叶2 枚甚肥厚。

山茱萸

【来源】本品为山茱萸科植物山茱萸的干燥成熟果肉。别名枣皮、萸肉。主产于浙江杭州、淳安、建德、昌化，安徽，陕西，河南，湖北等地。功用补益肝肾，涩精固脱。

【商品规格】不分等级，均为统货。果核不得超过 3%。由于货源紧缺，从 20 世纪 50 年代即出现伪品，云南的滇刺枣果皮即开始外调他省充萸肉，亦称云南枣皮。1958~1962 年山东泰安大量收购小檗科植物小檗的果实，称泰山萸肉。1987 年有的地区发现山荆子，曾查收多批。后相继发现以山楂的果皮、葡萄干去核加工后掺入萸肉内，亦有掺糖、掺萸肉核者，掺核多者高达 60%。

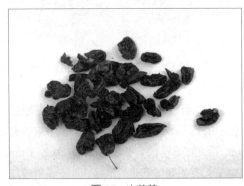

图 73　山茱萸

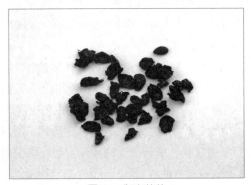

图 74　制山茱萸

【药材鉴别】果肉呈不规则的片状或囊状，长 1.2~1.6 cm，宽 1~1.5 cm。果皮皱缩压扁，厚 0.1 cm。表面鲜红、紫红色至暗红色，光亮有网状皱纹，内表面光滑，有少数纵脉纹。先端有一圆形的花萼痕迹，基部具点状果柄痕，皮软润，薄革质。果核椭圆形，长 1~1.4 cm，灰黄色；切开白色，含油质。微有香气，味酸涩，微苦。

【伪品】

1. 滇枣皮　为鼠李科植物滇刺枣的果皮。别名酸枣皮、西西果皮。果皮皱缩压扁，多呈不规则片状，稍卷缩，长 2~3 cm，宽 1~2 cm，厚 0.2 cm，表面红棕色或棕褐色，内表面平滑或具疏松的果肉。果皮质地硬而脆，潮湿时稍柔软，革质状。气微特异，味酸。

2. 泰山萸肉　为小檗科植物小檗的干燥果实。果实呈椭圆形，长 0.4~0.6 cm。表面红色或暗红棕色（久贮色黑），具皱纹。顶端有一明显的圆盘形柱头，基部有时可见残留果柄，内含长圆形种子两枚，如同柏子仁大小。味甚酸微涩。

3. 山荆子　为蔷薇科植物山荆子的干燥成熟果实，经加工压扁而成。果实呈类圆球形，多已压扁破裂，并去掉果柄和压去部分种子，与压扁的小南山楂相似。表面紫红色或紫黑色，皱缩有光泽。残留的种子宽卵形，长约 0.4 cm，宽约 0.3 cm。表面橘红色，光滑，有光泽。种皮革质，质硬。气微，味微酸。

此外，尚有葡萄干的加工品、山楂果实的边皮掺入萸肉者。

山 楂

【来源】北山楂为蔷薇科植物山里红或山楂的干燥果实。别名酸楂。主产于山东益都、临朐、临沂、河北，河南等地。南山楂为蔷薇科植物野山楂的干燥成熟果实。产于安徽、浙江、湖北、湖南等地。功用消食健胃，行气散瘀。

【商品规格】规格只分北山楂、南山楂。由于一度货源紧缺，价格昂贵，先后出现了伪山楂移核的横切片。20世纪50年代移核的纵切瓣伪充木瓜(云南小木瓜)。此外海棠果的横切片亦伪充山楂，上当受骗者有之，应注意区别。

【药材鉴别】

1. 北山楂　饮片圆形，皱缩不平，直径1~2.5 cm，厚0.2~0.4 cm。外皮红色，具皱纹，有灰白色小斑点，果肉深黄色至浅棕色。中间横切面具5粒浅黄色果核，但核多脱落而中空，有的片上可见短而细的果柄或花萼残基。气清香，味酸，微甜。

2. 南山楂　果实呈小的类球形，直径0.8~1.4 cm，有的压成饼状，表面棕色至红棕色，并有细密皱纹，顶端凹陷，有花萼残迹，基部有果梗或已脱落。质硬果肉薄，无臭味，微酸涩。

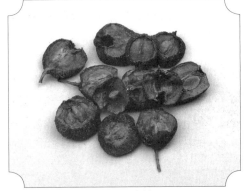

图75　山楂

【伪品】

1. 移核　为蔷薇科植物移核的干燥果实。产于云南、四川。果实呈椭圆形，比山楂个大，多为横切片，间有少量纵切片，直径2~3 cm，厚0.3~0.7 cm。外表紫红色或红棕色，有细皱纹，略具蜡样光泽。果肉厚，棕黄色或红棕色，中央有分成5室的硬隔，每室种子至多4枚，种子较扁小而窄，果核软骨质或纸质，不如山楂核硬，常脱落。气微，味酸涩微甜。

2. 楸子(海棠果)　为蔷薇科植物楸子的干燥果实。产于山东、河北、河南等地。多为横切圆形片，少有纵切片，皱缩不平，直径1~3 cm，厚0.3~0.4 cm。外表皮深红色有光泽，果肉深黄色至浅棕色，中间横切片种子5室，每室种子多为1枚，肉果，皮纸质，略呈五星状，种子多已脱落而中空。气微，味甜，微酸。

水红花子

【来源】本品为蓼科植物红蓼的干燥成熟果实。主产于山东、东北、河北、江苏、浙江、安徽等地。功用散血消癥，消积止痛。

【商品规格】本品不分等级，有的地区除用本品外，历史上尚误用酸模叶蓼的果实。现已纠正，但商品仍有所见，应注意区别。

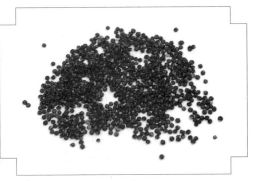

图76　水红花子

【药材鉴别】呈扁圆形，直径2~3.5 cm，厚1~1.5 mm。表面棕黑色，有的红棕色，有光泽，两面微凸，中部略有纵向隆起。顶端有突起的柱茎，基部有浅棕色略凸起的果梗痕，有的有膜质花被残

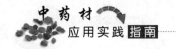

留。质硬，气微，味淡。

【混淆品】小水红花子　为蓼科植物酸模叶蓼及绵毛酸模叶蓼的干燥果实。主产于山东、内蒙古等地。瘦果扁圆形，直径 0.25 cm，厚约 0.1 cm。表面棕黄、棕红或棕黑色，平滑，有的有光泽，两面有的平，有的微凹陷，先端渐尖，有的有很短的花柱残基，基部有浅色的小圆形果柄痕。有的瘦果残留棕色或淡黄色膜质花被。质坚，气微弱。

天仙子

【来源】本品为茄科植物莨菪的干燥种子。别名莨菪子、山烟子。主产于黑龙江、辽宁、河北、河南、新疆等地。功用镇痉安神，止痛止泻。

【商品规格】本品不分等级，均为统货。历史上有的地区多用水蓑衣的种子称天仙子、进口天仙子、广天仙子，现已纠正改用正品。

【药材鉴别】种子呈肾形或卵圆形，两面略扁，直径约 0.1 cm。表面灰黄色或棕黄色，有细密的网纹，脐点处突出。气微弱，味微辛。

【混淆品】水蓑衣　为爵床科植物水蓑衣的干燥种子。别名墨菜、广天仙子、进口天仙子。主产于华东、中南、西南等地。种子略呈扁心脏形，直径 0.1 cm。表面棕红色或暗褐色，用放大镜观看略平滑，无网纹，基部有种脐。表面有贴附的黏液化表皮毛，呈薄膜状。遇水则膨胀竖立，蓬松散开，黏性甚大。无臭，味淡而粘舌。

牛蒡子

【来源】本品为菊科植物牛蒡的干燥种子。别名大力子、牛子。主产于浙江桐乡，吉林桦甸、蛟河、敦化，辽宁本溪、桓仁，黑龙江五常、尚志，河北，新疆，山东等地。功用疏散风热，宣肺透疹，解毒利咽。

【商品规格】历史上产于东北的称"关大力"，产于浙江者称"杜大力"。现不分规格，均为统货。有的地区曾以猬菊的种子充大力子外调各地。该品与大力子相似，应注意区别。

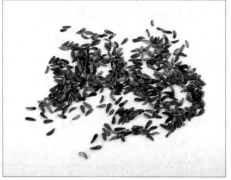
图77　牛蒡子

【药材鉴别】本品呈倒卵形，略扁，微弯曲，长 0.5~0.7 cm，宽 0.2~0.3 cm。表面灰褐色，带黑色斑点，有数条纵棱，通常中间 1~2 条明显。顶端宽，有圆环，中间具点状花柱残迹，基部略窄，果皮较厚。破开后可见子叶两枚，淡黄白色，富油性。味苦后微辛而稍麻舌。

【混淆品】猬菊子　为菊科植物猬菊的干燥种子。种子呈长倒卵形，略扁而直，长 0.4~0.5 cm，宽 0.2~0.3 cm。表面花白色或浅褐色，略带黑色斑点，有 4 条明显的纵棱，棱间有横向突起皱纹，显横纹状，顶端突而微尖。

王不留行

【来源】本品为石竹科植物麦蓝菜的干燥成熟种子。别名不留子、留行子、王牡牛。全国大部分地区均产。功用活血通经，下乳消肿。

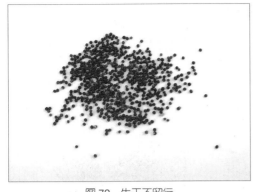

图78 生王不留行

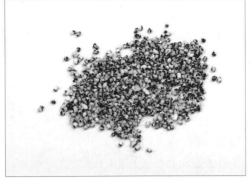

图79 炒王不留行

【商品规格】本品不分等级，均为统货。王不留行品种混淆，地区间使用品种不同。有的地区误用四籽野豌豆、野豌豆做王不留行使用，应注意。

【药材鉴别】本品呈球形，直径约 0.2 cm。表面黑色，有的红棕色，略有光泽，有细密的颗粒状突起，一侧有凹陷的纵沟，质硬，破开后可见乳白色的胚。味微涩苦。

【混淆品】

1.四籽野豌豆 为豆科植物四籽野豌豆的种子。产于陕西、长江流域、西南各地，生于路旁、田边。种子呈圆球形，直径 0.2~0.5 cm，表面棕色或黑棕色，种脐棕色。

2.野豌豆 为豆科植物野豌豆的种子。产于西南、西北各地，生于田间、路旁、河旁。种子呈略扁的圆球形，直径 0.2~0.4 cm。表面黑棕色或黑色。种脐白色。质坚硬，剖开后可见两片黄白色大形子叶。无香气，味淡，有豆腥气。

石莲子

【来源】本品为睡莲科植物莲的成熟果实。别名甜石莲、壳莲子。主产于福建、湖南、湖北、山东等地。功用祛湿热，开胃健脾。

【商品规格】石莲子即为带壳莲子。有的地区误用喙荚云实的种子（苦石莲）已久。虽已多次纠正，但不少单位至今仍在误用。两者功用大不相同，不可混用或互相代用。在应用时应分别称甜石莲、苦石莲。

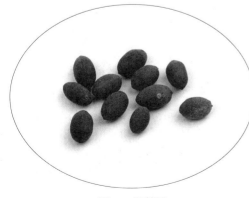

图80 石莲子

【药材鉴别】果实呈卵圆形或椭圆形。两端微尖，长 1.5~2 cm，直径 0.8~2 cm。表面灰褐色。质坚硬，不易破开。除去果皮见种子（莲子），种子具红棕色的种皮，具两片肥厚的子叶。中央空腔内有一绿色胚（莲子心）。味甜，微涩。

【混淆品】苦石莲 为豆科植物喙荚云实的种子。产于广西、广东等地。种子呈椭圆形，两端钝圆。长 1.5~2.5 cm，直径 0.7~1.2 cm。表面乌黑色，有横环纹及横裂纹。质坚硬，难破开。除去种皮后，内有两片黄白色的子叶，形如花生仁状，口尝味极苦。

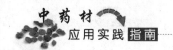
木 瓜

【来源】本品为蔷薇科植物贴梗海棠的干燥成熟果实。别名宣木瓜、皱皮木瓜。主产于安徽宣州、浙江淳安，湖北资丘，四川灌县，云南等地。功用平肝舒筋，和胃化湿。

【商品规格】历史上以产地分规格，如宣木瓜产宣州，质最佳；淳木瓜产淳安；资木瓜产资丘；川木瓜、云木瓜等。现不分规格均为统货。此外货源紧缺时常以榠楂（光皮木瓜）做木瓜药用。20世纪50年代，山东省曾大量栽培，后皱皮木瓜货源好转，逐渐淘汰。

【药材鉴别】本品多呈纵剖对半的长圆形，长4~9 cm，宽2~5 cm，厚1~2.5 cm。外表紫红色或红棕色，有不规则的深皱纹。剖面边缘向内卷曲，果肉红棕色，中心部分凹陷，棕黄色。种子扁长三角形，多脱落。脱落处平滑光亮，质坚硬。气微清香，味酸。

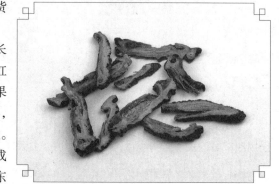

图81 木瓜

【混淆品】榠楂 为蔷薇科植物榠楂的干燥成熟果实。别名土木瓜、光皮木瓜、木梨。产于山东菏泽等地。果实为梨果，多纵剖2~4瓣。外表红棕色，光滑无皱或稍粗糙有细纹理。剖开面较饱满，果肉粗糙而显颗粒性。种子多数密集，每室40~50粒，红棕色，呈扁平三角形。果肉味微酸涩，嚼之有砂性。

香 橼

【来源】本品为芸香科植物枸橼或香橼的干燥成熟果实。别名香圆。主产于浙江、福建、河北、四川、江苏苏州、安徽宣州、芜湖等地。功用疏肝理气，宽中化痰。

【商品规格】历史上曾分广东、福建货，南京货，浙江货三个规格。近几年在安徽所见为纵剖4瓣去种、去瓤的香橼，称香橼皮。有的省曾大量调入柚子的幼果横切片做香橼片使用，现已纠正。

【药材鉴别】

1. 枸橼 果实多以切成厚片或瓣。横切片厚0.2~0.4 cm，直径5~10 cm，果皮宽0.2 cm，黄棕色或黄绿色，皱缩，散有许多凹入的油点。中果皮2~3.5 cm，淡黄色或灰黄色。有皱缩不规则的网纹凸起。中央瓤部直径3~5 cm，有12~16室，每室呈三角形，中空或有的留有1枚种子，种子似橘核。果实中心柱坚实，直径0.8~1.5 cm。果实质柔软，气芳香，味先甜而后微苦。

2. 香橼 果实为球形或圆形，直径3.5~6.5 cm。表面灰绿色、棕绿色或黄棕色，粗糙，密被凹下的小油点及网状隆起的粗皱纹。顶端有花柱基及隆起的环（俗称金钱环），基部有果柄残痕。质坚硬，商品多已纵切成大小不等的瓣块或横片，横切面中果皮淡黄白色。中央果瓤9~11室，室内有种子数枚。气芳香，味酸而苦。

【混淆品】柚 为芸香科植物柚的近成熟果实。产于广西、广东、湖北、四川等地。呈不规则的圆

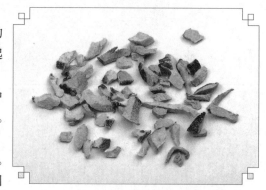

图82 香橼

片状，直径 6~8 cm，厚 0.5~1 cm，外果皮黄棕色或黑棕色，皱缩，有多数突起及凹下的小油点。中果皮厚约 2 cm，黄白色。质脆易折断。有类似七爪红之香气，味苦。与香橼的主要区别是果肉厚，瓤心小，香气淡。

蒺藜

【来源】本品为蒺藜科植物蒺藜的干燥成熟果实。别名刺蒺藜、硬蒺藜。主产于山东、河南、河北、陕西、东北地区、山西、安徽、江苏等地。功用平肝解郁，活血祛风，明目，止痒。

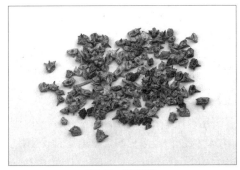

图 83　炒蒺藜

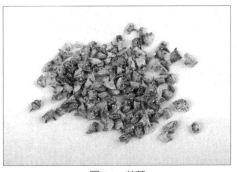

图 84　蒺藜

【商品规格】不分等级，均为统货，以色白成实者为佳。历史上部分地区曾用中亚滨藜的果实称软蒺藜，现多不再使用。

【药材鉴别】本品由 5 个分果瓣组成，呈放射状排列，直径 0.7~1.2 cm，常裂为单一的分果瓣，分果瓣呈斧状，长 0.3~0.6 cm；背面黄绿色，隆起，有纵棱及多数小刺，并有对称的长刺各 1 对，两侧面粗糙，有网纹，灰白色。质坚硬。无臭，味苦、辛。

【地方习用品种】软蒺藜　来源于藜科植物中亚滨藜或西伯利亚滨藜的干燥果实。主产于山东滨州、河北等地。胞果处被两片宿存苞片，直径 0.5~1.4 cm。灰棕色，粗糙。果苞有两种类型：一种扁平扇形，有 3 条放射状隆起的主脉及网状细脉，无刺状突起；另一种是果苞基部具珊瑚刺状突起，但不刺手，苞片上部扇形，边缘波状或稍成 5 浅裂，基部渐细成细短果柄。剥开两苞片露出扁形胞果一枚，幼时黄白色，老熟后呈棕色，直径约 0.3 cm。表面光滑，一侧有喙状突起。果皮与种皮均薄，剥开后呈淡黄色，富油质。气微弱，味微酸咸。

乌梅

【来源】本品为蔷薇科植物梅的干燥近成熟果实。别名酸梅。主产于四川江津、合川，浙江合溪，福建，湖南，贵州，广东，云南等地。功用敛肺，涩肠，生津，安蛔。

【商品规格】历史上分合溪乌梅、建乌梅、川梅、广东梅等。以浙江、福建产者个大、肉厚、皱缩、柔软、味极酸，最著名。20 世纪 60 年代曾在湖北、贵州等地大量出现山李子充乌梅，在四川、山东等地出现杏干肉充乌梅肉，后得到了纠正。目前仍时有所见，应注意区别。

【药材鉴别】本品呈类球形或扁球形，两端略尖，直径 2~2.5 cm。表面乌黑色或棕黑色，皱缩不平，基部有圆形果柄痕。果核坚硬，椭圆形，棕黄色，表面有大量麻点。破开后，内有淡黄色种子 1 枚。果肉气微，味极酸，有的具烟熏气。

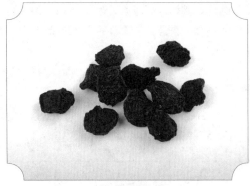

图85 乌梅

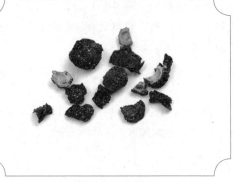

图86 碎乌梅

【伪品】

1. 山李子　为蔷薇科植物樱桃李或李子的干燥果实。果实近圆球形，两端略尖，直径0.8~1.5 cm。表面紫褐色至黑褐色。有的现一层白霜，平滑无毛或皱缩不平，一端略尖，另一端有一小圆疤状的果柄痕。果肉瘦瘪，紧贴核上，果核坚硬，椭圆形，淡紫棕色，表面无凹点，内含种子1枚，长卵圆形，淡棕色或黄棕色。气微，果肉味酸涩，无烟熏气。

2. 山杏　为蔷薇科植物山杏的干燥成熟果实或果肉。果实呈扁球形，两端略尖，直径1.5~2 cm。表面灰黑色至乌黑色，皱缩不平，被有茸毛。果实一端略尖，另一端果柄痕常呈圆凹状。果核坚硬，表面近于平滑无麻点，具沟状边缘，内含种子1枚，偏心形，黄棕色或暗棕色。气微，味甜酸。

3. 杏干　为杏子去掉果核的外果皮。表面灰黑色至乌黑色，内表面稍浅，果肉较乌梅肉厚约1倍。气微，味甜酸。

沙苑子

【来源】本品为豆科植物扁茎黄芪的干燥成熟种子。别名潼蒺藜、沙苑蒺藜。主产于陕西大荔、兴平等地，四川、山东亦产。功用温补肝肾，固精，缩尿，明目。

【商品规格】不分等级，均为统货。有的省市误用情况相当普遍，紫云英、华黄芪、直立黄芪的种子都曾误用，目前仍未彻底纠正，应注意改用正品。

【药材鉴别】种子呈压扁的肾形，长0.2~0.25 cm，宽0.15~0.2 cm，厚约0.1 cm。表面褐绿色或灰褐色，光滑。腹面中央微凹陷，是种脐的着生处，质坚硬。除去种皮，可见淡黄色子叶两片。味淡，嚼之有豆腥味，开水泡后有芳香气。

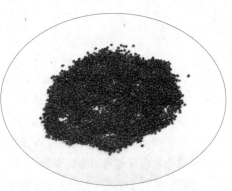

图87 沙苑子

【混淆品】

1. 紫云英种子　为豆科植物紫云英的种子。产于华东、中南、西南各地。种子呈斜长方形，两侧压扁较明显，长0.25~0.35 cm，宽0.15~0.2 cm，表面黄绿色或棕黄色，光滑。一端平截，向下弯成钩状，另一端钝圆或平截。质坚硬，不易破碎。气微弱，味淡。

2. 华黄芪种子　为豆科植物华黄芪的种子。产于东北、华北等地。颗粒饱满，长 0.2~0.28 cm，宽 0.18~0.2 cm。表面暗绿色或棕绿色，光滑。腹面中央微凹陷。质坚硬，不易破碎。手感较正品光滑。气微弱，味淡。

3. 直立黄芪种子　为豆科植物直立黄芪的种子。性状与华黄芪种子基本相同。

地肤子

【来源】本品为藜科植物地肤的胞果。别名扫帚子。主产于山东、河北、山西、浙江等地。功用清热利湿，祛风止痛。

【商品规格】不分等级为统货。由于一时紧缺，曾误用藜的胞果，应注意区别。新近发现小地肤子，五星状不太明显，尚属正品。

【药材鉴别】胞果呈扁圆形五星状，直径 0.2~0.3 cm，外面宿存花被膜质，灰棕色或带红晕，有翅 5 枚排成五星状。背中央有果柄残痕，并可见 5~10 条放射状棱线。腹面有五角星状空隙。种子褐棕色，扁卵形，长 0.1~0.15 cm。气微，味微苦。

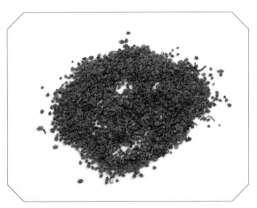

图 88　地肤子

【混淆品】藜种子　为藜科植物藜的胞果。别名灰菜子。主产于山东、河北等地。胞果呈扁平五角形，直径 0.1~0.2 cm。外面宿存花被呈黄绿色或绿褐色，紧抱果实。顶端 5 裂，裂片近三角形，基部中央有果柄残痕，可见放射状排列的 5 条棱线，不具翅。种子扁圆形，黑色有光泽。气微弱，味微苦。

吴茱萸

【来源】本品为芸香科植物吴茱萸，石虎或疏毛吴茱萸的干燥近成熟果实。别名吴萸、茶辣（广西）、伏辣子（贵州、陕西）、臭泡子（四川）。主产于贵州黄平、思南、铜仁，湖南常德、新晃县，湖北来凤、武济，四川西阳、达县，云南昭通、绥江，浙江缙云、丽水、永嘉、建德，广西右江、百色、左江，陕西汉中、安康，江西修水、铜鼓等地。功用散寒止痛，降逆止呕，助阳止泻。

【商品规格】历史上规格较多，如常吴茱萸主产于贵州、湖南等地，因多集散于常德，故有常吴萸之称，质最佳。川吴萸主产于云南、四川，因集散于宜宾故称川吴萸。杜吴萸主产浙江故称杜吴萸。广西吴萸主产广西而得名。陕西吴萸主产陕西。汉吴萸主产湖北、江西，集散于汉口，粒大体轻，多开裂，俗称开口吴萸，质最次，现多不用。目前规格简化只分大粒统货和小粒统货。小粒吴萸多为石虎及疏毛吴萸的果实。历史上尚有毛吴萸之规格，即是吴萸内掺有剪短的大量嫩枝，质次。近发现云南产一种假吴萸，性状与正品相似，应注意区别。

【药材鉴别】呈球形或略呈五角状扁球形，直径 0.2~0.5 cm。表面暗黄绿色至褐色，粗糙，有多数点状突起或凹下的油点。顶端有五星状的裂隙，基部残留被有黄色茸毛的果柄。质硬而脆，横切面可见子房 5 室，每室有种子 1~2 粒，破开后内部黑色。香气浓烈，味辛辣微苦。用水浸泡果实，有黏液渗出。

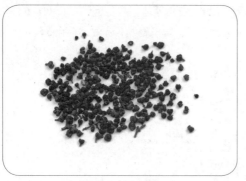
图 89 制吴茱萸

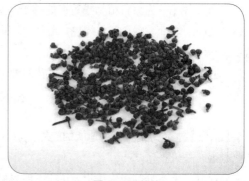
图 90 吴茱萸

【伪品】

1. 云南伪品吴萸　为芸香科植物云南吴萸的干燥果实。呈类球形或 4~5 角状圆球形，外表褐色或黑褐色。小油点较小不明显，顶端可见 4~5 条小裂缝。有闷人香气，味辣而苦。用水浸泡果实，无黏液渗出。

2. 浙江产伪品野吴萸　果实颗粒不坚实，脐蒂略向外凸出，与正品紧抱脐蒂凹陷不同。空壳，用手捻之易破碎。不具吴萸香气，味淡。

韭菜子

【来源】本品为百合科植物韭菜的干燥成熟种子。别名韭子。全国大部分地区都产，以山东、河北、河南、江苏等地产量较大。功用温补肝肾，壮阳固精。

【商品规格】不分等级，均为统货。本品常与葱子相混杂，应注意区别。

【药材鉴别】呈半圆形或半卵圆形，略扁，长 0.2~0.4 cm，宽 0.15~0.3 cm。表面黑色，一面凸起，粗糙，有细密的网状皱纹，另一面微凹，皱纹不甚明显。顶端钝，基部稍尖，有点状突起的种脐。质硬，气特异，嚼之有韭菜味。

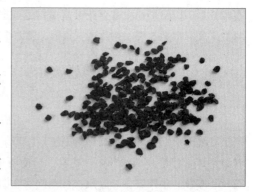
图 91 韭菜子

枳 实

【来源】本品为芸香科植物酸橙及其栽培变种或甜橙的干燥幼果。主产于四川江津，江西新干，湖南源江，浙江，福建，广西，云南等地。功用破气消积，化痰散痞。

【商品规格】本品来源较多，除与枳壳同品种的之外，尚有柚子幼果，广柑的小幼果。枳实紧缺价高时横切称柑枳实，青皮缺时整个称青皮，目前仍如此。枳实和青皮为同一物。目前的规格只分一、二等。

【药材鉴别】呈半球形，完整小个为球形，直径 0.5~2.5 cm。外表皮灰绿色、墨绿色或暗棕绿色，具颗粒状突起和皱纹，有果柄痕或花柱残迹。切面略隆起，黄白色或黄褐色，果肉厚 0.3~1 cm，边缘有油点，中心有紫褐色的瓤，呈车轮形。质坚硬，气清香，味苦，微酸。

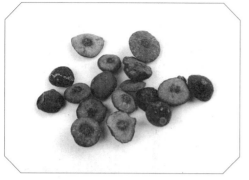

图92 生枳实

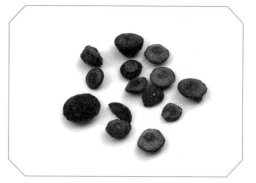

图93 炒枳实

常见枳实品种见表1.6。

表1.6 常见枳实的品种

商品名	植物名	产地	药材鉴别
枳实	酸橙	江西、四川、湖南	表面灰绿色，直径 0.5~2.5 cm，中果皮厚 0.3~0.7 cm，瓤囊 7~12 个；商品主流，习称川枳实，江枳实和湘枳实
枳实	香橼	江西、四川等地	灰红棕色或暗棕绿色，直径 0.5~0.7 cm，中果皮厚 0.4~0.8 cm，瓤囊数 10~12 个；常与枳实同用且与正品混装，不易区别
绿衣枳实	枳	福建、陕西	外表绿褐色，且棕绿色茸毛，直径 1~2 cm，中果皮厚 0.2~0.3 cm，瓤囊数 6~8 个；味苦涩，不习用
枳实	甜橙	福建	灰绿色，中果皮厚 0.4~0.6 cm，质较次
枳实	柚	四川、广西、陕西	表面绿褐色，直径 3~4 cm，横断面中部高高凸起，瓤囊甚小，切片后表面现一层白霜，不习用
柑枳实	柑	广东、福建	灰绿色，中果皮较薄，瓤囊较大；圆个不切者亦做青皮用

枳　壳

【来源】本品为芸香科植物酸橙及其栽培变种的干燥未成熟果实。别名枸头橙、臭橘子、臭橙、香橙。主产于四川江津、篆江，江西新干，湖南源江，浙江金华、衢江区、兰溪，江苏苏州，广西，河北，贵州等地。功用理气宽中，行滞消胀。

【简品规格】枳壳品种繁多，其原植物有酸橙、香圆、甜橙、枳等。有的省区除调用正品川枳壳、江枳壳、湘枳壳外，尚大量调入贵州枳壳、黄皮枳壳、苏枳壳、绿衣枳壳等。此外尚有一些来源不详，皮薄、瓤大的枳壳。有的省有关部门曾下文收购绿衣枳壳、枳实。目前枳壳规格不以产地区分，只分一、二等（酸橙枳壳）。

【药材鉴别】呈半圆形，直径 3~5 cm。外皮绿褐色或棕褐色，有颗粒状突起；每一突起的顶端有一小凹点。有明显的花柱残基及果柄基，果肉厚 0.6~1.3 cm，黄白色。质坚硬不易折断，断面光滑而稍突起，边缘散有 1~2 列黄棕色的油点，瓤 7~12 瓣。气清香，味苦，微酸。常见枳壳品种见表1.7。

表 1.7 常见枳壳的品种

商品名	植物名	产地	备注
枳壳	枳橙	湖南、福建	非主流商品
川枳壳	酸橙	四川江津、纂江	主流商品
江枳壳	酸橙	江西新下、清江	主流商品
湘枳壳	酸橙	湖南源江	主流商品
黔枳壳	甜橙	贵州	皮微黄而薄，瓤大
苏枳壳	玳玳花	江苏苏州	非主流商品

【混淆品】枳　为芸香科植物枳的未成熟干燥果实。别名枸橘、臭桔。呈半圆形，直径 2~3 cm。表面黄绿色具茸毛。切面平齐，果皮薄，0.2~0.25 cm。微有酸气，味苦而酸。

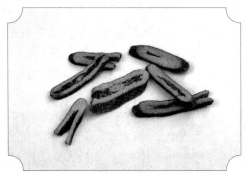

图94　枳壳片

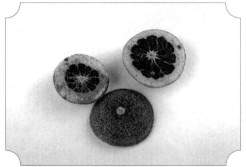

图95　枳壳

栀 子

【来源】本品为茜草科植物栀子的干燥果实。别名红栀子、山栀。主产于浙江温州、江西、福建厦门、广东、四川、湖南、江苏等地。功用泻火除烦，清热利尿，凉血解毒。

【商品规格】历史上分温栀子，产于浙江；江栀子产于江西；召栀子产于广东、福建等地。有的亦按色泽分头红栀、二红栀。现只分一、二等。历史上常在栀子短缺时以水栀子代用。水栀子多用做染料，两者用途不同，应注意区别。

【药材鉴别】长卵形或椭圆形，长 1.2~3.5 cm，直径 1~1.5 cm。表面红黄色、红棕色、棕红色，长 6~8 条翅状纵棱，棱间有 1 条纵脉，有的有分枝。顶端残存宿萼，5~8 个长裂片。基部收缩呈果柄状，末端有圆形果柄痕。果皮薄而脆，略有光泽，内表面色较浅，有光泽，隆起的假隔膜 2~3 条。种子多数集结成团，扁卵圆形，表面深红色或红黄色，有细密疣状突起。气微，味微酸而苦。

【混淆品】水栀子　为茜草科植物大花栀子的

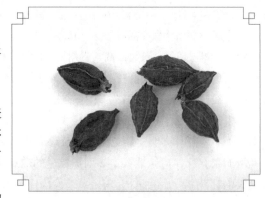

图96　栀子

干燥果实。别名马牙栀。果实呈长椭圆形，个大，长3~7 cm，直径1.2~1.8 cm。表面黄棕色或红棕色，有6~8条翅状纵横，较高，多卷折。顶端宿萼残存，果皮较厚。种子集结成团，长椭圆形，表面深红色或红黄色。气微，味微酸而苦。

枸 杞

【来源】本品为茄科植物宁夏枸杞的干燥成熟果实。别名西枸杞、杞子、中宁枸杞、山枸杞。主产于宁夏的中宁、中卫、灵武，河北大城、静海、青县，山东德州，新疆，内蒙古，甘肃等地。功用滋补肝肾，益精明目。

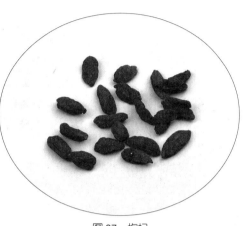

图97 枸杞

【商品规格】历史上分甘肃枸杞（指宁夏），按颗粒数分为特级，甲、乙、丙、丁级，天津枸杞（指河北、山西等地所产）等。土枸杞（野生）果实个小、肉薄、种子多，质次。目前分西枸杞1~5等，指宁夏、甘肃、内蒙古、新疆所产质佳者。血枸杞1~3等，指河北、山西、山东所产，果实皮薄种子多。1984年河北束鹿产大枸杞曾调拨全国各地，该品味带苦涩，现已自然淘汰。

【药材鉴别】呈类纺锤形，略扁，长0.6~0.8 cm，直径0.3~0.8 cm。表面鲜红色或暗红色。顶端有小凸起的花柱痕，基部有白色的果柄痕。果皮柔韧，皱缩。味甜微酸。

【混淆品】大枸杞 为茄科植物枸杞的变种。产于河北束鹿等地。呈干瘪的长纺锤形，长1.4~2.3 cm，直径0.5~0.8 cm。表面鲜红或暗红色，经过夏季变棕褐色，皮肉薄，种子多。无臭，味稍甜，微苦而涩。

青葙子

【来源】本品为苋科植物青葙的干燥种子。别名野鸡冠花子、狗尾花、牛尾巴花子。主产于河北、浙江、江苏、江西、安徽、四川、山东长清等地。功用清肝，明目，退翳。

【商品规格】不分等级。有的地区青葙子、鸡冠花子常混用，近年又发现将反枝苋的种子做青葙子用，应注意区别。

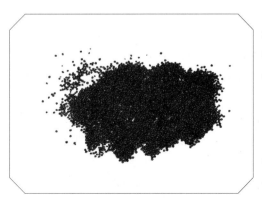

图98 青葙子

【药材鉴别】种子呈扁球形，中心较厚，边缘薄而呈钝圆状。直径0.1~0.15 cm，中心厚0.5~0.7 cm。表面黑色或黑棕色，平滑而有光泽，在高倍镜下观察可见表面有网纹，呈圆形或多角形，排列成同心环状。种子一侧稍凹，为种脐。气微，味淡。

【混淆品】

1. 鸡冠花种子 为苋科植物鸡冠花的种子。色泽等与青葙子很难区别，如两者混在一起则更难区分，仅种子较青葙子稍大或略扁，但不太明显。唯药材中偶存鸡冠花的盖果上残留的花柱，长0.2~0.3 cm，比

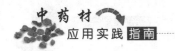

青葙子盖果上残留的花柱短 1/3 左右。

2. 反枝苋种子 为苋科植物反枝苋的种子。种子呈略扁的球形或卵形，两面凸，直径 0.1~0.12 cm。表面红棕色或棕黑色，有光泽，有的附着有薄膜状物。在高倍镜下观察，中心略凸，表面具网状，中心放射状稍突起的棱线，边缘钝刃状。一侧凹窝不显著。气微弱，味淡。

菟丝子

【来源】本品为旋花科植物菟丝子的种子。别名豆须子、金线草子、豆寄生。主产于山东、河南、山西、江苏等地。功用滋补肝肾，固精缩尿，安胎，明目。

【商品规格】本品不分等级。有的省区曾误收寄生于蒿类植物的菟丝子，其蒿味甚浓，煮破花后仍存，未允应用。

【药材鉴别】种子类圆形或卵圆形，直径 0.1~0.15 cm。表面灰棕色或灰黄色，微有凹陷。用放大镜观察表面具细密的小点。质坚硬，沸水煮之可破裂，露出白色卷曲形的胚。无臭，味淡。

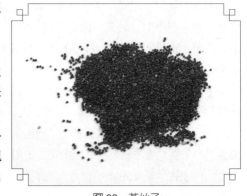

图99 菟丝子

【混淆品】金灯藤 为旋花科植物金灯藤的种子。别名龙须子、大粒菟丝子。产于东北、华北、华东等地。形状与菟丝子相似，但约大 1 倍，直径 0.2~0.3 cm。表面淡褐色，用放大镜观察具不整齐的短线状斑纹。

葶苈子

【来源】本品为十字花科植物独行菜或同科植物播娘蒿的干燥成熟种子。别名北葶苈（苦葶苈）、南葶苈（甜葶苈）。北葶苈主产于河北、山东、内蒙古、辽宁、吉林等地；南葶苈主产于山东、河北、江苏、河南、山西等地。功用泻肺平喘，利水消肿。

【商品规格】本品有南北两种葶苈之分，均为统货。南葶苈主销华东和中南地区，河北、河南、山东主用。北葶苈主销东北、华北、宁夏、青海等地，山东少用。

【药材鉴别】

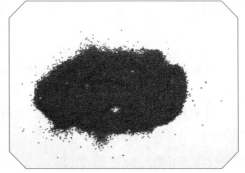

图100 葶苈子

1. 北葶苈子 呈扁卵形，长 0.1~0.15 cm，宽 0.05~0.1 cm。表面棕色或红棕色，微有光泽，具纵沟两条，其中一条明显。一端钝圆，另端尖而微凹，类白色，种脐位于凹入端。无臭，味微辛辣，黏性较强。加水浸泡后，用放大镜观察，透明状，黏液层较厚，厚度可超过种子宽度的 1/2 以上。

2. 南葶苈子 呈长圆形略扁，长约 0.1 cm，宽 0.05~1 cm。表面黄棕色，略有光泽，具细密网纹及两条纵列的浅槽，一端钝圆，另端近截形或稍凹入，两面常不对称，种脐位于凹入处。气微，味微辛。加水浸泡后透明状黏液层薄，厚度约为种子宽度的 1/5 以下。

【混淆品】小花糖芥 为十字花科植物小花糖芥的种子。产于山东、河南等地。种子呈椭圆形或矩圆形，长 0.08~0.1 cm，宽 0.05~0.08 cm。表面黄绿色或黄棕色，在放大镜下观察，多呈 3~4 面体，一端钝圆，一端色深，微凹入，种脐位于微凹入处。种子表面具细小密集的疣点，一面有微入的浅槽。臭微，嚼之味苦。

紫苏子

【来源】本品为唇形科植物紫苏的干燥成熟果实。别名苏子。主产于山东章丘、济阳，江苏泰州、溧阳，安徽滁县，浙江杭州，河北安国等地。功用降气消痰，平喘，润肠。

【商品规格】商品不分等级。货源紧缺时曾由南方调入野苏子代苏子使用，后因颗粒小不适销而退货。

【药材鉴别】呈卵圆形或类球形，直径 0.15~0.18 cm。表面灰棕色或灰褐色，有微凸起的暗棕色网纹。基部稍尖，有灰白色点状果柄痕。果皮薄而脆，易压碎。种子黄白色，种皮膜质，子叶两枚，类白色，有油性，压碎有香气，味微辛。

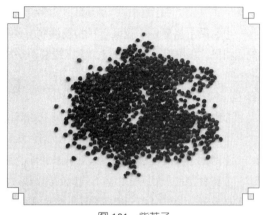

图 101　紫苏子

葱　子

【来源】本品为百合科植物葱的干燥成熟种子。全国大部分地区皆产，山东产量大。功用补肾明目。

【商品规格】不分等级，均为统货。本品常与韭子相混，应注意区别。

【药材鉴别】种子三角状扁卵形，一面微凸，另一面隆起，有棱线 1~2 条，长 0.3~0.4 cm，宽 0.2~0.3 cm。表面黑色，多光滑或偶有疏皱纹，凹面平滑。基部有两个突起，较短的突起顶端灰棕色或灰白色，为种脐，较长的突起顶端为珠孔。质坚硬，气特异，嚼之有葱味。

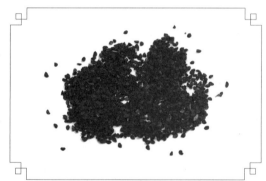

图 102　葱子

酸枣仁

【来源】本品为鼠李科植物酸枣的干燥成熟种子。别名枣仁、山枣仁。主产于山东章丘、平阴、长清、沂源、临沂、泰安以及河北等地。功用补肝，宁心，安神，敛汗。

【商品规格】山东省为主要产区之一，产量大，外调他省。规格为一、二等。一等核壳不超过2%，碎仁不超过 5%，二等核壳不超过 5%，碎仁不超 10%。历史上枣仁很少发现伪品，20 世纪 70 年代

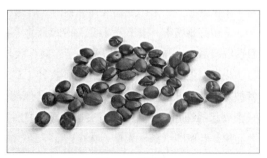

图 103　酸枣仁

发现云南大量滇枣仁调入各省区，不少单位误进、误用，应引起重视。

【药材鉴别】呈扁圆形或扁椭圆形，长 0.5~0.9 cm，宽 0.5~0.7 cm，厚约 0.3 cm。表面紫红色或紫褐色，平滑有光泽，有的有裂纹。一面较平坦，中间有一条隆起的纵线纹，另一面稍凸起，一端凹陷，可见线形种脐，另端有细小凸起的合点。种皮较脆，胚乳白色，子叶 2 枚，浅黄色，富油性。气微，味淡。

【伪品】滇枣仁　为鼠李科植物滇刺枣的干燥成熟种子。主产于云南、缅甸等地。种子与酸枣仁极相似，扁圆形，一面平坦，无纵线纹，平滑有光泽，棕黄色。气微，味微酸。

大风子

【来源】本品为大风子科植物大风子和海南大风子的干燥成熟种子。

【采收季节】4~6 月采摘成熟果实，除去果皮，取出种子，晒干。

【产地】主产于越南、泰国、马来西亚、缅甸以及台湾、广西、云南等地。

【药材鉴别】大风子　呈不规则的卵圆形，有钝棱，长 1~2.5 cm，直径 1~2 cm。表面灰棕色或黑棕色，较小的一端有放射状沟纹，另一端有珠孔。种皮坚硬，厚 1.5~2 mm，内表面光滑，浅黄色或黄白色。种仁不规则，呈长卵形，外被红棕色或暗紫色薄膜。胚乳白色，富脂肪，略显蜡质，中央子叶两片，黄白色，胚根位于较大的一端。无臭、无味。

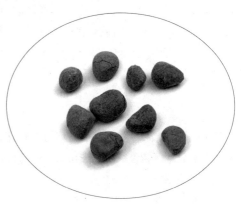

图 104　大风子

海南大风子　呈不规则的四面体，一端隆起，三面稍平，长 1~2 cm，直径 0.5~1 cm。表面灰黄色至灰褐色，有多数隆起的纵脉纹，种脐位于种子的一端，另一端有珠孔。种皮硬而脆，厚约 0.5 mm，易碎，种仁不规则长卵形，外被暗紫色薄膜，细皱纹胚乳呈棕色，子叶两片，心形稍尖，色较浅。无臭、无味。

【附】缅甸大风子　呈不规则的卵圆形，长 2~3 cm，直径 1~1.5 cm。表面黄色，平滑、纹理不明显。种皮较薄而脆，厚约 1 mm，易碎。种子较大，外被紫黑色薄膜。子叶两片，心形稍尖。无臭、无味。

马钱子

【来源】本品为马钱子科植物马钱子的干燥成熟种子。

【采收加工】9~10 月采摘果实，取其种子，除去果肉，晒干。

【产地】主产于印度、缅甸、泰国，广东、海南有引种。

【商品规格】一般不分等级，1959 年由泰国进口一批马钱子系伪品调拨全国各地，后全部销毁。目前混淆品有山马钱子、牛眼马钱子，其性状与正品马钱子不同，应注意鉴别。

【药材鉴别】呈扁圆形纽扣状，直径 1.5~3 cm，厚 0.5~0.6 cm，常一面隆起，一面凹下，表面密披灰棕色或灰绿色丝状茸毛，自中间向四周呈放射状排列。有光泽，边缘稍隆起，较厚。边缘有一小突起的珠孔，底面中心有突起的圆点状种脐。质坚硬。平行剖面可见淡黄色胚乳，角质状，子叶心形，叶脉 5~7 条。无臭，味极苦。

【附】云南马钱子　为马钱科植物滇南马钱的干燥成熟种子。呈扁椭圆形或扁圆形，直径 1.2~

3.5 cm，厚 0.3~0.5 cm。一面隆起，一面凹下，表面密被灰棕色或灰绿色丝状茸毛，自中间向四周呈放射状排列。有光泽，边缘较中部微薄而向上翘，并有微尖的珠孔。底面中心有凸起的圆点状种脐。质坚硬，平行剖面可见淡黄色或灰白色胚乳，角质样，子叶卵形，上有微凸起的叶脉三条。无臭，味苦。

西青果

【来源】本品为使君子科植物诃子的干燥幼果。

【采收加工】9~10 月摘取幼果或拣拾被风吹落的落果，蒸煮后晒干。

【产地】主产于马来西亚、印度、缅甸、新加坡等地。

【药材鉴别】呈长卵圆形略扁，有的稍弯曲，长 1.5~3 cm，直径 0.5~1.2 cm。表面黑褐色，具明显的纵皱纹。质坚硬。断面褐色有角质样光泽，核不明显，一般有空心；小者黑褐色，无空心。无臭，味苦涩，微甘。

图 105　西青果

肉豆蔻

【来源】本品为肉豆蔻科植物肉豆蔻除去假种皮及种皮的种仁。

【采收加工】4~6 月或 11~12 月两期采收果实，取种子，除去假种皮（干燥后称玉果花），60℃以下干燥后除去种皮，或再以石灰处理防蛀（最易生虫）。

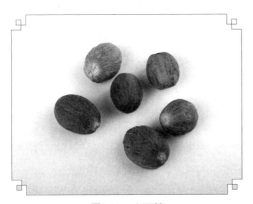

图 106　肉豆蔻

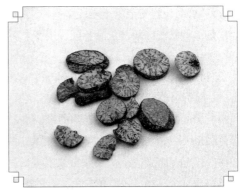

图 107　肉豆蔻片

【产地】主产于印度尼西亚、马来西亚、斯里兰卡等地，近来由印度尼西亚、新加坡进口。

【药材鉴别】呈卵圆形或椭圆形，长 2~3 cm，直径 1.5~2.5 cm。表面灰棕色或灰黄色，有时外披白粉，人为加工。全体有浅色纵沟纹及不规则的网纹。原种脐部位于宽端，呈浅色圆形凸起，合点部位呈凹陷，种脊部位呈纵沟状连接两端。质坚硬，断面显暗棕色与类白色相杂的大理石样花纹，纵切面宽端可见干燥皱缩的胚，富油性。气香，浓烈，味辛。

诃 子

【来源】本品为使君子科植物诃子的干燥成熟果实。

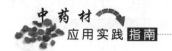
【采收加工】每年采收 3 次，9 月、10 月、11 月采成熟果实，晒干。

【产地】主产于印度、斯里兰卡、云南等地。

【药材鉴别】呈长卵圆形或长椭圆形，长 2~4 cm，直径 2~2.5 cm。表面黄棕色或暗棕色，略有光泽，有 5~6 条纵棱线及不规则皱纹，基部有圆形果柄痕。质坚实，果肉厚 2~4 mm，黄棕色或黄褐色；果核长 1.5~2.5 cm，直径 1.5 cm，浅黄色，粗糙，坚硬。种子狭长方锤形，长约 1 cm，直径 0.2~ 0.4 cm；种皮黄棕色，子叶两枚，白色，相互重叠卷旋。无臭，味酸涩后甜。

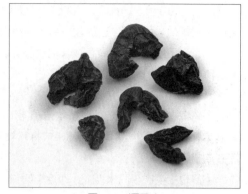
图108　诃子肉

豆　蔻

【来源】本品为姜科植物白豆蔻及爪哇白蔻的干燥成熟果实。

【采收加工】7、8 月果实即将成熟但未开裂时采集果穗，除去残留的花被和果柄后，晒干。按产地不同分为"原豆蔻"和"印尼白蔻"。

【产地】原豆蔻主产泰国、柬埔寨、越南，目前我国云南、广东少量引种，印尼白豆蔻主产印度尼西亚，均为野生。

【商品规格】历史上分原豆蔻、加大蔻等习称紫蔻。印尼产称白蔻。二十世纪五六十年代曾进口泰国小白蔻、印度小白蔻。性状气味均与正品不同，用完之后即未再进。

【药材鉴别】原豆蔻　呈类球形，直径 1.2~1.8 cm，表面黄白色至淡黄棕色，有三条较深的纵向槽纹，顶端有突起的柱基，基部有凹陷的果柄痕，两端均具浅棕色绒毛。果皮体轻、质脆，易纵向开裂，内分三室，每室含种子约 10 粒；种子呈不规则多面体，直径 3~4 cm，表面暗棕色，有皱纹并被有残留的假种皮。气芳香，味辛凉略似樟脑。

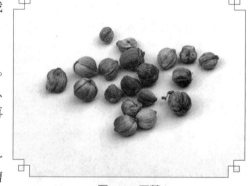
图109　豆蔻

印尼白蔻　个较小，表面黄白色，有的微显紫棕色，果皮较薄，种子多瘦瘪。气味较弱。

荜　茇

【来源】本品为胡椒科植物荜茇的干燥近成熟或成熟的果穗。

【采收加工】果穗变黑时采收，除去杂质晒干。

【产地】主产于印尼、菲律宾、越南等地，我国云南、广东亦有栽培。

【药材鉴别】进口品多呈圆柱形，有的稍弯曲，长 2~4.5 cm，直径 0.5~0.8 cm。基部有果柄或果柄痕，果柄长 1.5~2 cm，表面黑褐色至黄棕色，具多数卵形或球形小

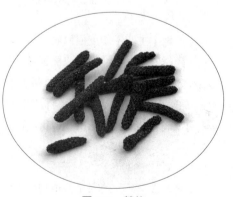
图110　荜茇

浆果螺旋紧密排列的小突起。质较硬而脆,易折断,断面可见球状红棕色种子。气清香,味麻辣似胡椒。

国产品与进口品类似,主要区别点是呈细圆柱形,长2.8~4 cm,直径0.5~0.8 cm,表面棕色或深色。

槟 榔

【来源】本品为棕榈科植物槟榔的干燥成熟种子。

【采收加工】12月至次年3月采收成熟果实,剥下果皮取出种子,晒干。

【产地】主产于印尼、印度、马来西亚、越南、巴基斯坦、缅甸、泰国、菲律宾、柬埔寨、云南、海南、台湾等地。

【商品规格】历史上分大白、二白、损白三种规格。

【药材鉴别】呈圆锥形或扁球形,长1.5~3 cm,基部直径2~3 cm。表面棕色至暗棕色,有浅棕色的网状沟纹,基部中央有圆形凹陷的珠孔,其旁有浅色大形疤痕状的种脐。质坚硬,不易破碎,断面有乳白色与红棕色相向的大理石样纹理。气微,味涩而微苦。

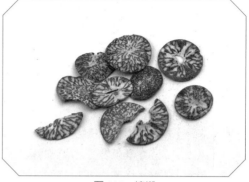

图111 槟榔

刀 豆

【来源】本品为豆科植物刀豆的干燥成熟种子。

【采收加工】秋季种子成熟时,采收果实晒干,剥取种子。

【产地】主产于江苏、湖北、安徽、四川等地。

【药材鉴别】呈扁卵形或扁肾形,长2.5~3.5 cm,宽1~2 cm。表面淡红色至红紫色,微皱缩,略有光泽,边缘具眉状灰黑色种脐,长1.5~3 cm;种脐上有灰白细纹三条;种脐约为种子的3/4,有的可见淡棕色珠柄残基。质坚硬,难破碎,种皮革质,内表面棕绿色而光亮,子叶呈黄白色。气微,嚼之有豆腥气。

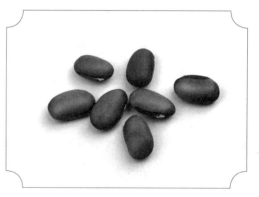

图112 刀豆

川 楝 子

【来源】本品为楝科植物川楝的成熟果实。

【采收加工】冬季果实成熟时采收,除去杂质,干燥。

【产地】主产于四川、云南等地。

【药材鉴别】呈类球形,直径2~3.2 cm。表面金黄色至棕黄色,微有光泽,多饱满,少数凹陷或皱缩,具深棕色小点;顶端有花柱残痕,基部凹陷,有果梗痕,外果皮革质与果肉间常成空隙,果肉松软,淡黄色。果核球形或卵圆形,质坚硬,两端平截,有6~8条纵棱,内分6~8室,每室含黑棕色长圆形的种子1粒。气特异,味酸苦。

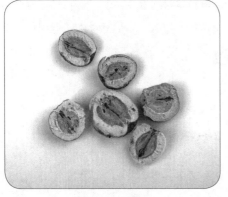

图 113　川楝子

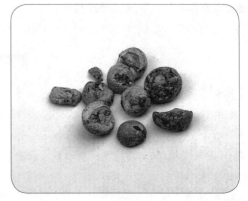

图 114　炒川楝子

女贞子

【来源】本品为木樨科植物女贞的干燥成熟果实。

【采收加工】冬季果实变紫成熟时采收，除去枝叶，晒干。

【产地】主产于江苏、山东、河北等省。

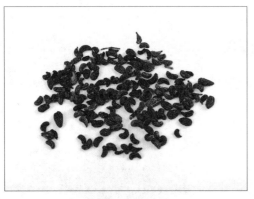

图 115　女贞子

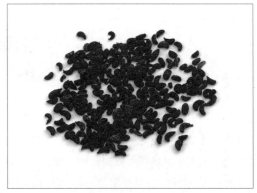

图 116　制女贞子

【药材鉴别】呈圆形、椭圆形或肾形，长 0.6~0.8 cm，直径 0.3~0.5 cm。表面黑紫色或灰黑色，皱缩不平，基部有果梗痕或具宿萼及短梗。体轻。外果皮薄，中果皮较松软，易剥离，内果皮木质，黄棕色，具纵棱，破开后种子通常为 1 粒，有时 2 粒，肾形，紫黑色，油性。无臭，味甘、微苦涩。

【混淆品】小蜡　为木樨科植物小蜡的干燥果实。呈类球形，长 0.4~0.7 cm，直径 0.4~0.5 cm。表面呈紫色或灰黑色，皱缩，基部具缩萼，其下有果柄痕或短果柄。体轻，外果皮薄，中果皮较松软，易剥离，内果皮木质，棕褐色，破开后种子通常为 2 粒，有时 1 粒，椭圆形，油性。气微，味甘微苦涩。

马兜铃（北马兜铃）

【来源】本品为马兜铃科植物北马兜铃的干燥成熟果实。

【采收加工】秋季果实变黄时采收，干燥。

【产地】主产于山东、河北等地。

【药材鉴别】呈倒卵形或椭圆形，长 2~4.5 cm，宽 1.8~3 cm。顶端平截，基部略尖，果柄长 2~5 cm，表面暗绿色，黄棕色或棕褐色。果实成熟后，自茎部沿室间开裂，果柄亦裂成绒状，每果瓣中央有一条波状弯曲的背缝线及横向平行的细网纹，网纹上多具颗粒状凸起，果突 6 室，内果皮及中隔淡黄色或黄白色，光滑，有浅棕色横向或斜向条纹。每室种子 1 列，20~36 个叠置，种子扁而薄，呈钝三角形、梯形或扇形，边缘有翅，淡棕色不透明；种仁深棕色，多呈椭圆形或扁心形，种脊细长，合点横生，稍下凹，种脐三角状，尖端线状，果皮薄而脆，具特殊香气，味微苦。

【附】马兜铃 呈短矩圆形，长 2.5~5.5 cm，宽 2~3.2 cm。两端平截或基部钝圆，表面黄棕色或棕褐色，较光滑，背缝线及横向细网纹略平直，每室种子 30~40 个，呈钝三角形，种仁心形。

马槟榔

【来源】本品为白花菜科植物马槟榔的干燥成熟种子。

【采收加工】冬季采收果实，破壳取出种子，晒干。

【产地】主产于云南，广西，广东等地。

【药材鉴别】呈不规则的扁圆形，直径 1~2 cm。表面棕褐色，常有黑褐色果肉残留。种子边缘有鸟嘴状凸起，其凹处可见类三角形的种脐，胚乳膜质。种皮内表面及胚乳表面均可见紫棕色弯月形的种脊斑痕，种仁黄白色，胚轴长，子叶折叠，盘旋弯曲，如蜗牛状。气微，味微涩、腥、甜。

无花果

【来源】本品为桑科植物无花果的干燥成熟或近成熟内藏花和瘦果的花序托。

【采收加工】秋季采收，晒干。

【产地】主产于山东、河北等省。

【药材鉴别】呈扁圆形、类圆形、梨状或不规则形，直径 2.5~4.5 cm，厚 0.5~2 cm。上端中央有脐形凸起和孔隙，下端亦微凸起，可见花托的短柄基部有 3 枚三角形的苞片或苞片残基。表面淡黄棕色、黄棕色至暗紫褐色，有微隆起的纵皱纹。切面黄白色、肉红色或黄棕色，内壁着生众多的卵圆形黄棕小瘦果和枯萎的小花，瘦果长 0.01~0.02 cm，质柔软。气微，微甜而有黏滑感。

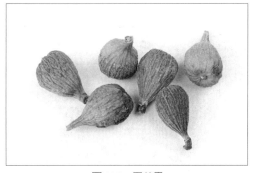

图 117　无花果

木蝴蝶

【来源】本品为紫葳科植物木蝴蝶的干燥成熟种子。

【采收加工】12 月采摘成熟果实，取出种子，晒干。

【产地】主产于云南、广西、贵州等地。

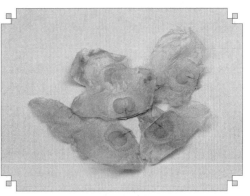

图 118　木蝴蝶

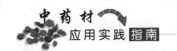

【药材鉴别】呈类椭圆形，略似蝶型薄片，长 5~8 cm，宽 3.5~4.5 cm。表面浅黄白色，种子自基部外延长成宽大菲薄的翅状种皮，翅半透明，有绢丝样光泽；上有放射状纹理，边缘多破裂。体轻，剥去种皮，可见一层薄膜状的胚乳紧裹于子叶之外，子叶 2 片，蝶形，黄绿色或黄色，长 1~1.5 cm。气微，味微苦。

车前子

【来源】本品为车前科植物车前或平车前的干燥成熟种子。

【采收加工】夏秋两季种子成熟时采摘果穗，晒干，搓出种子，除去杂质。

【产地】主产于河北、山东、江西、安徽等地。

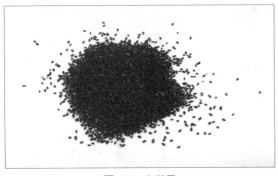

图 119　车前子

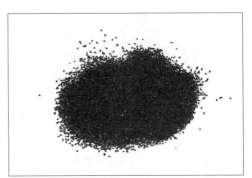

图 120　炒车前子

【药材鉴别】呈椭圆形、不规则长圆形或三角状长圆形，略扁，长约 2 mm，宽为 1 mm。表面黄棕色至黑褐色，有细皱纹，一面有灰白色凹点状种脐。质硬，气微，味淡。种子遇水有黏液释出，气微，嚼之稍有黏性。

【混淆品】小车前　种子形状稍大，气微，味稍咸。

荆芥种子　闻之有荆芥的香气，可以鉴别。

化橘红

【来源】本品为芸香科植物化州柚或柚的未成熟或近成熟的干燥外层果皮。

【采收加工】冬季果实未成熟时采收，置沸水中略烫后，将果皮割成 5 或 7 瓣，除去果瓤和部分果皮压制成型，捆成捆干燥。

【产地】主产于广西、广东、福建等地。

【商品规格】历史上化橘红习称毛橘红，有七爪、六爪之分，主要外表密布绒毛；柚的表面无绒毛，有光七爪、大五爪之分。

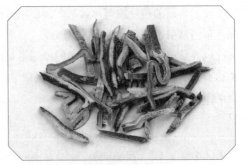

图 121　化橘红

【药材鉴别】化州柚　呈对折的七角或展平的五角星状，单片呈柳叶形。完整者展平后直径 15~28 cm，厚 0.2~0.5 cm。外表面黄绿色，密布茸毛，有皱纹及小油室；内表面黄白色或淡黄棕色，有脉络纹。质脆，易折断，断面不整齐，外缘有一列不整齐的下凹的油室，内侧稍柔而有弹性。气芳香，味苦、微辛。柚外表面黄绿色至黄棕色，无毛，多加工成大五爪。

龙眼肉

【来源】本品为无患子科植物龙眼的假种皮。

【采收季节】夏秋二季采收成熟果实干燥，除外皮及核，晒至干爽不黏。

【产地】主产于广西、广东、福建等地。

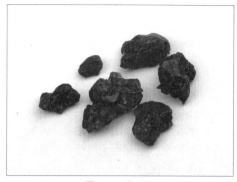

图122　龙眼肉

【药材鉴别】本品为纵向破裂的不规则薄片，或呈囊状，长约1.5 cm，宽2~4 cm，厚约0.1 cm。棕黄色至棕褐色，半透明。外表面皱缩不平，内表面光亮而有细纵皱纹。薄片者质柔润，囊状者质稍硬。气微香，味甜。

市场上常有掺糖者，应注意鉴别。亦有以荔枝肉假冒桂圆肉者，其形状似龙眼肉，长2~2.5 cm，黑褐色，不透明，外面皱缩不平，较干硬，柔润性差，气微香与龙眼肉不同，味微甜、略酸。

白巨胜

【来源】本品为菊科植物莴苣的干燥成熟果实。

【产地】主产于河北、山东等省。

【药材鉴别】呈卵圆形略扁，长0.3~0.4 cm。表面灰白色、黄白色或棕褐色，有光泽，两面具突起弧形棱线7~8条，质脆，断面白色，富油性。气微，味淡。

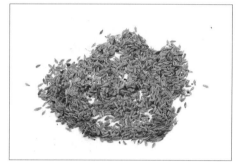

图123　白巨胜

白花菜子

【来源】本品为白花菜科植物白花菜的干燥成熟种子。

【采收季节】秋季果实成熟时割取全草，晒干后打下种子，除去杂质。

【产地】主产于河北、河南等地。

【药材鉴别】干燥种子，呈扁圆形，极细小，直径0.5~1 mm，厚0.5 mm。外皮黑褐色或黑色，粗糙不平，有细密的蜂窝状麻纹，规则地排列成同心环状，边缘有一小缺口，种仁黄色，稍有油性。气微，味苦。以干燥、颗粒饱满、色黑、无杂质者为佳。

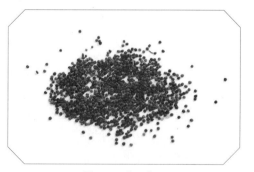

图124　白花菜子

白果

【来源】本品为银杏科植物银杏的干燥成熟种子。

【采收加工】11~12月果实变黄成熟时采摘，除去外皮，洗净，晒干。

【产地】山东、广西、四川、河南等地多有种植。

【药材鉴别】呈椭圆形，长 1.5~2.5 cm，宽 1~2 cm，厚约 1 cm，表面黄白色或淡棕色，平滑，一端稍尖，另一端钝；边缘有 2 或 3 条棱线种皮质硬，种仁卵形或椭圆形，一端残存淡棕色的膜质内种皮，种仁断面淡黄色或淡绿色，粉性，中间有空隙。气微，味甘、微苦。

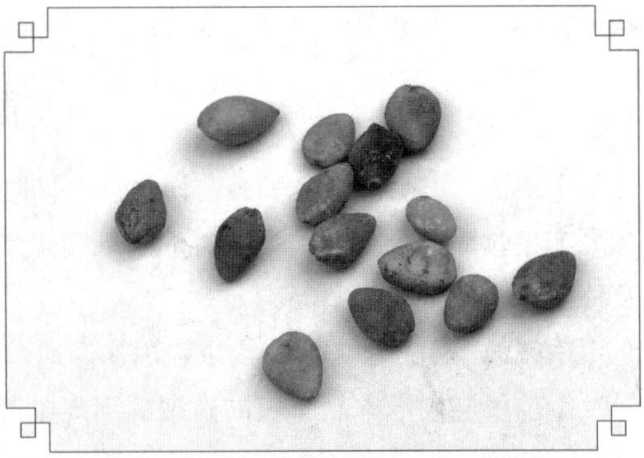

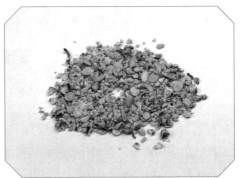

图 125　白果仁

白扁豆

【来源】本品为豆科植物扁豆的干燥成熟种子。

【采收加工】秋、冬二季采收成熟果实，晒干，取出种子再晒干。

【产地】主产于山东、河北等省。

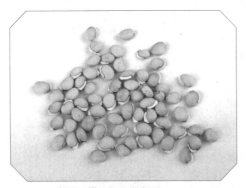

图 126　白扁豆

图 127　粉炒白扁豆

【药材鉴别】呈扁椭圆形或扁卵圆形，长 0.8~1.3 cm，宽 0.6~0.9 cm，厚约 0.7 cm，表面淡黄白色或淡黄色，平滑，略有光泽，一侧边缘有隆起的白色半月形种阜，质坚硬，种皮薄而脆，子叶 2 片，肥厚，黄白色。气微，味淡，嚼之有豆腥气。

瓜 蒌

【来源】本品为葫芦科植物瓜蒌或双边瓜蒌的干燥成熟果实。

【采收加工】秋季果实成熟后，连果梗剪下，置阴凉通风处阴干至次年 2、3 月。

【产地】主产于山东长清、肥城，河北等地。

【商品规格】历史习惯上分仁瓜蒌、糖瓜蒌、山瓜蒌。仁瓜蒌种子多，皱皮，质量优，调全国大部分省；糖瓜蒌糖多，不易干燥；山瓜蒌皮薄等级低。现山东产已很少。

【药材鉴别】呈类球形或宽椭圆形，长 7~15 cm，直径 6~10 cm，表面棕红色或橙黄色。仁瓜

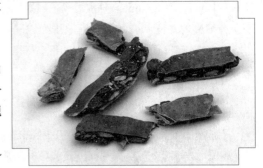

图 128　瓜蒌

萎皱缩，糖瓜萎较光滑，顶端有圆形的花柱残基，基部略尖，具残存的果梗，轻重不一，质脆易破裂，内表面黄白色，有红黄色丝络，果瓤橙黄色，黏稠，与种子黏结成团，具焦糖气，味微酸甜。

瓜蒌仁

【来源】本品为葫芦科植物瓜蒌或双边瓜蒌的干燥成熟种子。

【产地】主产于山东、河北等省。

【药材鉴别】瓜蒌　呈扁平椭圆形，长 1.2~1.5 cm，厚约 0.35 cm，表面浅棕色至棕色，平滑，沿边缘有一环状棱纹，顶端稍尖，有种脐，基部钝圆或较狭。外种皮坚硬，内种皮及膜质，灰绿色，子叶 2 片，黄白色，富油性。气微，味淡。

双边瓜蒌　长椭圆形或矩状椭圆形，长 1.5~1.9 cm，宽 0.8~1 cm，厚 0.2~0.3 cm，表面灰棕色至棕褐色，光滑，沿边缘的一环状棱纹明显靠近内侧，顶端较宽，平截。

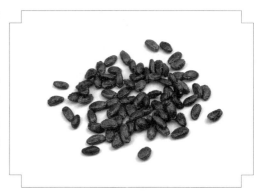

图 129　瓜蒌仁

【混淆品】有大籽瓜蒌、喜马瓜蒌、王瓜、波叶瓜蒌、红花瓜蒌，湖北瓜蒌等的种子，但其性状与正品均不相同。

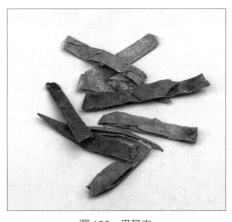

图 130　瓜蒌皮

瓜蒌皮

【来源】本品为葫芦科植物瓜蒌或双边瓜蒌干燥成熟的果皮。

【产地】主产于山东、河北、安徽等地。

【药材鉴别】完整的果皮呈椭圆形或圆球形，长 7.15 cm，直径 6~10.5 cm，破开后为不完整果皮，大小不等，边缘向内卷曲，呈长纺锤形，半圆球形或不规则形，顶部可见花柱残基，有的基部残存果柄，表面棕红色或橙黄色，略皱缩，有时缩成网格状，内表面黄白色，附有丝络，质较脆，易折断，微具丝糖气。味淡，微酸。

冬瓜子

【来源】本品为葫芦科植物冬瓜的干燥成熟种子。

【采收加工】秋季冬瓜成熟采摘，食用时挖出种子，晒干。

【产地】山东、河北大部地区均产。

【药材鉴别】呈卵圆形或长椭圆形，扁平，长 1~1.4 cm，宽 0.5~0.8 cm，厚约 0.2 cm。种皮外表面黄色，略粗糙，一端钝圆，另一端尖，并有两个小突起，较大的突起上有一明显的珠孔，较小的突起为种脐，边缘光滑（单边冬瓜子）或两面外缘各有一环纹（双边冬瓜子），有的地区多做食用。体轻，有油性。气微，味微甘。

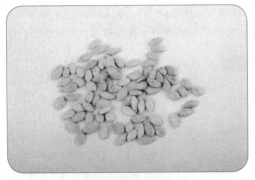

图 131　冬瓜子

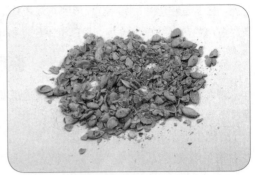

图 132　粉炒冬瓜子

冬瓜皮

【来源】本品为葫芦科植物冬瓜的干燥外层果皮。

【采收加工】食用冬瓜时，削取外果皮，晒干。

【产地】山东、河北等多省都有种植。

【药材鉴别】呈不规则的碎片，常卷曲，大小厚薄不一，表面多为灰绿色或黄白色，被有白霜。内表面较粗糙，有的可见筋脉维管束，体轻，质脆。气微，味淡。

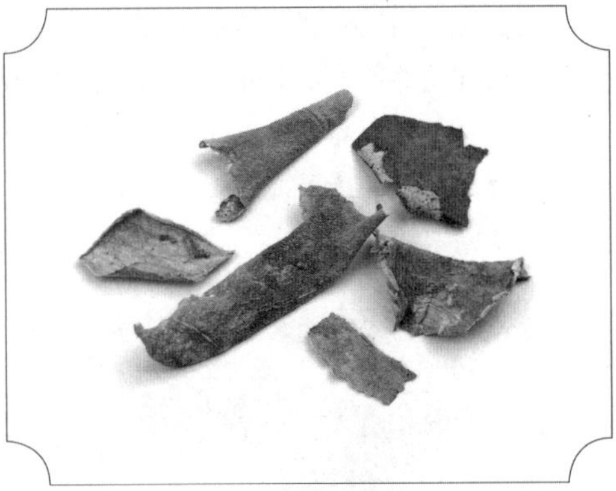

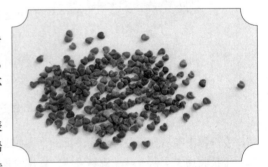

图 133　冬瓜皮

冬葵果

【来源】本品为锦葵科植物冬葵的干燥成熟果实。

【采收加工】夏、秋二季果实成熟时采收，除去杂质，阴干。

【产地】主产于内蒙古等地。

【药材鉴别】呈扁球形扁状，直径 0.4~0.7 cm，完整果实外被膜质宿萼，黄绿色或黄棕色，先端 5 齿裂，裂片内卷，其下小萼片 3 片，条状披针形，先端尖。果柄短或无，果实由 10~11 枚分果瓣化成，呈一环着生于中轴外侧，中轴顶端具一圆锥形花柱残基，分果呈桔瓣状，扁圆形，直径 0.14~ 0.25 cm，表面黄白色或黄棕色，背面光滑，略隆起，两侧均具稀疏的车辐状纹理，其纹理略隆起，种子桔瓣状，棕黄色或黑褐色。气微，味涩。

图 134　冬葵子

丝瓜络

【来源】本品为葫芦科植物丝瓜的干燥成熟果实的维管束。

【采收加工】夏，秋二季果实成熟时，果皮老黄，内部干枯体轻时采摘，除去外皮，洗净，晒干，除去种子。

【产地】浙江、山东、河北等省均产，以浙江产者优。

【药材鉴别】为丝状维管束交织而成，多呈长棱形或长圆筒形，略弯曲，长 10~70 cm，直径 7~10 cm，表面淡黄白色，体轻质韧，有弹性，不能折断，横切面可见子房 3 室，呈空洞状。气微，味淡。

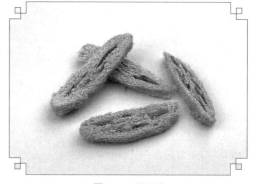

图135　丝瓜络

决明子

【来源】本品为豆科植物决明或小决明的干燥成熟种子。

【采收加工】秋季采收成熟果实晒干，打下种子，除去杂质。

【产地】主产于山东、河北等省。

【药材鉴别】决明子　略呈菱方形或短圆柱形，两端平行，倾斜长 3~7 cm，宽 2~4 mm。表面绿棕色或暗棕色，平滑，有光泽。一端较平坦，另一端斜尖，背腹面各有一条突起的棱线，棱线两侧各有一条斜向对称而色较浅的线形凹纹，质坚硬，不易破碎，种皮薄，子叶 2 片，黄色，呈 "S" 形折曲并重叠。气微，味微苦，嚼之有豆腥气。

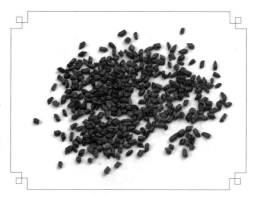

图136　决明子

小决明子　呈短圆柱形，较小，长 3~5 mm，宽 2~3 mm。表面棱线两侧各有一片宽广的浅黄棕色带。气微，嚼之有豆腥味。

麦　芽

【来源】本品为禾本科植物大麦的成熟果实经发芽干燥而成。

【产地】山东、河北等多省皆产。

【药材鉴别】呈梭形，长 8~12 mm，直径 3~4 mm。表面淡黄色，背面为外稃包围，具 5 脉；腹面为内稃包围。除去内外稃后，腹面有 1 条纵沟；基部胚根处生出幼芽及须根，幼芽长披针状条形，长约 0.5 cm。须根数条，纤细而弯曲。质硬，断面白色，粉性。无臭，味微甘。

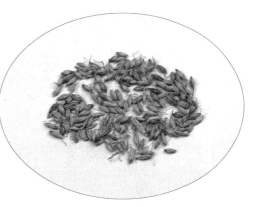

图137　麦芽

芫荽子

【来源】本品为伞形科植物芫荽的干燥成熟果实。

【产地】主产于山东、河北等省。

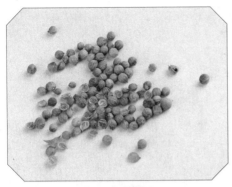

图138 芫荽子

【药材鉴别】为双悬果，呈圆球形，直径 0.3~0.5 cm，表面淡黄棕色或黄棕色，有较明显而纵直的次生棱脊四条，及不甚明显而成波浪形弯曲的初生棱脊 10 条，相向排列，顶端可见极短的柱头残迹及 5 个萼齿残痕，基部具长约 0.15 cm 的小果柄或果柄痕。双悬果分果面分瓣中央下凹，具三条纵棱，中央较直，两侧呈弧形弯曲。质坚硬，气香，味微辣。

芸苔子

【来源】本品为十字花科植物油菜的干燥成熟种子。

【采收加工】5、6月果实成熟采收，打出种子，晒干。

【产地】湖北、江西、江苏等省皆产。

【药材鉴别】呈近球形，直径 0.15~0.2 cm，种皮红褐色或棕黑色，放大镜下观察表面具有网状纹理，一端具黑色而近圆形的种脐。气微，味淡。

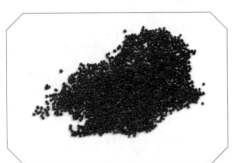

图139 芸苔子

花 椒

【来源】本品为芸香科植物青椒或花椒的干燥成熟果皮。

【采收加工】秋季采收成熟果实晒干，除去种子和杂质。

【产地】主产于四川、山东、河北、东北地区。

【药材鉴别】青椒 多为 2~3 个上部离生小蓇葖果，集生于小果梗上，蓇葖果成球形，沿腹线开裂，直径 3~4 mm，外表面灰绿色或暗绿色，散有多数油点和细密的网状隆起皱纹，内表面类白色，光滑。内果皮常由基部与外果皮分离。残存种子呈卵圆形，长 3~4 mm，直径 2~3 mm，表面黑色，有光泽，气香，味微甜而辛。东北产者香味小。

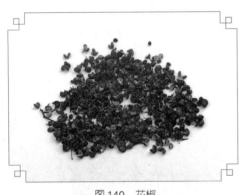

图140 花椒

花椒 蓇葖果多单生，直径 4~5 mm，外表皮紫红色或棕黑色，散有多数疣状突起的油点，直径 0.5~1 mm，对光观察半透明，内表面淡黄色，香气浓，味麻辣而持久。四川产者最佳。

苍耳子

【来源】本品为菊科植物苍耳的干燥成熟带总苞的果实。

【采收加工】秋季果实成熟时采收，去杂质，晒干。

【产地】主产于山东、河北、安徽等省。

【药材鉴别】呈纺锤形或卵圆形，长 1~1.5 cm，直径 0.4~0.7 cm，表面黄棕色或黄绿色，全体有钩刺，顶端有两枚较粗的刺分离或相连，基部有果柄痕，质硬而韧。横切面中央有纵隔膜，2 室，各有一枚瘦果,瘦果略成纺锤形,一面较平坦,顶端具 1 突起的花柱基,果皮薄,灰黑色,具纵纹。种皮膜质,浅灰色,子叶 2 片,有油性。气微,味微苦。

【混淆品】有东北苍耳子,体形大刺长易鉴别。

芥 子

【来源】本品为十字花科植物白芥或芥的干燥成熟种子;前者习称"白芥子",后者习称"黄芥子"。

【采收加工】夏末秋初果实成熟时采割全棵,晒干,打下种子,除去杂质。

【产地】主产于山东、河北、河南等地。

【商品规格】历史上习惯药用白芥子,食用黄芥子。

【药材鉴别】白芥子 呈球形,表面灰白色至淡黄色,具细微的网纹,有明显的点状种脐。种皮薄而脆,破开后内有白色折叠的子叶,有油性。气微,味辛辣。

黄芥子 体形较小,直径 1~2 mm,表面黄色或棕黄色,研末沸水浸泡,少闷,即有芥末的呛鼻感。

芡 实

【来源】本品为睡莲科植物芡实的干燥成熟种仁。

【采收加工】秋末冬初采收成熟果实,加工去果皮,取出种子,洗净,再除去硬壳,晒干。

【产地】主产于湖北、江苏、安徽等地。

【药材鉴别】呈类球形,多破碎,完整者直径 0.5~0.8 cm。表面的 2/3 部分有棕红色的种皮,一端黄白色,约占全体的 1/3,有凹点状的种脐痕,除去内种皮显白色,质较硬,断面白色,粉性。气微,味淡。

连 翘

【来源】本品为木樨科植物连翘的干燥果实。

【采收季节】秋季果实尚带绿色时采收,除去杂质,蒸熟,晒干,为青壳,习称"青翘";果实熟透时采收,晒干,除去杂质,习称"老翘"。

【产地】主产于河北、山东、陕西、河南等省。

【药材鉴别】呈长卵圆形至卵形,稍扁,长 1.5~2.5 cm,直径 0.5~1 cm。表面有不规则的纵皱纹和多数突起的小斑点,两面各有一条明显的纵沟,顶端锐尖,基部有小果柄或已脱落,青壳多不开裂,表面绿褐色

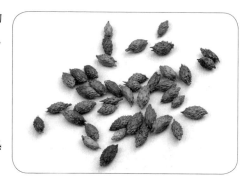

图 141 苍耳子

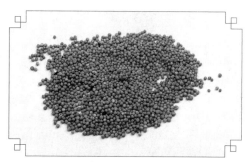

图 142 白芥子

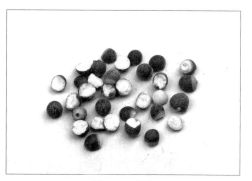

图 143 芡实

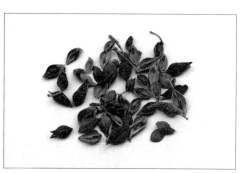

图 144 连翘

突起的灰白色小斑点较少，质硬；种子多数黄绿色，细长，一侧有翅。老翅自顶开裂两分成两瓣，表面黄棕色或红棕色，内表面多为浅黄棕色，平滑，具一纵隔；质脆，种子棕色，多已脱落。气微香，味苦。

皂 角

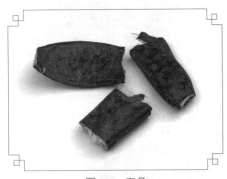

图 145　皂角

【来源】本品为豆科植物皂荚的干燥成熟果实。

【采收加工】初冬打下成熟的果实，晒干。

【产地】主产于山东、河北、河南等省。

【药材鉴别】本品扁长，呈弯曲剑鞘状，长 15~20 cm，宽 2~3.5 cm，厚 0.8~1.5 cm。表面深紫棕色至黑棕色，被灰色粉霜。种子所在处隆起，基部渐狭而略弯，有短果柄或果柄断痕，两侧有明显的纵棱线，摇之有声响，质硬。剖开后，果皮断面黄色纤维状；种子多数，扁椭圆形，黄棕色，光滑。气特殊有强烈的刺激性，呛鼻，味辛辣。

补骨脂

【来源】本品为豆科植物补骨脂的干燥成熟果实。

【采收加工】秋季果实成熟时采收果序晒干，搓出果实，除去杂质。

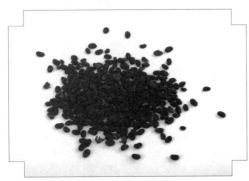

图 146　生补骨脂

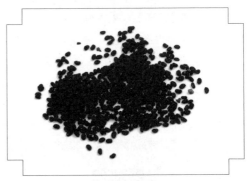

图 147　炒补骨脂

【产地】主产于河北、山东、河南、安徽等省。

【药材鉴别】呈肾状椭圆形，略扁，长 0.3~0.5 cm，宽 0.2~0.4 cm，厚约 0.15 cm。表面黑色或黑褐色，有细微网状皱纹，顶端圆钝，有一小突起，凹侧有果柄痕，质硬，果皮薄，与种子不易分离，种子 1 枚，子叶 2 片，黄白色，有油性。气香，味辛微苦。

陈 皮

【来源】本品为芸香科植物橘及其栽培变种的干燥成熟果皮。

【采收加工】摘取成熟果实，剥取果皮，晒干。

【产地】主产于广东、广西、浙江、福建、四川等地。

【商品规格】历史分广陈皮和陈皮，广陈皮质优价高，陈皮价廉。

【药材鉴别】广陈皮　常3瓣相连，形状整齐，厚度均匀，厚约0.1 cm，点状油室较大，其鲜品对光照射，透明清晰，质较柔软。气香浓，味辛、苦。

陈皮　常剥成不规则数瓣，基部相连，有的成片状，厚0.1~0.4 cm，外表面橙红色或黑棕色，有细皱纹及凹下的点状油室，内表面浅黄白色，粗糙，附黄白色或黄棕色筋络状维管束。质稍硬而脆。气香，味辛、苦。

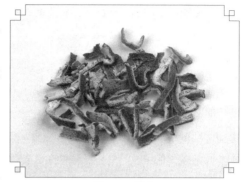

图148　陈皮

青　皮

【来源】本品为芸科植物橘及其栽培变种的干燥幼果或未成熟的果皮。

【采收加工】5、6月采收吹落的幼果晒干，称小青皮，7、8月采收未成熟的果实，在果皮上纵剖成4瓣至基部，除尽瓤瓣，晒干，习称"四花青皮"。

【产地】主产于江西、湖南、浙江、福建、广东、四川等省。

【药材鉴别】小青皮　呈类球形，直径1~2 cm，表面灰绿色或黑绿色，微粗糙，有细密凹陷的点状细点，顶端有稍突起的花柱，基部有椭圆形的果柄痕，质坚硬，断面外层果皮黄白色或淡棕色，厚0.1~0.3 cm，外缘有油点1~2列，中央有8~10个瓤囊，淡棕色。气清香，味苦、辛。

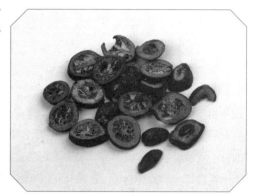

图149　青皮

四花青皮　外层果皮剖成四裂瓣，裂瓣长椭圆形，长3~6 cm。外表面灰绿色或黑绿色，微粗糙，有细密的点状油点；内表面类白色或黄白色，粗糙，附黄色或黄棕色小筋络，质稍硬，断面外缘有1~2列油点。气香，味苦、辛。

苦杏仁

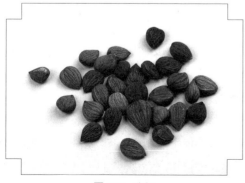

图150　杏仁

【来源】本品为蔷薇科植物山杏（苦杏）、西伯利亚杏（山杏）、东北杏或杏的干燥成熟种子。

【采收加工】夏季采收成熟果实，除果肉和核壳，取出种子，晒干。

【产地】主产于山东、河北、河南、东北等省。

【药材鉴别】略呈扁心形，顶端尖，基部钝圆，左右不对称，长1~1.9 cm，宽0.8~1.5 cm，厚0.5~0.8 cm。表面黄棕色至暗棕色，可见细微颗粒状突起，尖端稍下一侧边缘有深色线状种脐，基部有一椭圆形合点向尖端放射的不规则脉纹。种皮薄，子叶两枚，乳白色，富油性。气微，味苦。

苦楝子

【来源】本品为楝科植物楝的果实。

【产地】主产于山东、河南等省。

【药材鉴别】呈长椭圆形，长 1.2~2 cm，直径 1~1.5 cm。表面黄棕色至黑红色，有光泽，多皱缩，果核长椭圆形，有 5~7 条隆起的棱线。气微，味微酸、苦。

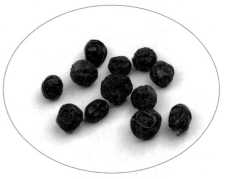

图 151 苦楝子

郁李仁

【来源】本品为蔷薇科植物欧李、郁李或长柄扁桃的干燥成熟种子。前二种习称"小李仁"，后一种习称"大李仁"。

【采收加工】夏、秋二季采收成熟果实，除去果实和核壳，取出种子，晒干。

【产地】主产于内蒙古、河北、山东等地。

【商品规格】习惯分小李仁、大李仁，多选用小李仁。

【药材鉴别】小李仁　呈卵圆形，长 5~8 mm，直径 3~5 mm。表面黄白色或浅棕色，一端尖，另端钝圆。尖端一侧有线形种脐，圆端中央有深色合点，自合点处向上具多条纵向维管束脉纹。种皮薄，子叶 2 片，乳白色，富油性。气微，味微苦。

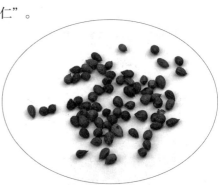

图 152 郁李仁

大杏仁　长 6~10 cm，直径 0.5~0.7 cm，表面黄棕色。气微，味微苦。

罗汉果

【来源】本品为葫芦科植物罗汉果干燥成熟果实。

【采收加工】秋季果实由绿变深绿时采收，晾数天后，低温干燥。

【产地】主产于广西、越南等地。

【药材鉴别】呈卵形、椭圆形或球形，4.5~8.5 cm，直径 3.5~6 cm，表面褐色、黄褐色或绿褐色，有深色斑块和黄色柔毛，有的具有 6~11 条纵纹，顶端有花柱残痕，基部有果梗痕。体轻，质脆，果皮薄，易破裂。果瓤（中内果皮）海绵状，浅棕色。种子扁圆形，长约 1.5 cm，浅红色至棕红色，两面中间微凹陷，四周有放射沟纹，边缘有槽。气微，味甜浓。

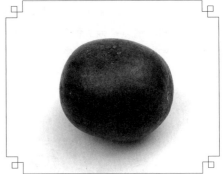

图 153 罗汉果

使君子

【来源】本品为使君子科植物使君子的干燥成熟果实。

【采收加工】秋季果皮变紫时采收，除去杂质，晒干。

【产地】主产于四川等地。

【药材鉴别】本品呈椭圆形或卵圆形，具 5 条纵棱，偶有 4~9 棱，长 2.5~4 cm，直径约 2 cm。表面黑褐色至紫黑色，平滑，微具光泽。顶端狭尖，基部钝圆，有明显圆形的果梗痕。质坚硬，横切面多呈五角星形，棱角处壳较厚，中间呈类圆形空腔。种子长椭圆形或纺锤形，长约 2 cm，直径约 1 cm；表面棕褐色或黑褐色，有多数纵皱纹；种皮薄，易剥离；子叶 2 片，黄白色，有油性，断面有裂纹。气微香，味微甜。

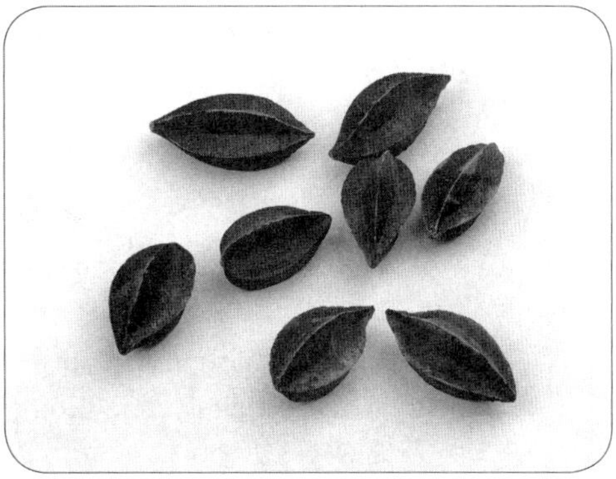

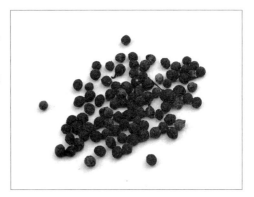

图 154　使君子

毕澄茄

【来源】本品为樟科植物山鸡椒的干燥成熟果实。

【采收加工】秋季果实成熟时采收，去杂质，晒干。

【产地】长江以南各地、印度等有分布。

【药材鉴别】呈类球状，直径 0.4~0.6 cm，表面呈棕黑色至黑褐色，有网状皱纹，基部偶有宿萼及细果梗，除去外皮即可见硬脆的果核、种子，子叶 2 片，呈黄棕色，富油性。气芳香，味稍辣而微苦。

草豆蔻

【来源】本品为姜科植物草豆蔻的干燥近成熟种子。

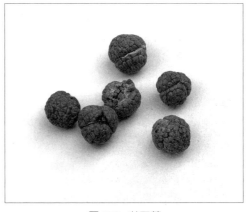

图 155　毕澄茄

【采收加工】夏、秋二季采收，晒至九成干，或用水略烫，晒至半干，除去果皮，取出种子团，晒干。

【产地】主产于广东、广西等地。

【药材鉴别】为类球形的种子团，直径 1.5~2.7 cm。表面灰褐色，中间有黄白色的隔膜，将种子团分成 3 瓣，每瓣有种子多数，粘连紧密，种子团略光滑。种子为卵圆状多面体，长 3~5 mm，直径约 3 mm，外被淡棕色膜质假种皮，种脊为一条纵沟，一端有种脐；质硬，将种子沿种脊纵剖两瓣，纵断面观呈斜心形，种皮沿种脊向内伸入部分约占整个表面积的 1/2；胚乳灰白色。气香，味辛，微苦。

【混淆品】有云南草蔻、宽唇山姜，市场常有应注意区分。

图 156　草豆蔻

草　果

【来源】本品为姜科植物草果的干燥成熟果实。

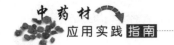

【采收加工】秋季果实成熟时采收，除去杂质，晒干或低温干燥。

【产地】广西、贵州。

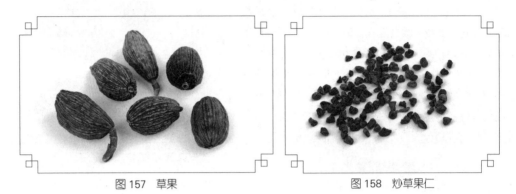

图 157　草果　　　　　　　　　　图 158　炒草果仁

【药材鉴别】本品呈长椭圆形，具三钝棱，长 2~4 cm，直径 1~2.5 cm。表面灰棕色至红棕色，具纵沟及棱线，顶端有圆形突起的柱基，基部有果梗或果梗痕。果皮质坚韧，易纵向撕裂。剥去外皮，中间有黄棕色隔膜，将种子团分成 3 瓣，每瓣种子多为 8~11 粒。种子呈圆锥状多面体，直径约 5 mm；表面红棕色，外被灰白色膜质的假种皮，种脊为一条纵沟，尖端有凹状的种脐；质硬，胚乳灰白色。有特殊香气，味辛、微苦。

茺蔚子

【来源】本品为唇形科植物益母草的干燥成熟果实。

【采收加工】秋季果实成熟时采割地上部分，晒干，打下果实，除去杂质。

【产地】主产于山东、山西、云南等地。

【药材鉴别】本品呈三棱形，长 2~3 mm，宽约 1.5 mm。表面灰棕色至灰褐色，有深色斑点，一端稍宽，平截状，另一端渐窄而钝尖。果皮薄，子叶类白色，富油性。无臭，味苦。

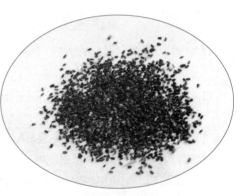

图 159　茺蔚子

葫芦巴

【来源】本品为豆科植物葫芦巴的干燥成熟种子。

【采收加工】夏季果实成熟时采割植株，晒干，打下种子，除去杂质。

【产地】东北、西北、西南、安徽等地多有种植。

【药材鉴别】略呈斜方形或矩形，长 0.3~0.4 cm，宽 0.2~0.3 cm，厚约 0.2 cm。表面黄绿色或黄棕色，平滑，两侧各具深斜沟 1 条，两沟相交处有点状种脐，质坚硬而不易破碎，种皮薄，胚乳呈半透明状，具黏性，子叶 2 片，

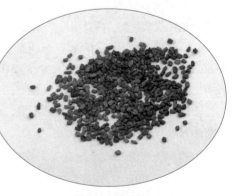

图 160　芦巴子

淡黄色，胚根弯曲。气香，味微苦。

胡 椒

【来源】本品为胡椒科植物胡椒的干燥近成熟或成熟果实。

【采收加工】秋末至次春果实呈暗绿色时采收，晒干，为黑胡椒；果实变红时采收，用水浸泡数日，擦去果肉，晒干，为白胡椒。

【产地】主产于广东、海南等地。

【药材鉴别】黑胡椒 呈球形，直径 0.35~0.5 cm，呈黑褐色，具隆起网状皱纹，顶端有细小花柱残痕，基部有自果轴脱落的疤痕，外果皮不易剥离，果皮灰白色或淡黄色。质硬，断面边缘黑褐色，内侧淡黄白色，粉性，中有小空隙。气芳香，呛鼻，味辛、辣。

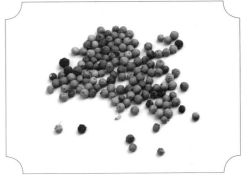

图 161 白胡椒

白胡椒 呈球形，表面灰白色或淡黄白色，平滑。顶端中央有一凹坑，基部具一凸尖，两端间有多数色线状条纹。鼻闻微有臭气，味辛、辣。

荔枝核

【来源】本品为无患子科植物荔枝的干燥成熟种子。

【采收加工】夏季采收成熟果实，除去果皮和肉质假种皮，洗净，晒干。

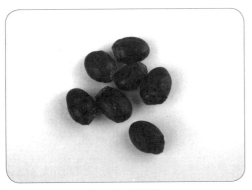

图 162 荔枝核

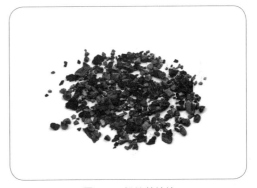

图 163 粉炒荔枝核

【产地】主产于广东、广西、云南等省。

【药材鉴别】本品呈长圆形或卵圆形，略扁，长 1.5~2.2 cm，直径 1~1.5 cm。表面棕红色或紫棕色，平滑，有光泽，略有凹陷及细波纹。一端有类圆形黄棕色的种脐，直径约 7 mm。质硬，子叶 2 片，棕黄色。气微，味微甘、苦、涩。

柏子仁

【来源】本品为柏科植物侧柏的干燥成熟种子。

【采收加工】秋、冬二季打下成熟种子，晒干，除去种皮，收集种仁。

【产地】主产于山东、河北、河南等省。

【药材鉴别】呈长卵形或长椭圆形，长 0.4~0.7 cm，直径 0.15~0.3 cm。表面黄白色或浅黄棕色，有的残留膜质肉种皮，顶端略尖，有深褐色的小点，基部钝圆。质软，富油性。气微香，味淡。

牵牛子

【来源】本品为旋花科植物裂叶牵牛或圆叶牵牛的干燥成熟种子。

【采收加工】秋末果实成熟、果壳未开裂时采割植株，晒干，打下种子，除去杂质。

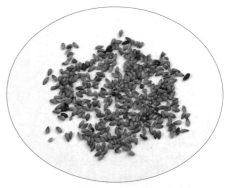

图164　柏子仁

【产地】主产于山东、河北、河南等省。

【药材鉴别】似橘瓣状，长 4~8 mm，宽 3~5 mm。表面灰黑色或淡黄白色，背面有一条浅纵沟，腹面棱线的下端有一点状种脐，微凹。质硬，横切面可见淡黄色或黄绿色皱缩折叠的子叶，微显油性。无臭，味辛、苦，有麻感。

急性子

【来源】本品为凤仙花科植物凤仙花的干燥成熟种子。

【采收加工】夏、秋二季果实即将成熟裂开时采收，晒干，除去果皮和杂质。

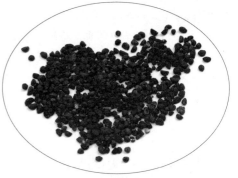

图165　牵牛子（黑）

【产地】主产于山东、河北等省。

【药材鉴别】呈椭圆形、扁圆形或卵圆形，长 0.2~0.3 cm，宽 0.15~0.25 cm。表示棕褐色或灰褐色，粗糙，有稀疏的白色或浅黄棕色小点，种脐位于狭端，稍突出。质坚实，种皮薄，子叶灰白色，半透明，油质。无臭，味淡、微苦。

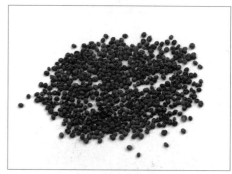

图166　急性子

莱菔子

【来源】本品为十字花科植物萝卜的干燥成熟种子。

【采收加工】夏季果实成熟时割取地上部分，晒干，搓出种子，除去杂质，再晒干。

【产地】山东、河北、河南等省皆产。

【药材鉴别】呈类卵圆形或椭圆形，稍扁，长 2.5~4 mm，宽 2~3 mm。表面黄棕色、红棕色或灰棕色。一端有深棕色圆形种脐，一侧有数条纵沟。种皮薄而脆，子叶 2 片，黄白色，有油性。无臭，味淡、微苦辛。

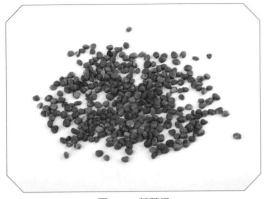

图167 莱菔子

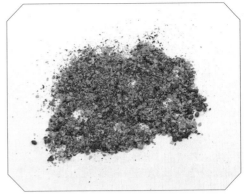

图168 粉炒莱菔子

莲 子

【来源】本品为睡莲科植物莲的干燥成熟种子。

【采收加工】秋季果实成熟时收割莲房，取出果实，除去果皮，干燥。

【产地】福建、湖南、湖北等省。

【药材鉴别】略呈椭圆形或类球形，长1.2~1.8 cm，直径0.8~1.4 cm。表面浅黄棕色至红棕色，有细纵纹和较宽的脉纹。一端中心呈乳头状突起，深棕色，多有裂口，其周边略下陷。质硬。种皮薄，不易剥离。子叶两片，黄白色，肥厚，中有空隙，具绿色莲子心。无臭，味甘、微涩。

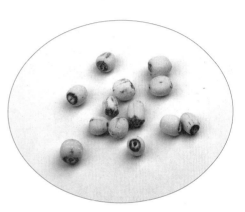

图169 莲子

莲子心

【来源】本品为睡莲科植物莲的成熟种子中的干燥幼叶及胚根。取出，晒干。

【产地】主产于福建、湖南、湖北等省。

【药材鉴别】成细棒状，长1~1.4 cm，直径0.2 cm。幼叶绿色，一长一短，卷成箭形，先端向下反折，两幼叶间可见细小胚芽胚根，圆柱形，长约0.3 cm，黄白色。质脆，易折断，断面有数个小孔。气微，微苦。

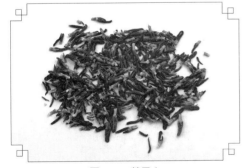

图170 莲子心

桃 仁

【来源】本品为蔷薇科植物桃或山桃的干燥成熟种子。

【采收加工】果实成熟后采收，除去果肉和核壳，取出种子，晒干。

【产地】主产于山东、河北、河南、陕西等省。

【药材鉴别】呈扁卵圆形，长1.2~1.8 cm，宽0.8~1.2 cm，厚0.2~0.4 cm。表面黄棕色至红棕色，密布颗粒状突起。一端尖，中部膨大，另端钝圆稍扁斜，边缘较薄。尖端一侧有短线形种脐，圆端

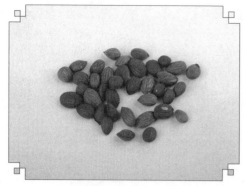

图 171　桃仁

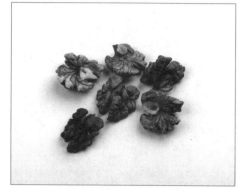

图 172　核桃仁

有颜色略深不甚明显的合点，自合点处散出多数纵向维管束。种皮薄，子叶 2 片，类白色，富油性。气微，味微苦。

小桃仁　呈类卵形，较小而肥厚，长约 0.9 cm，宽约 0.7 cm，厚约 0.5 cm。气微，味微苦。

核桃仁

【来源】本品为胡桃科植物胡桃的干燥成熟种子。

【采收加工】秋季果实成熟时，除去外果皮晒干，除去果壳，取仁。

【产地】主产于山东、新疆、河北、陕西等地。

【药材鉴别】为不规则的块状，有皱纹的沟槽，大小不一，完整者类球形，直径 2~3 cm。一端可见三角形突起的胚根，种皮淡黄色或黄褐色，偶有棕黑色膜状微管样脉纹，深棕色，完整者子叶两枚，类白色，质脆，富油性。无臭，味甘，种皮微涩、微苦。

益　智

【来源】本品为姜科植物益智的干燥成熟果实。

【采收加工】夏、秋果实由绿变红时采收，晒干。

【产地】主产于广东等省。

【药材鉴别】呈椭圆形，两端略尖，长 1.2~2 cm，直径 1~1.3 cm。表面棕色或灰棕色，有纵向凹凸不平的突起棱线 13~20 条，顶端有花被残基，基部常残存果梗。果皮薄而稍韧，与种子紧贴，种子集结成团，中有隔膜将种子团分为 3 瓣，每瓣有种子 6~11 粒。种子呈不规则的扁圆形，略有钝棱，直径约 3 mm，表面灰褐色或灰黄色，外被淡棕色膜质的假种皮；质硬，胚乳白色。有特殊香气，味辛，微苦。

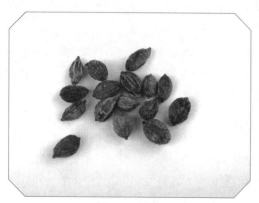

图 173　益智

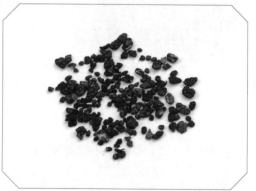

图 174　炒益智仁

预知子

【来源】本品为木通科植物木通、三叶木通和白木通的干燥成熟果实。

【采收加工】夏、秋果实绿黄时采收，晒干，易生虫。

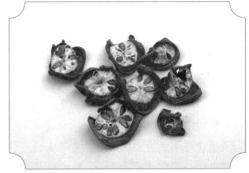

图175 预知子

【产地】四川、山东省有分布。

【药材鉴别】呈长椭圆形，或略呈肾形，稍弯曲，长 3~9 cm，直径 1.3~3.5 cm。表面黄棕色或黑褐色，有不规则纵向网状皱纹，顶端钝圆，有时可见圆形柱头残基，基部具圆形，稍内凹的果柄痕。质硬，果瓤淡黄色或黄棕色，种子多数，卵圆形或不规则三角形，表面红棕色或紫褐色，有光泽具纵向纹理。气微，味苦，有油腻感。

桑葚子

【来源】本品为桑科植物桑的干燥果穗。

【采收加工】4~6 月果实变红时采收，晒干，采收时防止落地粘土，市售品多有泥沙，口尝有沙粒感。

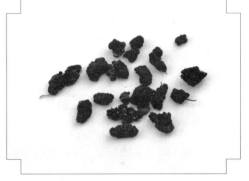

图176 桑葚子

【产地】主产于山东、河北等省。

【药材鉴别】为聚花果，由多数小瘦果集合而成，呈长圆柱形，长 1~2 cm，直径 0.5~0.8 cm。表面黄棕色、红棕色至暗紫色，可见短果序柄，小瘦果卵圆形，稍扁，长约 0.2 cm，宽约 0.1 cm。外具肉质花被 4 枚。气微，味酸而甜。

蛇床子

【来源】本品为伞形科植物蛇床的干燥成熟果实。

【采收加工】夏、秋果实成熟时采收，除去杂质，晒干。

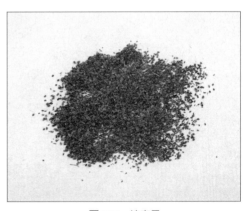

图177 蛇床子

【产地】主产于山东、江苏、湖北等地。

【药材鉴别】为双悬果，呈长椭圆形，长 0.2~0.4 cm，直径 0.2 cm。表面灰黄色或灰褐色，顶端有两枚向外弯曲的柱基，基部有细梗，分果的背面有薄而突起的纵棱 5 条，接合面平坦，有 2 条棕色略突起的纵棱线。果皮松脆，揉搓易脱落，种子细小，灰棕色，显油性。气香，味辛凉，有麻舌感。

【混淆品】旱芹的果实，较正品小；土蛇床，较蛇床大，易区别。由于均系伞形科植物，气味近似，应注意区别。

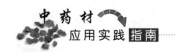
猪牙皂

【来源】本品为豆科植物皂荚因受外伤等影响而结出的畸形小荚果。

【采收加工】秋季果实成熟时采摘，除去杂质，晒干。

【产地】主产于山东、四川等地。

【药材鉴别】呈圆柱形，略扁而弯曲，长 5~11 cm，宽 0.7~1.5 cm。表面紫棕色或紫褐色，被灰白色蜡质粉霜，擦去后有光泽，并有细小的疣状突起及线状或网状的裂纹。顶端有鸟喙状花柱残基，基部具果梗残痕。质硬而脆，易折断，断面棕黄色，中间疏松，有淡绿色或淡棕黄色的丝状物，偶有发育不全的种子。气微，有刺激性，味先甜而后辣。

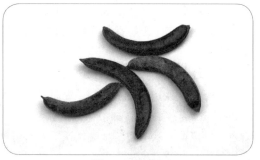

图 178 猪牙皂

淡豆豉

【来源】本品为豆科植物大豆的成熟种子发酵加工品。

【药材鉴别】呈椭圆形，略扁，长 0.6~1 cm，直径 0.5~0.7 cm。表面黑色，皱缩不平，质柔软，断面棕黑色。气香，味微甘。

楮实子

图 179 豆豉

【来源】本品为桑科植物构树的干燥成熟果实。

【采收加工】秋季果实成熟时采收，洗净，晒干，除去白色膜状宿萼及杂质。

【产地】主产于河南、四川、山东、湖北、江苏等省。

【药材鉴别】略呈球形或卵圆形，稍扁，直径 0.15 cm。表面红棕色，有网状皱纹或颗粒状突起，一侧有棱，一侧有凹沟，有的具有果梗。质硬而脆，易压碎，胚乳类白色，富油性。气微，味淡。

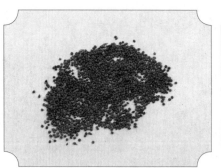

图 180 楮实子

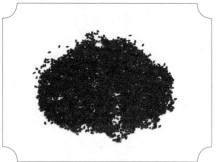

图 181 黑芝麻

黑芝麻

【来源】本品为胡麻科植物芝麻的干燥成熟种子。

【采收加工】秋季果实成熟时割取地上部分，晒干，打下种子，除去杂质，再晒干。

【产地】山东、河北、河南、安徽等省。

【药材鉴别】呈扁圆形，长约 0.3 cm，宽约 0.2 cm。表面黑色，平滑或有网状皱纹，顶端有棕色点状种脐，种皮薄，子叶 2 片，白色，富油性。气微，味甘，有香气。

槐 角

【来源】本品为豆科植物槐的干燥成熟果实。

【采收加工】冬季果实成熟时采收，晒干，去掉杂质。

【产地】主产于山东、河北、河南等省。

【药材鉴别】呈连株状，长 1~6 cm，直径 0.6~1 cm。表面黄绿色或黄褐色，皱缩而粗糙，背缝线一侧呈黄色。质柔润，干燥皱缩，易在收缩处折断，断面黄绿色，有黏性。种子 1~6 粒，肾形，长约 8 mm，表面光滑，棕黑色，一侧有灰白色圆形种脐；质坚硬，子叶 2 片，黄绿色。果肉气微，味苦，种子嚼之有豆腥气。

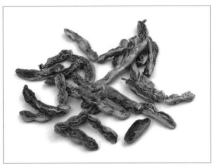

图 182　槐角

路 路 通

【来源】本品为金缕梅科植物枫香树的干燥成熟果实。

【采收加工】冬季果实成熟时采收，除去杂质，晒干。

【产地】主产于浙江等省。

【药材鉴别】为聚花果，由多数小蒴果集合而成，呈球形，直径 2~3 cm。基部有总果梗。表面灰棕色或棕褐色，有多数尖刺及喙状小钝刺，长 0.5~1 mm，易折断。小蒴果顶部开裂，呈蜂窝状小孔。体轻，质硬，不易破开。气微，味淡。

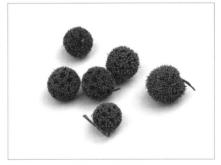

图 183　路路通

锦 灯 笼

【来源】本品为茄科植物酸浆的干燥宿萼或带果实的宿萼。

【采收加工】秋季宿萼呈红色或橙红色时采收，干燥，带果实者不易干燥，应防霉变。

【产地】主产于河北等省。

【药材鉴别】略呈灯笼状，多压扁，长 3~4.5 cm，宽 2.5~4 cm。表面橙红色或橙黄色，有 5 条明显的纵棱，棱间有网状的细脉纹。顶端渐尖，基部略平，中心凹陷有果梗。体轻，质柔韧，中空，或内有棕红色或橙红色果实。果实球形，多压扁，直径 1~1.5 cm，果皮皱缩，内含种子多数。气微，宿萼味苦，果实味甘、微酸。

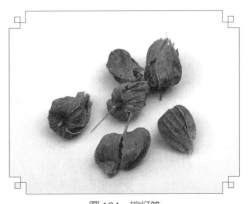

图 184　锦灯笼

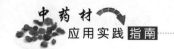
蔓荆子

【来源】本品为马鞭草科植物单叶蔓荆或蔓荆的干燥成熟果实。

【采收加工】秋季果实成熟时采收，除去杂质，晒干。

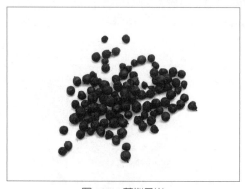

图185 蔓荆子炭

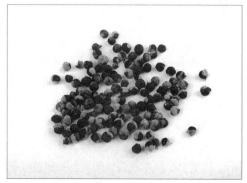

图186 蔓荆子

【产地】主产于山东、江西等地。

【药材鉴别】呈球形，直径4~6 mm。表面灰黑色或黑褐色，被灰白色粉霜状茸毛，有纵向浅沟4条，顶端微凹，基部有灰白色宿萼及短果梗。萼长为果实的1/3~2/3，5齿裂，其中2裂较深，密被茸毛。体轻，质坚韧，不易破碎。横切面可见4室，每室有种子1枚。气特异而芳香，味淡、微辛。

榧 子

【来源】本品为红豆杉科植物榧的干燥成熟种子。

【采收加工】秋季种子成熟时采收，除去肉质假种皮洗净、晒干。

【产地】主产于浙江等省。

【药材鉴别】呈卵圆形或长卵圆形，长2~3.5 cm，直径1.3~2 cm。表面灰黄色或淡黄棕色，有纵皱纹，一端钝圆，可见椭圆形的种脐，另一端稍尖。种皮质硬，厚约1 mm。种仁表面皱缩，外胚乳灰褐色，膜质；内胚乳黄白色，肥大，富油性。气微，味微甜而涩。

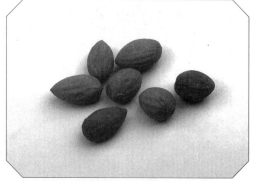

图187 榧子

薏苡仁

【来源】本品为禾本科植物薏苡的干燥成熟种仁。

【采收加工】秋季果实成熟时，割取植株，晒干，打下果实，碾去外壳，除去种皮和杂质。

【产地】主产于河北、山东、贵州等省。

【药材鉴别】呈宽卵圆形或椭圆形，长0.4~0.8 cm，宽0.3~0.6 cm。表面乳白色，略光滑，偶有残存的黄褐色种皮。一端钝圆，另一端宽而微凹，有淡棕色点状种脐。背面圆凸，腹面有1条较宽而深的

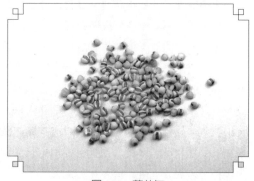

图188 薏苡仁

纵沟。质坚实，断面白色，粉性。气微，味微甜。

市场常有草珠子的种仁充苡米。

附：草珠子

【来源】本品为禾本科植物草珠子的种仁。

【鉴别】呈宽卵圆形，长 0.4~0.5 cm，宽 0.4~0.6 cm。表面乳白色略透明，光滑，偶有残存的红棕色种皮，两端平截，一端有棕黑色点状种脐。背面圆凸，腹面有一条宽而深的纵沟。质坚实，断面白色或半透明，角质样。气微，味微甜。

橘 核

【来源】本品为芸香科植物橘及其栽培变种的干燥成熟种子。

【采收加工】果实成熟后收集，洗净，晒干。

【产地】主产于浙江、江西、福建、广东、四川等省。

【药材鉴别】呈卵圆形，一端常呈尖突状，长 0.8~1.2 cm，直径 0.4~0.6 cm。外种皮淡黄白色或灰白色，略光滑，一侧有种脊棱线，自种脐延至合类，外种皮薄而韧，除去外皮后可见淡棕色的膜质内种皮紧贴于外种皮之内，子叶两片，肥厚，富油性，淡绿色，多胚或单胚。气微有油味，味苦。

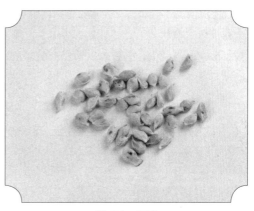

图189 橘核

覆盆子

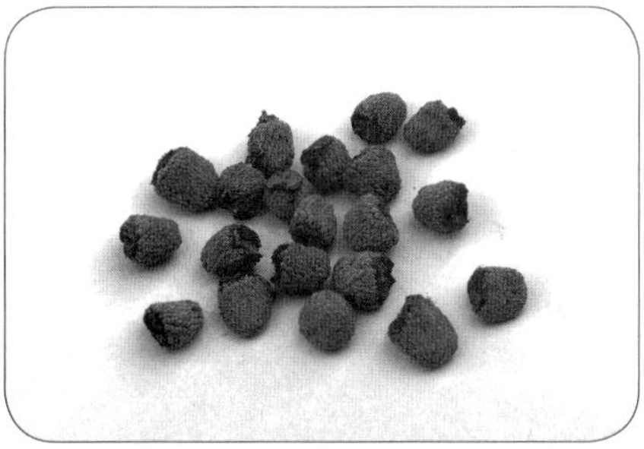

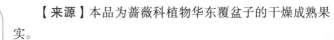

图190 覆盆子

【来源】本品为蔷薇科植物华东覆盆子的干燥成熟果实。

【采收加工】夏季变黄时采收，除去梗、叶，置沸水中略烫或略蒸，取出，干燥。

【产地】主产于浙江等省。

【药材鉴别】为聚合果，由多数小核果聚合而成，呈圆锥形或扁圆锥形，高 0.6~1.3 cm，直径 0.5~1.2 cm。表面黄绿色或淡棕色，顶端钝圆，基部中心凹入。宿萼棕褐色，下有果梗痕。小果易剥落，每个小果呈半月形，背面密被灰白色茸毛，两侧有明显的网纹，腹部有突起的棱线。体轻，质硬。气微，味微酸涩。

（三）全草类

大 蓟

【来源】本品为菊科植物蓟的干燥全草及根。别名刺蓟。主产于河北、山东等地。功用凉血止血，祛瘀消肿。

【商品规格】不分等级为统货，大蓟根山东不习用。20世纪60年代有的省市误收蓝刺头为大蓟使用，并外调上海，因不适销退货。历史上亦曾误用大刺儿菜为大蓟，后均已纠正。

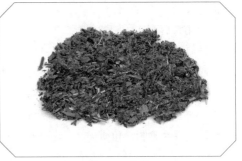

图191　大蓟

【药材鉴别】茎呈圆柱形，基部直径1.2 cm。表面绿褐色或棕褐色，有数条纵棱，被丝毛。断面灰白色，髓部疏松或中空。叶皱缩多破碎，完整的叶片平整后呈倒披针形或倒卵状椭圆形，羽状深裂，边缘具不等长的针刺，叶上面灰绿色或黄棕色，下表面色较浅，两面均具灰白色丝状毛。头状花序顶生，球形或椭圆形，总苞黄褐色，羽状冠毛灰白色。气微，味淡。

【混淆品】蓝刺头　为菊科植物蓝刺头的地上全草。别名禹州漏芦。多年生草本，高40~70 cm，全株被白色丝状毡毛。茎直立，多单一。叶互生，多卷曲，展开后羽状深裂，裂片呈三角形或卵状披针形，先端锐尖，呈针状，边沿有较短的针刺。头状花序顶生，刺球状，花天蓝色。其根为禹州漏芦。

马鞭草

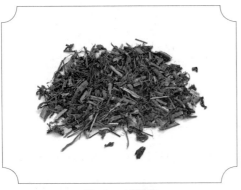

图192　马鞭草

【来源】本品为马鞭草科植物马鞭草的干燥全草。别名紫顶龙牙草、透骨草（徐州）、铁马鞭（浙江）。主产于江苏丹徒、溧阳，湖北、广西、贵州等地。功用活血散瘀，截疟，解毒，利水消肿。

【商品规格】不分等级，均为统货。有的省区长期误用千屈菜为马鞭草，称山马鞭，虽已纠正十数年，但仍有误用者，应注意区别。

【药材鉴别】茎呈方柱形，多分枝，四面有纵沟，长0.5~1 cm。表面绿褐色，粗糙。质硬而脆，断面有髓或中空。叶对生，皱缩，多破碎，绿褐色，完整者展平后叶片3深裂，边缘有锯齿。穗状花序细长，有小花多数。无臭，味苦。

【混淆品】山马鞭　为千屈菜科植物千屈菜的地上全草。产于山东等地。茎呈方柱形，灰绿色或黄绿色，基部圆形，红棕色，直径0.5~1 cm。质硬，易折断，断面边缘纤维状，中空。叶片灰绿色，质脆，多皱缩破碎，完整的叶对生，无柄，披针形，全缘。穗状花序顶生，花瓣紫红色，每2~3朵小花腋生于一叶片苞片内。味微苦。

石　斛

【来源】本品为兰科植物环草石斛、黄草石斛、马鞭石斛，金钗石斛或铁皮石斛的新鲜或干燥茎。别名黄草、耳环石斛、金钗石斛、木石斛等。主产于云南蝗砚山、巍山、帅宗，广西的靖西、平乐、桂林、凌乐、睦边，安徽霍山，贵州的兴义、安顺、都匀，湖北的老河口以及四川等地。功用益胃生津，滋阴清热。

【商品规格】石斛产地广，品种复杂，规格繁多。历史上有耳环石斛、金钗石斛、黄草石斛、木石斛等，又以质量的优劣分若干等级。如黄草石斛和部分环草石斛，根据粗细又分细黄草、中黄草、大黄草等。因产地不同规格也不尽相同。目前耳环石斛上等规格者已少见，多分细黄草、中黄草、木石斛等。目前石斛混淆品较多，来源复杂，有大瓜石斛、小瓜石斛及来源不详者，商品切咀很碎，有的特粗，较木石斛（马鞭石斛）粗约1倍。饮片为短咀，呈轮状，纵沟深至中部，表面金黄色，有的断面如海绵，有的干瘪，嚼之味淡，无黏性，应注意区别。20世纪50年代药店备有鲜石斛配方，后因运输不便和不易保管不再进货。

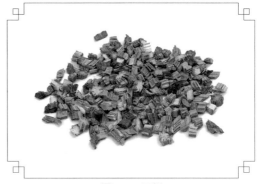

图193　石斛

【药材鉴别】

1. 环草石斛　呈细长圆柱形，常弯曲或盘绕成团，长15~35 cm，直径0.1~0.3 cm，节间长1~2 cm。表面金黄色，有光泽，具细纵纹。质柔韧而实，断面较平坦。无臭，味淡，嚼之有黏感。

2. 黄草石斛　长30~80 cm，直径0.3~0.5 cm。表面金黄色至淡黄褐色，具纵沟。体轻质实，嚼之有黏性。

3. 马鞭石斛　山东省称木石斛，呈长圆锥形，长40~120 cm，直径0.6~0.8 cm。表面金黄色和暗黄色，有深纵槽。质疏松，断面呈纤维性。味微苦。

4. 金钗石斛　呈扁圆柱形，长20~40 cm，直径0.4~0.6 cm，表面金黄色或黄中带绿色，有纵沟。质硬而脆，断面较平坦，味苦。

5. 耳环石斛　亦称枫斗，形小而卷曲，如女人所佩戴的耳环。呈螺旋形或弹簧形，一般2~4个旋纹，将茎拉直后长4~8 cm，直径0.2~0.3 cm。表面黄绿色，有细纵皱纹，一端可见基部留下的短须根。质坚实，易折断，断面平坦。嚼之有黏性，有"龙头凤尾"（茎基痕形如龙头，茎尖端如凤尾）者为佳。

【伪品】

1. 果上叶　为兰科植物密花石豆兰的干燥全草。主产于云南、贵州和广东等地。长匍匐根状茎，有节。具假鳞茎，假鳞茎俗称"瓜"，呈肉质，圆柱状长卵圆形，贴生于根茎上，每节一个，同一方向排列，每一假鳞茎上生一叶，草质，厚而脆。

2. 有瓜石斛　为兰科植物流苏金石斛的干燥茎。主产于广东、海南、广西、云南、贵州、四川等地。以海南产量最大。茎呈圆柱形，下部的茎节明显，密如小竹枝状。全体金黄色，光滑而有光泽，上部每节生一假鳞茎，习称"瓜"，假鳞茎纹形，多为压扁状，有纵沟纹，体轻质疏松，火烧即膨胀。断面淡白色，纤维性。气微，味淡。

白花蛇舌草

【来源】本品为茜草科植物白花蛇舌草的干燥全草。别名二叶（福建）、蛇舌草、蛇针草、蛇利草（广西）、了哥利（广东）。主产于广东、广西、福建、浙江、江西、安徽等地。功用清热解毒，利尿消肿，活血止痛。

【商品规格】本品原为江南部分省市的常用草药，江北使用历史较短，20世纪60年代开始调入使用。商品不分等级。近来发现有以同科植物水线草的全草充白花蛇舌草应用，应注意区别。

【药材鉴别】本品缠绕成团状，质较软，株长15~70 cm。茎呈四棱形或圆柱形，绿色或黑褐色，有显著的纵棱。叶对生，无柄或具短柄，叶片浸泡展平后呈条状披针形，先端渐尖，基部渐狭，全缘。

中脉一条，显著下凹，侧脉不显，托叶膜质，基部合生成鞘状。蒴果扁球形，直径 0.2~0.25 cm，灰褐色，膜质，两侧各有一条纵沟，花萼宿存，种子细小。气微，味微苦。

【混淆品】水线草（蛇舌草）为茜草科植物伞房花耳草的干燥全草。别名伞房花耳草，产于广东、福建、江西等地。缠绕成团与白花蛇舌草相似，质较硬，手握之有刺手感。茎绿色或紫红色，通常四棱形，稍被微毛，亦有圆柱形近无毛者。叶对生，近无柄，条形或条状披针形。花序腋生，2~5 朵呈伞房状排列。蒴果近球形，直径 0.15~0.18 cm，先端平坦，具宿存裂片。气微，味淡。

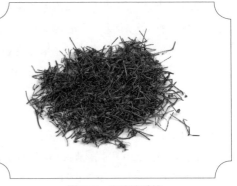

图 194　白花蛇舌草

金钱草

【来源】本品为报春花科植物过路黄的干燥全草。别名大金钱草、小黄药、一串钱、铜钱草。主产于四川、湖北等地。功用清热利湿通淋，消肿。

【商品规格】不分等级，均为统货。金钱草品种复杂，有的省区曾误用连钱草为金钱草，现已纠正。目前习用的为过路黄和广金钱两种。近年来商品中常有聚花过路黄混杂，掺杂比例不等。有的全系聚花过路黄，应注意区别。

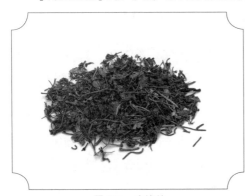

图 195　金钱草

【药材鉴别】茎弯曲，表面棕色或暗棕红色，有纵纹，节上有的具须根，断面实心。叶对生多皱缩，展平后呈宽卵形或心形，长 1~3.5 cm，宽 1~3.5 cm。基部微凹。全缘，上表面灰绿色或棕褐色，下表面色较浅，主脉明显突起。用水浸后，对光透视可见黑色或褐色条纹，叶柄长 1~4 cm。有的带花、黄色、单生叶腋，具长梗，蒴果球形。气微，味淡。

【伪品】聚花过路黄　为报春花科植物聚花过路黄的干燥全草。别名风寒草。主产于四川等地。茎圆柱形，表面棕红色，可见疏柔毛，质稍韧，断面中空。叶片卵形，基部下沿成楔形，主侧脉明显，表面密被毛茸。花通常 2~4 朵，集生于茎端。

地 丁

【来源】本品为堇菜科植物紫花地丁的干燥全草。别名紫花地丁、地丁菜。主产于山东、江苏、湖北、广西等地。功用清热解毒，凉血消肿。

【商品规格】历史上部分地区以使用豆科植物米口袋为主，称甜地丁，20 世纪 60 年代各地由河北引种罂粟科植物紫堇称苦地丁，亦称紫花地丁，而堇菜科的紫花地丁不习用。目前以使用罂粟科的紫堇为主。

【药材鉴别】本品多皱缩成团，主根长圆锥形，直径 0.1~0.3 cm，淡黄棕色，有细纵皱纹。叶基生，灰绿色，展平后叶片呈披针形或卵状披针形，长 1.5~ 6 cm，宽 1~2 cm；先端钝，基部截形或稍心形，边缘具钝齿，两面有毛，叶柄细，长 2~6 cm，上部具明显狭翅。花茎纤细，花瓣 5 片，紫堇色或淡棕色；花具细管状。蒴果椭圆形或二裂，种子多数，淡棕色。气微，味微苦而稍黏。

甜地丁

【来源】本品为豆科植物米口袋的干燥全草。别名米布袋。主产于山东济南、章丘、长清等地。功用清热，解毒，消肿。

【药材鉴别】根呈长锥形，长 10~20 cm，直径 0.6~1 cm。表面红棕色或土黄色，粗糙，有纵皱纹。靠近根的上部可见芦头，其上有多数茎生叶。叶为羽状复叶，叶柄细长，小叶片椭圆形或长圆形，被白色柔毛，多呈灰绿色。有时可见圆筒状的荚果，表面密披柔毛，开裂或不开裂。主根质坚韧不易折断，断面纤维性，黄白色。口尝有豆腥气，味淡。

苦地丁

【来源】本品为罂粟科植物紫堇的干燥全草。别名地丁草、紫花地丁。主产于内蒙古、河北、山东济南等地。功用清热解毒，消痈肿。

【药材鉴别】为皱缩干燥的全草，长 5~10 cm。地上部分柔软，暗绿色或棕绿色。叶有两种，基生叶多数丛生，茎生叶互生，均具叶柄，长 3~6 cm，干燥时呈波状弯曲，叶片卷曲皱缩。茎纤细，具纵棱线。其上可见长椭圆形扁平荚果，表面暗绿色或黑绿色，无毛，内含种子数枚，黑色，圆形而光亮。质柔而脆。嗅之有青草气，味苦而持久。

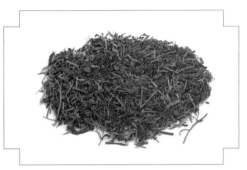

图196 苦地丁

青蒿

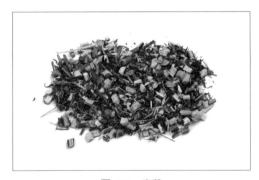

图197 青蒿

【来源】本品为菊科植物黄花蒿的地上干燥部分。别名黄花蒿、臭蒿。主产于山东济南、长清、章丘及全国各地。功用清热解暑，除蒸，截疟。

【商品规格】有的地区历史上将青蒿以及四月后收割的茵陈蒿都做青蒿药用，后纠正改用青蒿（黄花蒿）。山东省有的地区仍以茵陈蒿及滨蒿做青蒿用。商品不分等级。正品青蒿在山东、烟台等地有少量分布，但多未收购使用。

【药材鉴别】茎呈圆柱形，上部多分枝，长 30~160 cm，直径 0.2~0.6 cm。表面黄绿色或黄棕色，具纵棱线。质略硬，易折断，断面中部有髓。叶互生，暗绿色或棕绿色，卷缩易碎，完整者展平后为三回羽状深裂。气香特异，味微苦。

佩兰

【来源】本品为菊科植物佩兰的干燥地上部分。别名水香（江苏）。主产于江苏南京、苏州和

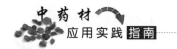

浙江等地。功用芳香化湿，醒脾开胃，发表解暑。

【商品规格】不分等级为统货。山东济南和部分地区曾用罗勒的地上部分称香佩兰，现已纠正。

【药材鉴别】茎呈圆柱形，长30~100 cm，直径0.2~0.5 cm。表面黄棕色或黄绿色，有的带紫色。有明显的节及纵棱线。质脆，断面髓部白色或中空。叶对生，叶片多皱缩破碎，绿褐色，完整叶片3裂或不分裂，分裂者中间裂片较大，展平后呈披针形，基部狭窄，边缘有锯齿，不分裂者展平呈卵圆形、卵状披针形或椭圆形。气芳香，味微苦。

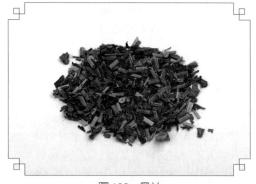

图198　佩兰

【混淆品】罗勒　为唇形科植物罗勒的干燥地上部分。别名香佩兰、光明子。茎呈方柱形，长短不等，表面灰黄色，黄棕色，并带紫色，有细纵纹理。节明显，质硬，易折断，断面皮部黄色，纤维性，髓部疏松，白色。叶黄绿色，多破碎。假总状轮伞花序，每轮有花6朵，每朵花上剩一片倒披针形苞片及钟状花萼，黄棕色膜质，有突起的网纹。花萼先端5裂，外被柔毛。小坚果长卵球形，黑褐色（光明子），叶捻之有似薄荷的芳香气，味苦辛。

茵陈

【来源】本品为菊科植物茵陈蒿或滨蒿的干燥幼苗。别名绵茵陈、白茵陈、白蒿。主产于山东济南、章丘、济阳、商河，湖北汉阳、孝感，浙江永嘉，江苏苏州等地。功用清湿热，退黄疸。

【商品规格】历史上山东等省区习用茵陈蒿，20世纪50年代后由山东济阳和惠民地区等地收购了大量滨蒿与茵陈同用。但调往广东、天津等地后，均因蒿香味大而特异不适销而退货。商品不分等级为统货。

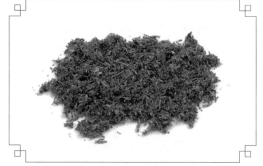

图199　茵陈

【药材鉴别】本品多卷曲成团状，灰白色或灰绿色，全体密被白色茸毛，绵软如绒。茎细小，长1.5~2.5 cm，直径0.1~0.25 cm。除去表面白色茸毛后可见明显纵纹，质脆易折断。叶具柄，展平后叶片呈1~3回羽状5裂，叶片长1~3 cm，宽1 cm，小裂叶卵形，或稍呈倒披针形、条形，先端锐尖。气清香，味微苦。

益母草

【来源】本品为唇形科植物益母草的干燥地上部分。别名坤草、田芝麻。主产于山东齐河、长清，东北地区，河南，广东等地。功用活血调经，利尿消肿。

【商品规格】不分等级，均为统货。历史上山东济南曾误收夏至草数万斤为益母草。益母草也常见混有鏊菜，应注意鉴别。

【药材鉴别】茎呈方柱形，上部多分枝，四面凹下成纵沟，长30~100 cm，直径0.5~1 cm。表面灰绿色或黄绿色。体轻质韧，断面中部有髓。叶交互对生，有柄。叶片灰绿色，多皱缩破碎，易脱落，完整者下部叶掌状 3 裂，上部叶羽状深裂或浅裂成 3 片，裂片全缘或具少数锯齿。轮伞花序腋生，小花淡紫色，花萼筒状，花冠唇形。气微，味微苦。

【混淆品】錾菜　为唇形科植物錾菜的地上干燥全草。别名白花益母草。其形态与益母草相似，主要区别是：全株较粗糙。茎中部叶卵形，边缘 3 裂达中部，叶缘疏生粗锯齿状牙齿，茎上部叶卵形至披针形，两面均被粗糙毛。花冠较大，长约 1.8 cm，淡粉红色或白色；萼筒外密被细毛，萼齿先端呈尖刺状。

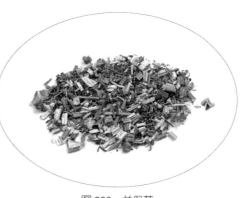

图200　益母草

【伪品】夏至草　为唇形科植物夏至草的干燥地上部分。别名纺车花、风车花。植株矮小，高约 50 cm，茎细柔，多分枝，被倒生细毛。茎生叶掌状 3 全裂，裂片具钝齿或小裂，两面均密生细毛。花轮具 6~10 朵花，腋生，苞片毛状，与萼筒等长，花萼钟形，5 齿，上面 3 齿较长，下面 2 齿较短。花冠白色，花冠筒较长萼为短，包于萼内，雄蕊与花柱均包在花冠筒内。小坚果三棱形，褐色。

透骨草

【来源】本品为大戟科植物地构叶的干燥全草。别名珍珠透骨草、兔子干粮。主产于山东章丘、长清、平阴、沂源，河南洛阳、南阳，江苏徐州以及山西、陕西等地。功用祛风湿，活血，止痛。

【商品规格】商品不分等级。透骨草的品种甚为复杂，其原植物有 12 科，17 种之多。山东省主销大戟科的地构叶，名珍珠透骨草。在其货源短缺时亦使用紫葳科的角蒿，称羊角透骨草。凤仙科的凤仙花称其全草为凤仙草。

【药材鉴别】

1. 珍珠透骨草　茎圆柱形，丛生，直立，多分枝。高 15~30 cm，直径 0.1~0.4 cm。表面灰绿色或淡紫色，密生细柔毛。质较脆，易折断。断面外圈有一层紫色的环。叶互生，多破碎脱落，呈灰绿色，两面密被细柔毛。枝端有时可见总状花序。花形小，蒴果三棱状扁圆形。气微，味淡而微苦。

2. 羊角透骨草　为紫葳科植物角蒿的干燥地上部分。产于山东淄博、潍坊等地。夏秋二季生长茂盛时割取地上部分。茎直立，圆柱形，长 30~100 cm 以上，

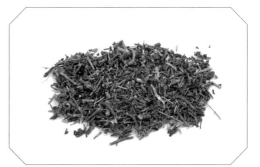

图201　珍珠透骨草

下部直径 0.5~1 cm。表面淡黄色，有纵向的细棱线，光滑无毛。质轻而脆，折断面刺状，中央有白色的髓。叶多已脱落，可见互生的叶痕。上部有总状排列的果实，呈羊角状，长 6~8 cm，直径 4~6 mm，多数已开裂而露出内部的种子。种子扁平，具有膜质的翅。无臭，味淡。

翻白草

【来源】本品为蔷薇科植物翻白草的干燥全草。全国各地有野生，主产于河北保定，安徽亳县、滁县和山东等地。功用清热解毒，消肿止血。

【商品规格】不分等级，均为统货。山东地区习用品为委陵菜，使用历史久远。委陵菜年收购量较大，除自用外多调往广东等地。

【药材鉴别】

1. 翻白草　为带根的全草，根呈纺锤形或圆锥形，有时分枝，长 5~8 cm。表面暗红棕色，扭曲而皱缩，无明显的茎。叶根生，奇数羽状复叶，2~5 对，叶柄基部较宽而抱合，小叶片两枚对生，长椭圆形，具短柄，顶端有一枝较大，向下逐渐变小，叶片长 1~2.5 cm，宽约 0.7 cm，皱缩，多从中脉向对折，上表面暗绿色，下面灰白色，密布毛茸，边缘具粗锯齿，根头部及叶柄均被白色毛茸。质稍脆，易碎。气微臭，味涩。

2. 委陵菜　为蔷薇科植物委陵菜的干燥全草。主产于山东济南、烟台、莱阳和辽宁、安徽等地。根呈长圆柱形，长约 10 cm，栓皮呈片状剥落，暗红棕色，羽状复叶，小叶 8~11 对，狭长椭圆形，羽状深裂，干燥时小叶片亦对折，边缘稍向外反卷，叶片背面密被白色柔毛。

广藿香

【来源】本品为唇形科植物广藿香的地上部分。

【采收加工】枝叶茂盛时割取地上部分，日晒夜闷，反复至干。

【产地】主产于广东、广西、福建等地。

【药材鉴别】本品茎呈方柱形，多分枝，枝条稍曲折，长 30~60 cm，直径 0.2~0.7 cm。表面被柔毛，质脆易折断，断面中部有髓，老茎类圆柱形，直径 1~1.2 cm，被灰褐色栓皮。叶对生皱缩成团，展平后叶片呈卵圆形或椭圆形，长 3~4 cm，宽 3~7 cm，两面均被灰白色绒毛，上端短尖或钝圆，基部楔形；叶柄长 2.5 cm，被柔毛。气香特异，味微苦。

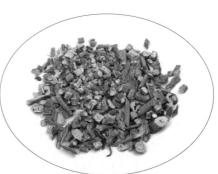

图 202　广藿香

小蓟

【来源】本品为菊科植物刺儿菜的干燥地上部分。

【采收加工】春季割取地上部分，晒干。

【产地】主产于山东、河北、河南等地。

【药材鉴别】该品茎呈圆柱形，有的上部分枝，长 5~30 cm，直径 0.2~0.5 cm；表面灰绿色或带紫色，具纵棱及白色柔毛；质脆，易折断，断面中空。叶互生，无柄或有短柄；叶片皱缩或破碎，完整者展平后呈长椭圆形或长圆状披针形，长 3~12 cm，宽 0.5~3 cm；全缘或微齿裂至羽状深裂，齿尖具针刺；上表面绿褐色，下表面灰绿色，两面均具白色柔毛。头状花序单个或数个顶生；总苞钟状，苞片 5~8 层，黄绿色；花紫红色。气微，味微苦。

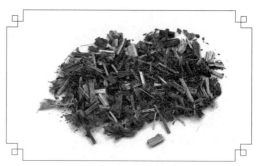

图 203　小蓟

瓦 松

【来源】本品为瓦松科植物瓦松的干燥地上部分。

【产地】主产于山东、河北、河南等省。

【药材鉴别】呈长细圆柱形，长 5~27 cm，直径 0.2~0.6 cm。表面灰棕色，具多数突起的残留叶基，有明显的纵棱线，叶多脱落破碎或卷曲，灰绿色，下部叶尖具白色软骨质，半圆形，有齿；圆锥花絮穗状，花粉红色，花梗长约 0.5 cm。体轻，质脆，易碎。气微，味酸。

车前草

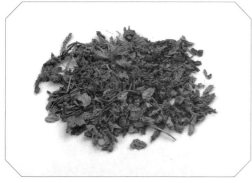

图204 车前草

【来源】本品为车前草科植物车前或平车前的干燥全草。

【采收加工】秋季采挖，晒干，除去杂质。

【产地】主产于山东、河南、河北、安徽等地。

【药材鉴别】本品根丛生，须状。叶基生，具长柄；叶片皱缩，展平后呈卵状椭圆形或宽卵形，长 6~13 cm，宽 2.5~8 cm；表面灰绿色，具明显弧形脉 5~7 条；先端钝或短尖，基部宽楔形，全缘或有不规则波状浅齿。穗状花序数条，花茎长。蒴果盖裂，萼宿存。气微香，味微苦。

平车前　与车前近似，主要不同点是主根直而长，叶较狭长，椭圆形或椭圆状披针形，长 5~14 cm，宽 2~3 cm。

木 贼

【来源】本品为木贼科植物木贼的干燥地上部分。

【采收加工】夏秋割取地上部分，按粗细扎成小捆，阴干或晒干。

【产地】主产于东北等地。

【药材鉴别】呈长管状，不分枝，长 40~60 cm，直径 0.2~0.7 cm。表面灰绿色或黄绿色，有 18~30 条纵棱，棱上有多数小光点的疣状突起，节明显，节间长 2.5~9 cm，节上着生筒状鳞叶叶鞘，基部和鞘齿呈棕色，中部浅棕黄色，体轻，质脆，易折断，断面中空，周边有多数圆形小空腔。气微，味淡，微涩，嚼之有沙砾感。

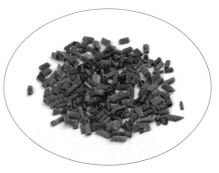

图205 木贼

石 韦

【来源】本品为水龙骨科植物庐山石韦、石韦或有柄石韦的干燥叶。

【采收加工】全年均可采收，除去根茎及根，晒干或扎成小把。

【产地】主产于江西、浙江等省。

【药材鉴别】庐山石韦　叶片略皱缩，展平后呈披针形，长 10~25 cm，宽 3~5 cm。先端渐尖，基部耳状偏斜，全缘，边缘常向内卷曲；上表面黄绿色或灰绿色，散布有黑色圆形小凹点；下表面密生红棕色星状毛，有的侧脉间布满棕色圆点状的孢子囊群。叶柄具四棱，长 10~20 cm，直径 1.5~3 mm，略扭曲，有纵槽。气微，味微涩苦。

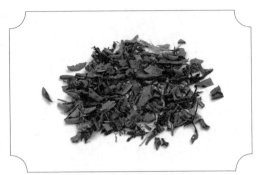

图 206　石苇

石韦　叶片披针形或长圆披针形，长 8~12 cm，宽 1~3 cm。基部楔形，对称。孢子囊群在侧脉间，排列紧密而整齐。叶柄长 5~10 cm，直径约 1.5 mm。

有柄石韦　叶片多卷曲呈筒状，展平后呈长圆形或卵状长圆形，长 3~8 cm，宽 1~2.5 cm。基部楔形，对称。下表面侧脉不明显，布满孢子囊群。叶柄长 3~12 cm，直径约 1 mm。

寻骨风

【来源】本品为马兜铃科草本植物棉毛马兜铃的干燥全草。

【采收加工】全年均可采收地上全草，晒干或洗净切片晒干。

【产地】主产于河南、江西、湖南等地。

【药材鉴别】全体密被灰绿色棉毛，茎圆柱状卵形，多弯曲，叶互生，单叶完整者呈椭圆状卵形，全缘，心形的叶基具弯缺，长 3.5~4.5 cm，上表面毛较少，下表面毛极多。叶基和茎上有 2.5~4 cm 的叶柄掌状脉 3~7 条，叶柄长 1.5~3 cm，不具托叶。气微香，味苦、辛。

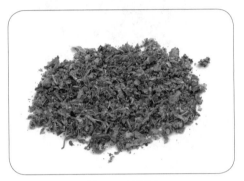

图 207　寻骨风

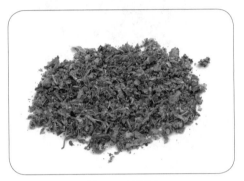

图 208　灯芯草

灯芯草

【来源】本品为灯芯草科植物灯芯草的干燥茎髓。

【采收加工】夏末至秋季，割取茎晒干，取出茎髓扎成小把。

【产地】主产于江苏、四川、云南等省。

【药材鉴别】呈细长圆柱形，长约 90 cm，直径 0.1~0.3 cm。表面白色或淡黄白色，有细纵纹。体轻，质软略有弹性。气微，味淡。

北刘寄奴

【来源】本品为玄参科植物阴行草的干燥成熟全草。

【采收加工】秋季采收，割取地上部分，晒干。

【产地】主产于山东、河北、河南等省。

【药材鉴别】本品为带果穗的全草。茎直立圆柱形，长短不等，直径 0.2~0.4 cm。表面灰棕色或棕黑色，折断面黄白色，边缘呈纤维状，中央为疏松的髓，叶多已脱落。枝梢有多数筒状花萼，长约1.5 cm，表面有明显的10条隆起的纵棱，顶端有5裂，有时可见唇形花冠残留。棕黄色花萼内大多包有长椭圆形的果实，果实表面黑色有纵棱，长0.5~1 cm。质脆，易破碎，内藏多数细小长形的种子，表面皱缩，棕色。气微，味淡。

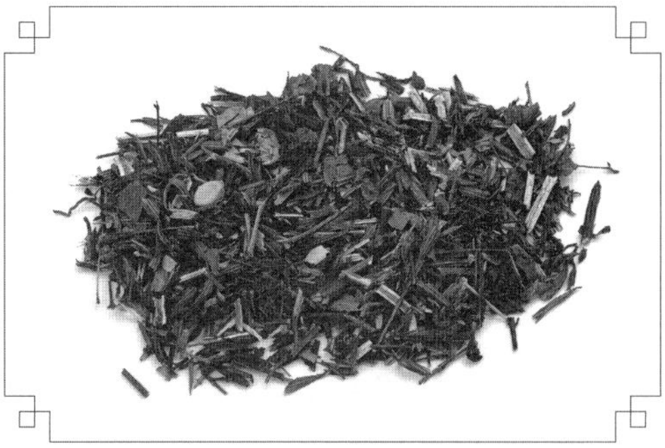

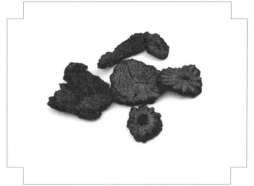

图209 北刘寄奴

肉苁蓉

【来源】本品为列当科植物肉苁蓉或管花肉苁蓉的干燥带鳞叶的肉质茎。

【采收加工】春季苗刚出土时或冰冻之前采挖，除去茎尖，切段，晒干。

【产地】主产于内蒙古、甘肃、新疆等地。

【商品规格】历史上曾有甜大芸、盐大芸、新疆大芸之分。习惯多用甜大芸，盐大芸少用，新疆大芸习用时间较短，多称硬大芸，曾作为混淆品。

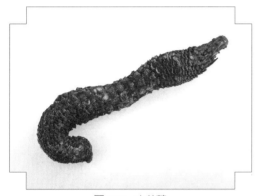

图210 肉苁蓉

图211 制肉苁蓉

【药材鉴别】呈扁圆柱形，稍扭曲，长3~15 cm，直径2~8 cm。表面棕褐色或灰棕色，被覆瓦状排列的肉质鳞叶，通常鳞叶先端已断，质重质硬，有柔性，不易折断，断面棕褐色，有淡棕色点状维管束排列成波状环纹。气微，味甜，微苦。

管花肉苁蓉 呈扁圆锥形或纺锤形，长6~18 cm，直径4~6.5 cm。表面红棕色或棕褐色，基部鳞叶较疏，上部密集鳞叶，基部宽阔，体重，质坚硬，难折断，断面颗粒状，有的中空。气微，味甜，微苦。

非正品：

1. 盐生肉苁蓉 呈圆柱形，较平直，长6~11 cm，直径约5 cm。上端钝圆，下端常截平，表面棕色或灰棕色，鳞叶卵形或卵状披针形，质坚实，断面黄棕色至暗棕色，有多数的黄白色点状维管束排列成深波状环纹。气微，味微甜后微苦。

2. 此外尚有沙苁蓉的干燥带鳞叶的肉质茎与肉苁蓉相似，主要不同点为：呈圆柱形，稍扁，鳞窄短，质硬，无柔性。

3. 市场上有以锁阳饮片假冒肉苁蓉，锁阳无鳞叶，嚼之味涩。

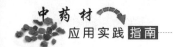

伸筋草

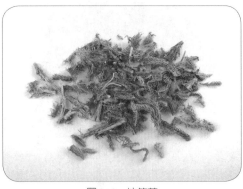

图 212　伸筋草

【来源】本品为石松科植物石松的干燥全草。

【采收加工】夏秋采收，除去杂质，晒干。

【产地】主产于浙江、湖北、江苏等地。

【药材鉴别】匍匐茎呈细圆柱形，略弯曲，长可达 2 m，直径 0.1~0.3 cm。其下有黄白色细根，直立茎作二叉分枝，叶密生茎上，呈螺旋状排列，皱缩弯曲，线形或披针形，长 0.3~0.5 cm，黄绿色至淡黄棕色，无毛，上端芒状全缘，易碎断，质柔软，断面皮部浅黄色，木部类白色。气微，味淡。

泽 兰

【来源】本品为唇形科植物毛叶地瓜儿苗的干燥地上部分。

【采收加工】夏秋二季采割，晒干。

【产地】主产于山东、河北、河南等地。

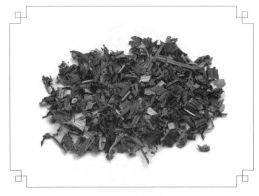

图 213　泽兰

【药材鉴别】茎呈方柱形，少分枝，四面均有浅纵沟，长 50~100 cm，直径 0.2~0.6 cm。表面黄绿色或带紫色，节处紫色明显，有白色绒毛，质脆，断面黄白色，髓部中空。叶对生，有短柄，叶片多皱缩，展平后呈披针形或长圆形，长 5~10 cm，上面墨绿色，下面灰绿色，密具腺点，两面均有短毛；上端尖，边缘有锯齿，花簇生，花冠多脱落，苞片及花萼宿存，黄褐色。气微，味淡。

非正品：茎的节上疏生小硬毛，叶两面无毛，下面有下陷的腺点。

卷 柏

【来源】本品为卷柏科植物卷柏的干燥全草。

【采收加工】春秋均可采收，春采者质佳，除去须根，晒干。

【药材鉴别】多卷缩，似拳状，长 3~10 cm。枝丛生，扁而有分枝，绿色或棕黄色，向内卷曲，枝上密生鳞片状小叶，叶先端具长芒刺，叶两行，卵状矩圆形，斜向上排列，叶缘膜质，有不整齐的细锯齿，侧叶背面膜质，边缘常呈棕黑色，基部残留棕色至棕褐色的须根，散生或聚生成短杆状，质脆，易折断。气微，味淡。

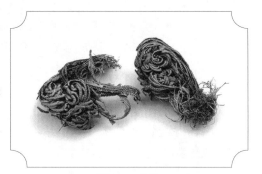

图 214　卷柏

细辛

【**来源**】本品为马兜铃科植物北细辛、汉城细辛或华细辛的干燥根和根茎。前两种习称"辽细辛"。

【**采收加工**】夏季果熟期或初秋采挖，除净地上部分和泥沙，阴干。

【**产地**】主产于辽宁、吉林、安徽等地。

【**药材鉴别**】北细辛　卷曲成团，根茎横生，呈不规则圆柱状，具短分枝，长 1~10 cm，直径 0.2~0.4 cm。表面灰棕色，粗糙有环形的节，节间长 0.2~0.3 cm；分枝顶端有碗状的茎痕，根细长密生节上，长 10~20 cm，直径 0.1 cm，表皮灰黄色，平滑或具纵皱纹，有须根和须根痕。质脆，易折断，断面平坦，黄白色或白色。气辛香，味辛辣，麻舌。

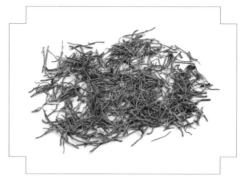

图 215　细辛

华细辛　根茎长 5~20 cm，直径 0.1~0.2 cm，节间长 0.2~1 cm，香气弱，味淡。

习惯上山东多不习用华细辛。

香薷

【**来源**】本品为唇形科植物石香薷或江香薷的干燥地上部分。前者习称"青香薷"，后者习称"江香薷"。

【**采收加工**】夏季茎叶茂盛、花盛时择晴天采割，除去杂质，阴干。

【**药材鉴别**】青香薷　长 30~50 cm，基部紫红色，上部黄绿色或淡黄色，全体密被白色茸毛。茎方柱形，基部类圆形，直径 1~2 cm，节明显，节间长 4~7 cm，质脆，易折断。叶对生，多皱缩或脱落，叶片展平后呈长卵圆形或披针形，暗绿色或黄绿色，

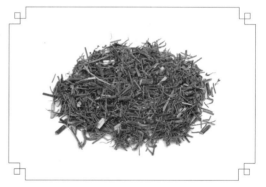

图 216　香薷

边缘有 3~5 个疏浅锯齿。穗状花序顶生及腋生，苞片卵圆形脱落或残存；花萼宿存，钟状，淡紫红色或灰绿色，先端 5 裂，密被茸毛。小坚果 4 颗，直径 0.7~1.1 mm，近圆球形，具网纹。气清香而浓，味微辛而凉。

江香薷　长 55~66 cm，表面黄绿色，质较柔软。边缘有 5~9 个疏浅锯齿。果实直径 0.9~1.4 mm，表面具疏网纹。

穿心莲

【**来源**】本品为爵床科植物穿心莲的干燥地上部分。

【**采收加工**】秋季茎叶茂盛时采割，晒干。

【**产地**】主产于广东、河北等地，多有栽培。

【**药材鉴别**】茎呈方柱形，多分枝，长 50~70 cm。节稍膨大，质脆，易折断，单叶对生，叶柄短

或近无柄，叶片皱缩易碎，完整者呈披针形，长 1.5~8 cm，宽 0.5~2.5 cm。上端渐尖，基部楔形，下部全缘或波状。上表面绿色，下表面灰绿色，两面光滑，顶生或腋生圆锥形花序，蒴果长约 1.5 cm。气微，味极苦。

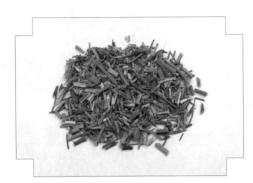
图 217　穿心莲

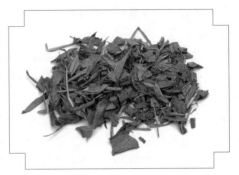
图 218　淡竹叶

淡竹叶

【来源】本品为禾本科植物淡竹叶的茎叶。

【采收加工】夏季未抽花穗前采割地上部分，晒干。

【产地】主产于浙江、江苏、湖南、湖北等地。

【药材鉴别】本品长 25~75 cm，茎呈圆柱形，有节，表面淡黄绿色，断面中空。叶鞘开裂。叶片披针形，有的皱缩卷曲，长 5~20 cm，宽 1~3.5 cm；表面浅绿色或黄绿色。叶脉平行，具横行小脉，形成长方形的网格状，下表面尤为明显。体轻，质柔韧。气微，味淡。

淫羊藿

【来源】本品为小檗科植物淫羊藿、箭叶淫羊藿、柔毛淫羊藿或朝鲜淫羊藿的干燥叶。

【采收加工】夏、秋季茎叶茂盛时采收，晒干或阴干。

【产地】主产于东北地区、四川等地。

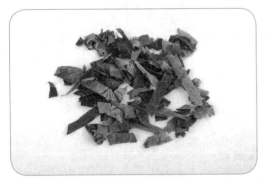
图 219　淫羊藿

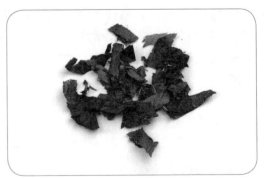
图 220　制淫羊藿

【药材鉴别】淫羊藿　三出复叶；小叶片卵圆形，长 3~8 cm，宽 2~6 cm；先端微尖，顶生小叶基部心形，两侧小叶较小，偏心形，外侧较大，呈耳状，边缘具黄色刺毛状细锯齿；上表面黄绿色，下表面灰绿色，主脉 7~9 条，基部有稀疏细长毛，细脉两面突起，网脉明显；小叶柄长 1~5 cm。叶片近革质。气微，味微苦。

箭叶淫羊藿　三出复叶，小叶片长卵形至卵状披针形，长 4~12 cm，宽 2.5~5 cm；先端渐尖，两侧小叶基部明显偏斜，外侧呈箭形。下表面疏被粗短伏毛或近无毛。叶片革质。

柔毛淫羊藿　叶下表面及叶柄密被绒毛状柔毛。

朝鲜淫羊藿　小叶较大，长 4~10 cm，宽 3.5~7 cm，先端长尖，叶片较薄。

麻　黄

【来源】本品为麻黄科植物草麻黄中麻黄或木贼麻黄的干燥草质茎。

【采收加工】秋季采割绿色的草质茎，晒干。

【产地】主产于内蒙古、东北地区。

【药材鉴别】草麻黄　呈细长圆柱形，少分枝，直径 0.1~0.2 cm。有的带少量棕色木质茎，表面淡绿色或黄绿色，有细纵脊线，触之微有粗糙感。节明显，节间长 2~6 cm。节上有膜质鳞叶，长 0.3~0.4 cm；裂片 2（稀 3），锐三角形，先端灰白色，反曲，基部联合成筒状，红棕色。体轻，质脆，易折断；断面略呈纤维性，周边黄绿色，髓部红棕色，近圆形。气微香，味涩、微苦。

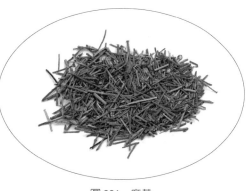

图 221　麻黄

中麻黄　多分枝，直径 0.15~0.3 cm，有粗糙感。节间长 2~6 cm，膜质鳞叶长 0.2~0.3 cm，裂片 2（稀 3），先端锐尖。断面髓部呈三角状圆形。

木贼麻黄　较多分枝，直径 0.1~1.5 cm，无粗糙感，节间长 1.5~3 cm。膜质鳞叶长 0.1~0.2 cm，裂片 2（稀 3），上部为短三角形，灰白色，先端多不反曲，基部棕红色至棕黑色。

萹　蓄

【来源】本品为蓼科植物萹蓄的干燥地上部分。

【采收加工】夏季采收，除去根及杂质，晒干。

【产地】全国各地均产。

【药材鉴别】茎呈圆柱形略扁，有分枝，长 15~40 cm，直径 0.2~0.3 cm。表皮灰绿色或红棕色，有细密微突起的纵纹，节部稍膨大，有浅棕色膜质的托叶鞘，具多数脉纹，节间长短不一；质硬，易折断，断面髓部白色。叶互生，叶片多脱落或皱缩破碎，完整者展平后呈长椭圆形或披针形，长 1~

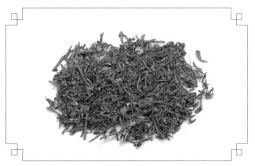

图 222　萹蓄

4 cm，宽约 5 mm，全缘，灰绿色或棕绿色，雄蕊 8 枚。气微，味微苦。

鸭跖草

【来源】本品为鸭跖草科植物鸭跖草的干燥地上部分。

【采收加工】夏季采收晒干，除杂质。

【产地】主产于山东、云南、江苏等省。

【药材鉴别】长可达 60 cm，表皮黄绿色或黄白色，较光滑。茎有纵棱，直径约 0.2 cm，多有分枝或须根，节稍膨大，节间长 3~9 cm，质柔软，断面中部有髓。叶互生，多皱缩、破碎，完整叶片展平后呈卵状披针形或披针形，长 3~9 cm，宽 1~2.5 cm；先端尖，全缘，基部下延成膜质叶鞘，抱茎，叶脉平行。花多脱落，总苞呈佛焰苞状，心形，两边不相连；花瓣皱缩，蓝色。气微，味淡。

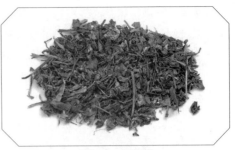

图 223　鸭跖草

锁　阳

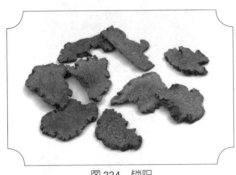

图 224　锁阳

【来源】本品为锁阳科植物锁阳的干燥肉质茎。

【采收加工】冬季采挖，除去花序，切段，晒干。

【产地】主产于甘肃、青海、内蒙古、新疆等地。

【药材鉴别】呈扁圆柱形，微弯曲，长 5~15 cm，直径 1.5~5 cm。表面黄棕色或棕褐色，粗糙，具明显纵沟及不规则凹陷，有的残存三角形的黑棕色鳞片。体重，质脆，难折断，断面浅棕色或棕褐色，有黄色三角状维管束。气微，味甘而涩。

紫苏梗

【来源】本品为唇形科植物紫苏的干燥茎。

【产地】主产于河北、河南、山东、安徽等地。

【药材鉴别】呈方柱形四棱，四棱钝圆，长短不一，直径 0.5~1.5 cm。表面紫棕色或暗紫色，四面有纵沟及细纵纹，节部稍膨大，有对生的枝痕和叶痕。断面裂片状。切片厚 2~5 mm，呈斜长方形，木部黄白色，射线细密，呈放射状，髓部白色，疏松或脱落。气微香，味淡。

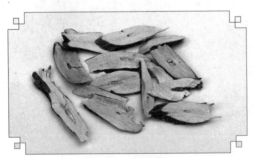

图 225　紫苏梗

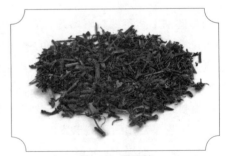

图 226　墨旱莲

墨旱莲

【来源】本品为菊科植物鳢肠的干燥地上部分。

【采收加工】花开时采割地上部分,晒干。

【产地】主产于山东、河北、河南、安徽等地。

【药材鉴别】全体被白色茸毛。茎呈圆柱形,有纵棱,直径 0.2~0.5 cm。表面绿褐色或墨绿色,质脆,易折断,中央为白色疏松的髓部,有时中空。叶对生,多卷缩或破碎,墨绿色,完整叶片展平后呈披针形,长 3~10 cm,宽 0.5~2.5 cm。全缘或稍有细锯齿,近无柄。头状花序单生于枝端,直径 6~11 mm,总花梗细长,总苞片 5~6 片,黄绿色或棕褐色,花冠多脱落。瘦果扁椭圆形,棕色,表面有小瘤状突起。气微香,味淡、微咸涩。

（四）花类

西红花

【来源】本品为鸢尾科植物番红花的干燥柱头。别名番红花、藏红花。主产于西班牙、法国、德国、印度、伊朗、日本等国。过去由印度经西藏进口,故称藏红花。目前我国上海、北京、山东青岛、崂山和浙江等地已栽培成功。但提供商品较少。功用活血通经,散瘀止痛。

【商品规格】历史上规格有象牌、美女牌、人头牌等,铁合装,均重一磅。20 世纪 70 年代因质量低劣不再进口。目前多进口生晒品,分 5 公斤铁筒装和 1 公斤铁盒装。本品历史上早有造假、掺伪者,近些年来也常见,如由尼泊尔带回的小盒 0.5 克装的西红花,即有掺伪,包装美观,每大盒装 100 小盒,应注意区别。

【药材鉴别】为多数柱头集合成松散线状,每个柱头呈弯曲的细丝状,呈红色,三分枝,单根展开后长 2~3 cm,上部较宽而略扁平,顶端边缘呈不整齐的齿状,下端有时残留一段黄色花柱。体轻,质松而软,干燥后质脆易碎。具特异的香气,味微辛,微苦。若将藏红花浸入温水中,可看到由藏红花脱出的金黄色、橙黄色的色液,先呈细条溢成后扩散,色泽艳丽,药材本身呈喇叭状,上宽下窄细,顶端边缘有细齿。

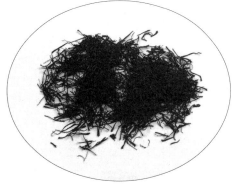

图 227 西红花

【伪品】

1. 用化学纸浆、淀粉与染料制作的伪品　先制成薄片,再用刀切制而成的伪西红花,加油少许使其发亮,呈丝状,粗细、长短不匀,紫红色,方棱或扁,刀切痕迹明显。置水中,水液不呈金黄色或橙黄色。本身不呈喇叭状,用针拨动易碎断,用手搓之显糊状。

2. 用金针菜制丝和莲须染色制成的伪品　多为紫红色,呈丝状,少显油润,无黄色花柱,置水中易脱色,不呈喇叭状。

3. 草红花染色制作的伪品　花呈管状,长 1~2 cm。表面为紫红色,明显用油拌润,草红花之臭气明显。

另据报道曾发现的伪品和掺伪品有:鸡牛牌西红花(又名新式货),系用印度西萌草染上胶汁制成,该品呈条状,具紫红色粗梗,干燥无光泽,无芳香气(日本产日缨牌也属伪品)。将西红花的雄蕊染成红色,掺入柱头中,或将提取过西红花甙的劣品复经染色而伪充。

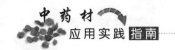
月季花

【来源】本品为蔷薇科植物月季的干燥花蕾。别名月月红。全国各地多有栽培。功用活血调经。

【商品规格】多不分等级，以色泽鲜艳，未开放的花蕾，香气浓郁者为佳。本品常与玫瑰花相混淆，应注意区别。

【药材鉴别】本品呈类球形或卵圆形，直径 1.5~2.5 cm，紫红色或淡紫红色、粉红色。花瓣多数，复瓦状排列，有的散落，长圆形；中有雄蕊多数，黄色。花呈托壶形或长圆形，萼片 5 片，暗绿色，先端渐尖，体轻而脆，易碎。气清香，味微苦而涩。

合欢花

【来源】本品为豆科植物合欢的干燥花序。别名夜合花、芙蓉花。主产于江苏、安徽，山东亦有栽培和野生。功用解郁安神。

【商品规格】不分等级，均为统货。历史上北方一些省区长期误用南蛇藤的果实，20 世纪 70 年代已纠正。目前有的地区仍用南蛇藤的果实称北合欢。

【药材鉴别】为头状花序簇生，皱缩成团。花细长而弯曲，长 0.7~1 cm，淡黄棕色至淡黄褐色，具短梗。花萼筒状，先端有 5 小齿，花冠筒长约为萼筒的 2 倍，先端 5 裂，裂片披针形；雄蕊多数，花丝细长，黄棕色至黄褐色，下部合生，上部分离，伸出花冠筒外。气微香，味淡。

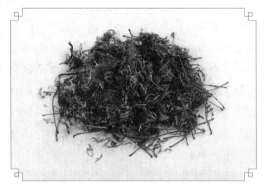

图228　合欢花

【混淆品】南蛇藤果实　为卫矛科植物南蛇藤的干燥果实。别名哈哈笑。蒴果球形或三瓣裂开成片状，完整的果实直径约 1 cm。基部有时可见带有细小果柄的宿存花萼。表面橙黄色或黄绿色，果皮革质，每瓣内有种子 1~2 枚。种子卵形或椭圆形，表面光滑，棕褐色，外面包有红褐色膜质的假种皮（鲜时橘黄色）。味淡。

玫瑰花

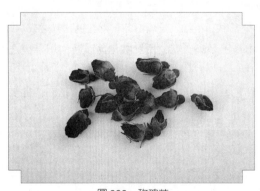

图229　玫瑰花

【来源】本品为蔷薇科植物玫瑰的干燥花蕾。别名红玫瑰。主产于山东平阴玫瑰乡、李沟乡和江苏苏州及浙江等地。功用行气解郁，和血，止痛。

【商品规格】历史上分头水花、二水花、三水花三等，现多不分等级为统货。以朵大、均匀、色泽鲜艳，清香气浓者为佳。本品常与月季花相混淆，应注意区别。

【药材鉴别】本品略呈半球形，或不规则的团块状，直径 1.5~2.5 cm。花瓣多数，卵圆形，复瓦状排列，中有雄蕊多数，黄褐色，下部花托半球形，与花萼基部合生，萼片 5 片，披针形，黄绿色或棕绿色，被有细柔毛。体轻，质脆，香气浓，味微苦涩。

凌霄花

【来源】本品为紫葳科植物凌霄的干燥花。别名紫葳花、杜灵霄花。主产于江苏苏州、镇江和浙江、江西、湖北等地。功用行血祛瘀，凉血祛风。

【商品规格】不分等级为统货。有的省区曾误用泡桐花为凌霄花，后予纠正。

【药材鉴别】多已皱缩卷曲，长4~5 cm，萼筒钟状，长2 cm，暗棕色，萼齿先端不等5裂，可裂至萼筒中部，萼筒基部至萼片齿尖有5条明显的纵棱线。花冠黄色。先端5裂，裂片半圆形，下部联合呈漏斗状，表面具棕红色细脉纹。雄蕊4个，着

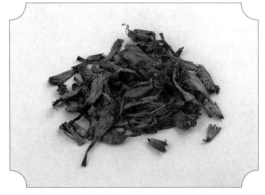

图230 凌霄花

生在花冠上，2长2短，花药"个"字形，花柱1个。气微香，味微苦而略酸。

【伪品】泡桐花 为玄参科植物泡桐的干燥花。本品多皱缩破碎，只有花冠，花萼少见。花冠管状，长约4 cm，棕色或暗棕色，上部膨大色较浅，下部弯曲色深有皱纹。花萼钟形革质，先端5裂，裂片三角形，完整的花用水浸软摊开，花冠呈漏斗状，先端5裂，基部微弯，内有紫黑色斑点，雄蕊4枚着生于花冠上，2长2短，花药"个"字形着生，花柱细长，花萼及花冠均具星状绒毛。气微弱，味淡。

密蒙花

【来源】本品为马钱科植物密蒙花的干燥花蕾及其花序。别名蒙花。主产于湖北宜昌、沙市、巴东，四川金堂、广汉、广元，陕西安康、紫阳，云南楚雄、大理，以及湖南、安徽、广西等地。功用清热养肝，明目退翳。

【商品规格】本品不分等级。历史上有的地区曾误用结香的花蕾称新蒙花，虽已纠正，但现仍时有所见，应注意区别。

【药材鉴别】花蕾由多数小花密集，排列成圆锥花序，呈团块状。表面灰黄色或黄棕色，被有细密绒毛。

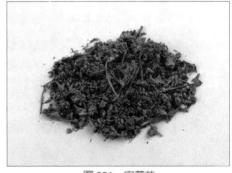

图231 密蒙花

单独散在的花蕾呈短棒状，长3~6 mm，直径1.5 mm。花萼钟状，先端4裂。花冠管顶端稍膨大，4裂。质脆易碎。香气微弱，味微苦辛。

【混淆品】结香花 为瑞香科植物结香的干燥花蕾。别名新蒙花、野蒙花。产于四川、湖北等地。花蕾由许多小花结成头状花序或单独散在，表面密被淡黄色有光泽的绢丝状毛茸。总苞片6~8枚，花梗多弯曲呈钩状。单独散在的花蕾呈短棒状，稍弯曲，长0.6~0.9 cm，直径0.3 cm，为单被花。花萼筒状，先端4裂，内有雄蕊8枚，排成2轮。质脆易折断。气微，味淡。

蒲 黄

【来源】本品为香蒲科植物水烛香蒲，东方香蒲及同属植物的花粉。别名草蒲黄、蒲棒头花、蒲花。

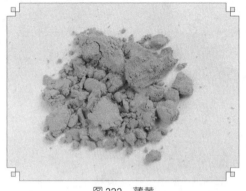

图232 蒲黄

主产于山东长清、章丘和江苏阳江、靖江及湖北、河南、河北等地。功用止血，化瘀，通淋。

【商品规格】不分等级，以粉细、质轻、色鲜黄、滑腻感强者为佳。近年来常发现有掺入玉米面、滑石粉者，应注意区别。

【药材鉴别】本品为黄色粉末，体轻，放水中则浮于水面，下沉者即为掺有泥沙、滑石粉或玉米面，水显混浊。纯品手捻有滑腻感，易附着于手指上。手捻有垫手感者则说明有掺伪。

厚朴花

【来源】本品为木兰科植物厚朴或凹叶厚朴的干燥花蕾。别名川朴花。主产于浙江龙泉、遂昌和四川、陕西、湖北恩施等地。功用理气、化湿。

【商品规格】历史上分笔花及瓣花。笔花为未开放的花蕾，形如笔头，花瓣半开或开放的花朵。目前多为统货，以身干花蕾完整，无碎瓣、散瓣，紫红色，香气浓者为佳。自20世纪50年代开始，商品中发现云南等地产的伪品厚朴花进入流通渠道，误用至20世纪60年代卫生部通知不能做厚朴花使用时，但时至今日仍有误用，应注意区别。

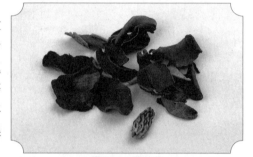

图233 厚朴花

【药材鉴别】呈长圆锥形，长4~6 cm，直径1.5~2.5 cm。红棕色至紫褐色，花瓣多为12枚，肉质，显油润，外层的呈长方倒卵形，内层的呈匙形。雄蕊多数，花药条形，淡黄棕色，花丝宽而短。心皮多数分离，螺旋状排列于圆锥形的花托上。花梗长0.5~2 cm，密被灰黄色绒毛。质脆易破碎。气香，味似厚朴而稍淡。

【伪品】云南伪品厚朴花　多呈不规则的瓣片状，花瓣较厚朴花瓣大约1倍。花瓣基部亦厚约1倍以上。表面淡棕褐色，粗糙，不显油性，无厚朴花之香气，味淡。

莲 须

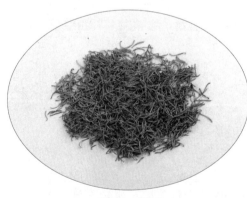

图234 莲须

【来源】本品为睡莲科植物莲的干燥雄蕊。

【采收加工】夏季开花时选晴天采收，盖纸晒干或阴干。

【产地】主产于湖北，湖南，福建，安徽，江西等省。

【药材鉴别】呈线形，花药扭转，药室纵裂，长1.2~1.5 cm，直径约为0.1 cm，淡黄色或棕黄色；花丝纤细，稍弯曲，长1.5~1.8 cm，淡紫色。气微香，味涩。

洋金花

【来源】本品为茄科植物曼陀罗的干燥花。

【采收加工】4~11 月花初开时采收，晒干。

【产地】主产于河北、江苏等省。

【药材鉴别】呈条状，完整者长 9~15 cm。花萼成筒状，长约为花冠的 2/5，灰绿色或灰黄色，先端 5 裂，基部呈纵脉纹 5 条，表面微有茸毛，花冠呈喇叭状，淡黄色或黄棕色，先端 5 浅裂，裂片有短尖，短尖下有明显的纵脉纹 3 条，两裂之间微凹。雄蕊 5 枚，花丝贴生于花冠筒内，长为花冠的 1/4。雌蕊 1 枚，柱头棒状。气微，味微苦。

梅 花

【来源】本品为蔷薇科植物梅的干燥花蕾。

【采收加工】初春花未开放时采摘，及时低温干燥。

【产地】主产于浙江、江苏等省。

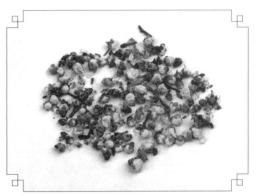

图 235 白梅花

【药材鉴别】呈圆球形，直径 0.3~0.6 cm。基部有花梗，苞片 3~4 层，棕褐鳞片状萼片 5 枚，灰绿色或淡黄褐色，卵圆形覆瓦状排列，基部与花柱愈合。花瓣 5 片或多数，卷折皱缩，淡粉红色或黄白色，倒卵圆形，有红棕色脉纹从基部射出。雄蕊多数，着生于花托边缘；雌蕊 1 枚，子房长卵圆形，密生细毛，花柱细长。质轻，气清香，味微苦、涩。

注：市场上有将腊梅花的花蕾假冒梅花的情况，应注意鉴别。

旋覆花

【来源】本品为菊科植物旋覆花或欧亚旋覆花的干燥头状花序。

【采收加工】夏、秋二季花开放时采收，除去杂质，阴干或晒干。

【产地】主产于山东、河北、河南等省。

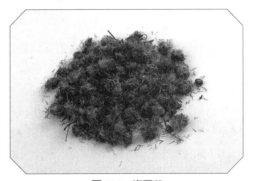

图 236 旋覆花

【药材鉴别】本品呈扁球形或类球形，直径 1~2 cm。总苞由多数苞片组成，呈覆瓦状排列，苞片披针形或条形，灰黄色，长 4~11 mm；总苞基部有时残留花梗，苞片及花梗表面被白色茸毛，舌状花 1 列，黄色，长约 1 cm，多卷曲，常脱落，先端 3 齿裂；管状花多数，棕黄色，长约 5 mm，先端 5 齿裂；子房顶端有多数白色冠毛，长 5~6 mm。有的可见椭圆形小瘦果。体轻，易散碎。气微，味微苦。

野菊花

【来源】本品为菊科植物野菊的干燥头状花序。

【采收加工】秋冬花初开放时采摘，晒干。

【产地】主产于山东、河北、河南等省。

【药材鉴别】呈类球状，直径 0.3~1 cm，棕黄色。花苞由 4~5 层苞片组成，外层苞片卵形或条形，外表由中部灰绿色或淡橙色，通常被有白毛，边缘膜片；内层苞片长椭圆形，膜质，外表面无毛。总苞基部有残留花梗。舌状花 1 轮，黄色，皱缩卷曲；管状花多数，深黄色。体轻，气芳香，味苦。

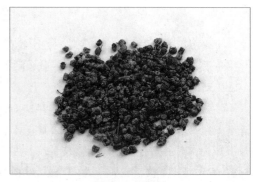

图 237　野菊花

款冬花

【来源】本品为菊科植物款冬的干燥花蕾。

【采收加工】初冬地冻前花未出土时采挖，除去泥土及花梗，阴干。

【产地】主产于陕西、山西、甘肃、河北、河南等地。

【药材鉴别】呈长圆棒状，头状花序单生或 2~3 个连生，长 1~2.5 cm，直径 0.5~1 cm。上端较粗，下端渐细或带有花梗，外面被有多数鱼鳞状苞片。苞片外面紫红色或淡红色，内表面密被白色絮状茸毛。体轻，撕开后可见白色茸毛。气香，味微苦而辛。

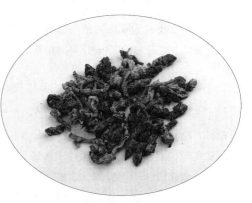

图 238　款冬花

葛　花

【来源】本品为豆科植物野葛的干燥花。

【采收加工】秋后花未全开放时采摘，去掉枝叶。

【产地】主产于河南、湖南、山东、广东、广西、四川等地。

【药材鉴别】呈不规则扁长形或扁肾形，长 0.5~1.5 cm，宽 0.3~0.6 cm。花萼钟状，灰绿色，萼齿 5 裂，其中 2 齿合生，表面被白色或黄色茸毛。花瓣 5 片，淡棕色、紫红色或蓝紫色。旗瓣近圆形或椭圆形，翼瓣和龙骨瓣近镰刀状。雄蕊 10 枚，其中 9 枚连合；雌蕊细长微弯曲。气微，味淡。

注：市场上有将扁豆花假冒葛花的，应注意鉴别。

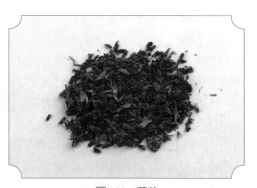

图 239　葛花

槐　花

【来源】本品为豆科植物槐的干燥花。

【采收加工】夏秋花开时采收，晒干。

【产地】主产于山东、河北、河南等省。

【**药材鉴别**】本品皱缩而卷曲，花瓣多散落，完整者花萼钟状，黄绿色，先端5浅裂；花瓣5片，黄色或黄白色，旗瓣较大，近圆形，先端微凹，基部心形，其余4片长圆形。翼瓣具耳，雄蕊10枚，基部稍联合，花丝细长；雌蕊圆柱形，弯曲。体轻，气微，味微苦。

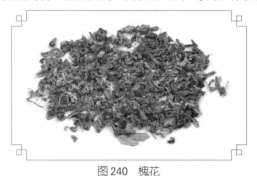

图240 槐花

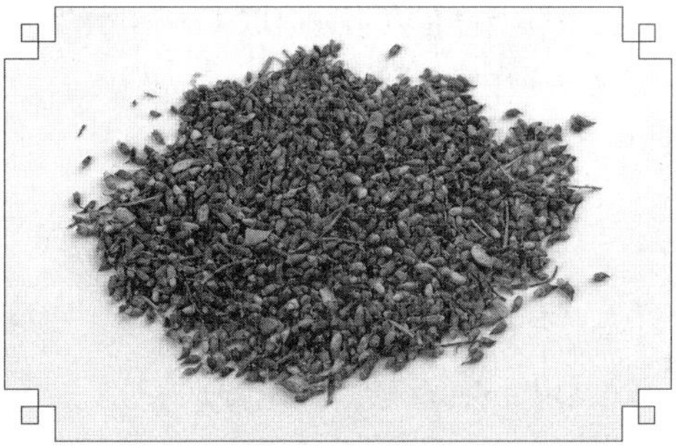

图241 槐米

槐 米

【**来源**】本品为豆科植物槐的干燥花蕾。

【**采收加工**】夏初花未开放时采摘，除去杂质及时晒干。

【**产地**】主产于山东、河北、河南等省。

【**药材鉴别**】呈卵圆形或椭圆形，长0.2~0.6 cm，直径约0.2 cm，花萼下部有数条纵纹，萼的上方为黄白色未开放的花瓣，花梗细小。体轻，气微，味微涩。

蜡梅花

【**来源**】本品为蜡梅科植物蜡梅的干燥花蕾。

【**采收加工**】1~2月采摘，晒干或烘干。

【**产地**】主产于江苏、浙江、四川等地，我国各地多有栽培。

【**药材鉴别**】呈圆形、矩形或倒卵形，长1~1.5 cm，宽约0.4 cm，花被片约16片，较小近圆形，上部花被呈叠合状黄棕色，下半部花被片，呈黄褐色，膜质鳞片状，略显三角形，有微毛，花托结合为壶状，雄蕊5~6枚，花丝短。气香，味微甜而后苦，稍有油腻感。

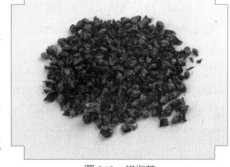

图242 蜡梅花

注：市场上常有将梅花与蜡梅花相混的情况，应注意鉴别。

丁 香

【**来源**】本品为桃金娘科植物丁香的干燥花蕾。

【**采收加工**】8~9月花蕾开始变红时采集，除去花柄，晒干或50℃以下干燥。

【**产地**】主产于马达加斯加、斯里兰卡、印尼等地。

【**药材鉴别**】呈棒状，长1~2 cm，花蕾圆球形，直径0.3~0.5 cm，棕褐色至褐黄色，花瓣内为雄蕊和花柱，破碎后可见众多黄色碎颗粒的花药。萼筒圆柱状，略扁，有的稍弯曲，长0.7~1.4 cm，直径 0.3~0.5 cm，红棕色或棕褐色，上部有 4 枚三角状的萼片，十字状分开。质坚实，富油性。气芳香浓烈，味辛辣、有麻舌感。

注：市场上曾有将丁香提取丁香油后的丁香渣出售，价格便宜，应注意鉴别。

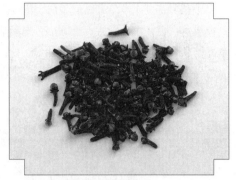

图 243　丁香

红花

【来源】本品为菊科植物红花的干燥花。

【采收加工】夏季花由黄变红时采摘，早晨日出前为宜，防止刺手。

【产地】主产于河南、山东、河北、新疆等地。

【商品规格】分云南红花、新疆红花，以河南、山东花为佳，近年来市场掺伪品多见，掺糖者手感有黏手；掺细沙、土者水洗，泥沙沉凝很多；掺菊花心者细心检查可发现。

【药材鉴别】为不带子房的管状花，长 1~2 cm。表面红黄色或红色。花冠筒细长，先端 5 裂，裂片呈狭条形，长 5~8 mm。雄蕊 5 枚，花药聚合成筒状，黄白色；柱头长圆柱形，顶端微分叉。质柔软。气微香，味微苦。

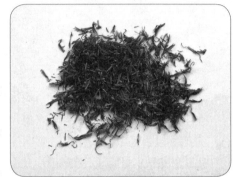

图 244　红花

谷精草

【来源】本品为谷精草科植物谷精草的干燥带花茎的头状花序。

【采收加工】秋季采收，将花序同花茎拔出晒干。

【产地】主产于江苏、浙江等省。

【药材鉴别】花茎纤细，长 10~30 cm，直径 0.1 cm。表面淡黄棕色或淡黄绿色，有数条扭曲的棱线。质柔软，不易折断，顶生头状花序，被粉质，雌雄花紧密排列成半球形，直径 0.3~0.5 cm，花序底部有半膜质黄白色的总苞。气香，味淡，久嚼成团。历史上曾误销谷精珠较多。

佛手花

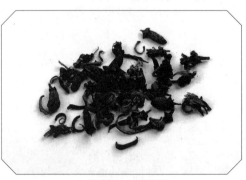

图 245　佛手花

【来源】本品为芸香科植物佛手的干燥花蕾。

【采收加工】摘取花蕾，干燥。

【产地】主产于广东、四川等省。

【药材鉴别】本品长 1.5~2 cm，表面淡黄色或淡棕褐色，花瓣 5 枚，稍厚，具腺点，披针形。上部略宽，边缘稍内卷，花梗短，约 1 cm；萼三角形，基部联合成盘状，雄蕊基部联合成 5 束，易分离，长短不等，幼果上部具多数条状裂片花盘台状，其上着生子房，外侧基部着生雄蕊。气香，味微苦。

鸡冠花

【来源】本品为苋科植物鸡冠花的干燥花序。

【采收加工】秋季花盛开时采收，晒干。

【产地】各地多有栽培。

【药材鉴别】为穗状花序，多扁平而肥厚，呈鸡冠状，长 8~25 cm，宽 5~20 cm，上缘宽，具皱褶，密生线状鳞片，下端渐窄，常残留扁平茎。表面红色、紫红色或黄白色。中部以下密生多数小花，每花宿存的苞片及花被片均呈膜质。果实盖裂，种子扁圆肾形，黑色，有光泽。体轻，质柔韧。无臭，味淡。

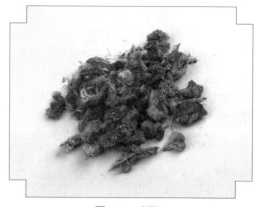

图 246 鸡冠花

金银花

【来源】本品为忍冬科植物忍冬、红腺忍冬、山银花（毛蕚忍冬）或毛花柱忍冬的干燥花蕾或带初开的花。

【采收加工】夏季花开前采收花蕾或带有初开的花，晒干或烘干。

【产地】主产于河南、山东、河北等地，山银花多产于南方各省。

【商品规格】历史上分济银花、河南银花，山东银花调全国各地，河南银花出口和销往各地，河北银花近些发展的，山银花多生产成原料。

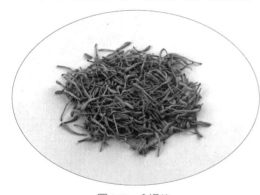

图 247 金银花

【药材鉴别】呈棒状，上粗下细，略弯曲，长 2~3 cm，上部直径 0.3 cm，下部直径 0.15 cm，表面黄白色或绿白色，密被短柔毛。偶见叶状苞片，花蕚绿色，先端 5 裂，裂片有毛，长约 0.2 cm，开放者花冠筒状，先端唇形，雄蕊 5 枚，附于筒壁，黄色；雌蕊 1 个，子房无毛。气清香，味淡微苦。

红腺忍冬 长 2.5~4.5 cm，直径 0.8~2 mm。表面黄白至黄棕色，无毛或疏被毛。蕚筒无毛，先端 5 裂，裂片长三角形，被毛。开放者花冠下唇反转。花柱无毛。

山银花 长 1.6~3.5 cm，直径 0.5~2 mm。蕚筒和花冠密被灰白色毛，子房有毛。

毛花柱忍冬 长 2.5~4 cm，直径 1~2.5 mm。表面淡黄色微带紫色，无毛。花蕚裂片短三角形。开放者花冠上唇常不整齐，花柱下部多密被长柔毛。

扁豆花

【来源】本品为豆科植物扁豆的干燥花。

【采收加工】秋季采花，干燥。

【产地】主产于山东、河北、河南等省。

【药材鉴别】本品多皱缩，展开后呈不规则的扁平三角形，长 1~1.5 cm。花蕚宽钟状，黄色至黄棕色，外被白色短毛，上唇2齿，几乎全部合生；其余三齿较小，近等大。花冠蝶形，黄白色至黄棕色，龙骨瓣状抱合成舟状上萼，几成直角。雄蕊10枚，其中一个单生，另9个花丝基部合成管状；雌蕊1个，黄色或微带绿色，柱头顶生，下方有短须毛。气微，味微甘。

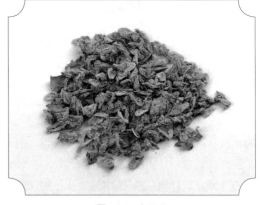

图248　扁豆花

玳玳花

【来源】本品为芸香科植物玳玳花的干燥花蕾。

【采收加工】5~6月间采摘花蕾，先用急火烘至七、八成干，显黄色后，再用文火烘至全干，切勿烘焦。

【产地】主产于浙江、江苏等省。

【药材鉴别】略呈卵圆形，顶端稍膨大，长1~1.5 cm，有梗。花萼基部联合成深盘状，顶面观呈五角形，灰绿色，有凹陷的小油点，花瓣5片，花瓣近披针形，黄白色或浅黄棕色，可见纵脉和棕色油点，花盘环状，外侧有多个雌蕊，花丝基部联合成数束，花丝易分离，紧靠雌蕊，花药呈长椭圆形，柱头顶端略大，具纵沟，子房卵形。体轻，质脆。气香，味微苦。

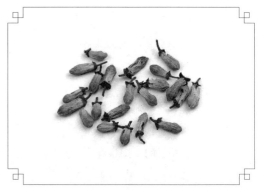

图249　玳玳花

玳玳花与佛手花常相混，但两者的香气不同，注意鉴别。

（五）皮类

地骨皮

【来源】本品为茄科植物枸杞或宁夏枸杞的干燥根皮。别名野枸杞根皮、狗奶子根皮。主产于山东济南、章丘、山西平遥、晋城，河南离县、郑州，浙江嘉兴和四川、陕西等地。功用凉血除蒸，清肺降火。

【商品规格】历史上分特王地骨皮、天王地骨皮等4档，后改为1~4等。目前不分等级为统货。有的省区个别县的乡镇误将香五加皮作地骨皮。有的地区曾由安徽宣州误调入（当地习用）玉叶探春的根皮作地骨皮使用。

【药材鉴别】本品呈筒状、半筒状的卷片，长4~10 cm，宽0.5~2 cm，厚0.1~0.4 cm，外表面灰黄色或黄棕色，粗糙，具纵横皱纹，易成鳞片状脱落。内表面灰黄色或黄白色，有浅纵条纹。体轻，质脆易折断。断面颗粒性，外层栓皮棕黄褐色，内层灰

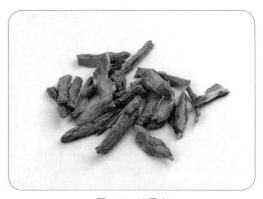

图250　地骨皮

白色。气微香，味微甜而后微苦。

【伪品】毛玉叶探春（茎皮）　为木樨科植物黄素馨的干燥根皮。根皮呈筒状或槽状，长 3~10 cm，厚 0.1~0.3 cm。外表皮灰黄色至棕黄色，粗糙，有不规则的纵裂纹，不易剥落。内表面浅黄棕至棕褐色，较平坦。体轻，质脆，易折断。断面不平坦，外层浅黄棕色，内层棕褐色。气微香，味微苦涩。

杜　仲

【来源】本品为杜仲科植物杜仲的树皮。别名丝棉皮。主产于四川通县、达县、广元、巴中、绵阳、青州、南江，云南昭通、大关，贵州毕节、赤水，陕西西乡、宁强、凤翔，湖北恩施、襄阳、宜昌等地。功用补肝肾，强筋骨，安胎。

【商品规格】目前分特等，一至三等或统货。由于货源紧缺，20 世纪六七十年代各地曾调入土杜仲、紫花络石等代杜仲药用，使用面广，时间长，后全国性地进行了纠正。

【药材鉴别】呈板片状，少数为弯曲的薄片，大小不等，厚 0.2~0.8 cm。外表淡棕色或灰棕色，薄树皮具稀疏横裂的皮孔及纵皱，厚树皮具纵裂槽纹。内表面紫棕色或黑棕色，平滑。质硬而脆，易折断，断面有细密银白色富有弹性的橡胶丝。味稍苦，嚼之有胶状感。

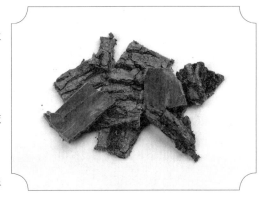

图 251　杜仲

【混淆品】

1. 土杜仲　为夹竹桃科植物杜仲藤的树皮及根皮。呈单筒状或槽状，长 2~8 cm，直径 1~2 cm，厚 0.2~0.5 cm。外表面带栓皮者呈灰棕色或灰褐色，有纵皱纹及横长皮孔，刮掉栓皮红棕色。内表面红棕色，有细纵纹。质硬而易折断，断面有白胶丝相连，但胶丝少且弹性不大，味微苦。

2. 紫花络石　为夹竹桃科植物紫花络石的干燥树皮及根皮。呈单或双卷的筒状或槽状，长短不等，厚 0.2~0.4 cm。外表面灰褐色，有明显凸起的横长或圆形皮孔，并有微凸起的横纹。内表面黄色，有细纵纹。质硬而脆，折断时有白色胶丝拉之即断，无弹力。无臭，味微苦。

牡丹皮

【来源】本品为毛茛科植物牡丹的干燥根皮。别名凤丹皮、粉丹皮、刮丹皮、丹皮。主产于安徽南陵、铜陵、青阳、泽县，四川垫江、灌县，甘肃榆中、临夏，陕西山阳、宝鸡，湖北利川，湖南邵阳、常宁，山东菏泽、赵楼和贵州等地。以安徽产量大，质量好，四川、山东产量亦大，除自足外并调各地。功用清热凉血，活血散瘀。

【商品规格】历史上规格较多，常以产地区分。如产安徽铜陵的称凤丹皮，产四川称川丹皮，产山东的称东丹皮，产湖南的称湖丹皮，产甘肃陕西者称西丹皮。目前规格简化只分凤丹皮 1~4 等，赤丹皮 1~4 等，刮丹皮 1~4 等。历史上早有以芍药的细根刮去外皮用刀纵割一条勾缝来伪充粉丹皮。20 世纪 50 年代以后，大量出现西昌丹皮，亦称康丹皮，实多为芍药皮，应注意区别。

【药材鉴别】

1. 赤丹皮　呈筒状或半筒状，有纵向的裂缝，略向内卷曲或张开，长 5~20 cm，中部围粗 1~2 cm，厚 0.1~0.4 cm。外表面灰褐色或黄褐色，有多数横长皮孔及细根痕，栓皮脱落处粉红色，内表面淡灰黄色或浅棕色，有明显的细纵纹，常发现有银亮的结晶。质硬而脆，易折断，断面较平坦，粉性，淡红色。气芳香，味微苦而涩。

2. 刮丹皮　呈圆筒状，已刮去外皮。表面粉红色，在节疤皮孔根痕处偶有未去净的栓皮，呈褐色的花斑。质坚硬，断面粉红色，有粉性。气味同赤丹皮。

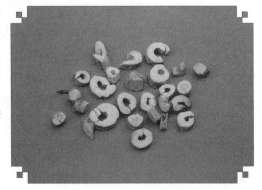

图 252　牡丹皮

3. 西北丹皮　主产甘肃天水，陕西宝鸡、秦岭等地，多系野生。20 世纪 50 年代多由宝鸡集散。根皮呈不规则的软筒状和块片，碎者较多，较丹皮瘦小，外皮褐色，肉薄，内表面纹理细密，有的稍有粉性，有丹皮的香气，但较淡弱。

【混淆品】西昌丹皮　多呈筒状和半筒状及少数块片，有的呈双层卷筒状，外皮褐色，内表面粗糙，纵沟深，多而粗，呈紫色，无亮星，皮薄，质脆易断，无粉性，味微苦涩，有似芍药皮之气，与牡丹皮的香气不同。

【伪品】芍药皮　性状、气味同西昌丹皮。

肉　桂

【来源】本品为樟科植物肉桂的干燥树皮。别名肉桂皮、桂皮、玉桂。主产于广西平南、桂平、容县，广东高要、德庆、罗定、防城及台湾等地。进口品产越南清化、中圻、会安等地，锡兰亦产。功用补火助阳，散寒止痛，活血通经。

【商品规格】20 世纪五六十年代规格较多，有企边桂、桂通、大板桂、桂碎等。有的尚分等级。进口桂分清化桂、企边桂、桂南、夹桂（亦称大板桂）、筒桂等，价格比国产桂高 10 倍以上。香科用桂皮在不少地方误做肉桂药用，应注意区别。

【药材鉴别】呈槽状或卷筒状，长 30~40 cm，直径 3~10 cm，厚 0.2~0.8 cm。表面灰棕色稍粗糙，有不规则的细皱纹及横向突起的皮孔，有的可见灰白色的斑纹。内表面红棕色，略半坦，有细纵纹，划之显油痕。质硬而脆，易折断，断面不平坦。外层棕色

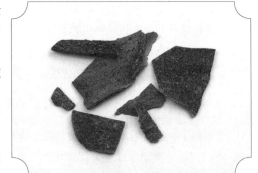

图 253　肉桂

较粗糙，内层红棕色而油润，两层间有一条黄棕色线纹。气香浓烈，味甜而辛。以肉厚、体重、油性大、香气浓、嚼之渣少者为佳。进口清化肉桂，皮质细薄，有青白色大型花斑（地衣斑），饱含紫油，经久不干。香气浓烈，味辛而甜，嚼之无渣。

【混淆品】香料用桂皮　为樟科植物川桂，土肉桂或天竺桂的干燥树皮。产于四川、广东、广西、湖南、湖北、浙江等地。呈不规则的板片状、半筒状，或不规则的块状。长 30~80 cm，宽 10~

16 cm，厚 1.5~8 cm。外皮黑褐色，有灰白色地衣斑，有的表面栓皮成鱼鳞状脱落，而显龟纹状凹斑。内表面呈暗红棕色，断面的外层呈黑褐色，内层红棕色，嚼之硬，渣甚多。气清香具樟脑气，味微辛而不甜，与肉桂显著不同。

秦 皮

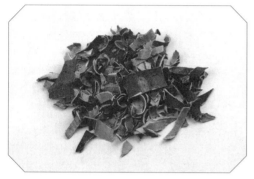

图 254　秦皮

【来源】本品为木樨科植物苦枥白蜡树、白蜡树、尖叶白蜡树，或宿柱白蜡树的干燥枝皮或干皮。别名枊皮。主产于河北、山西、河南、陕西等地，山东亦有分布。功用清热燥湿，收涩，明目。

【商品规格】商品不分等级为统货。

【药材鉴别】枝皮呈半筒状或卷筒状，长短不等，厚 0.2~0.3 cm。外表面稍光滑，灰褐色或灰棕色，有大块灰白色的地衣斑相间，散有圆点状棕色皮孔及细斜的皱纹。有时可见大椭圆形叶柄痕及粗糙突起的枝痕，老干皮上可见不规则的龟裂。内表面平滑，浅棕色或棕色，有不明显的细纵纹。质硬而脆，断面纤维性，易成层状分离。气微弱，味苦。水浸液显黄绿色，有蓝色荧光。

厚 朴

【来源】本品为木兰科植物厚朴或凹叶厚朴的干燥干皮、根皮及枝皮。别名川朴、温朴、紫油朴。主产于四川广元，湖北恩施、利川，浙江温州、丽水、龙朱，福建浦城，湖南衡阳、邵阳，云南，贵州，江西等地。功用燥湿消痰，下气除满。

【商品规格】历史上主要分川朴、温朴两大类。根据树皮的不同部位和加工的不同，又分单卷朴、双卷朴和刮皮单卷朴、双卷朴，亦称筒朴。此外尚有靴筒朴、耳朴、脑朴、枝朴等。目前分温朴（筒）1~4 等，川朴（筒）1~4 等，蔸朴 1~3 等，耳朴统货，根朴 1~2 等，枝朴等。枝朴常以 20% 与筒朴 80% 混搭。

由于货源短缺价格昂贵，各地乱砍、乱伐现象相当严重，幼小的厚朴树被大量盗伐，严重地毁坏了厚朴资源。此外有的地区大量收购伪品厚朴运销各地。对不属正品厚朴者统称"柴朴"、"川柴朴"。伪品厚朴的原植物有数十种之多，如大叶木兰、山玉兰、滇康木兰、圆叶木兰、小花玉兰和其他非木兰科植物的树皮，严重影响了用药的安全有效，应注意区别。

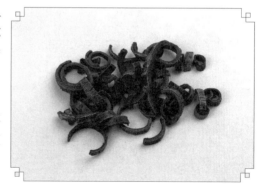

图 255　厚朴

【药材鉴别】干皮呈卷筒状或双卷筒状，长 30~50 cm，厚 0.2~0.4 cm，习称筒朴，近根部的干皮，一端展开，形如喇叭口状，长 13~25 cm，厚 0.3~0.8 cm，习称靴筒朴。表面灰棕色或褐色，粗糙，有时呈鳞片状，较易剥落，有明显椭圆形皮孔和纵皱纹，剥去粗皮者显黄棕色。内表面紫棕色或紫褐色，较平滑，具细密纵纹，划之显油痕。质多坚硬，易折断，断面颗粒状，外层灰棕色，内层紫褐色或棕色，

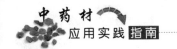

显油性，有的可见多数的小亮星。气香，味辛辣，微苦。根朴呈卷筒状长条，表面土黄色或灰褐色，长 10~20 cm，厚 0.1~0.2 cm，内表面深紫色，质韧，断面油润，显纤维性。气香，味苦辛。耳朴：为近根部的干皮，呈块片状或半卷形，多似耳状，大小不一。表面灰棕色或灰褐色，内表面淡紫色。断面紫棕色，显油润，纤维少，气香，味苦辛。

【伪品】伪品厚朴　形状不尽相同，呈卷筒状，片块状，厚薄长短不等。表面有的粗糙，有的光滑。表面灰褐色，棕黄色等。内表面淡黄棕色，有的紫褐色与正品同，但不显油润和亮星。断面多呈纤维状，不显颗粒状，有的常可层层剥离。气腥或特异，不具厚朴的香气，有的只苦不辛，有的只辛不苦，有的有姜辣味，均不具备厚朴香气、辛辣、微苦三者同时并存的特点。

木槿皮

【来源】本品为锦葵科木槿属植物木槿的树皮。

【采收加工】剥树皮晒干。

【产地】山东、四川等省。

【药材鉴别】多呈槽状或单筒状，长短不一，厚约 0.1 cm。外表面灰白色或灰褐色，有弯曲的纵皱纹及点状小突起；内表面淡黄白色，光滑，有纵皱纹，质韧，有强纤维性。气微，味淡。

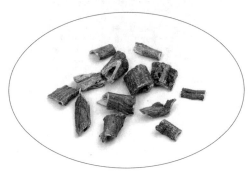

图 256　木槿皮

五加皮

【来源】本品为五加科植物细柱五加的干燥根皮。

【采收加工】夏、秋二季挖取根，洗净，剥取根皮，晒干。

【产地】主产于吉林、辽宁、黑龙江、河南、河北、四川等省。

【药材鉴别】呈不规则卷筒状，长 5~15 cm，直径 0.4~1.4 cm，厚约 0.2 cm。外表面灰褐色，有稍扭曲的纵皱纹及横长皮孔；内表面淡黄色或灰黄色，有细纵纹。体轻，质脆，易折断，断面不整齐，灰白色。气微香，味微辣而苦。

白鲜皮

图 257　白鲜皮

【来源】本品为芸香科植物白鲜的干燥根皮。

【采收加工】北方春、秋二季采收，南方夏季采收，挖出后洗净，除去须根、粗皮，趁鲜纵剖，抽出木心，晒干。

【产地】主产于东北地区、云南、安徽、四川、陕西、内蒙古等地，山东也有分布。

【药材鉴别】呈卷筒状，长 5~15 cm，直径 1~2 cm，厚 0.2~0.5 cm。外表灰白色或淡灰黄色、具细纵皱纹及细根痕，常有突起颗粒状小点；内表面类白色，有细皱纹。质脆，折断时有粉尘飞出，断面不平坦，略呈层片状，剥去外层对光可见闪烁的小亮点。有羊膻气，味微苦。

地枫皮

【来源】本品为木兰科植物地枫皮的干燥树皮。

【采收加工】春、秋剥取树皮，晒干或低温干燥。

【产地】主产于广西等地。

【药材鉴别】呈卷筒状或槽状，长 5~15 cm，直径 1~4 cm，厚 0.2~0.3 cm。外表面灰棕色至深棕色，有的可见灰白色地衣斑，粗皮易剥离或脱落，脱落处棕红色。内表面棕色或棕红色，具有明显的细纵皱纹。质松脆，易折断，断面颗粒状。气微香，味微涩。

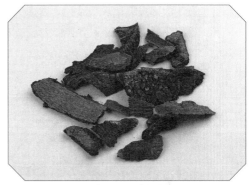

图 258 地枫皮

合欢皮

【来源】本品为豆科植物合欢的干燥树皮。

【采收加工】剥取树皮，晒干。

【产地】山东、河北、湖北等省均有栽培。

【药材鉴别】呈卷曲筒状或半筒状，长 40~80 cm，厚 0.1~0.3 cm。外表面灰棕色至灰褐色，稍有纵皱纹，有的成浅裂纹，密生明显的椭圆形横向皮孔，棕色或棕红色，偶有突起的横棱或较大的圆形枝痕，常附有地衣斑；内表面淡黄棕色或黄白色，平滑，有细密纵纹。质硬而脆，易折断，断面呈纤维性片状，淡黄棕色或黄白色。气微香，味淡、微涩、稍刺舌，而后喉头有不适感。

【混淆品】山合欢　豆科植物山合欢的干燥树皮。呈单卷筒状或槽状，长短不等，厚 0.1~ 0.7 cm。外表面淡灰褐色、棕褐色或灰黑色相间，有的亦可见灰白色的斑迹，较薄的枝皮上可见棕色、棕黑色纵绫线；老树皮粗糙，栓皮厚，常呈纵向裂开易剥落，剥落处呈棕色，皮孔在较薄的皮上多而密集，呈横长或点状，棕色；内表面淡黄白色，具细纵纹，质坚，易折断，断面呈纤维状。气味均较正品合欢皮弱，应注意鉴别。

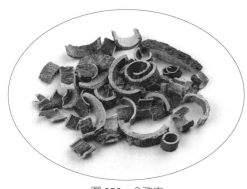

图 259 合欢皮

苦楝皮

【来源】本品为楝科植物川楝或楝的干燥树皮及根皮。

【采收加工】剥取树皮或根皮，晒干。

【产地】主产于山东、河北、河南、四川、云南等省。

【药材鉴别】呈不规则的块状、半卷筒状或槽状，长宽不一，厚 0.2~0.6 cm。外表面灰棕色或灰褐色，粗糙，有交织的纵皱纹或点状灰棕色皮孔，除去粗皮

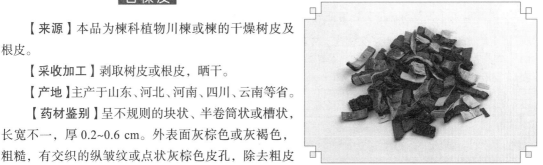

图 260 苦楝皮

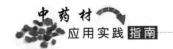

者淡黄色；内表面类白色或淡黄色。质韧，不易折断，断面纤维性，呈层片状。气微，味苦。

香加皮

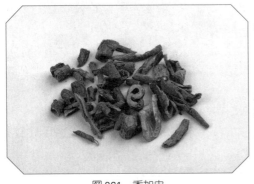

图261 香加皮

【来源】本品为萝摩科植物杠柳的干燥根皮。春、秋二季采挖，剥取根皮，晒干。

【采收加工】春、秋采挖，剥取根皮，晒干。

【产地】主产于山东、河北等省。

【药材鉴别】呈卷筒状或槽状，少数呈不规则的块片状，长3~10 cm，直径1~2 cm，厚0.2~0.4 cm。外表面灰棕色或黄棕色，栓皮松软常呈鳞片状，易剥落。内表面淡黄色或淡黄棕色，较平滑，有细纵纹。体轻，质脆，易折断，断面不整齐，黄白色。有特异香气，味苦。

黄 柏

【来源】本品为芸香科植物黄皮树的干燥树皮。

【采收加工】剥取树皮，除去外表粗皮，晒干。习称川黄柏。

【产地】主产于四川等省。

【药材鉴别】呈板片状或浅槽状，长宽不一，厚3~6 mm。外表面黄褐色或黄棕色，平坦或具纵沟纹，有的可见皮孔痕及残存的灰褐色粗皮。内表面暗黄色或淡棕色，具细密的纵棱纹。体轻，质硬，断面纤维性，呈裂片状分层，深黄色。气微，味甚苦，嚼之有黏性。

关黄柏

【来源】本品为芸香科植物黄檗的干燥树皮。

【采收加工】剥取树皮，除去粗皮，晒干。

【产地】主产于黑龙江、吉林、辽宁等省。

【商品规格】历史上分川黄柏、关黄柏、北方多销关黄柏，近些年来市场不法商贩以杨树皮等除去栓皮，染成黄色，切丝假冒黄柏销售，上当者屡见不鲜，水洗后褪色，味不苦。

【药材鉴别】厚2~4 mm。外表面黄绿色或淡棕黄色，较平坦，有不规则的纵裂纹，皮孔痕小而少见，偶有灰白色的粗皮残留。内表面黄色或黄棕色。体轻，质较硬，断面鲜黄色或黄绿色。气微，味极苦。

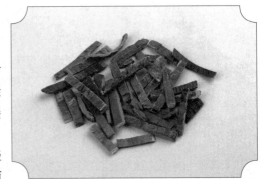

图262 关黄柏

紫荆皮

【来源】本品为木兰科植物南五味子的干燥根皮。

【采收加工】剥取根皮，晒干。

【产地】主产于四川、河南、湖南等地。

【药材鉴别】呈弧形弯曲，曲度较大，长 4~10 cm，厚 0.1~0.3 cm。表面浅灰棕色或灰紫色，较粗糙，有细纵皱纹和较深的横裂纹，偶有栓皮脱落，露出棕色皮部，断面浅紫色。气微香而特异，味甘甜而后苦。

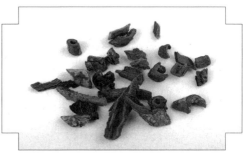

图263　紫荆皮

椿 皮

【来源】本品为苦木科植物臭椿的干燥根皮或干皮。

【采收加工】剥取根皮或干皮，晒干。

【产地】主产于山东、河北、河南等省。

【药材鉴别】根皮呈不整齐的片状或卷片状，长宽不一，厚 0.3~1 cm。外表面灰黄色或灰褐色，粗糙，有多数突起的纵向皮孔及不规则的横裂纹，去掉粗皮者黄白色，内表面淡黄色，较平坦，密布梭形小孔或小点。质硬而脆，断面外层颗粒性，内层纤维性。气微，味苦。 干皮呈不规则的片状，大小不一，厚 0.5~2 cm，外表面灰黑色，较粗糙，有深裂。

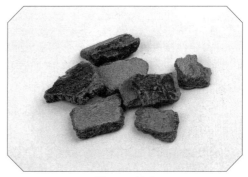

图264　椿皮

（六）叶类

大青叶

【来源】本品为蓼科植物蓼蓝或十字花科植物菘蓝的干燥叶。别名靛叶（蓼蓝）。蓼蓝产于河北安国，天津，北京，山西沁县，内蒙古等地。菘蓝主产于河北安国，江苏南通、泰州，山东章丘等地。功用清热解毒，凉血消斑。

【商品规格】山东省历史上习用蓼蓝的地上全草及菘蓝的叶，现只用菘蓝。商品不分等级。

【药材鉴别】

1.蓼蓝叶　叶片多皱缩成不规则状，呈蓝色至蓝黑色，中脉土黄色至淡黄棕色。完整叶片多呈长圆形、椭圆形或倒卵形，一般长 5~8 cm，宽 3~5 cm，叶柄长约 1 cm。叶片全缘，背面叶脉较突出，侧脉亦明显，

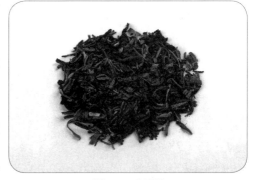

图265　大青叶

色较浅。先端较钝尖，基部渐窄，叶柄扁平，基部抱茎，具膜质叶鞘。叶质脆易碎。微有靛蓝气，味微涩而稍苦。

2.菘蓝叶　叶皱缩卷曲，有的破碎，完整叶片展平后呈长椭圆形至长圆状倒披针形，长 5~20 cm，宽 2~6 cm。表面暗灰绿色，有的可见色较深稍突起的小点，先端钝，全缘或微波状，基部狭窄延至叶柄呈翼状，叶柄长 4~10 cm，淡棕黄色。质脆，气微，味微酸、苦涩。

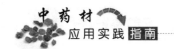
番泻叶

【来源】本品为豆科植物狭叶番泻和尖叶番泻的干燥小叶。别名杏叶、泻叶。主产于印度、埃及、苏丹。功用泻热导滞。

【商品规格】本品目前多不分规格。以叶尖长、绿色，无叶轴、小枝及杂质者为佳。20世纪五六十年代曾大量误进口圆叶番泻叶调拨全国不少地区使用，有的掺伪多达70%。圆叶番泻叶服用后无泻下作用，后报废处理。

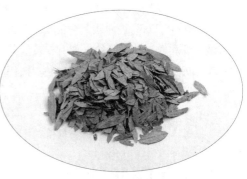

图266　番泻叶

【药材鉴别】

1. 狭叶番泻叶　小叶片呈长卵圆形或卵状披针形，长1.5~5 cm，宽0.4~2 cm。全缘，叶端极尖，叶基稍不对称。上表面黄绿色，下表面浅黄绿色，无毛或近无毛。叶脉稍隆起，叶片革质。气微弱而特异，味微苦，稍有黏性。

2. 尖叶番泻叶　小叶片呈披针形或长卵圆形，略卷曲，叶端短尖或微凸，叶基不对称，叶两面均有细短毛茸。

【伪品】圆叶番泻叶　为豆科植物耳叶番泻的干燥小叶。又名耳叶番泻叶。小叶呈椭圆形或倒卵形，长1~2.5 cm，宽0.5~2 cm。全缘，叶端钝圆或微凹而具刺突，基部对称或不对称。上表面黄绿色，下表面灰绿色，久贮变淡棕色。主脉突出，两面均有较多的毛茸，主脉基部及小叶柄处毛茸多而密。气微，味淡，稍有黏性。

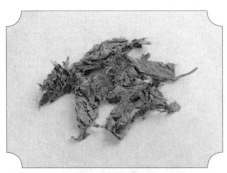

图267　芙蓉叶

芙蓉叶

【来源】本品为锦葵科植物木芙蓉的干燥叶。

【采收加工】摘取叶，晒干。

【产地】主产于浙江、江西等地。

【药材鉴别】叶片多卷缩，易破碎，完整者展平后呈卵圆状心形，直径10~20 cm，掌状浅裂，裂片3~7个。呈三角形，边缘有锯齿，表面暗黄绿色，下表面灰绿色，叶脉7~11条于两面凸起。全叶具细绒毛，叶柄长5~20 cm。气微，味微辛。

艾　叶

【来源】本品为菊科植物艾的干燥叶。

【采收加工】夏季采摘，晒干。

【产地】主产于山东、河北、河南等省。

【药材鉴别】多皱缩，有短柄。完整叶片展平后呈卵状椭圆形，羽状深裂，裂片椭圆状，被针形，边缘有不规则的粗锯齿，上表面灰绿色或深黄棕色，有稀疏的柔毛及

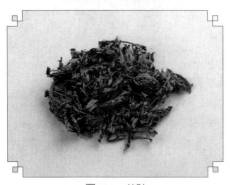

图268　艾叶

腺点。下表面密布灰白色绒毛，质柔软。气清香，味苦。

石楠叶

【来源】本品为蔷薇科植物石楠的干燥叶。

【采收加工】摘取叶，晒干，扎成小把。

【产地】主产于浙江、江苏等地。

【药材鉴别】呈椭圆形或长倒卵形，长 8~20 cm，宽 0.3~0.6 cm。先端短尖，基部近圆形或宽楔形，边缘有细密尖锐的锯齿。上表面浅绿棕色至紫棕色，较光滑。下表面色较浅，主脉突起，革质而脆。气微，味苦。

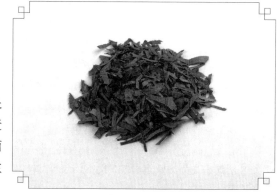

图 269　石楠叶

枸骨叶

【来源】本品为冬青科植物枸骨的干燥叶。

【采收加工】秋季采收，晒干，除去杂质。

【产地】主产于浙江、江苏、湖北、安徽等地。

【药材鉴别】呈类长方形或矩圆形长方形，偶有长卵圆形，长 3~8 cm，宽 1.5~4 cm，先端具三枚较大的硬刺齿，顶端一枚常反曲，基部平截或宽楔形，两侧有时各具刺齿 1~3 枚，边缘稍反卷。长卵形叶常无刺齿，上面黄绿色或绿褐色，有光泽，下表面灰黄色或灰绿色。叶脉羽状，叶柄较短，叶片革质，硬而厚。气微，味微苦。

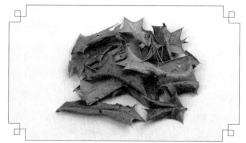

图 270　枸骨叶

罗布麻叶

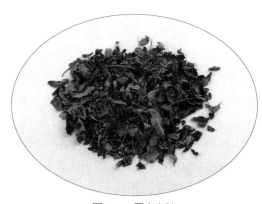

图 271　罗布麻叶

【来源】本品为夹竹桃科植物罗布麻的干燥叶。

【采收加工】夏季采集，晒干。

【产地】主产于山东、河北、新疆等地，多系野生。

【药材鉴别】多皱缩卷曲，有的破碎，完整叶片展平后呈椭圆状披针形或卵圆状披针形，长 2~5 cm，宽 0.5~2 cm，淡绿色或灰绿色，先端钝，有小芒尖，基部钝圆或楔形，边缘具细齿，常反卷，两面无毛，叶脉于下表面突起；叶柄细，长约 4 mm。质脆。气微，味淡。

枇杷叶

【来源】本品为蔷薇科植物枇杷的干燥叶。

【采收加工】全年可采，晒至七八成干时，可扎成小把，再晒干。晒干后存储，需置干燥处。

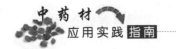

【产地】主产于浙江、江苏、福建等地。

【药材鉴别】叶呈长椭圆形或倒卵形，长 12~
30 cm，宽 3~9 cm。先端尖，基部楔形，边缘上部有疏
锯齿，基部全缘。上表面灰绿色、黄棕色或红棕色，有
光泽，下表面淡灰色或棕绿色，密被黄色茸毛。主脉于
下表面显著突起，侧脉羽状。叶柄极短，被棕黄色茸毛。
革质而脆，容易折断。微有清香气，味微苦。

荷 叶

【来源】本品为睡莲科植物莲的干燥叶。

【采收加工】夏秋采收，晒至七八成干时对折成
半圆形，再晒干，捆扎。

【产地】主产于山东、河北、湖北、河南等省。

【药材鉴别】呈半圆形或折扇形，直径 20~
50 cm，全缘或稍成波状，上表面深绿色或黄绿色，较
粗糙；下表面淡灰棕色，较光滑，有粗脉 21~22 条，
自中心向四周射出，中心有突起的叶柄残基。质脆，
易破碎。稍有香气，味微苦。

桑 叶

【来源】本品为桑科植物桑的干燥叶。

【采收加工】霜降后采收，除去杂质，晒干。

【产地】主产于山东、河北等省。

【药材鉴别】多卷曲皱缩，易破碎。完整者有柄，
叶片展平后呈卵形或宽卵形，长 8~15 cm，宽 7~13 cm。
先端渐尖，基部截形、圆形或心形，边缘有锯齿，有的
不规则分裂，上表面黄绿色或黄棕色，有的有小疣状突
起；下表面颜色较浅，叶脉突出，小脉网状，脉上被疏毛，
脉脉具簇毛。质脆，气微，味淡，微苦涩。

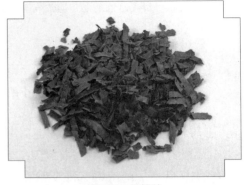

图 272　枇杷叶

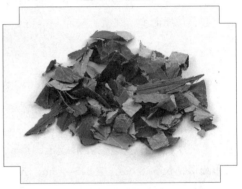

图 273　荷叶

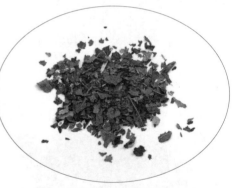

图 274　桑叶

银杏叶

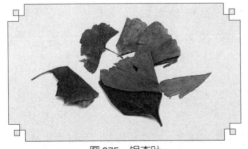

图 275　银杏叶

【来源】本品为银杏科植物银杏的干燥叶。

【采收加工】秋季采收，晒干。

【产地】主产于山东、河北等省。

【药材鉴别】呈扇形，长 3~5 cm，宽 5~8 cm。
黄绿色或淡棕黄色，叶顶端常两裂，边缘呈不规则
的波状弯曲，具两叉状平行叶脉，叶基楔形，叶柄
长 2~6 cm。质薄而软。气微，味微涩。

棕 榈

【来源】本品为棕榈科植物棕榈的干燥叶柄。

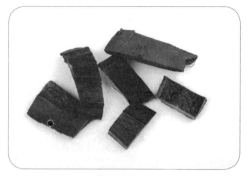

图276　棕边

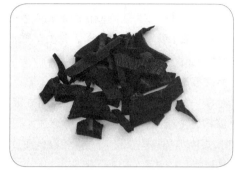

图277　棕榈炭

【采收加工】采集时，割取叶柄下沿部分和鞘片，除去棕毛，晒干，习称棕边。

【产地】主产于福建、广东、广西、浙江、台湾等地。

【药材鉴别】呈长条状，一端较窄而厚，另一端较宽而薄，大小不一，表面红棕色粗糙，有纵直皱纹；一面有明显的突出纤维，纤维的两侧着生多数棕色茸毛。质硬而韧，不易折断，断面纤维性。气微，味淡。

满山红

【来源】本品为杜鹃科植物兴安杜鹃的干燥叶。

【采收加工】夏秋采收，阴干。

【产地】主产于东北地区、山东、河北等地。

【药材鉴别】多反卷呈筒状，有的皱缩破碎，完整叶片展平后呈椭圆形或倒卵形，长2~7.5 cm，宽1~3 cm。先端钝，基部近圆形或宽楔形，全缘。上表面暗绿色至褐绿色，散生浅黄色腺鳞。下表面灰绿色，腺鳞甚多。叶柄长0.3~1 cm，近革质。气芳香特异，味极苦，微辛。

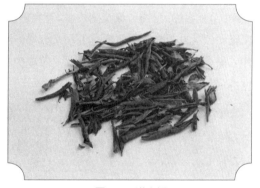

图278　满山红

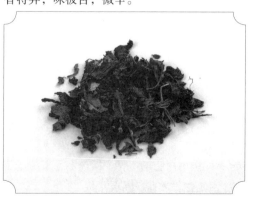

图279　紫苏叶

紫苏叶

【来源】本品为唇形科植物紫苏的干燥叶或带嫩枝的叶。

【采收加工】夏季生长茂盛时采收，晒干。

【产地】主产于河北、山东、河南等省。

【药材鉴别】叶片多皱缩卷曲，破碎。完整者，展平后呈卵圆形，长4~11 cm，宽2.5~9 cm，先端长尖或急尖，基部圆形或宽楔形，边缘具圆锯齿，两面紫色或上表面绿色，下面紫色。质脆。带嫩枝，直径 0.2~0.5 cm，紫绿色，断面中部有髓。气清香，味微辛。

侧柏叶

【来源】本品为柏科植物侧柏的干燥树梢及叶。

【采收加工】秋季采收，晒干，除去杂质。

【产地】主产于山东、河北等省。

【药材鉴别】多分枝，小枝扁平，长短不一。叶细小鳞片状，背腹向叶两面露出部分为斜方形，叶片中央具腺槽，先端钝，交互对生，排列成4列，紧密贴伏于小枝上；成熟枝上叶渐稀疏，深绿色或黄绿色。质脆，易折断。气清香，味苦、涩、微辛。

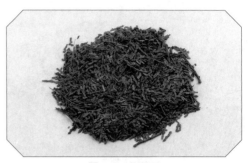

图280　侧柏叶

（七）藤木类

川木通

【来源】本品为毛茛科植物小木通或绣球藤的干燥藤茎。主产于四川灌县、温江、彭州市，贵州铜仁，湖南桑植，湖北襄樊等地。功用清热利尿，通经下乳。

【药材鉴别】呈长圆柱形，略扭曲，长 50~100 cm，直径 0.8~3.5 cm。表面灰黄色或黄棕色，有纵向凹沟及棱线，节处多膨大，有叶痕及侧枝痕。残存皮部易撕裂。质坚硬，不易折断。断面黄白色，皮部薄，木部导管孔大小不一，均被狭窄的射线隔开。髓部小，几乎不可见。无臭，味淡。

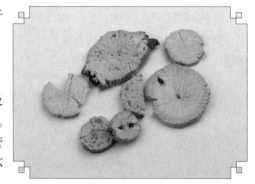

图281　川木通

关木通

【来源】本品为马兜铃科植物东北马兜铃的干燥藤茎。别名木通、万年藤、马木通。主产于吉林抚松、敦化、永吉、蛟河，黑龙江宁安、虎林，辽宁新宾、清原、宽甸、风城等地。功用清心火，利小便，通经下乳。

【商品规格】山东省历史上习用关木通，以条匀粗细适中，表面色黄，断面鲜黄为佳。不分等级。20世纪60年代曾由四川等地调入十数万公斤川木通，因不适销而报废。

【药材鉴别】呈圆柱形，稍弯曲，长 1~2 m。表面灰黄色或棕黄色，有浅纵沟及棕色残余粗皮的斑点。节部稍膨大，有一枝痕。体轻质硬，不易折断，断面黄色或浅黄色，皮部薄，木部宽广，有多层环状排列的导管，射线放射状，髓部不明显，摩擦残余粗皮，有樟脑样臭气。气微，味苦。

沉香

【来源】本品为进口沉香来源于瑞香科植物沉香树含有棕黑色树脂的木材。国产沉香来源于瑞香科植物白木香含有树脂的木材。别名土沉香、海南沉香、女儿香、牙香、沉水香。

【产地】国产沉香主产于海南万宁、崖县、茂名等地。广西、福建有少量生产。进口沉香主产于印度尼西亚、马来西亚、越南、柬埔寨等地。功用行气止痛，温中止呕，纳气平喘。

【商品规格】历史上沉香以进口为主。进口沉香规格较多，如紫油伽南香、绿油伽南香、大盔、中盔、小盔等。体重沉水者质优。新中国成立后，由于药用量增加，资源减少，进口量增加，标准放宽，致使质量大大降低，落水沉香难得一见，即使现在的特级沉香也无沉水者。目前国产沉香根据油格的多少分为1~4等和等外。进口沉香规格分特等，一、二、三等。目前合格的国产沉香产量很少。

【药材鉴别】

1. 国产沉香　呈朽木状，大小不一，有的呈不规则块状或圆片状。块片的一面坚实，有刀凿过的痕迹，黄棕色至棕黑色，微有光泽。块片的另一面凹凸不平有裂纹，有时可见蜂窝状小洞，气芳香，味苦。

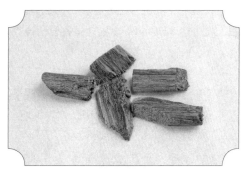

图282　沉香

一等货遍体呈棕黑色，有时微有棕黄色斑点，质坚而重，半沉水，点燃有大量的油渗出，浓烟，气芳香浓郁，熄后燃烧处上端残留大量的油脂泡。嚼之味苦，木纤维少，棕黑色油格占80%。

二等货表面棕褐色，质坚较重，燃之有浓烟，有较多油渗出，气芳香，味苦，木纤维较少，棕色油格占60%。

三等货表面显棕褐色与黄白色相间的斑纹，密布均匀，无枯废白木，燃之有油渗出，木纤维较多，棕褐色油格占40%。

四等货表面黄棕色，质轻松，不显油润，无成块枯废白木，燃之少有油渗出，烟少，香微、苦淡，多为木纤维，棕褐色油格24%以上。

等外品表面淡黄棕色，质轻，不显油润，有成块白木，燃之香气微，边沿有少量油点渗出，棕褐色油格很少，质量不合标准。

2. 进口沉香　呈长条块状或片块状，少有圆柱状。长短大小不一，两端或表面有刀削的痕迹，表面黄棕色至棕黑色，密布断续的棕黑色细纵纹，纵剖面尤为明显。质地硬而重，有特异的香气，燃之香气更浓。进口沉香中伽南香质量最优，为上档沉香雕琢而成。质坚硬体重，置水则沉，表面光滑，色黑，油性强，经久而不走油，香气浓郁幽雅而持久，用刀刮削之粉末呈棕黑色，捏之能成团。嚼之香气浓，味苦无纤维感。20世纪40年代保存至今的伽南香油润、乌黑、光泽、香气无任何变化。目前的进口沉香质量无法与之相比。

常用的经验鉴别：将沉香置手中试之，沉得似骨，有坠手感，体重而坚硬，两块相击铛铛作响而音脆，观其色棕黑而油润，显光泽，嗅之气香。以火燃试有浓烟及较多油状物渗出，且呈泡状，香气浓烈。熄灭后燃烧边缘处常留有泡痕残灰，黑色焦状，嚼之味苦，木纤维愈少者愈佳。体质轻松腐朽，两块相击朽木声响，黄白，嗅之无香气。以火燃试冒白烟，无油渗出，朽木气呛鼻，灰白色，吹之飞扬，即系枯朽白木，不堪入药，国产劣质沉香以此为多。

【混淆品】

1. 沉香白木　系用沉香树的正常木材制作。用圆柱形的木棒锯成长5~10 cm，直径3~10 cm的木段，或半圆柱形的木块及长条状木块，混杂于沉香内。其主要特征是质松，一端锯口明显（不得有锯口）。

2. 染色沉香　系用沉香树的木材加工制作。规则的长条木块，长5~15 cm，直径2~5 cm，用特制的颜色涂于白木的遍体，将黄白色的表面染成灰黑色，为了显光泽，表面已上蜡，混杂于沉香内。

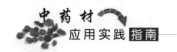

用温水洗之则褪色，用刀削表面，内层为黄白色。

3.油浸沉香　用沉香树的木材制作。锯成柱形木段或劈成木块，大小长短不等，用污油浸泡，使淡棕色的木块颜色变深而显油性。质松，锯断面油浸痕迹明显，甚者浸透直径的1/3。燃试污油气明显。

【伪品】越南进口伪品　经广西贩运全国各地，来源不详。呈圆柱形或不规则块状，多弯曲，圆柱形者底部多有锯痕，长者可达40 cm，直径可达7 cm以上。表面黑褐色，有明显的纵皱纹，凸凹不平，有刀痕，一端常有孔洞，洞内呈朽木状。质坚实沉重多沉水或半沉水，难折断，断面刺状，气微，嗅之不具沉香之芳香气，燃试冒黑烟，有油渗出，微有香气，但与沉香之香气显著不同。醇浸出物可达30%~40%以上，虽符合药典规定的醇浸出物标准，但非沉香，应注意区别。

鸡血藤

【来源】本品为豆科植物密花豆干燥藤茎。别名大血藤、血风藤（广州）。主产于云南禄劝、武定，广西平乐、武鸣、马山，河南、四川等地。功用补血，活血，通络。

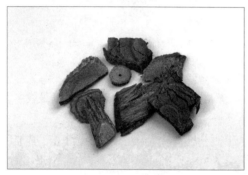

图283　鸡血藤

【商品规格】多为产地加工的厚片，均为统货。有的省区历史上曾长期误用大血藤为鸡血藤，现已纠正。常春油麻藤亦曾误用，后被纠正。

【药材鉴别】本品为椭圆形、长矩圆形或不规则的斜片，厚0.3~1.5 cm，外皮灰棕色，有的可见白色斑。栓皮脱落处可见红棕色。切面木质部浅棕色或棕色，有多数小孔，树脂状分泌物红棕色或黑棕色，与木质部相间排列呈3~8个半圆形环，髓部偏向一侧，质坚硬。气微，味涩。

【混淆品】大血藤　为木通科植物大血藤的干燥藤茎。别名活血藤、大活血。藤茎呈圆柱形，略弯曲，长30~60 cm，直径1~5 cm。表面灰棕色、粗糙，外表皮呈鳞片状剥落，剥落处暗红棕色，有时可见膨大的节及略凹陷的枝痕或叶痕。质硬，断面皮部红棕色，有数处向内嵌入木部，木质部黄白色，有多数细孔及红棕色放射状纹理。气微，味微涩。

海风藤

【来源】本品为胡椒科植物风藤的干燥藤茎。别名巴岩香。主产于福建莆田、霞蒲、福安，浙江平阳、乐清、永嘉和台湾等地。功用祛风湿，通经络，止痹痛。

【商品规格】不分等级为统货。有的省区曾误调入老君须（松萝）做海风藤使用。

【药材鉴别】本品呈扁圆柱形，微弯曲，长10~60 cm，直径0.3~2 cm。表面灰褐色或褐色，粗糙，有纵向棱状纹理及明显的节，节间长3~12 cm，节部膨大，上生不定根。体轻质脆，易折断，断面不整齐，皮部窄，木部宽广，灰黄色，导管孔多数，射线灰白色，放射状排列，皮部与木部交界处常有裂隙，中心有灰褐色髓。气香，味微苦辛，似有胡椒香气。

【混淆品】松萝　为松萝科植物松萝的干燥叶状体。别名老君须、海风藤。主产湖北等地。功用为祛风湿，通经络，止痹痛。叶状体为丝状，缠绕成团，长15~40 cm，主枝基部直径0.8~1.5 cm，向下呈二叉状分枝，至先端渐细，细如头发。表面绿色或黄绿色，微有枯草气，味酸。

络石藤

【来源】本品为夹竹桃科植物络石的干燥带叶茎藤。别名白花藤、爬墙虎（镇江）、爬山虎（河南）。主产于江苏徐州、南京、镇江，湖北孝感，山东青岛，安徽芜湖，江西，浙江等地。功用祛风通络，凉血消肿。

【商品规格】络石藤历史上山东济南地区使用的为络石和薜荔两种，均为统货。青岛等地使用的为葡萄科植物爬墙虎。

【药材鉴别】茎呈圆柱形，弯曲，多分枝，长短不一，直径0.1~0.5 cm。表面红褐色，有点状皮孔及不定根。质硬，断面淡黄白色，常中空。叶对生，有短柄，平展后呈椭圆形或卵状披针形，长1~8 cm，宽0.7~3.5 cm，全缘，略反卷，上表面暗绿色或棕色，下表面颜色较淡，革质。气微，味微苦。

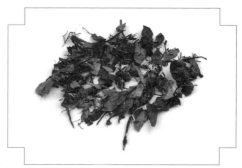

图284 络石藤

【地区习用品】

1. 薜荔 为桑科植物薜荔带叶的不结果茎枝。茎枝呈圆柱形，细长而弯曲，长短不等，直径0.1~0.5 cm，有分支。表面棕褐色，节处可见攀援根及点状突起的根痕。质坚韧或脆，断面可见髓部呈圆点状，偏于一边，叶互生或已脱落，叶片椭圆形常卷曲，革质，棕绿色或黄褐色，全缘，下表面叶脉呈网状突起，形成许多小凹窝。气微，味淡。

2. 扶芳藤 为卫矛科植物扶芳藤的干燥茎枝。江苏、山东、河南部分地区使用。茎枝长短不等，粗大。直径1~2 cm，新枝浅绿色，老枝灰褐色，常带有许多细根，小枝有细密突起的皮孔。叶片浅绿色多已破碎，完整平展后呈椭圆形，小叶对生。叶薄革质，复聚伞状花序。

3. 爬山虎 为葡萄科植物爬山虎的茎藤。茎藤圆柱形，有纵棱，有纵向突起的皮孔，表面红棕色或棕褐色，每个结节处着生不定根状卷须，扭曲盘绕。

青风藤

【来源】 本品为防己科植物青藤的藤茎。别名大风藤。主产于湖北黄冈、孝感，江苏镇江，陕西黄陵等地。功用祛风湿，通经络，利小便。

【商品规格】不分等级，为统货。大部分地区习用的为正品，但有时饮片内掺有少量华防己的藤茎，应注意区别。

【药材鉴别】茎藤细长圆柱形，直径0.6~2 cm。表面灰褐色或棕褐色，有纵皱纹及横向皮孔。茎上有节，节处稍膨大，并有分枝或分枝痕。体轻质实而脆，易折断，断面灰黄色或浅灰棕色，不平坦。横切面韧皮部很窄，木质部导管与射线呈均匀放射状排列，形成车轮纹，导管大，中央为圆形的髓。气弱，味微苦。

【混淆品】华防己 为防己科植物华防己的藤茎。别名湘防己、过山龙、穿山藤、秤钩风。主产于湖南、

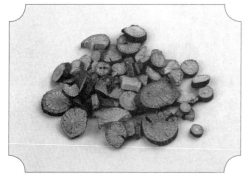

图285 青风藤

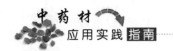

广东等地。茎藤为圆柱形，长 10~30 cm。表面灰棕色，有不规则的沟纹、裂隙和疤痕。质坚硬，不易折断。切断面导管明显，维管束呈放射状，有清晰的多层环纹，一般为 2~7 圈，偏心性。气微弱，味微苦。

通 草

【来源】本品为五加科植物通脱木或旌节花科植物通条树的干燥髓。别名通花、通草棍、方通、通丝、实心通草、小通草棍。主产于云南马关、保山，湖南黔阳、常德，贵州，四川，河北，广西等地。功用清热利尿，通气下乳。

【商品规格】历史上分方通、通草丝、通草棍。小通草药用历史较短，不分等级。20 世纪 50 年代曾由江苏调入各地梗通草，质硬，后停用。

【药材鉴别】

1. 通脱木　茎髓呈圆柱形，长 20~40 cm，直径

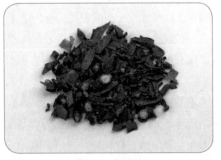

图 286　通草

1~2.5 cm。表面洁白或淡黄色，有纵沟纹。体轻软有弹性，易折断，断面平坦，边缘处银白色，中部直径 0.6~1.5 cm，空心或白色半透明薄膜，纵剖面梯状排列。无气味。

2. 方通　呈类方形的纸片状，白色，半透明，微有光泽。

3. 通草丝　呈细长碎纸条状，宽 3~5 mm，长短不等。

4. 小通草棍　呈细长圆柱形，长短不一，直径 0.4~1 cm。银白色或微黄色，表面平坦无纹理。质松软，可弯曲，用手指捏之能使之变形。断面银白色，无空心，水浸后外表皮及断面均有黏滑感。无气味。

桑 寄 生

【来源】本品为桑寄生科植物桑寄生的干燥茎枝叶。别名广寄生、老寄生、桑上寄生。主产于广东、广西、浙江等地。功用补肝肾，强筋骨，祛风湿。

【商品规格】不分等级，以条均匀，色红褐，不碎者为佳，老粗者次。

【药材鉴别】茎枝呈圆柱形，长 3~5 cm，直径 0.3~1 cm。表面红褐色或灰褐色，有多数小点状的皮孔及细纵皱纹。枝梢间或被有棕色的绒毛。质坚硬，断面不整齐，皮部薄，棕褐色，木部淡红棕色，中央有小型的髓，色稍深。叶片革质，完整者呈卵圆形或椭圆形，具短柄，表面黄褐色。无臭，味淡，微涩。

图 287　槲寄生

槲 寄 生

【来源】本品为桑寄生科植物槲寄生的干燥带叶茎枝。别名北寄生、北桑寄生、柳寄生。主产于东北地区、河北、河南、江苏等地。功用祛风湿，补肝肾，强筋骨，安胎。

【商品规格】商品不分等级，以枝细嫩，色黄绿，嚼之发黏者为佳。山东主销品。

【药材鉴别】茎枝呈圆柱形，2~5 叉状分枝，长约 30 cm，

直径 0.3~1 cm。表面黄绿色、金黄色或黄棕色，有纵皱纹。节膨大，节上有分枝或枝痕。体轻质脆，易折断，断面不平坦，皮部黄色，木部色较浅。叶对生于枝梢，易脱落，无柄，叶片长椭圆状披针形，长 2~7 cm，宽 0.5~1.5 cm，先端钝圆，基部楔形，全缘。表面黄绿色，有细纵纹，主脉 5 条，中间 3 条明显，革质。浆果球形，皱缩。无臭，味微苦，嚼之有黏性。

大血藤

【来源】本品为木通科植物大血藤的干燥藤茎。

【采收加工】秋冬两季采收，除去侧枝，截断，干燥。

【产地】主产于湖北、四川、河南等省。

【药材鉴别】呈圆柱形，略弯曲，直径 1~3 cm。表面灰棕色或棕色，粗糙，有浅纵沟及明显的横裂纹，栓皮有时呈片状，剥落面露出暗棕色或红棕色的皮层，横切面皮部红棕色，有数处向内嵌入木部，木部黄白色，有多数细孔状导管，射线呈放射状排列，质坚，体轻，断面裂片状。气微，味微涩。

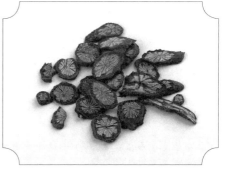

图 288　大血藤

天仙藤

【来源】本品为马兜铃科植物马兜铃或北马兜铃的干燥地上部分。

【采收加工】秋季采割，除去杂质，晒干。

【产地】主产于山东、河北等地。

【药材鉴别】本品茎呈细长圆柱形，略扭曲，直径 1~3 mm；表面黄绿色或淡黄褐色，有纵棱及节，节间不等长；质脆，易折断，断面有数个大小不等的维管束。叶互生，多皱缩、破碎，完整叶片展平后呈三角状狭卵形或三角状宽卵形，基部心形，暗绿色或淡黄褐色，基生叶脉明显，叶柄细长。气清香，味淡。

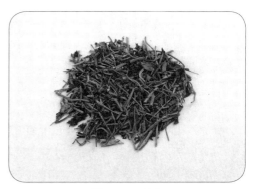

图 289　天仙藤

西河柳

【来源】本品为柽柳科植物柽柳的干燥细嫩枝叶。

【采收加工】夏季未开花时采收，阴干。

【产地】主产于山东、河北等省。

【药材鉴别】茎枝呈细圆柱形，直径 0.05~0.15 cm。表面灰绿色，有多数鳞片状的互生小叶，长约 0.1 cm，卵状三角形，先端尖，基部抱茎。偶见直径 0.1~1.8 cm 的枝，表面红褐色，叶片常脱落而残留突起的叶基。质脆，易折断，断面黄白色，中心有髓。气微，味淡。

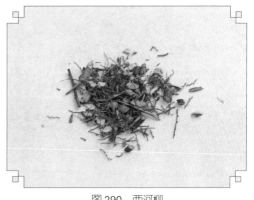

图 290　西河柳

苏 木

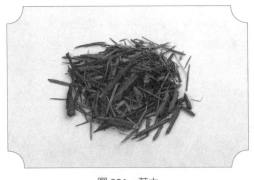

图291　苏木

【来源】本品为豆科植物苏木的干燥心材。

【采收加工】全年均可采伐，除去外皮和边材，取心材，干燥。

【产地】主产于广西、广东、云南、台湾等地。

【药材鉴别】呈长圆柱体或对剖的圆柱形，长10~100 cm，直径3~12 cm。表面黄红色或棕红色，具刀削痕和枝的脱落痕，常见纵向裂缝。横断面略具光泽，年轮明显，有的可见暗棕色、质松、带亮星的髓部。质坚硬。无臭，味微涩。

忍冬藤

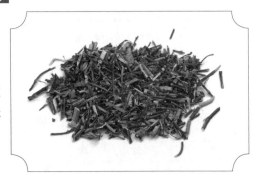

图292　忍冬藤

【来源】本品为忍冬科植物忍冬的干燥茎枝。

【采收加工】秋、冬二季采割，晒干。

【产地】主产于山东、河南、河北等省。

【药材鉴别】长圆柱形，多分枝，常缠绕成束，直径0.15~0.6 cm。表面棕红色或暗棕色，有的灰绿色，光滑或被茸毛，外皮易剥落，枝上多节，节间长6~9 cm，有残叶及叶痕。质脆，易折断，断面黄白色。气微，老枝味微苦，嫩枝味淡。

皂角刺

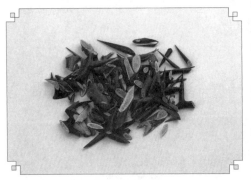

图293　皂角刺

【来源】本品为豆科植物皂荚的干燥棘刺。

【采收加工】全年均可采收，干燥，或趁鲜切片，晒干。

【产地】主产于吉林、辽宁、山东、河北、安徽等省。

【药材鉴别】枝条长2.3~6 cm，直径0.2~0.7 cm。表皮呈灰白色或灰绿色，有纵条纹及白色横向皮孔，皮部薄，木部宽广，浅黄绿色，髓小，浅棕色。主刺呈圆锥形或扁圆柱形，有极细的纵纹。主刺长0.6~6 cm，基部直径0.1~0.4 cm，末端尖锐，主刺上常有一对短分枝或一个单分枝，少数无分枝，分枝长0.2~0.8 cm，直径约0.1 cm。全刺表面呈红褐色或棕褐色，体轻，质硬，易折断，断面木部黄白色，髓部疏松，棕色。气微，味淡。

市场常有用野皂角刺和日本皂角刺假冒皂角刺的，亦有将非药用皂角的嫩枝切片，掺入皂角刺片内的，应注意鉴别。

桂　枝

【来源】本品为樟科植物肉桂的干燥嫩枝。

【采收加工】春、夏两季采收，除去叶晒干或切片晒干。

【产地】主产于广东、广西、越南等地。

【药材鉴别】呈长圆柱体，多分枝，长 30~75 cm，粗端 0.3~1 cm。表面棕色至红棕色，有纵棱线、细皱缩及小疙瘩状的叶痕、枝痕、牙痕，皮孔点状。质硬而脆，易折断，切片厚 0.2~0.4 cm，断面红棕色，木部黄白色浅黄棕色，髓部略成方形。有特异香气，味甜、微辛，皮部味较浓。

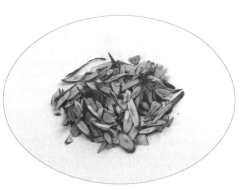

图 294　桂枝

鬼箭羽

【来源】本品为卫矛科植物卫矛的具翅状物的枝条或翅状附属物。

【采收加工】秋季割取带翅状的枝条晒干，或将翅状物取下晒干。

【产地】主产于山东、河北、河南等省。

【药材鉴别】为具翅状物的圆柱形枝条，顶端多分枝，长 40~60 cm，枝条直径 0.2~0.6 cm。表面较粗糙，暗灰绿色至灰黄绿色，有纵纹及皮孔，皮孔纵生灰白色，略突起而微向外反卷，翅状物扁平状，靠近基部稍厚，宽 0.1~1 cm，厚约 0.2 cm。表面微棕色至暗棕色，具细长的纵直纹理或微波状弯曲，翅极易剥落，枝条上常见断痕，质坚硬而韧，难折断，断面淡黄白色，粗纤维性。气微，味微苦。

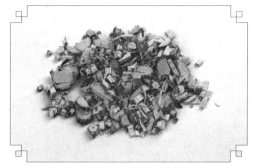

图 295　鬼箭羽

钩　藤

【来源】本品为茜草科植物钩藤、大叶钩藤、毛钩藤、华钩藤或无柄果钩藤的干燥带钩茎枝。

【采收加工】秋、冬两季采收，去叶，切段，晒干。

【产地】主产于广东、广西、湖南、浙江等地。

【药材鉴别】本品茎枝呈圆柱形或类方柱形，长 2~3 cm，直径 0.2~0.6 cm。表皮红棕色至紫红色或棕褐色，有细纵纹，光滑无毛，枝上具略突起环节，对生两个向下弯曲的钩，或仅一侧有钩，长 1~2 cm，形如船锚，先端渐尖，基部较阔；钩基部的枝上可见叶柄脱落后的窝点状痕迹和环状的托叶痕。质坚韧，断面黄棕色，皮部纤维性，髓部黄白色或中空。无臭，味淡。

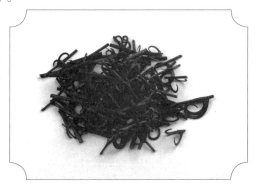

图 296　钩藤

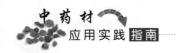

大叶钩藤　呈方柱形，直径 0.1~0.5 cm。表面灰棕色至棕色，两侧有较深的纵钩，被褐色毛，尤以节部及钩端多，长 1.7~3.5 cm，钩向内深弯曲成长圆形或圆形，末端膨大成小球，断面髓部多中空。

毛钩藤　茎枝少，呈方柱形或近似圆柱形，直径 0.2~0.5 cm。表面灰棕色或稍成灰白色，粗糙，被褐色毛，钩长 1.4~2 cm。

降　香

【来源】本品为豆科植物降香檀树干和根部的干燥心材。

【采收加工】全年均可采收，除去边材，阴干。

【产地】主产于广东、海南等地，过去多从印度进口。

【药材鉴别】呈圆柱形稍弯曲或不规则块状，表面紫色、棕紫色或红褐色，有纵长线纹，有光泽，断面粗糙，能沉水。气芳香，味稍苦。燃之香气浓烈，有油流出，烧完留有白灰。

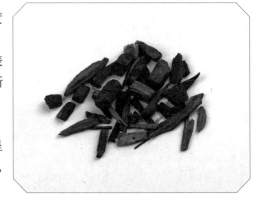

图 297　降香

【伪品】紫檀　呈条块状，长短不一，内外均呈鲜红色，久储者呈暗红色至带绿色光泽；横断面具孔点，纵剖面呈线条状纹理，并有油滴状的红色树脂样物质。质致密而重，以水煮之溶液不显赤色。气微，无降香香气，味淡。

目前市场多有掺伪品，边材或其木材，燃之多无降香气味；口尝降香气味皆不具备。

（八）树脂类

天竺黄

【来源】本品为禾本科植物青皮竹或华思劳竹等杆内的分泌液经干燥后的块状物。别名竹黄。主产于云南屏边、麻栗坡，广西桂平，越南北圻，印尼苏门答腊。进口品主要来自新加坡和香港。功用清热豁痰，凉心定惊。

【商品规格】国产有限，多为进口，规格均为统货。历史上进口货掺水较少，有进口后再掺水者。目前进口时掺水较多，据报道高者达 50% 以上，应严格控制含水量在 15% 以内。上海合成天竺黄，20 世纪 70 年代大量调往各地，该品是以硅酸盐凝胶为基础制备而成，其疗效究竟如何尚需时间的检验，一般认为与天然品有异。

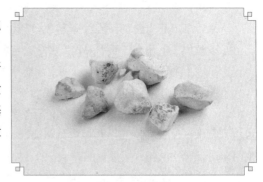

图 298　天竺黄

【药材鉴别】

1.天竺黄　本品为不规则的片块、颗粒和少量粉末。片块大小不一，表面灰蓝色、灰黄色或灰白色，有的洁白色，半透明，带光泽。体轻，质硬而脆，易破碎，吸湿性强。

2.合成天竺黄　呈不规则的块状，一般较天然品大，体重质硬，色白，吸水性稍差。

【混淆品】竹黄　为肉座菌科真菌竹黄的子座，别名竹花。子座呈不规则的瘤状，有的似蜗牛，有的似老蚕。表面苍白色或苍白红色，断面粉红色，周边色深，味淡。

血竭

【来源】本品为棕榈科植物麒麟竭果实中渗出的树脂经加工而成，别名麒麟竭。主产于印度尼西亚的爪哇、苏门答腊、婆罗洲及马来西亚等地。多由印度、新加坡等地进口。功用散瘀生新，活血止痛，止血生肌。

【商品规格】历史上进口多为手牌、皇冠牌，少有原装血竭。20世纪60年代曾由天津进口一批原装血竭。表面砖红色，粗糙，杂质多，质量低劣，后退货。规格分为加工血竭一等品、二等品。质量低劣的血竭商标为B级、金鱼牌、AA牌、AAA牌、鸡牌、A牌等。广西产血竭来源与进口血竭不同，性状、色泽有显著差异，目前一些地区尚未应用。

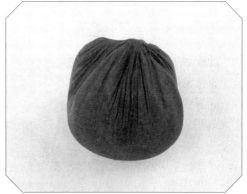

图 299　血竭

【药材鉴别】

1.加工血竭　略呈类圆四方形，表面印贴手牌或皇冠牌等金色商标。方砖形者无商标。表面暗红色，有光泽，附有因摩擦而成的红粉。质硬而脆，破碎面红色，研成细粉则为朱红色。无臭，味淡。

2.原装血竭　呈扁圆形、四方形等不规则块状，轻重不一。表面铁黑色，附有一些红色粉末。断面多有光泽而粗糙，破碎面黑红色，研成粉末血红色。无臭，味淡。

【伪品】

1.达玛树脂制伪品　其性状与正品相似，是以松香或达玛树脂为基质加入多种染料仿正品的形状加工而成。呈类圆球形，表面暗红色，具有光泽，表面印有黄色或金色圆形印章"A"或"AA"、"皇冠"等。底部有包扎成形的纵皱纹，体坚质脆，破碎面粉红色至暗红色，可见夹杂有土黄色及大红色的颗粒状物，研细粉末呈粉红色，具松香气，味淡。

2.松香染料制伪品　呈不规则的扁块状，大小不一，表面光滑有光泽，紫红色，断面具玻璃状光亮，手搓呈淡紫色粉末。

（1）火试鉴别　取样品少许置锡箔纸上，下面用火柴燃烧加热。正品血竭受热后溶化呈血红色透明的液体，无杂质者为佳。如呈淡红色或灰土色，粉末发黄即杂质多。另取粉末置白纸上，用火纸烘烤即溶化，但无扩散的油迹，对光照射呈鲜艳的红色，以火燃烧则发生呛鼻的烟气为正品。伪品在燃烧时烟大黑浓，有明显的松香气，熔化后显黑红色等，不呈鲜艳的血红色。另取少许置白纸上，用火隔纸烘烤则溶化，对光照射不透明，呈红黄色，有油痕。

（2）水试鉴别　用烧杯装半杯沸水，取粉末少许置烧杯中，正品水液不着色，伪品则水液呈红色，并有油样物浮于水面。

安息香

【来源】本品为安息香科植物白花树的干燥树脂。

【采收加工】树干经自然损伤或夏、秋二季割裂树干，收集流出的树脂阴干。

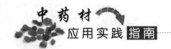
【产地】主产于泰国、印度尼西亚等地。

【药材鉴别】本品为不规则的小块，稍扁平，常黏结成团块。表面橙黄色，具蜡样光泽（自然出脂）；或为不规则的圆柱状、扁平块状，表面灰白色至淡黄白色（人工割脂）。质脆，易碎，断面平坦，白色，放置后逐渐变为淡黄棕色至红棕色。加热则软化熔融。气芳香，味微辛，嚼之有沙砾感。

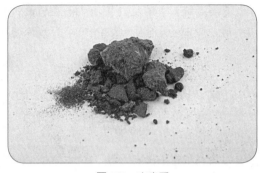

图300 安息香

没 药

【来源】本品为橄榄科植物没药树及同属他种植物的树干皮部渗出的油胶树脂。

【采收加工】11月至次年2月或6~7月采收，由树皮裂缝自然渗出或将树皮割破，树脂从伤口渗出凝固成硬块，除净树皮杂质，置通风处，干燥保存。

【产地】主产于阿拉伯半岛、索马里、非洲和亚洲西部。

【药材鉴别】天然没药　呈不规则颗粒状团块，大者长6 cm，表面黄棕色或黑棕色，近半透明部分呈棕黑色，附有黄色粉尘状物，质坚而脆，破碎面不整齐。香气特异，味苦而微辛。

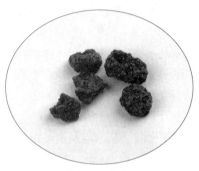

图301 没药

胶质没药　呈不规则块状，大小不一，表面深棕色，不透明。质坚实或疏松，破碎面不整齐，有特异香气，味苦而有黏性。

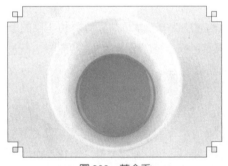

图302 苏合香

苏合香

【来源】本品为金缕梅科枫香属植物苏合香树的树干渗出的香树脂，经加工精制而成。

【产地】小亚细亚南部，广西有栽培。

【药材鉴别】为半流动性的浓稠液体，棕黄色或暗棕色，半透明，质黏稠，挑起呈胶样，连绵不断，较水为重。气芳香，味略苦，嚼之粘牙。

芦 荟

【来源】本品为百合科植物库拉索芦荟或好望角芦荟的汁液浓缩干燥物。

【产地】原产于非洲北部地区，目前南美洲的西印度群岛广泛栽培。我国云南、广东、广西亦有栽培。

【药材鉴别】老芦荟　呈不规则的块状，常破裂为多角形，大小不一。表面呈暗红色或深褐色，不显光泽，体轻，质硬，不易破碎，断面粗糙或显麻点状纹理，富吸湿性。有特殊臭气，味极苦。

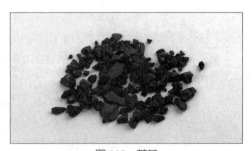

图303 芦荟

新芦荟 呈暗褐色且略显绿色，有光泽，体轻，质松，易破碎，断面如玻璃样，可见层纹。

阿魏

【来源】本品为伞形科植物新疆阿魏或阜康阿魏的树脂。

【采收加工】春末夏初盛花期至初果期，分次由茎上部往下斜割，收集渗出的乳状树脂，阴干。

【产地】主产于新疆、伊朗、阿富汗等地。

【药材鉴别】呈不规则的块状，颜色深浅不一，表面蜡黄色至棕黄色。体轻，质地似蜡，断面稍有孔隙，具强烈持久的蒜样特异臭气，味辛辣，嚼之有灼烧感。

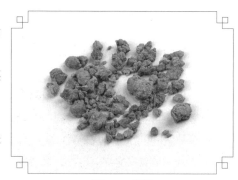

图304 阿魏

乳香

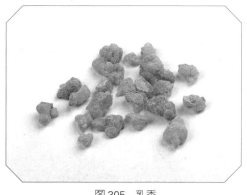

图305 乳香

【来源】本品为橄榄科植物乳香树及同属植物树皮渗出的树脂。分为索马里乳香和埃塞俄比亚乳香。

【采收加工】春季采收，从树干的皮部由下向上开一条狭沟，使树脂流入沟内，数天后即凝固，即可采收。

【产地】主产于索马里、埃塞俄比亚等地。

【商品规格】历史分乳香珠，质优；原乳香较次，有树皮等杂质。

【药材鉴别】呈长卵圆形滴乳状，类圆形颗粒或粘连成大小不等的块状。乳香珠长2 cm，原乳香5 cm，表面黄白色，半透明，被有黄白色粉末，久存颜色加深，质脆，遇热软化，破碎面有玻璃样或蜡样光泽，具特异香气，味微苦。

（九）菌藻类

茯苓

【来源】本品为多孔菌科真菌茯苓的干燥菌核。别名云苓、白茯苓、杜茯苓、伏灵、不死面。主产于云南丽江、维西、保山、楚雄，安徽金寨、霍山、岳西，湖北罗田、英山、麻城，河南商城、固始等地。以云南产为佳，多为个苓。以安徽、湖北产量大。此外四川、贵州等地亦产。功用渗湿利水，健脾宁心。

【商品规格】历史上规格较多，如刨片、天字片、地字片、神方、茯神、个苓等。现分个苓一、二等，白苓片一、二等；白苓块、赤苓块、茯神块、骰方、白碎苓、赤碎苓等为统货。近来发现用面粉等伪制的

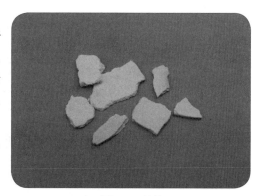

图306 茯苓

茯苓流入市场，应注意区别。

【药材鉴别】

1. 个苓　呈不规则圆球形或块状，表面黑褐色或棕褐色。体坚实，皮细或有皱纹，断面白色或黄赤色。

2. 白苓片　呈不规则的薄片状，厚 0.15~0.2 cm，白色或灰白色。质细，易碎断。气无，味淡，嚼之较硬，有垫牙感。

3. 白苓块　呈扁平方块，白色或赤黄色，厚 0.4~0.6 cm，长宽 4~5 cm。

4. 赤苓块　呈扁平方块，厚薄、长宽同白苓块，色淡红或淡棕色。

5. 茯神块　呈扁平方块，色泽不分，每块含有松木心，厚 0.4~0.6 cm，长宽 4~5 cm。

6. 骰方　呈立方形块，白色，质坚实，长、宽、厚在 1 cm 以内。

【伪品】淀粉伪制品　性状、厚薄、大小与茯苓块相似。呈扁平方块，灰白色，表面粗糙，有时可见有指纹印痕。切面有裂纹，切痕明显。气无，味淡，嚼之松散，无茯苓的粘牙感。

冬虫夏草

【来源】本品为麦角菌科真菌冬虫夏草寄生在蝙蝠蛾科昆虫幼虫上的子座及幼虫尸体的复合体。别名虫草、夏草冬虫。主产于四川阿坝藏族羌族自治州、马尔康、理县、甘孜、德格，青海玉树、同德、同仁，云南德钦、丽江，西藏，贵州等地。功用补肺益肾，止血化痰。

【商品规格】历史上以大小分档，如大者为虫草王，挑出虫草王后余者为散虫草；小者捆成小把为把虫草，现均为统货。历史上原植物只此一种，古籍中也未见伪品的记载。前些年出现了混淆品亚香棒虫草、凉山虫草等伪品。近年来在虫草中发现有插入细铅条者，即将虫草掰断插入细铅条再使两端连接，以此增加重量，常不易被发现，应严加检查。有的单位进此掺假货后，很难挑拣，只好在 X 光照射下挑选。此外尚发现有插入细竹棒者。

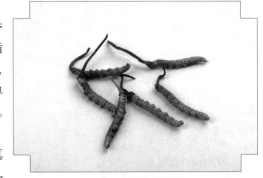

图 307　冬虫夏草

【药材鉴别】本品由虫体及从虫头部长出的真菌子座相连而成。虫体似蚕，长 3~5 cm，直径 0.3~0.8 cm。表面深黄色至黄棕色，有环纹 20~30 个，近头部的环纹较细，头部深红色。足 8 对，中部 4 对较明显。质脆易折断，断面略平坦，淡黄色，中间有暗棕色 "U" 形字样。子座细长圆柱形，长 4~7 cm，直径约 0.3 cm，表面深棕色至棕褐色，有细小的纵皱纹，基部粗，中部细，上部略膨大。质坚韧，断面黄白色。气微腥，味微苦。

【混淆品】亚香棒虫草　为麦角菌科真菌霍克斯虫草在鳞翅目昆虫幼虫的子囊菌，由虫体和头部长出的子座组成。产于江西铜鼓和湖南、安徽、广西、福建等地。虫体长 3~5 cm，直径 0.3~0.5 cm，表面褐色或深褐色，被有黄绿色粉，头甲紫黑色有光泽，绝大多数无菌体子座，个别的有之也不规则。断面类白色，具黑色心，中央有 "一" 字形字样。

【伪品】

1. 人造伪虫草　系用石膏粉、豆粉混合机制而成。形状似正品，虫体大小相同，顶端有子座，但色泽暗淡，体重质硬，口嚼有豆腥气味。

2. 地蚕 为唇形科植物地蚕的干燥肉质块根。别名土冬虫草、虫草。主产于广西。块根呈长纺锤形，微弯，两端尖，长 2~6 cm，直径 0.3~0.6 cm。表面黄白色或褐色，具有多数凹陷的横环纹及纵皱纹，断面白色。气微，味甘。

海金沙

【来源】本品为海金沙科植物海金沙的干燥成熟孢子。别名竹园菱。主产于湖北、浙江。功用清湿热，通淋止痛。

【商品规格】不分等级，以无土杂者为佳。由于货源紧缺，掺伪者时有所见，掺伪物常以细泥沙等物为多，应注意区别。

【药材鉴别】呈棕黄色或浅棕黄色细粉，颗粒状，体轻，手捻有光滑感，置手中易由指缝滑落。气微，味淡。

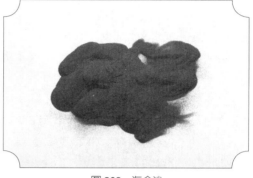

图 308 海金沙

1. 火试鉴别 将海金沙置火中易燃烧，并有轻微爆鸣声及明亮的火焰，无残渣遗留。如有残渣即多掺有泥沙滑石粉等，残渣愈多质量愈次。

2. 水试鉴别 置坩埚中炽灼至完全灰化，灰呈银灰色，撒于水面均漂浮，如有下沉物则掺有泥沙、滑石粉等杂质。

3. 碘试验法 取海金沙少许，加碘试液呈蓝色者，说明掺有玉米面等淀粉类物质。

马 勃

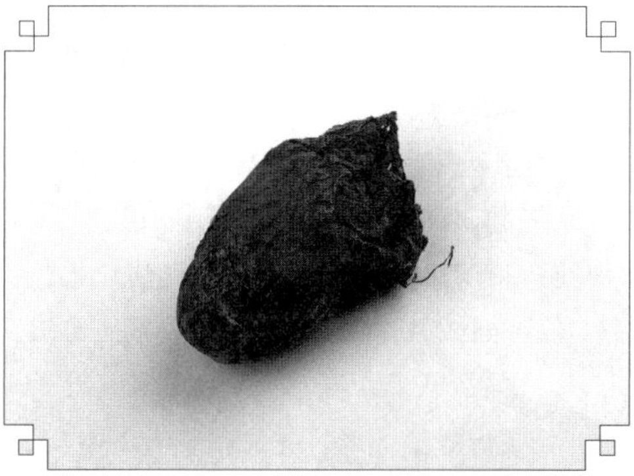

图 309 马勃

【来源】本品为灰包科真菌脱皮马勃、大马勃或紫色马勃的干燥子实体。

【采收加工】夏、秋二季子实体成熟时及时采收，除去泥沙、干燥。

【产地】主产于内蒙古、河北、甘肃、新疆、青海等地。

【药材鉴别】脱皮马勃 呈扁球形或类球形，无不孕基部，直径 15~20 cm。包被灰棕色至黄褐色，纸质，常破碎呈块片状，或已全部脱落。孢体灰褐色或浅褐色，紧密，有弹性，用手撕之，内有灰褐色棉絮状的丝状物。触之则孢子呈尘土样飞扬，手捻有细腻感。气微，味淡。

大马勃 不孕基部小或无。残留的包被由黄棕色的膜状外包被和较厚的灰黄色的内包被所组成，光滑，质硬而脆，成块脱落。孢体浅青褐色，手捻有润滑感。

紫色马勃 呈陀螺形，或已压扁呈扁圆形，直径 5~12 cm，不孕基部发达。包被薄，两层，紫褐色，粗皱，有圆形凹陷，外翻，上部常裂成小块或已部分脱落。孢体紫色。

马勃的混淆品较多，如大口静灰球、栓皮马勃、小灰色、光硬皮马勃等应注意鉴别。

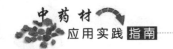

昆 布

【来源】本品为海带科植物海带或翅藻科植物昆布（鹅掌菜）的干燥叶状体。

【采收加工】夏、秋二季采捞，晒干。

【产地】主产于山东、浙江、福建等省。

【药材鉴别】海带　卷曲折叠成团状，或缠结成把。全体呈黑褐色或绿褐色，表面附有白霜。用水浸软则膨胀成扁平长带状，长 50~150 cm，宽 10~40 cm，中部较厚，边缘较薄而呈波状。类革质，残存柄部扁圆柱状。气腥，味咸。

昆布　卷曲皱缩成不规则团状。全体呈黑色，较薄。用水浸软则膨胀呈扁平的叶状，长宽均为 16~26 cm，厚约 1.6 mm；两侧呈羽状深裂，裂片呈长舌状，边缘有小齿或全缘。质柔滑。

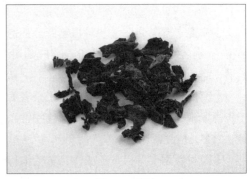

图 310　昆布

海 藻

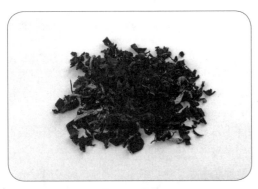

图 311　海藻

【来源】本品为马尾藻科植物海蒿子或羊栖菜的干燥藻体。前者习称"大叶海藻"，后者习称"小叶海藻"。

【采收加工】夏、秋二季采捞，除去杂质，洗净，晒干。

【产地】主产于山东、河北、福建等省。

【药材鉴别】海蒿子　皱缩卷曲，黑褐色，有的被白霜，长 30~60 cm。主干呈圆柱状，具圆锥形突起，主枝自主干两侧生出，侧枝自主枝叶腋生出，具短小的刺状突起。初生叶披针形或倒卵形，长 5~7 cm，宽约 1 cm，全缘或具粗锯齿；次生叶条形或披针形，叶腋间有着生条状叶的小枝。气囊黑褐色，球形或卵圆形，有的有柄，顶端钝圆，有的具细短尖。质脆，潮润时柔软；水浸后膨胀，肉质，黏滑。气腥，味微咸。

羊栖菜　较小，长 15~40 cm。分枝互生，无刺状突起。叶条形或细匙形，先端稍膨大，中空。气囊腋生，纺锤形或球形，囊柄较长。质较硬。

茯苓皮

【来源】本品为多孔菌类真菌茯苓菌核的干燥外皮。

【采收加工】7~9 月采挖，收集加工茯苓时削下的外皮，晒干。

【产地】主产于安徽、湖北、四川、云南等省。

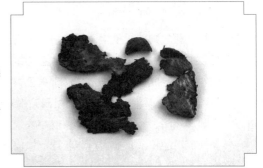

图 312　茯苓皮

【药材鉴别】呈长条形或不规则块片，大小不一，外表面棕褐色至黑褐色，有疣状突起，内表面淡棕色并常带有白色或淡红色的皮下部分。质松软，略具弹性。气微，味淡，嚼之粘牙。

猪 苓

【来源】本品为多孔菌科真菌猪苓的干燥菌核。

【采收加工】春、秋二季采挖，除去泥沙，干燥。

【产地】主产于陕西、四川、东北等地。

【药材鉴别】呈条形、类圆形或扁块状，有的有分枝，长 5~25 cm，直径 0.2~6 cm。表面黑色、灰黑色或棕黑色，皱缩或有瘤状突起。体轻，质硬，断面类白色或黄白色，略成颗粒状。气微，味淡。

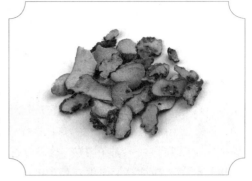

图313 猪苓

雷 丸

【来源】本品为白蘑科真菌雷丸的干燥菌核。

【采收加工】春、秋、冬均可采收，洗净，晒干。

【产地】主产于四川、云南、贵州、湖北、广西、陕西等省。

【药材鉴别】为类球形或不规则圆块，表面灰褐色或黑褐色，有略隆起的网状细纹。质坚实，不易破裂，断面不平坦，白色或浅灰黄色，似粉状或颗粒状，带有黄棕色大理石样纹理。无臭，味微苦，嚼之有颗粒感，微带黏性，久嚼无渣。断面色褐呈角质样者，不可供药用。

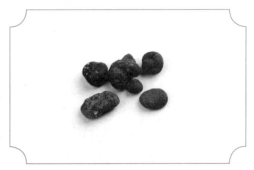

图314 雷丸

紫草茸

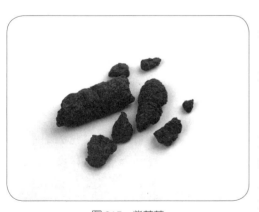

图315 紫草茸

【来源】本品为胶蚧科昆虫紫胶虫在树枝上所分泌的树脂状胶质。

【采收加工】7~8 月间采收，将有胶的枝条剪下取胶，置阴凉通风处干燥。

【产地】主产于云南、四川、广东等地。

【药材鉴别】呈槽状或半圆柱状，长 3~7 cm，宽 0.5~2 cm。表面红棕色或紫褐色，凹凸不平，有皱纹和小虫眼孔隙，附着于树枝处呈凹沟状，边缘钝圆。质硬而脆，断面半透明，具光泽有平行排列的长圆形或圆形虫窝，由多室构成，室内常见白色粉末或紫黑色的虫尸。气微，味微涩。

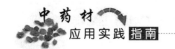

灵 芝

【来源】本品为多孔菌科真菌赤芝或紫芝的干燥子实体。

【采收加工】全年采收，除去杂质，剪除附有朽木、泥沙或培养基质的下端菌柄，阴干或在40~50℃烘干。

【产地】主产于东北、山东、河北等地，多为栽培品。

【药材鉴别】赤芝　外形呈伞状，菌盖肾形、半圆形或近圆形，直径10~18 cm，厚1~2 cm。皮壳坚硬，黄褐色至红褐色，有光泽，具环状棱纹和辐射状皱纹，边缘薄而平截，常稍内卷。菌肉白色至淡棕色，菌柄圆柱形，侧生，少偏生，长7~15 cm，直径1~3.5 cm，褐色至紫褐色。气微香，味苦涩。

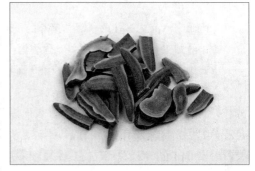

图316　灵芝

紫芝　皮壳紫黑色，有漆样光泽。菌内锈褐色，菌柄长17~23 cm。

【栽培品】子实体较赖粗壮，肥厚，直径12~22 cm，厚1.5~4 cm。皮壳外常有大量粉尘样的黄褐色孢子。

（十）动物类

九香虫

【来源】本品为蝽科昆虫九香虫的干燥体。别名瓜里香、打屁虫、屁斑虫。主产于贵州永林、赤水，四川重庆，湖北恩施，广西，云南等地。功用理气止痛，温中助阳。

【商品规格】不分等级，为统货。历史古籍中未见有伪品的记载。20世纪60年代山东潍坊收购了大量小扁蝽充九香虫，称小九香虫外调不少省市，造成了九香虫的混淆。后全国进行了纠正。目前又大量出现，应注意区别。

【药材鉴别】体略呈六角状扁椭圆形，长1.6~2 cm，体宽约1 cm。表面棕褐色或棕黑色，略有光泽。头部小，与胸略呈三角形，复眼突出，卵圆形，单眼一对，触角一对各5节，多已脱落。背部有翅2对，外面的一对基部较硬，内部一对为膜质，透明。胸部有足3对，多已脱落。腹部棕色至棕黑色，每节近边沿处有突起的小点。质脆，折断后腹内有浅棕色的内含物。气特异，味微咸。

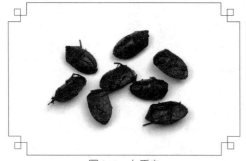

图317　九香虫

【伪品】小扁蝽　为蝽科昆虫小扁蝽的干燥体。虫体较九香虫明显为小，呈椭圆形，前端渐尖，后端钝圆，表面棕褐色至棕黑色，长1~1.3 cm，宽0.5~0.8 cm。头小，略呈半圆形，有单眼1对，呈点状突起。背部有膜质半透明的翅2对，棕褐色或棕黑色。胸部有足3对，多已脱落。腹部棕黑色，近边缘有浅棕色的斑纹，有5~6节，每节边缘有一突起的黑色小点。质脆，折断后腹内有棕色内含物或中空。有臭气。

土鳖虫

【来源】本品为鳖蠊科地鳖及冀地鳖的雌虫干燥体，别名土元、地鳖虫、簸箕虫、蛰虫。主产于山东平阴、长清，湖北襄阳、江苏、河南、河北、浙江等地。功用破瘀血，续筋接骨。

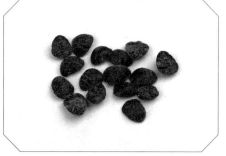

图318　土鳖虫

【商品规格】为统货，历史上有的地区误用东方龙虱为蛰虫，生产大黄蛰虫丸，后进行了纠正。家养土鳖常肚大，内有麸皮，亦有灌水泥和塞入钢珠者，应注意检验。

【药材鉴别】

1. 地鳖　呈扁平卵形，长1.3~3 cm，宽1.2~2.4 cm。前端较窄，后端较宽，背部紫褐色，具光泽，无翅，前胸背板较发达，盖住头部，腹背板9节，呈覆瓦状排列。腹面红棕色。头部较小，有丝状触角1对，常脱落。胸部有足3对，具细毛和刺，腹部有横环节。质松脆易碎。气腥臭，味微咸。

2. 冀地鳖　长2.2~3.7 cm，宽1.4~2.5 cm。背部黑棕色，通常在边缘有淡黄褐色斑块及黑色小点。

【混淆品】

1. 赤边水蛰　为姬蠊科动物赤边水蛰的雌虫干燥体。呈椭圆形扁而微弯，长约3 cm，宽约2 cm。背面黑棕色，腹面红棕色，前胸背板前缘有一黄色镶边。为南方一些地区习用品，山东等省不用。

2. 东方龙虱　为龙虱科动物东方龙虱的干燥体。呈长卵形，长为宽的两倍，背面黑绿色，有一对较厚的鞘翅，鞘翅的边缘有黄棕色的狭边。

牛　黄

【来源】本品为牛科动物牛的干燥胆结石。别名丑宝、西黄、心黄、胆黄。主产于北京、内蒙古、辽宁、黑龙江、吉林、山东、陕西、甘肃、青海等地。进口牛黄产于加拿大、阿根廷、乌拉圭、巴拉圭、智利、玻利维亚、埃塞俄比亚、印度尼西亚、印度。功用清心、豁痰、开窍、凉肝、熄风、解毒。

【商品规格】历史上国产牛黄有京黄、西黄之分，产于北京、河北等地者为京黄，产于陕西、甘肃者称西黄，京黄为佳。现分一、二等，一等为个黄间有碎块，二等为管黄及个黄吃胆者，过去吃胆者多因色黑而不收购使用。进口牛黄过去分金山黄和印黄。现统称天然牛黄，进口与国产不分。历史上造假牛黄多为个黄。造假管黄者实属罕见，因其产量极少价格低廉，但1986年以来却大量出现，为此应引起重视。

【药材鉴别】

1. 国产牛黄　呈卵形、橘形、菱形、栗形、方形、颗粒状等形状不一、大小不均，有的完整或破碎成瓣片状，大者30克左右，多为橘形，50克以上者少见。表面金黄至棕黄色，细腻稍有光泽，有的外部挂有一层黑色光亮的薄膜，习称乌金衣。有的表面有裂纹呈麻面而不光滑，体轻、质松脆，断面棕黄色或金黄色，可见紧密细腻的同心层纹，气清香，味苦而后甜，嚼之不粘牙。

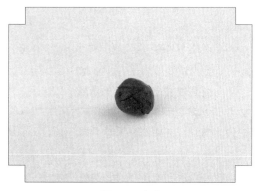

图319　牛黄

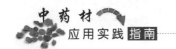

2. 管黄　呈管状或小块片状，表面黄褐色或棕褐色，红棕色者少，不光滑，有裂纹及小突起，断面亦有层纹。有的中空，手捻易碎，清香气微，味苦。

3. 进口金山黄　形似国产黄，色泽略逊，表面呈黄褐色，稍有光泽，但不细腻，质松脆，断面粗糙，黄褐色或稍深，层纹较厚，有的层纹起白碱。香气小，味苦清凉，嚼之不粘牙，质不及国产牛黄。

4. 印度黄　一般个较大而不整齐，黑亮的片块较多，色泽较金山黄为次，表面棕黄色，光滑或麻面，体较重而脆，断面灰黄色，有明显较厚的层纹，并有白碱。味苦无清香气，微有土腥气，嚼之不粘牙。

【伪品】

1. 假个黄　历史上采用黄芩粉、大黄粉、牛胆汁、蛋清、树胶伪制而成。性状似真品，多呈不规则的圆球形，表面色泽不一，呈土黄色，粗糙，质坚而重。断面无明显层纹。印尼、澳大利亚来样断面有浅灰色厚层纹，味苦，无清香气，嚼之粘牙，有黏糊感。新近发现以培植牛黄掺入充天然牛黄（价格悬殊）。此外尚有湖南造个黄（伪品）层纹厚，色泽不鲜艳。

2. 假管黄　为肝管内的沉积物及肝管的干燥品或用柠檬黄等物质伪造而成。性状呈管状、半管状、块状和碎片，表面黄褐色、暗红色、棕褐色、浅黑色，有裂纹及小突起，颇似自然生成。但是断面层纹不明显，口嚼即溶化，味苦，无清凉感，颜色黄绿色。真假牛黄区别要点见表1.8。

表 1.8　真假牛黄的鉴别要点

品名 鉴别要点	正品牛黄	伪品牛黄	正品管牛黄	伪品管牛黄
性状	卵圆形、橘形、菱形、方形，断面有明显的层纹，金黄或棕黄色	多呈圆球形，不规则，土黄色，断面无明显层纹	呈管状，断面有层纹	部分呈管状，多为碎片，断面无层纹
口尝	嚼之不粘牙，气清香，味苦而后甜	嚼之粘牙，味苦，微有清香气	嚼之不粘牙，味苦，微有清香气	嚼之粘牙，味微苦，无清凉气
挂甲试验	取小块牛黄沾水涂指甲即染成黄色不易脱落，俗称挂甲	不挂甲	能挂甲	涂指甲之上现黄绿且色搓之即掉，不能挂甲
水试验	取完整小粒牛黄置烧杯内，冷水中浸泡8小时仍完整不碎，不染色，热水浸泡，表面有裂纹，但不碎，不染色	置水中溶散快，水呈土黄色且浑浊	同正品牛黄	置水中溶散快，水全部染成黄色；肝管沉积物不染色

五灵脂

【来源】本品为鼯鼠科动物复齿鼯鼠的干燥粪便。别名灵脂、寒号鸟粪。主产于山西左权、平顺、沁源、陵川、阳城、五台，河北房山、宛平、昌平，河南林县等地。功用活血，化瘀，止痛。

【商品规格】商品分灵脂米、灵脂块（糖灵脂）。历史上北方地区伪品、混淆品少见，20世纪60年代初发现以飞鼠、红耳鼠兔、金龟子科昆虫的粪便充五灵脂药用。1964年曾进行了普遍的纠正，但目前仍时有所见，应注意区别。

【药材鉴别】

1. 灵脂米　呈长椭圆形，两端钝圆，长 0.5~1.5 cm，直径 0.3~0.6 cm。表面黑棕色或灰棕色，微粗糙，可见淡黄色的斑点，体轻质松，断面黄褐色，纤维性。臭微，有似侧柏叶之香气，味微苦。

2. 灵脂块　呈不规则的团块，大小不一。表面黑棕色或红棕色，凹凸不平，质硬，断面不平坦，可见散在的粪粒，呈纤维性。气微腥臭，味苦。

【混淆品】

1. 圆粒灵脂　为鼠兔科动物红耳鼠兔的干燥粪便。呈圆球形或略呈长圆形，直径 0.3~0.5 cm。有的粘连成块。表面灰褐色或棕褐色。体轻质松，可破碎，破碎面纤维性。无臭，味淡。

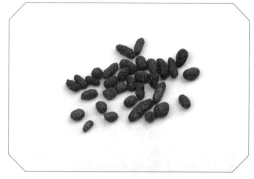

图320　五灵脂

2. 小粒灵脂块　为鼯鼠科动物飞鼠的干燥粪便。为粪尿黏结干燥而成的团块，大小不一，表面黑褐色，凹凸不平，可见众多的小颗粒。质硬，不易破碎，破断面可见散在的粪粒，长 0.3~0.4 cm，直径 0.1~0.2 cm。淡黄色，纤维性。臭微，味苦涩。

【伪品】泥灵脂　为金龟子科昆虫幼虫的干燥粪便。粪粒呈细长椭圆形，略扁，两端钝圆或近平截，长 0.3~0.5 cm，直径 0.15~0.25 cm。表面灰色或黑灰色，光滑无斑点。体轻，质硬，易破碎，断面平坦，泥状。无臭，无味。

乌梢蛇

【来源】本品为游蛇科动物乌梢蛇的干燥体。别名乌蛇、黑花蛇、黑风蛇、乌花蛇、青蛇。主产于浙江嘉兴、瑞安、青田，安徽宣州，江苏，贵州，湖北，江西等地。功用祛风、通络、止痛。

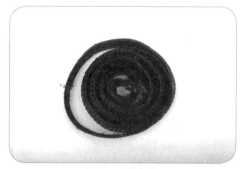

图321　生乌蛇

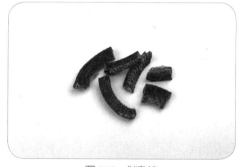

图322　制乌蛇

【商品规格】不分等级为统货，历史上因保留蛇皮伪品少见，近些年允许去皮后，发现以灰鼠蛇、赤链蛇、毛锦蛇、黑眉锦蛇、红点锦蛇、草游蛇、水赤链游蛇等去外皮伪充乌梢蛇，应注意区别。

【药材鉴别】蛇体多卷成圆盘状，盘径约 16 cm。表面黑褐色或绿黑色，密被菱形鳞片，无光泽。头盘在中间，形扁圆，似龟头。口内有多数刺状牙齿，眼大不闭、不陷而有光泽。脊部高耸成屋脊状。腹部剖开边缘向内卷曲，脊肌肉厚，黄白色或淡棕色，可见排列整齐的肋骨，尾部渐细而长。气腥味淡。剥皮者仅留头尾的皮部，中部光滑。伪品多不留皮。

背鳞前、中、后的列数是鉴别带皮乌蛇的可靠特征，是我国已知的唯一具有偶数背鳞的蛇种。

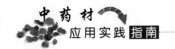
鸡内金

【来源】本品为雉科动物家鸡的干燥砂囊内壁。别名鸡合子、鸡肫皮。全国各地皆产。功用健胃消食，涩精止遗。

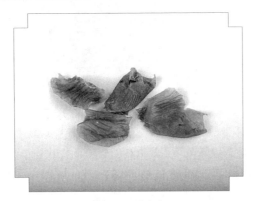

图323　鸡内金

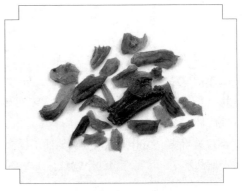

图324　炒鸡内金

【商品规格】均为统货。肉食鸡的鸡内金质薄，由于加工去油不净常留有败油气味，多不收购。

【药材鉴别】砂囊内壁呈不规则的囊形或片状，完整者长约3.5 cm，宽约3 cm。内表面金黄、黄褐或黄绿色，有明显的纵条棱状皱纹，呈波浪形。角质薄而脆，易碎，断面有光泽。气微腥，味淡微苦。

【混淆品】鸭砂囊内壁　为鸭科动物鸭的砂囊内壁。呈蝶形片状，较鸡内金大而厚。表面黑绿色，或紫黑色，皱纹少，质硬，断面角质。气腥，味微苦。

鱼脑石

【来源】本品为脊椎动物鱼纲石首鱼科大黄鱼或小黄鱼头盖骨内的耳石。别名鱼首石、鱼枕骨。主产于南海、东海、黄海、渤海。大黄鱼浙江舟山较多，小黄鱼黄海、渤海较多。功用利尿通淋。

【商品规格】不分等级，以个大色白无破碎者为佳。历史上未见有伪品的报道，近来发现有混淆品掺入，应注意区别。

【药材鉴别】呈近椭圆形，前端宽圆，后端狭尖，里缘及外缘弧形；背面隆起，有横形崎棱；腹面有一蝌蚪形印迹（小者不太明显），"尖"区昂仰，伸达前缘，

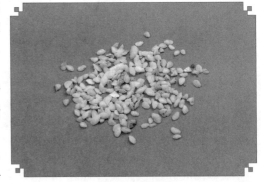

图325　鱼脑石

"尾"区为一"T"字形浅沟，"尾"端扩大，圆形，中间有一圆形突起。边缘沟宽短而显著，位于腹面里侧缘。白色或黄白色，质硬。

【混淆品】

1. 黄姑鱼耳石　为石首鱼科黄姑鱼的耳石。呈椭圆形，与黄花鱼耳石相似，只是前端宽圆，后端稍大，背面有不规则的颗粒状突起，腹面不平坦，中部微有凸起，用手触摸一端，另一端即翘起，色白，质硬。

2. 皮氏叶姑鱼耳石　呈类三角形。全体磁白色，两端尖。长 0.5~1 cm，中间最宽处 0.5~0.7 cm。在棱细而稍长的一端近底部有一个圆锥形的孔洞。色白，质硬。

3. 鳗鱼耳石　呈长椭圆形，一端稍宽，形同葵花子，全体磁白色，长 1.1~1.8 cm，最宽处 0.4~0.8 cm。在腹视面靠稍宽一端有一 "V" 形凹槽，背视面靠稍宽一端有约占耳石全体 2/3 面积的密集丝状突起。

虎　骨

【来源】本品为猫科动物虎的干燥骨骼。别名大虫骨、虎身骨。主产于黑龙江、吉林、湖南、孟加拉国、印度、老挝、越南等地。进口多经香港转口，由广东进口转调各地。功用搜风定痛，健骨强筋，镇惊。

【商品规格】分全架骨、腿骨、胫骨。20 世纪 50 年代由于无限量的捕杀，资源近于枯竭，20 世纪 70 年代由广东少量进口，检质发现内掺有豹骨、熊骨、狮骨等，经交涉换货。市场上常有以牛骨、豹骨，熊骨充虎骨高价出售者，应注意区别。

【药材鉴别】虎骨的头骨较圆，额骨平，前额上部有一线槽，顶后骨有一脊棱，两侧颧骨弓向外展出，略呈三角形，眼眶下面有一椭圆形透孔，孔面斜向，上颌骨有门齿 3 对，犬齿 1 对，臼齿 4 对。下颌骨呈 "V" 字形，生有门齿 3 对，上下齿共有 30 个，门齿较小，犬齿呈圆锥形，粗大而锐利，臼齿呈 "山" 字形，锯齿状。牙齿均呈乳白色或黄白色，有光泽。

颈椎 7 节，第 1 节寰椎呈蝶形，习称蝶骨。第 2 节枢椎形状特异，第 3 节至第 7 节颈椎呈马鞍形，胸椎 13 节，每节上面有一较长的棘状突起，前 10 节棘突向后倾斜。两侧联合肋骨有 13 对，近脊外呈圆形，近胸部呈扁形。腰椎 7 节，两侧有较长的棘状突起，上下棘突皆向前倾斜，骶骨由 3 块骶椎愈合成 1 块，呈类长四边形，第 3 节横突后部向外侧斜伸，节间两侧各有 2 孔，背侧有 4 对关节突。尾椎 22~29 节，前端粗，后渐细，排成鞭状。锁骨 2 块，细小弯曲，习称 "虎威"。

肩胛骨 2 块，呈扇状半圆形，近中部很薄，在外面有一条向脊状突起。

腿骨有明显的棱，上节均独骨，下节则为两骨合并。前肢上节的下端靠近骨环处有一扁长孔，习称 "凤眼"，下节两骨并立，略扁而扭曲，但一根较长似卡尺。后肢上节圆柱形，习称 "棒骨"，能四侧放平而不晃动，上端内侧有一圆轴称 "股骨头"，下端有长圆形的凹槽，为膝盖骨的所在处。膝盖骨习称 "虎胫"，略呈圆形，形似小舟，内面光滑。下节主骨粗大，呈三棱柱状，另一根很细，习称 "邦骨"。前足 5 趾，后足 4 趾，均具短爪钩。

虎骨的表面呈黄白色或淡黄白色，鲜时色浅，久贮色变深。细腻而显油润，体重，质坚实。棒骨横断面中间的空腔约占直径的 1/3，其内具丝络网状，灰黄色。

【混淆品】豹骨　为猫科动物豹的干燥骨骼。形似虎骨骼。头呈长圆形，后肢骨上节（棒骨）的下端凹槽（膝盖骨的所在处），偏斜不正，凹槽两边不对称，膝盖骨呈扁椭圆形，略弯，上端厚，下端较薄，外部中间隆起，体重，质坚，棒骨的骨腔较大，约占 1/2，网状丝络少而疏。

【伪品】

1. 熊骨　为熊科动物黑熊的股骨充虎骨。熊股骨不能四侧放平，放后多向内歪斜，股骨的下端凹槽偏斜不正，断面的骨腔小，约占 1/4，骨髓呈油膏状。熊骨的表面淡棕黄色（贮久），油性大，腥气浓。

2. 牛骨　为牛科动物黄牛的四肢骨。蹄部常附有肌腱数条，骨多短而粗（较虎骨粗 1 倍以上）。

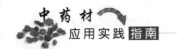
常将蹄的两趾用刀剖为四趾状，伪造两个大爪，粘上其他兽皮，染上黑色横杠伪充虎骨。骨质粗糙、疏松，体轻，膻气明显。

虎 肾

【来源】本品为猫科动物雄虎的带睾丸的干燥阴茎。别名虎鞭。产地同虎骨。功用补肾，助阳。

【商品规格】不分等级，历史上允许打虎之时虎肾为猎户就地留用，难以进入流通渠道。从药一生，真虎鞭也难得一见。近些年假虎鞭充斥市场，上当者大有人在，应注意区别。

【药材鉴别】呈长圆柱形少扭曲，长20~25 cm，直径粗约2 cm。棕褐色，不透亮，凹槽较明显，先端有明显的横纹。龟头呈圆锥形，尿道开口于龟头腹面顶部。中下端有稀疏的砂粒状小白点，用放大镜观察可见稀疏且向后倾斜的细小倒刺。用手由下向上触摸有明显的刺手感，有包皮。阴茎体内有一截短的阴茎骨，两侧有1对睾丸（有的摘除不带），气微腥。

鲜虎鞭　为18岁东北虎的肾，阴茎呈长圆柱形，长约22 cm，直径2 cm，体柔软，龟头外露包皮翻起，龟头圆柱形短小，顶端渐尖。尿道开口于龟头腹面顶部，中下部可见稀疏而微凸起的乳色小点，用手触摸无明显的垫手或刺手感。阴茎呈凹槽状，用手掐之有软骨（阴茎骨），睾丸已摘除。气腥。

【伪品】牛鞭牛筋伪造品　为牛科动物黄牛的阴茎、筋等物的加工品。形状大小很不规则。其伪造方法是将牛舌后端带刺状的薄皮包于牛的阴茎前端，加以修饰而成。有的用牛筋将一端剪成倒刺状伪充。

金钱白花蛇

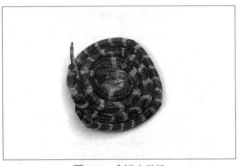
图326　金钱白花蛇

【来源】本品为眼镜蛇科动物银环蛇的幼蛇除去内脏后的干燥蛇体。别名小花蛇、白花蛇。主产于广西百色、田东、都安、龙津，广东揭阳、普宁等地。功用祛风，通络，止痉。

【商品规格】药材多分大、中、小三种规格，大者圆盘直径10~15 cm，中者直径6~7 cm，小者约3 cm。大者称白花蛇，按斤计量。中者亦称白花蛇。小者称金钱白花蛇，均按条计。20世纪80年代曾出现大量伪造品，不少单位受骗造成很大损失，应注意区别。

【药材鉴别】呈圆盘状，盘径3~15 cm，蛇体直径0.3~2 cm。头盘在中间，尾细长，纳入口内。背面黑色或灰黑色，有多数白色环纹，并有一条显著突起的脊棱，鳞片细密，有光泽。腹部黄白色，鳞片稍大。气微腥，味微咸。

【伪品】用大白花蛇、水蛇伪造的金钱蛇　呈圆盘状，盘径2~5 cm。头在盘中稍翘起，蛇头灰黑色，鼻间鳞一片，呈菱形，位于鼻鳞之后。蛇体仅有9~16个白色环状横斑，用水将蛇盘泡开，可见蛇头与蛇体分为两部分，蛇头为水蛇属幼体的头部，蛇体展开后可见其两端有截断的痕迹。为大白花蛇的蛇体。

珍 珠

【来源】本品为珍珠贝科动物马氏珍珠贝，蚌科动物三角帆蚌或褶纹冠蚌等双壳类动物受刺激形成的珍珠。别名蚌珠、湖珍珠。主产于广东合浦、海南、广西，台湾沿海地区多有出产，墨西哥、日本、锡兰、印度、伊朗等国亦产。淡水珠主产于安徽宣城、湖北、湖南等地。功用安神定惊，明目消翳，解毒生肌。

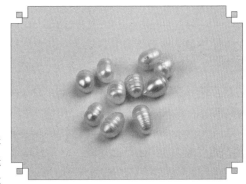

图 327　珍珠

【商品规格】历史上以产地分规格，等级较多。目前的规格分老港珠 7 毛至 2 毛，新港珠 7 毛至 2 毛，老光珠、新光珠、马牙珠等 20 多个规格，国产淡水珠分 1~5 等。20 世纪 50 年代由日本进口珍珠壳，其珠壳薄（胚已除去）。历史上鱼目混珠者较多，亦有以玻璃珠伪造者，现已绝迹，但出土珍珠有之，多不堪入药，应注意区别。

【药材鉴别】呈圆球形或近圆球形，长圆形、卵圆形及棒形。直径 0.15~0.8 cm，表面类白色、浅粉红色，淡黄绿色或浅蓝色，半透明，光滑或微有凹凸，具特有的彩色光泽。质坚硬，破碎面显层纹。无臭，无味。以粒大、圆形，色白，光泽足，破开层纹明显，无核者为佳。

【伪品】

1. 玻璃伪造品　采用玻璃制成内芯，经加工而成。表面光泽较暗，烧时不爆裂，冒黑烟之后，玻璃内芯即现。

2. 新港伪珍珠　表面有点状凹陷，具金属样光泽。破面较平坦，无层纹，火烧无爆烈声响，表面黑灰色，破面白色，不成片状。

蛤士蟆油

【来源】本品为蛙科动物中国林蛙、雌蛙干燥的输卵管，经加工而成。别名蛤蟆油、田鸡油。主产于吉林抚松、华甸、磐石、敦化，辽宁本溪、清源、宽甸、临江，黑龙江内河、珠河等地，朝鲜亦产。功用益肝肾，养肺阴。

【商品规格】过去以每 0.5 kg 蛤士蟆个数分等级。如一等每 0.5 kg 32~36 只，分一、二、三等，以大者为优。蛤士蟆油以油块的大小、色泽优劣分 1~4 等。历史上未有假蛤士蟆油的记载，20 世纪 80 年代山东费县农民在东北见当地人从雌蛤士蟆内剥取蛤蟆油。回原籍从雌癞蛤蟆体内剥油获得成功，多销往广东、上海等地大发不义之财。当时轰动全县，波及邻县，造成严重后果。经发现后列为全国假药大案，方得查禁。

【药材鉴别】呈相互重叠的干燥块状，脂肪样光泽，油块长 2~3 cm，厚 0.2~0.5 cm。一面平坦，常连有灰白色筋膜，深黄色至淡棕色，久贮褐色，有油脂味，手搓具滑腻感，水泡膨胀成白色棉絮状，体柔，具特异腥气。味微甘，嚼之黏滑。本品水浸数小时体积可膨胀 15~20 倍，在 30℃常温下存放浸泡 48 小时，即有腐变现象，气腥臭。

【伪品】假蛤蟆油　为蟾蜍科动物中华大蟾蜍雌体的干燥输卵管。呈不规则扁圆形颗粒，排列成螺旋形，有明显的似肠膜样的纤维状物贯穿其中，每串长 4~6 cm 不等，淡黄色至淡棕色，无脂肪样光泽。手搓无滑腻感，微具特异腥气，味淡，嚼之微有黏滑感。水浸泡膨胀慢，呈鸡肠样，体积膨胀约 10 倍。在 30℃常温存放 72 小时，尚无腐变现象。

海 龙

【来源】本品为海龙科动物刁海龙、拟海龙或尖海龙的干燥体。别名刁海龙、拟海龙、海钻、小海龙。主产于浙江、福建、山东，亦有进口。功用温肾壮阳，散结消肿。

【商品规格】目前规格分广海龙大、中、小三种和福建产海龙、山东产小海龙。近年发现混淆品有粗吻海龙、长吻海龙等，应注意区别。

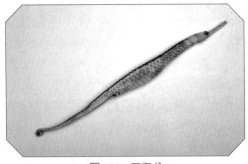

图328　刁海龙

【药材鉴别】

1. 刁海龙　全体呈长形而侧扁，全长30~50 cm。表面黄白色或灰褐色，头部前方有一管状长吻，口小，无牙，两眼圆而深陷，头与体轴呈钝角。躯干宽部0.2~3 cm，五棱形，尾部前方六棱形，后方渐细四棱形，尾端卷曲。背棱两侧各有一列灰黑色斑点状色带。全体被以具花纹的骨环及细横纹，各骨环内有突起的粒状棘。胸鳍短宽，背鳍较长，有的不明显，无尾鳍。骨质坚硬。气微腥，味微咸。

2. 拟海龙　体长扁平，躯干略呈四棱形，全长20~22 cm。表面灰黄色，头常与体轴成一直线。体轻。气微腥，味微咸。

3. 尖海龙　体细长呈鞭状，全长10~30 cm，直径0.4~0.5 cm。头小，嘴长，眼大而圆。表面黄褐色，有的腹面可见育儿囊，有尾鳍。质轻而脆，容易折断。气腥，味淡、微咸。

【混淆品】

1. 刁海龙混淆品　为海龙科动物，刁海龙属的干燥体。与刁海龙近似，但体侧扁更甚。体棱峰中央较突出粗糙，具大小不等的锯齿棘。背棱两侧不具有灰黑色或棕褐色斑点状色带。躯体腹部一段粗大，下侧棱在腹部呈弧形。骨质坚硬。气微腥，味微咸。

2. 粗吻海龙　为海龙科动物粗吻海龙的干燥体。呈细长方柱形。长22~28 cm，直径0.5~0.8 cm。头小，咀短管状，形如鸟喙。眼大而圆，嘴长与眶后头相等。表面灰棕色，背部颜色较深，全体有数十个颜色较深的横斑。躯干有7条纵棱。全体骨环明显，尾长约为躯干的2倍。骨质坚硬。气微腥，味微咸。

3. 长吻海龙　为海龙科动物长吻海龙的干燥体，体长约25 cm，直径约1.5 cm，吻长约等于眶后头长的2倍。体及前尾段呈六棱形，后尾呈方形，棱峰锐，每节突起多呈锯齿状，躯节21~24条，少于或等于尾节。鳃盖上突为直线状，背鳍位于躯末2节至尾前8节上。骨质坚硬。气微腥，味微咸。

海 马

【来源】本品为海龙科动物线纹海马，刺海马，大海马，三斑海马或小海马（海蛆）的干燥体。别名龙落子鱼。主产于广东、福建、浙江、山东以及新加坡等地。功用温肾壮阳，散结消肿。

【商品规格】海马通常分广海马，大、中、小，刺海马，小海马（海蛆）等。海蛆系20世纪50年代烟台等地渔民捕鱼时拣出的副产品。在此之前历史上未有使用的习惯。

【药材鉴别】

1. 线纹海马　体呈扁长形而弯曲，体长30 cm。头略似马头，有冠状突起，前方有一管状长吻，口小，无牙，两眼深陷。躯干部七棱形，尾部四棱形，渐细卷曲，体上有瓦楞形的节纹并具短棘。体轻，骨质坚硬。气微腥。

2. 刺海马　体长 15~20 cm。黄白色，头部及体上环节间的棘细而尖。气微腥。

3. 大海马　体长 20~30 cm，黑褐色，气微腥。

4. 三斑海马　体侧背部第 1、4、7 节的短棘基部各有一黑斑。

5. 小海马　体形小，长 7~10 cm。黑褐色，节纹及短棘均较细小。气微。

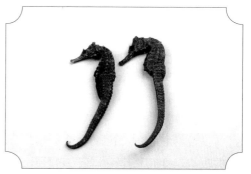

图329　海马

羚羊角

【来源】本品为牛科动物赛加羚羊的角。别名高鼻羚羊。仅雄性有角。主产于西伯利亚。新疆、甘肃、青海等地亦产，商品已少见。澳大利亚、蒙古亦产少量。功用平肝熄风，清肝明目，凉血解毒。

【商品规格】历史上分大枝、小枝羚羊两类，分 1~4 等及等外。20 世纪 60 年代曾进口小枝羚羊，称短枝羚羊。历史上常以山羊角、藏羚羊角以及其他羊角充羚羊角。以假乱真者多以角尖部为多，通天眼是人工做的，羚羊花的伪品最多，现已少见。

【药材鉴别】

1. 整支羚羊角　长圆锥形，略呈弓形弯曲，长 10~30 cm。基部直径 2~4 cm。表面黄白色半透明状，嫩者可见血红色的丝纹，习称"血丝"。通体光润如玉，无裂纹。除角尖端部分外，有 10~16 个隆起的环脊，间距约 2 cm，用手握之，四指正好嵌入凹处，习称"握之合把"。基部断面圆形，里面有骨质角髓，通称羚羊塞，与外面的角质角鞘的结合处，从横截面观呈锯齿状。对光透视可见角塞的下半部，占全角的 1/2 或 1/3，上半部中央有一条隐约可见的孔隙直达角尖，习称"通天眼"。质坚实而沉重，无臭，无味。

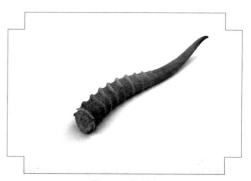

图330　羚羊角

2. 羚羊角片　呈长条形菲薄片，色洁白透明状，有绢丝样光泽，有的呈波浪形自然褶。质坚韧，不易拉断，用手握紧可使成团，松手后可自然撑开（具弹性），沸水浸烫有清香气。

【推广用品】

1. 鹅喉羚羊　为牛科动物鹅喉羚羊的角。呈长圆锥形，弯曲度较大，角尖显著向内弯转，长 20~45 cm，基部直径 3~4 cm，表面灰棕色或灰黑色，有较明显的纵向丝纹。自基部向上有 10~25 个波状斜向环脊，脊间距较疏，约 2 cm，脊较平缓，手握之舒适感，但不合把。先端无环脊，平滑而微有光泽。基部断面呈椭圆形，中央角塞类白色或淡棕黄色，骨质。角鞘黑色或黑棕色，角质。质坚硬。气微，味淡。

2. 黄羊角　为牛科动物黄羊的角。呈长圆锥形而侧扁，较粗短，略向后弯曲，长 20~30 cm，基部长径 3~3.5 cm，短径 2.5 cm。表面灰黑色，较粗糙，不透明。自基部向上有 10 个密集的斜向环脊，

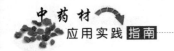

先端平滑无环脊。基部断面呈椭圆形，中央角塞污白色或蜡黄色，骨质。角鞘黑色，角质。两者的结合处微显齿状。质坚硬。气微、味淡。

【伪品】

1. 绵羊角　为牛科动物绵羊的角。呈弓形弯曲的扁圆形，长 20~30 cm，基部直径 5~7 cm。表面粗糙黄白色，不光润，不透明，无血丝。曲节较密，且不成环状。基部骨塞扁圆形，边缘不呈锯齿状，无通天眼特征，有腥气，味淡。

2. 藏羚羊角　为牛科动物藏羚羊的角。长而侧扁，笔直上伸，弯度很小，近角尖处稍向前内弯。长 50~70 cm，基部直径 4~5 cm。表面黑色，较平滑而有光泽，可见微细的纵裂纹及浅色纹理。自基部向上有横向等距的环脊，在前方较明显突出，基部亦具白色骨质角塞。质沉重，无臭，无味。

3. 山羊角　为牛科动物山羊的角。呈扁平面扭曲的长锥形，向后弯曲，一面较平或略向后内凹，一面凸起，长 15~30 cm，基部长径 3~5 cm。表面棕色、棕黑色、淡棕色或黄棕色。自基部向上有 7~15 个较密集的波状环脊，脊间距约 0.5 cm，先端无环脊，具纵纹或纵裂纹。基部切面类三角形，角塞中空，污白色或黄色，骨质。角鞘黑色、棕黄色或类白色，角质。质坚硬，气微。

鹿　茸

【来源】本品为鹿科动物梅花鹿或马鹿雄鹿的未骨化密生茸毛的幼角。别名茸角。主产于东北、新疆、内蒙古、四川、朝鲜、日本等地，饲养者全国大部地区有产。功用壮肾阳，益精血，强筋骨，调冲任，托疮毒。

【商品规格】历史上规格较多，分砍茸、锯茸、野生和饲养，花茸有磨脐、茄包、鞍子、二杠、三岔等，马鹿茸1~4等。目前规格分梅花鹿茸二杠锯茸1~4等，三岔 14 等，初生茸、再生茸统货。马鹿茸 1~5 等，

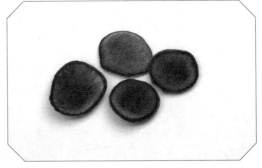

图331　鹿茸

锯血茸1~3 等。过去尚有以多种鹿的幼角做鹿茸使用的情况，如驼鹿、西北小鹿等，但多以饮片混充。近年市场上发现大量伪品，有人工伪造的整枝二杠和来源不详的鹿茸片，应注意区别。精制鹿茸片为人工制作。与天然鹿茸片不同，较易于区分。

【药材鉴别】

1. 花鹿茸个　体呈圆柱形具"八"字分岔一个，习称二杠。主枝习称"大挺"，长 16~20 cm，锯口直径 4~5 cm，离锯口约 2 cm 处分出侧枝，习称"门庄"，长 9~15 cm，直径较大挺略细。皮毛红棕或棕黄色。锯口黄白色，外围无骨质，中部有蜂窝状细孔。体轻。气微腥，味微咸。有两个分岔者，习称"三岔"，大挺长 22~35 cm，直径一般较二杠细，略呈弓形，微扁，枝端略尖。下部多有纵棱筋及"骨豆"。皮毛红棕色或棕色，茸毛较稀而粗。

以个大肥壮，分岔对称，角竖直，不向后斜，外形美观，顶尖饱满，皮色红棕，毛细而柔软，表面不起筋，敲之体松如朽木声，质嫩者为佳。二茸不对称，外形不美观，毛粗，表面起筋，有"骨豆"，质老者为次。

2. 初生茸　为幼鹿初生的鹿茸。呈圆柱形，习称"打鼓锤"，圆头质稍嫩，皮毛灰黄色，茸毛长而粗糙，锯口外围多已骨化，锯口中部少有蜂窝状细孔，体重，多骨化，敲之铛铛作响，无腥气。

3. 再生茸　又称二茬茸。与头茬茸相似，但较细瘦，挺长而不圆或下粗上细，顶端质较嫩，下部有纵棱筋和"骨豆"。皮灰黄色，茸毛较头茬茸粗糙，且常夹有少量长而粗的毛，但较初生茸短而细，锯口多已骨化，锯断面少有蜂窝状细孔。再生茸中多兼有独挺。

4. 花茸片　多呈圆形片，偶有斜片，大小不等，未燎毛者边缘有细密的茸毛，红棕色或黄棕色，皮断面红棕色，角质，对光观察呈透明状，气微腥。水浸不脱色。

5. 马鹿茸个　体呈枝杈类圆柱形，分枝较多，侧枝一个者习称"单门"，二个者习称"莲花"，三个者称"三岔"，四个者习称"四岔"，五个者称"五岔"。以产地分"东马茸"和"西马茸"。

（1）东马茸个："单门"大挺长 25~27 cm，直径约 3 cm。外表茸黑色，茸毛灰褐色或灰黄色。锯口面外皮较厚，灰黑色，中部有致密的蜂窝状小孔，质嫩。"莲花"大挺长可达 33 cm，下部有棱筋，锯口面蜂窝状小孔稍大。三岔皮毛灰黑色或灰黄色，质稍老。四岔茸毛粗而稀，大挺下部具棱筋及"骨豆"，分枝顶端多无毛，习称"捻头"。五岔多为老茸，"骨豆"已超过主干长度的 50% 以上。

（2）西马茸个：大挺多不圆，顶端圆扁不一，长 30~100 cm。表面有棱，多抽缩干瘪，分枝较长且弯曲，茸毛粗长，灰色或灰黑色，锯口色较深，常现骨质。有的气腥臭，味咸。

6. 马茸片　呈圆形或扁圆形，粗细不等，未燎毛者边缘有灰黑色茸毛，切面皮层较厚，灰黑色，角质状，不透明。气腥臭。

【混淆品】

1. 驼茸个（堪达罕）　为鹿科动物驼鹿未骨化的角。角基向侧方伸出一小段，然后分成眉枝和主干。眉枝有时又分二小枝，主干呈广阔的掌状，上有 3~6 个弯形的小尖，表面茸毛粗而长，棕黄色，基部多已骨化。气微。

整枝罕茸的形状与花鹿茸有明显的区别，故多以罕茸的尖部切片伪充梅花鹿茸片。

2. 罕茸片　呈圆形片状，厚约 0.2 cm，边缘茸毛较花茸的茸毛粗而长，棕黄色，切面观茸皮厚，黑色，角质样，不透明，中部呈致密的网状，为斜形网孔。

【伪品】

1. 人造假鹿茸个　呈圆柱形，具八字分岔，但"门庄"与"大挺"相距较近，不对称，"大挺"长约 15 cm，"门庄"约 8 cm，两者直径近相等，锯口直径约 5 cm，涂有血色，中部无致密的网状细孔。"大挺"、"门庄"顶端均呈高突形，不自然，表面茸毛极细密，灰色，隐约可见缝制的痕迹。质重，气微。

2. 伪造鹿茸片　呈圆形或扁椭圆形片。圆形片较小，直径 1~1.5 cm。扁椭圆形片直径 1~2 cm，长 4~5 cm，边缘多无茸毛，小圆形片有皮层与网孔连接，断面皮层黑色，角质状，不透明。椭圆形直观似有皮层，但用放大镜观察皮层有稀疏网眼，明显不是天然皮层。茸片多染成血色，用水浸泡，水即染成红色，呈现混浊，取出茸片干燥，染色已脱掉，呈褐色。气腥。

鹿　筋

【来源】本品为鹿科动物梅花鹿或马鹿的干燥肢筋。产地同鹿茸。功用补劳续绝，大壮筋骨。

【商品规格】不分等级，均为统货。历史上伪品少见，但近年来以羊肢筋充鹿筋者时有发现，应注意区别。

【药材鉴别】呈细长条形，表面黄色或棕黄色，有光泽，半透明，长 40~65 cm，直径 1.5~2 cm，上端带肉质，下部见半圆形，稍狭长的黑色蹄甲 2 个，足平滑向两边叉开，蹄甲处略带皮毛或偶有无皮者，也有带4个小块蹄骨者，有棕黄色或淡棕色短毛，质坚韧。气微腥，味淡。

【伪品】**羊筋** 为牛科动物山羊或绵羊的干燥肢筋。呈细长条状，每足筋3~5支，灰褐色或灰白色，无光泽或略带光泽，微透明或不透明，长30~40 cm，直径0.3~0.6 cm。近上部有剥离时未去净的骨质块，上端带肉质，下端有光滑的蹄甲2个，由黑色渐向尖端处变成浅棕色，尖端处为灰褐色或灰白色，蹄甲基本平行向下，蹄甲处带皮，具黄白色、灰白色或浅黄棕色短毛，有蹄骨4块。气微膻，味淡。

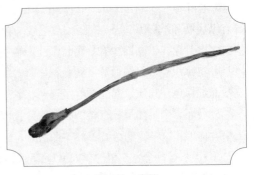

图332　鹿筋

犀　角

【来源】本品为犀科动物印度犀、爪哇犀或苏门犀的角。别名逻罗角、云角、滑角。印度犀主产于印度、不丹、尼泊尔。爪哇犀产于印度尼西亚的爪哇。苏门犀产于缅甸、老挝、马来西亚、泰国、印度尼西亚的苏门答腊。进口犀角多来自印度、老挝。功用凉血止血，清心安神，泻火解毒。

【商品规格】有犀角个，犀角杯，犀角块，犀角工艺品。过去进口较多，现整支犀角已少见，犀角杯偶有所见，广角分整支和块两种，目前广角块有大量进口。历史上常以水牛、黄牛的角尖伪充犀角，有的磨粉假冒广角粉，应注意区别。

【药材鉴别】

1. **犀角个** 长10~45 cm，底粗上细，稍向后弯曲，呈弓背形。全体乌黑色，下面色渐浅，为灰褐色。底盘较大，长圆形，前窄后宽，形如龟背。底面布满棕眼，中部凹入称"窝子"或"沙底"。底盘周边具马牙状锯齿，称"马牙边"。马牙边上有残留刺手的毛，直而不弯，称"刚毛"。中部向上渐光滑，有明显的顺丝，角尖端钝圆发亮，可见棕眼状圆点。角前面有一下陷的纵沟，称"天沟"。在沟下部相对应的底盘上有一突出的高岗，称"地岗"。纵面劈开，顺茬，声脆，劈面顺丝而光滑，上部乌黑，下部色浅，丝纹粗而无绞丝，并有白色的点状花纹，称"芝麻点"。镑片灰白色，有芝麻花点及短线纹，薄片如纸，拘挛不平。嗅之有角质气，烧之或热水浸泡有清香气，味稍咸。

2. **小犀角**（蘑菇头、馍馍头、云角） 呈馒头状，盔帽状或扁圆形，大小不一，高1.5~6 cm。表面光滑，淡黄棕色或乌黑色。底盘圆形或长椭圆形，底部平截或具"窝子"及"沙底"。沙底网眼较大犀角细小。纵劈较易，顺茬，无绞丝，无"天沟"、"地岗"、"马牙边"。

3. **广角** 来源于犀科动物黑犀、白犀的角。别名柱角、兕角、天马角。主产于非洲桑给巴尔、索马里、乌干达等地，一般产于非洲东部或东南部的为黑犀，产于乌干达一带的为白犀。功用同犀角。形似犀角而长大，大者高达80 cm以上，重量可达数十公斤。自底部向上渐细，中部渐圆，上部稍弯，尖端细而稍扁。上部灰白色，下部灰黄色，过去商品多呈光亮的乌黑色，表面可见细裂纹，尤以近底部较多。底部四周有粗毛，多弯曲，有的现火燎痕迹。底盘圆形，中间窝子浅，有细裂纹，有较细的鬃眼，呈灰黑色或乌黑色。其周边黄白色，不平整，质坚硬。纵劈不易劈开，劈开纹细，有绞丝牵连或撕裂翘起的毛刺。热水浸之微有角质香气。

【混淆品】

1. **水牛角** 为牛科动物水牛的角。呈稍扁平而弯曲的锥形角，长短不一，表面棕黑色。一侧有

5~7条横向的沟槽，另一侧有密集的横向条纹，上部渐细有纵纹，另一侧有致密的横向条纹，上部渐细有纵纹，下部略呈三角形，横面有扁三角形的空腔，空腔上部实心，角尖部分断面呈层纹状，纵劈较难，纵剖面灰黑色，丝纹细、质坚，气腥味淡。目前多将角尖部分锯成小块掺入广角块内，或磨粉掺入广角粉内，应注意鉴别。角尖断面有淡棕色环纹隐约可见，是鉴别的主要特征。

2. 黄牛角　为牛科动物黄牛的角。呈长圆锥形稍弯曲，表面黄白色或土褐色至灰黑色，角筒颜色较浅，角尖部色较深，角尖横断面具明显的层纹，纵劈较难，显环层，劈面不平，丝纹不顺而细，锯时角腥臭，开水浸之更甚。多磨细粉掺入广角粉内出售，应注意鉴别。

蛤 蚧

【来源】本品为壁虎科蛤蚧除去内脏的干燥全体。别名蛤蟹、仙蟾。主产于广西龙津、大新、崇左、百色、宜山，广东怀集和云南、贵州及越南、泰国、印尼、柬埔寨。功用补肺益肾，纳气定喘，助阳益精。

【商品规格】历史上以大小尺寸分等。现分特大、大、中、小、等及断尾6个规格。历史上有以与蛤蚧相似之动物充蛤蚧者，如用无蹼壁虎等伪充，应注意区别。

【药材鉴别】呈扁片状，全体被银灰色的鳞片，头及躯干部长9~15 cm，头部约占躯干的1/3，躯干部用竹片支撑，宽7~11 cm。头稍扁略呈三角形，两眼凹陷或窟窿，两颌缘密生细齿，背面散有灰白色或褐黑色粗大疣鳞，刮之易脱落。脊椎骨及两肋微显隆起，4足均见5趾。趾间仅具蹼迹，足趾底具瓣状吸盘，尾细而坚实，微现环节，颜色与背部相同，可见7个银灰色环带。气腥，味微咸。

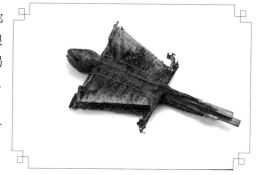

图333　蛤蚧

【伪品】

1. 小蛤蚧　为壁虎科动物壁虎除去内脏的干燥体。形似小蛤蚧，呈扁片状。体内多无竹片支撑，常将脊椎骨与肋骨连同肋膜剔离于体缘，可见肋骨13~18对，头颈部与躯干部长7~9 cm，尾长5~8 cm，腹背宽5~6 cm。头较扁，呈长椭圆形，吻鳞切鼻孔。全体密被灰棕色细鳞，背部鳞片间散布有较大的黑褐色与灰白色疣鳞，腹鳞类圆形，复瓦状排列。4足均具5趾，趾底有吸盘。尾细长，有数个深浅相间的环带。

2. 西藏蛤蚧　为鬣蜥科喜山鬣蜥除去内脏的干燥体。呈扁片状，长34~36 cm，全体灰绿色，微带黄色。残存鳞片为黄白色或棕黄色。头较小略扁，两眼微显窟窿。头顶、躯干背面及四肢鳞较大，背鳞复瓦状排列。尾及四肢背面具棱。四足似鸟足，爪较长，无蹼及吸盘。尾粗扁，尾长超过体长。

猴 枣

【来源】本品为猴科动物猕猴胃肠内脏的结石。别名中枣、猴丹、猴子枣。主产于印度、马来西亚半岛、南洋群岛等地。多由香港进口。功用清热镇惊，豁痰定喘，解毒消肿。

【商品规格】新加坡、马来西亚产的称域枣，黑色有光泽者为上品。印度加尔各答产的颗粒大小不均，一般个小者表面有光泽，质脆较好，青灰色者质坚较差。历史上有伪造品，应注意区别。

【药材鉴别】呈圆形、扁圆形，大小不一，质松脆，击之易碎。色青灰、黑褐色或暗棕色，有光泽，折断面可见明显的层纹，且紧密而不脱落。中央有果核、柴梗、石子等，系猴枣形成的核心。气微，味微苦涩，嚼之有沙砾感。

【伪品】

1. 伪品猴枣　系用水泥或桐油石灰加工而成。其大小与猴枣相似，但表面不光滑，不自然，质坚实，中心常有空洞，断面无层纹。

2. 羊枣　为牛科动物山羊胃中的草结。别名羊胲子、羊哀、百草丹。《本草纲目》称为羊胲子，谓"羊腹内草结积块也，主治翻胃"。赵学敏在《本草纲目拾遗》中有较详细的描述，谓之"形圆如弹、不等，产羊腹在胃中，唯山羊有之，胡羊不能成也"。羊枣呈类圆形，直径约 3 cm，外表暗褐色，光滑，微带光泽，质脆，断面表层薄，无层纹，结石样，空心大，中央具棕褐色纤维状毛绒。气膻，味淡。

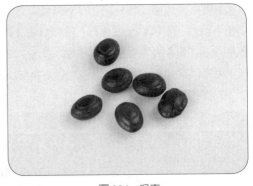

图 334　猴枣

熊　胆

【来源】本品为熊科动物黑熊或棕熊的干燥胆。别名黑瞎子胆。主产于云南丽江、维西、兰坪、中甸、德钦、东北长白山、兴安岭和四川松潘、青海玉树及新疆、西藏等地。进口熊胆来自泰国。功用清热，镇痉，明目，杀虫。

【商品规格】历史上常以产地分规格，如云南货分金胆、菜花胆、墨胆。以胆囊皮壳薄、个大、胆仁多者质量优。黑龙江、贵州、陕西等地所产墨胆，皮厚、胆仁少者质次。熊胆 20 世纪 50 年代前后产量较多，曾出口日本等国，国内市场有货可供。以后用量激增，产量减少，货源逐步转紧，变出口为进口。现已人工饲养引流熊胆，目前尚未大量提供商品。历史上和目前均有大量伪造熊胆，应注意区别。引流熊胆亦有掺伪者。

【药材鉴别】呈长卵扁圆形，上部狭细中空，下部膨大呈囊状，有的压扁，大小不一，长 10~20 cm，下部宽 5~10 cm。表面黑褐色或棕黄色，有皱褶，囊皮纤维性较薄，对光视之上部呈半透明状。有的呈块状、粉末状或稠膏状，颜色深浅不一。

1. 金胆　又称铜胆、琥珀胆。金黄色，光亮如琥珀，手掐有飒飒之声响，质松易碎，碎断面呈玻璃样光泽。味苦回甜，有钻舌感，质优。

2. 菜花胆　又称青茶胆。黄绿色，光亮稍差，手掐也有响声，质也较脆。

3. 墨胆　又称铁胆。色黑如墨，质坚而脆，未干者常呈稠膏状。

4. 引流熊胆　多呈碎片状有碎末，墨绿色，手捻粉末黄绿色，经夏易吸潮成团。

完整熊胆鉴别方法是：检查胆囊形状及囊皮有无异常，扎口处是否正常。如胆囊过大，皮厚有油脂滑手，中上部囊皮不狭细中空，内装物过于饱满者即系伪品。外观无异常，囊内仁过重者常掺有铅、铁砂等物。

胆仁鉴别方法是：取一小粒熊胆置烧杯内的清水面上，可见其迅速旋转溶解，呈一条黄线，色素下沉杯底而不扩散。猪、牛、羊胆的胆仁也有不同程度反应，只是牛、羊胆溶解较慢，色素较少，且有类白色絮状不溶物。猪胆较牛、羊胆溶解快，但较熊胆慢，其不溶物较牛、羊胆少。取熊胆一粒置烧杯清水内静置 24 小时后观察，如全部溶解，放出的黄色色素分布在杯底者，即为真品。如水全部染成黄色或有不溶物，水混浊者，则为伪品。胆仁置包针上烧之无明显腥气味，伪品则具明显的腥气、焦臭气味。真品胆仁置舌上，味极苦而窜喉，扩散快，有嚼之不粘牙的特点。伪品腥而无清香味，亦无回甜、清凉、窜喉、钻舌之感，仅有腥臭味。

【伪品】

伪造熊胆　呈长扁圆形，上部扎口处不具有正品狭细中空的特征，而是与下端相等，有的下部稍宽，内装物饱满，无空隙，均已压扁，大小不一，长5~7 cm，宽4~6 cm。囊皮表面常有未去净的油脂，内装物呈黑色稠膏状，为其他动物的囊皮和胆汁。气微腥，味微臭。

蕲 蛇

【来源】本品为蝰科动物五步蛇的干燥体。别名五步蛇、百步蛇、白花蛇、棋盘蛇。主产于浙江遂昌、金华、温州、建德和湖南、福建、广西、广东等地。功用祛风，通络，止痛。

历史上不分等级，以头尾齐全，腹内洁白，条大者为佳。近年发现用其他蛇假冒蕲蛇，亦有将其他蛇去皮，将蛇肉趁鲜贴在蕲蛇皮下，干燥后增加蕲蛇的重量，应注意区别。

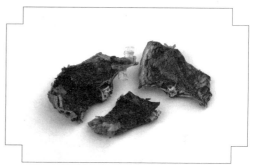

图335　制蕲蛇

【药材鉴别】蛇卷呈圆盘状，15~35 cm，体长可达1.5 m。头在中间稍向上，呈三角形而扁平，吻端向上，习称"翘鼻头"。背部两侧各有黑褐色或浅棕色组成的"V"形斑纹15~25个，其"V"形的两上端在背脊中线相接，习称"方胜纹"。有的左右不相接，呈交错排列。腹部撑开或不撑开，灰白色，其两侧有两行近圆形的黑褐色斑点，习称"念珠斑"，腹内壁黄白色，尾部骤细，尾尖一枚鳞片侧扁而尖，呈角质刺状，习称"佛指甲"。气腥，味微咸。

【混淆品】

1.烙铁头　为蝰科动物烙铁头的干燥体。别名龟壳花蛇。呈圆盘状，体长约1 m。头长，呈三角形，不具蕲蛇"翘鼻头"的特征，躯干部背面棕褐色，有多数斑点。气腥。

2.山烙铁头　为蝰科动物山烙铁头的干燥体。别名山蕲蛇。呈圆盘状，体长可达1 m。头较短，不具"翘鼻头"的特征，背部有两行略呈方形的黑褐色斑块，左右交错排列，有时相连呈城垛状纹。腹浅褐色，散有深褐色斑点。气腥。

3.蝮蛇　为蝰科动物蝮蛇的干燥体。呈圆盘状，体长0.8 m，较蕲蛇短约1倍。头略呈三角形，不具"翘鼻头"的特征，躯干背面有方形及椭圆形的黑褐色斑纹，斑纹之间为褐灰色的窄横纹。腹面黑褐色，具有散在黑点。气腥。

【伪品】掺伪蕲蛇　性状与蕲蛇相同，唯蛇腹内壁肉厚，体重有明显差异。用水浸透可将附贴的蛇肉分离。

燕 窝

【来源】本品为雨燕科动物金丝燕及同属多种金丝燕用唾液并带少量羽毛凝结筑成的窝巢。别名燕菜、燕根、燕蔬菜。主产于印度尼西亚、爪哇、苏门答腊和日本等地。国产于福建泉州、漳州

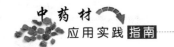

和广东、海南的崖县等沿海地区。功用养阴润燥，益气补中。

【商品规格】历史上分官燕，又称向燕，品质佳，多为金丝燕第一、二次所筑之巢，毛少。毛燕质较次，色灰黑，夹有燕毛较多。目前规格分白燕1~3等。白燕丝系加工物非正品。历史上早有伪造者。

【药材鉴别】完整者呈半圆球形或元宝状，中间凹陷成窝。长6~10 cm，宽3~5 cm。由半透明丝状物互相交错，构成丝瓜络状。不完整者呈碎片状，粘或镶有微小的羽毛碎屑，质白光洁，硬而脆，易断。浸泡时柔软膨胀力强，3 g干品约能吸水膨胀50 g左右。气味清香，咀嚼时感爽口，且有鲷鱼味。

【伪品】猪皮伪制品　为猪科动物猪的皮精制加工而成。呈半圆球形，底部平坦，直径3~5 cm，由黄白色透明角质状物构成蜂窝状。不完整的呈颗粒状，质脆易断，可见其中裹有较短的黑色或白色略透明似针状的毛。浸泡柔软长大，嚼之感爽口，微有皮肚气味。

真伪燕窝烧灼鉴别见表1.9。

表1.9　真伪燕窝鉴别要点

鉴别要点 ＼ 品名	正品燕窝	猪皮伪制品
燃烧	轻微崩裂，溶化，气泡	崩裂冒火星，噼啪作响
烟臭	无烟，无臭	黑烟，焦臭
灰烬	白色、质轻、量少、溶于盐酸	黑色、瘤结状、量多、不溶于盐酸

蟾　酥

【来源】本品为蟾蜍科动物中华大蟾蜍或黑眶蟾蜍的干燥分泌物。别名癞蛤蟆浆、东酥、片酥。主产于山东莒南、临沂，江苏、河北蓟县、浙江绍兴和四川、湖北、东北等地。功用解毒，止痛，开窍。

【商品规格】历史上东酥即山东莒南、临沂所产，多为饼酥，销全国并经上海出口。江苏产为片酥。现在规格分1~3等。蟾酥历史上就有掺伪，目前更为严重。掺伪物多为黑龟肉、虾仁、豆粉、蛋清、细石粉等；饼酥中心常有掺伪夹馅，掰开可明显看出，应注意区别。

【药材鉴别】

1. 饼酥　东酥多呈圆形饼状，边缘较薄，中央较厚常凸起，底部平或少凹入，直径6~10 cm，厚2~2.5 cm。全体呈棕褐色，角质状有光泽。气微腥，味初甜后有持久的麻辣感，嗅之有催嚏性。

2. 片酥　又名盆酥，呈薄片状，质脆易碎，断面红棕色，半透明，每片15 g左右，气味同饼酥。

蟾酥断面沾水即成乳白色隆起。取小块置杯内水中浸泡，片刻团块即膨胀变大，溶出乳白色棉团状物，浮于水面，振荡有泡沫，如有掺伪物（如细石粉）等则沉于底部。

【伪品】掺伪蟾酥　形状与正品相似。性状因掺伪物不同而异。饼酥常在中心夹馅，掰开明显看出，中心粗糙，多呈黑色，并与外层明显不同，滴水于中心断面，显乳白色甚淡，或不显乳白色隆起。片酥一般质硬，片厚，不透明，断面光泽差，滴水显乳白色甚淡，用舌舔之其麻辣味及刺舌感微弱，有的有沙砾感。

麝　香

【来源】本品为鹿科动物林麝、马麝或原麝成熟雄体香囊中的干燥分泌物。别名原麝香、香脐子、麝脐香、香肉、元寸、毛香等。主产于四川、西藏、甘肃、青海、宁夏、内蒙古、新疆、陕西、云南、贵州、东北、山西、河南、安徽等地。以青藏高原产量多质量优。进口麝香多来自尼泊尔、不丹、俄罗斯和印度等国。功用开窍醒神，活血通经，消肿止痛。

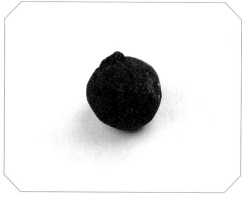

图336 麝香

【商品规格】历史上规格较多，如东京香产于四川、西藏，云南香产于云南，灌香产于松潘集散于灌县，北路香产于内蒙古，中路香产于陕西等。目前只分毛壳麝香统货，净麝香统货。由于麝香长期紧缺，造假十分严重。前些年麝香之多达到令人难以置信的地步。即使国内全部成年雄麝资源被杀光，也产不了如此之多麝香。掺伪均在 30%~80% 以上。加之标准不断放宽，掺伪成了合法化，造成了不良影响。不妥之标准已不再执行。目前造假麝香量大大减少，但掺伪者仍时有所见，且造技也相当高明，应注意检验。

【药材鉴别】

1.毛壳麝香　呈球形、扁圆形或类椭圆形，大小不一，开口面的皮革质，棕褐色略平，密生白色或灰棕色短毛，从两侧围绕中心排列，中间有一小囊孔，内囊皮膜质，无毛，棕褐色，半透明，内有饱满柔软的香仁和粉末状的细小颗粒，质油润，囊内有少许细柔毛及膜皮（银皮）。检查香仁用特制的槽针从囊孔插入，向不同的部位转动，抽出槽针，香仁应有冒槽现象，即香仁高出槽面。香仁油润，颗粒自然疏松，香气浓烈，不应有纤维等异物或异常气味。

2.净麝香　亦称麝香仁，为除去外壳的净麝香。呈颗粒状香仁和粉末，颗粒状者习称"当门子"，为不规则的圆球形或扁平状颗粒同豆粒大小，少有更大者，表面光滑油润，微有麻纹，黑褐色，断面深棕色，粉末呈棕黄、紫红或棕褐色，间有少量膜皮和细毛。香气浓郁而特异，味微苦、辛，略带咸味。

纯香牙咬尝之香气浓烈且迅速穿入牙缝，将香舐至舌尖即慢慢溶化，且无残渣，满口香气浓厚而持久，无腺味。味微苦、微辣稍有刺感。掺假甚者香气淡，无穿牙缝感，香仁在舌尖部多不溶化显有黏糊感，残渣多，口内香味淡弱且不持久。有的尚有血腥味、氨臭、异臭气味等。将当门子泡入开水中，真品不碎，伪品迅速粉散。干麝香粉在水中多浮于水面，香气浓烈，静置48小时仍芳香，水溶液似糖浆样，色清而不混浊。水溶液如呈棕红色且混浊即系掺伪品。将香仁放入炽热的坩埚内或铁片上，应有崩跳爆裂响声并起泡，有强烈的香气，且少时留于室内。若烧时无爆烈声，不跳走，不起泡，无香气，有火焰，有火星即为伪品或掺伪品。崩跳，起泡的多少，火焰火星出现的情况可以大致看出掺伪的多少。

3.湿麝香　现有人称"泥香"，即含水分量大，状似泥而得名。历史上无此称谓。该品主要是未干燥的新鲜麝香或掺水过多所致。目前市售品中掺水麝香最为多见。该品多呈膏状，内中"当门子"湿，黑褐色，手搓粘指湿指，气淡弱，掺水多者常有氨臭气。

4.干燥香　历史称蛇头香，现有人称硬结香。本品多由于久贮不当水分散失所致。现市场也常有所见。原个香性状与正品同，仅表皮干瘪，抽皱囊内香有的凝结成块状，有的松散呈干燥粉末状，"当门子"干硬，不油润，手搓有顶手感。香气明显淡弱，口尝仍有清凉感，芳香。烧试同麝香。

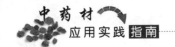

【伪品】

1.掺伪人造个香　过去称牌子香,即以字号名称为印记,如杜盛兴药行等,现已不见。但此种"造技"仍留至今。即将原个麝香在边沿开一小口取出香仁掺伪后再装入囊内缝合即成,有的亦用其他皮缝制囊袋装入掺伪的香仁。呈圆形或扁圆形,表面有或无毛,多皱褶,有或无囊孔,隐约可见缝制的痕迹,内装香仁多异常饱满。香仁水分适度,有松散感,搓之不粘手,不顶手,弹性差,香气淡。燃烧有火焰或火星出现。售者自称7~8成货,实则3~5成。市售品以此类为多。

2.伪麝香　系用麝皮或其他动物的皮缝制的囊袋,装入动植物的粉末缝制而成。呈圆形或扁圆形,大小不一,填充物饱满,重20~50克。皮膜面以手按之硬而无弹性,四周多毛而粗,毛灰白色或灰棕色不等。内装物无麝香气味。此类假品上当受骗的不乏其人。

干　蟾

【来源】本品为蟾蜍科动物中华大蟾蜍的干燥体。

【采收加工】春、夏、秋均可捕捉,除去内脏,干燥。

【产地】主产于山东、河北、河南等省。

【药材鉴别】呈矩圆形扁平,长 7~10 cm,宽 3~4 cm。头略呈钝三角形,鼓膜大而明显,顶部略平滑,两端有长的耳后腺,紧靠于眼后缘,表皮粗糙多疣状突起,背部灰褐色,腹部色稍浅,有明显的黑色斑纹,四肢屈曲向外,伸出前肢较长,后肢粗大,趾向蹼不发达。除去内脏呈扁片状,可见突起的中央

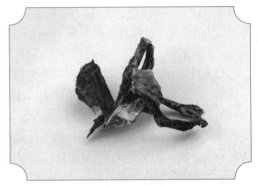

图 337　干蟾

脊椎。质韧,不易折断。气腥,味咸而麻舌。此外,黑框蟾蜍亦作干蟾用。

水　蛭

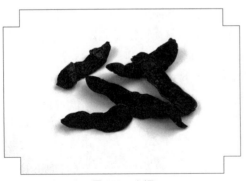

图 338　水蛭

【来源】本品为水蛭科动物蚂蟥、水蛭或柳叶蚂蟥的干燥体。

【采收加工】夏、秋二季捕捉,用沸水烫死,晒干或低温干燥。

【产地】主产于山东、江苏、湖南、湖北等省。

【药材鉴别】蚂蟥　呈扁平纺锤形,有多数环节,长 4~10 cm,宽 0.5~2 cm。背部黑褐色或黑棕色,稍隆起,用水浸后,可见黑色斑点排成 5 条纵纹;腹面平坦,棕黄色。两侧棕黄色,前端略尖,后端钝圆,两端各具 1 个吸盘,前吸盘不显著,后吸盘较大。质脆,易折断,断面胶质状。气微腥。

水蛭　扁长圆柱形,体多弯曲扭转,长 2~5 cm,宽 0.2~0.3 cm。

柳叶蚂蟥　狭长而扁,长 5~12 cm,宽 0.1~0.5 cm。

水牛角

【来源】本品为牛科动物水牛的角。

【采收加工】割取水牛的角，晒干。

【产地】主产于浙江、湖南、湖北等省，南方多省均产。

【药材鉴别】呈稍扁平而弯曲的锥形，长短不一，表面棕灰色或灰黑色，一侧有数条横向的沟槽，另一侧有密集的横向凹陷条纹，上部渐尖有纵纹，基部略呈三角形，中空，角质坚硬。气微腥，味淡。

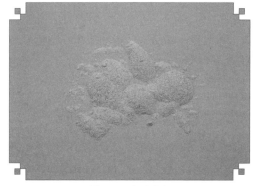

图 339 水牛角粉

瓦楞子

【来源】本品为蚶科动物毛蚶、泥蚶或魁蚶的贝壳。

【采收加工】春、秋、冬季捕捞，洗净，置沸水中略煮，去肉，干燥。

【产地】主产于山东、河北、辽宁等省。

【药材鉴别】毛蚶　略呈三角形或扇形，长5~4 cm，高 3~4 cm。壳外面隆起，有棕色茸毛或已脱落，壳顶突出向内卷曲，自壳顶至腹面有延伸的放射肋 30~34 条，壳内面平滑，白色，壳缘与壳外面直楞相对应的凹陷，铰合部具小齿 1 列，质坚。气微，味淡。

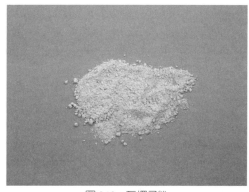

图 340 瓦楞子粉

泥蚶　长 2.5~4 cm，高 2~3 cm，壳外面无棕色茸毛，放射肋 18~21 条，肋上有颗粒状突起。

魁蚶　长 9~10 cm，高 6~8 cm，壳外面放射肋 42~48 条。

全　蝎

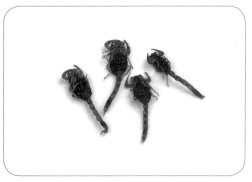

图341　全蝎

【来源】本品为钳蝎科动物东亚钳蝎的干燥体。

【采收加工】春末至秋初捕捉，除去泥沙，置沸水或沸盐水中，煮至全身僵硬，背中央有凹槽时捞出，阴干。

【药材鉴别】本品头胸部与前腹部呈扁平长椭圆形，后腹部呈尾状，皱缩弯曲，完整者体长约 6 cm。头胸部呈绿褐色，前面有 1 对短小的螯肢及 1 对较长的钳状脚须，形似蟹螯，背面覆有梯形背甲，腹面有足 4 对，均为 7 节，末端各具 2 个爪钩；前腹部由 7 节组成，第七节色深，背甲上有 5 条隆脊线。背面绿褐色，后腹部棕黄色，6 节，节上均有纵沟，末节有锐钩状毒刺，毒刺下方无距。气微腥，味咸。

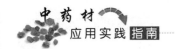

牡 蛎

【来源】本品为牡蛎科动物长牡蛎、大连湾牡蛎或近江牡蛎的贝壳。

【采收加工】全年均可捕捞，去肉，洗净，晒干。

【产地】主产于山东、河北、辽宁等省。

【药材鉴别】长牡蛎　呈长片状，背腹缘几乎平行，长 10~50 cm，高 4~15 cm。右壳较小，鳞片坚厚，层状或层纹状排列。壳外面平坦或具数个凹陷，淡紫色、灰白色或黄褐色；内面瓷白色，壳顶二侧无小齿。左壳凹陷深，鳞片较右壳粗大，壳顶附着面小。质硬，断面层状，洁白。无臭，味微咸。

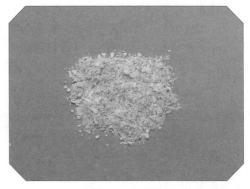

图342　牡蛎粉

大连湾牡蛎　呈类三角形，背腹缘呈八字形。右壳外面淡黄色，具疏松的同心鳞片，鳞片起伏成波浪状，内面白色。左壳同心鳞片坚厚，自壳顶部放射肋数个，明显，内面凹下呈盒状，铰合面小。

近江牡蛎　呈圆形、卵圆形或三角形。右壳外面稍不平，有灰、紫、棕、黄等色，环生同心鳞片，幼体者鳞片薄而脆，多年生长后鳞片层层相叠，内面白色，边缘有的淡紫色。

海螵蛸

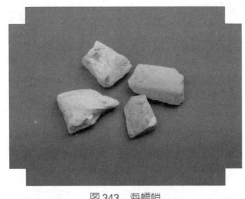

图343　海螵蛸

【来源】本品为乌贼科动物无针乌贼或金乌贼的干燥内壳。

【采收加工】收集乌贼鱼的骨状内壳，洗净，晒干。

【产地】主产于山东、江苏、辽宁、福建、浙江等沿海地区。

【药材鉴别】无针乌贼　呈扁长椭圆形，中间厚，边缘薄，长 9~14 cm，宽 2.5~3.5 cm，厚约 1.3 cm。背面有磁白色脊状隆起，两侧略显微红色，有不甚明显的细小疣点；腹面白色，自尾端到中部有细密波状横层纹；角质缘半透明，尾部较宽平，无骨针。体轻，质松，易折断，断面粉质，显疏松层纹。气微腥，味微咸。

金乌贼　长 13~23 cm，宽约至 6.5 cm。背面疣点明显，略呈层状排列；腹面的细密波状横层纹占全体大部分，中间有纵向浅槽；尾部角质缘渐宽，向腹面翘起，末端有 1 个骨针，多已断落。

此外非正品有白斑乌贼、目乌贼骨，应注意鉴别。

桑螵蛸

【来源】本品为螳螂科昆虫大刀螂、小刀螂或巨斧螳螂的干燥卵鞘。以上三种分别习称"团螵蛸"、"长螵蛸"及"黑螵蛸"。

【采收加工】深秋至次春采集，除去杂质，蒸至虫卵死后，干燥。

【产地】主产于山东、河北、河南、广西、云南等地。

【药材鉴别】团螵蛸 略呈圆柱形或半圆形，由多层膜状薄片叠成，长 2.5~4 cm，宽 2~3 cm。表面浅黄褐色，上面带状隆起不明显，底面平坦或有凹沟。体轻，质松而韧，横断面可见外层为海绵状，内层为许多放射状排列的小室，室内各有一细小椭圆形卵，深棕色，有光泽。气微腥，味淡或微咸。

长螵蛸 略呈长条形，一端较细，长 2.5~5 cm，宽 1~1.5 cm。表面灰黄色，上面带状隆起明显，带的两侧各有一条暗棕色浅沟及斜向纹理。质硬而脆。

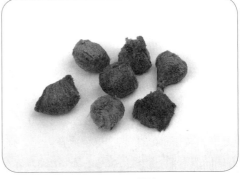

图344　桑螵蛸

黑螵蛸 略呈平行四边形，长 2~4 cm，宽 1.5~2 cm。表面灰褐色，上面带状隆起明显，两侧有斜向纹理，近尾端微向上翘。质硬而韧。

蛤 壳

【来源】本品为帘蛤科动物文蛤或青蛤的贝壳。

【采收加工】夏秋二季捕捞，去肉，洗净，晒干。

【产地】主产于山东、河北、辽宁、浙江等沿海地区。

【药材鉴别】文蛤 扇形或类圆形，背缘略呈三角形，腹缘呈圆弧形，长 3~10 cm，高 2~8 cm。壳顶突出，位于背面，稍靠前方。壳外面光滑，黄褐色，同心生长纹清晰，通常在背部有锯齿状或波纹状褐色花纹。壳内面白色，边缘无齿纹，前后壳缘有时略带紫色，铰合部较宽，右壳有主齿 3 个及前侧齿 2 个；左壳有主齿 3 个及前侧齿 1 个。质坚硬，断面有层纹。无臭，味淡。

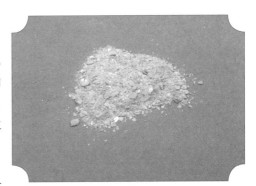

图345　蛤壳粉

青蛤 类圆形，壳顶突出，位于背侧近中部。壳外面淡黄色或棕红色，同心生长纹凸出壳面略呈环肋状。壳内面白色或淡红色，边缘常带紫色并有整齐的小齿纹，铰合部左右两壳均具主齿 3 个，无侧齿。

紫贝齿

【来源】本品为宝贝科动物阿纹绶贝的贝壳。

【采收加工】5~7 月间捕取，除去肉，洗净，晒干。

【产地】主产于海南、福建、台湾等地。

【药材鉴别】呈长卵圆形，长 4.5 cm，宽约 2.7 cm，高 2~3 cm。背部圆形，腹部略向内收缩，两侧边缘稍厚，壳面淡褐色，被有纵横交错连续的棕色条纹和星点状圆斑；背部有灰蓝色或褐色带，两侧缘及基部有紫褐色斑点，壳口狭长，壳口两唇周缘微红色，各有齿 23~26 枚，黑红褐色，壳内蓝紫色。气微，味淡。

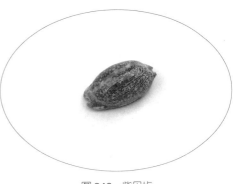

图346　紫贝齿

马宝

【来源】本品为马科动物马胃肠中的结石。

【采收加工】收集马胃肠中的结石，晒干。

【产地】主产于新疆、内蒙古等地。

【药材鉴别】呈球形、卵圆形或扁圆形，大小不一，一般直径 6~20 cm，重 250 g~2 500 g，亦有小如豆粒者。表面灰白色、油棕色或青黑色，有的光滑，有的凹凸不平，常附有杂乱的细草纹。质坚硬，体重，剖面灰白色，具玻璃样光泽，有线状纹理及同心层纹，俗称"涡纹"。气微，显尿气，味淡，嚼之渣感。

市场曾发现水泥伪制品，但层纹厚薄不均，粗糙，应注意鉴别。

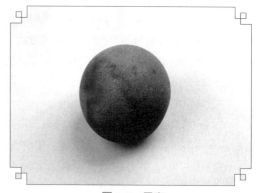

图 347　马宝

石决明

【来源】本品为鲍科动物杂色鲍（光底海决）、皱纹盘鲍（毛底海决）、羊鲍（大海决）、澳洲鲍、耳鲍或白鲍的贝壳。

【采收加工】夏、秋二季捕捞，去肉，洗净，干燥。

【产地】主产于广东、福建、辽宁、山东等地。

【药材鉴别】杂色鲍　呈长卵圆形，内侧面观呈耳状，长 7~9 cm，宽 5~6 cm，高约 2 cm。表面暗红色，有不规则的螺肋和细密生长线，螺旋部小，体螺部顶处向右排列有 30 余个疣状突起，末端 6~9 个开孔，孔口与壳面平。内面光滑，具珍珠样彩色光泽，外唇较薄，内唇厚。壳较厚，质坚硬，不易破碎。无臭，味微咸。

皱纹鲍　呈长卵圆形，长 8~12 cm，宽 6~8 cm，高 2~3 cm。表面灰棕色，有多数粗糙而不规则皱纹，生长线明显，常有苔藓类或灰虫等附着物，末端具 3~5 个开孔，孔口呈管状，突出壳面，外唇较薄。壳薄，质稍脆。

羊鲍　呈椭圆形，长 4~8 cm，宽 3~6 cm，高 0.8~ 2 cm。表面浅灰绿色或浅灰褐色，壳顶位于近中部稍高于壳面，螺旋部与体螺各占 1/2，从螺旋部边缘向右有两行整齐的突起，尤以上部较为明显，末端具 4~5 个开孔，孔口呈管状，突出壳面，外唇薄，内唇呈宽大的遮缘面，壳略薄。

澳洲鲍　呈卵圆形，长 13~17 cm，宽 11~14 cm，高 3.5~6 cm。表面红棕色，粗糙，壳顶钝，螺旋部与体螺部各占 1/2，生长线呈波状隆起，具开孔 7~9 个，孔口突出壳面，内表面凹凸不平，外唇厚内唇呈宽大的遮缘面，壳略厚。

耳鲍　呈长卵圆形，内侧面观呈耳状，长 5~8 cm，宽 2.5~3.5 cm，高约 1 cm。表面光滑，具翠绿色、紫色及褐色等多种色泽组成的斑纹，螺旋部小，体螺部大，有开孔 5~7 个，孔口与壳平，多为椭圆形。

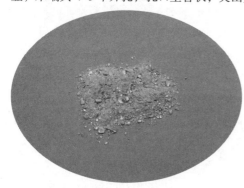

图 348　石决明粉

内表面光滑，具珍珠样彩色光泽，外唇厚，内唇呈狭长的遮缘面。壳薄，质较脆。

白鲍 呈卵圆形，长 11~18 cm，宽 8.5~11 cm，高 3~6.5 cm。表面灰白色或砖红色，略光滑，壳顶高于壳面，生长线颇为明显，螺旋部约为壳面的 1/3，有开孔 9 个，孔口与壳平。壳厚，质硬。

非正品有多种，应注意鉴别，市场常见。

龙涎香

【来源】本品为抹香鲸科动物抹香鲸肠道内分泌物凝结的干燥品。

【采收加工】多从海内捞取或捕后杀死，收取其肠中分泌物，经干燥后，即成蜡状的硬块龙涎香。

【产地】东海、南海及各大洋均有分布。

【药材鉴别】呈不规则块状，大小不一，表面灰褐色、棕褐色或黑棕色，常附着白色点或片状斑。体轻，不透明，似蜡，手触有油腻感，易破碎，断面有颜色深浅相间的不规则的弧形层纹、白色点或片状斑，少数灰褐色。样品可见墨鱼嘴样角质物嵌于其中，遇热软化，加热溶成黑色黏性油膏状，微具特异香气，燃烧时显蓝色火焰，香气浓郁。

龟甲

【来源】本品为龟科动物乌龟的背甲及腹甲。

【采收加工】全年均可捕捉，以秋、冬二季为多，捕捉后杀死，或用沸水烫死，剥取背甲和腹甲，除去残肉，晒干。

【产地】主产于湖北、江苏、安徽等省。

【药材鉴别】本品背甲及腹甲由甲桥相连，背甲稍长于腹甲，与腹甲常分离。背甲呈长椭圆形拱状，长 7.5~22 cm，宽 6~18 cm.外表面棕褐色或黑褐色，脊棱 3 条；颈盾 1 块，前窄后宽；椎盾 5 块。第 1 椎

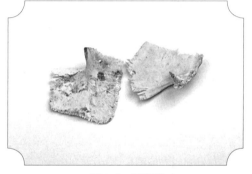

图349 制龟甲

盾长大于宽或近相等，第 2~4 椎盾宽大于长；肋盾两侧对称，各 4 块；缘盾每侧 11 块；臀盾 2 块。腹甲呈板片状，近长方椭圆形，长 6.4~21 cm，宽 5.5~17 cm；外表面淡黄棕色至棕黑色，盾片 12 块，每块常具紫褐色放射状纹理，腹盾、胸盾和股盾中缝均长，喉盾、肛盾次之，肱盾中缝最短；内表面黄白色至灰白色，有的略带血迹或残肉，除净后可见骨板 9 块，呈锯齿状嵌接；前端钝圆或平截，后端具五角形缺刻，两侧残存呈翼状向斜上方弯曲的甲桥。质坚硬。气微腥，味微咸。

穿山甲

【来源】本品为鲮鲤科动物穿山甲的鳞甲。

【采收加工】捕捉后剥取其鳞甲，洗净，晒干。

【产地】主产于广西、越南等地。

【药材鉴别】本品呈扇面形、三角形、菱形或盾形的扁平片状或半折合状，中间较厚，边缘较薄，大小不一，长宽各 0.7~5 cm。外表面黑褐色或黄褐色，有光泽，宽端有数十条排列整齐的纵纹及数条横线纹；窄端光滑。内表面色较浅，中部有一条明显突起的弓形横向棱线，其下方有数条与棱线相平行的细纹。角质样，半透明，坚韧而有弹性，不易折断。气微腥，味淡。

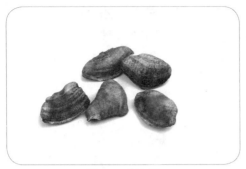

图 350　制山甲

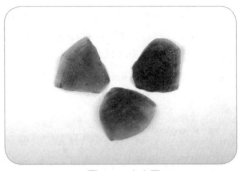

图 351　穿山甲

市场炮山甲多有掺伪，应特别注意。体重者多有掺伪，或用其他角质的物品炮制后伪充。

珍珠母

【来源】本品为蚌科动物三角帆蚌、褶纹冠蚌或珍珠贝科动物马氏珍珠贝的贝壳。

【采收加工】去肉，洗净，干燥。

【药材鉴别】三角帆蚌　略呈不等边四角形。壳面生长轮呈同心环状排列。后背缘向上突起，形成大的三角形帆状后翼。壳内面外套痕明显；前闭壳肌痕呈卵圆形、后闭壳肌痕略呈三角形。左右壳均具两枚拟主齿，左壳具两枚长条形侧齿，右壳具一枚长条形侧齿；具光泽。质坚硬。气微腥，味淡。

褶纹冠蚌　呈不等边三角形。后背缘向上伸展成大型的冠。壳内面外套痕略明显；前闭壳肌痕大呈楔形，后闭壳肌痕呈不规则卵圆形，在后侧齿下方有与壳面相应的纵肋和凹沟。左、右壳均具一枚短而略粗后侧齿及一枚细弱的前侧齿，均无拟主齿。

马氏珍珠贝　呈斜四方形，后耳大，前耳小，背缘平直，腹缘圆，生长线极细密，成片状。闭壳肌痕大，长圆形，具一凸起的长形主齿。平滑，质脆，折断时成粉屑或小片状，半透明。臭微，味淡。

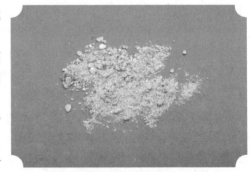

图 352　珍珠母粉

海狗肾

【来源】本品为海狮科动物海狗的雄性生殖器。

【采收加工】春季沿海冰块开裂时，捕捉雄性海狗，割取生殖器（阴茎和睾丸），置阴凉处风干。

【产地】主产于我国辽宁、加拿大、夏威夷群岛等地。

【药材鉴别】呈类长条形，全长 18~25 cm，宽 1~1.5 cm，有不规则的棱脊和纵沟，顶面有一线状凹槽，稍向上弯曲，先端稍膨大，呈扁长椭圆形，具鞘状包皮，龟头部有黑色暗斑，中部和后部具膨大的关节状物，末端连有囊状物（膀胱）。外表面棕黄色至棕色，略呈半透明状，杂有黑色暗斑，睾丸呈扁长圆形囊状，长 5~7 cm，棕黄色或黄棕色。

市场常见海豹肾等混淆品，应注意鉴别。

玳 瑁

【来源】本品为海龟科动物玳瑁背甲的椎盾或肋盾。

【采收加工】全年均可捕捉，捕得后，将其倒悬，用沸醋浇泼其甲，即可逐片剥下，去净残肉，洗净。

【产地】主产于广东、海南、西沙、台湾等地。

【药材鉴别】椎盾片呈不规则的菱形或扇形，中间有隆起的棱脊长 9~15 cm，宽 8~12 cm，厚 0.1~0.3 cm；肋盾多呈不规则的长方形或斜方形，一般长 10~24 cm，宽 9~17 cm，厚 0.1~0.3 cm，盾片外表面后侧和内表面前侧边缘较薄，多呈刀状斜面，斜面上有近似平行的层纹，外表面有暗棕褐色与黄棕色相间的不规则斑块状花纹，内表面有纵横交错的白色条状云纹，排列成图案状，边缘略透明。质坚硬，不易折断。

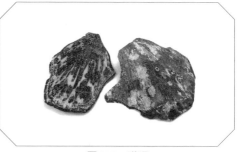

图 353　玳瑁

鹿 尾

【来源】本品为鹿科动物梅花鹿或马鹿的干燥尾。

【采收加工】将鹿尾由尾椎骨处割下，挂阴凉处阴干，可称带毛鹿尾。将割下的带毛鹿尾入水中浸润，取出，除去根部残肉、油脂，剪去毛茸及老皮，再用海浮石擦光，用线穿挂通风处，阴干，即为不带毛鹿尾。

【产地】主产于东北、山东、新疆等地。

【药材鉴别】略呈长椭圆形，先端钝圆，基部稍宽，割断面不规则。带毛者其棕黄色的毛中夹杂白毛，长 10~15 cm，不带毛者较短，外表面呈紫红色或紫黑色，平滑面有光泽，常带有少数皱沟。质坚，气微腥。

鹿 角

【来源】本品为鹿科动物梅花鹿或马鹿已骨化的角或锯茸后来年春天脱落的角基。

【产地】主产于东北、山东、新疆等地，多有养殖。

【药材鉴别】梅花鹿角　呈分枝状，通常 3~4 个分叉，全长 30~60 cm，直径 2.5~5 cm，主枝稍向后弯曲，侧枝多向两侧伸展，枝端渐细。角柄长 2~3 cm，眉叉与珍珠盘相距较近，第二叉与眉叉相距较远。主枝略方圆，末端常分成两叉或不分叉，表面黄棕色或灰棕色，枝端灰白色，枝端以下具明显骨钉，

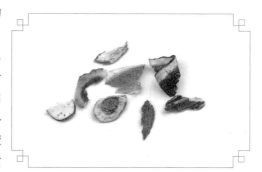

图 354　鹿角

骨钉断续排成纵棱，习称"苦瓜棱"。顶端灰白色或灰黄色，有光泽，枝硬，断面骨密质白色，习称"丝瓜瓤"；中心部骨质松，灰色，并有细蜂窝状。

马鹿角　呈分枝状，通常分成 4~6 叉，全长 50~120 cm。主枝弯曲，直径 3~6 cm，角柄长 2.5~3.5 cm，基部具盘状突起，习称"珍珠盘"，周边常有稀疏细小的孔洞，侧枝多向一侧伸展，第一枝

习称"眉叉"，与珍珠盘相距较近，与主干几成直角或钝角伸出；第二枝靠近门叉处伸出，习称"坐地分枝"；第三叉距第二叉较远，表面灰褐色或灰黄色，有光泽，中下部常具疣状突起，并有长短不等的断续纵棱，习称"苦瓜棱"。角尖平滑，质硬，断面外圈骨质白色淡褐色，中部多呈灰褐色或青灰色，具蜂窝状孔。无臭，味微咸。

混淆品较多，特别是切成段或片，则不易鉴别，应特别注意。

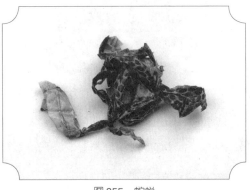

图 355　蛇蜕

蛇　蜕

【来源】本品为游蛇科动物黑眉锦蛇、锦蛇或乌梢蛇等蜕下的干燥表皮膜。

【采收加工】春末夏初或初冬采集，除去泥沙，干燥。

【产地】主产于江苏、浙江、江西、湖南等省。

【药材鉴别】呈圆筒形，多压扁或皱缩，完整者形似蛇，长可达 1 m 以上。背部银灰色或淡灰棕色，有光泽，鳞迹菱形或椭圆形，衔接处呈白色，略抽皱或凹下，腹部乳白色或略显黄色，鳞迹长方形，呈覆瓦状排列，体轻，质微韧，手握之有润滑感和弹性，轻轻搓揉沙沙作响。气微腥，味淡或微咸。

紫河车

【来源】本品为健康人的干燥胎盘。

【采收加工】收集新鲜胎盘，除去羊膜和脐带，反复冲洗，洗净血液，蒸或沸水中略煮后，干燥。

【产地】全国各地。

【药材鉴别】呈圆形或碟状椭圆形，直径 9~15 cm，厚薄不一。黄白色或黄棕色，一面凹凸不平，有不规则沟纹；另一端较平滑，常附有残留的脐带，其四周有细血管。质硬脆，有腥气。

市场掺伪胎盘较多，体特别沉重，每公斤只有十几个，不掺伪者 20 多个，应注意鉴别。

鳖　甲

【来源】本品为鳖科动物鳖的背甲。

【采收加工】全年均可捕捉，以秋、冬二季为多，捕捉后杀死，置沸水中烫至背甲上的硬皮能剥落时，取出，剥取背甲，除去残肉，晒干。

【产地】湖北、江苏、山东等多省均产，多为养殖品。

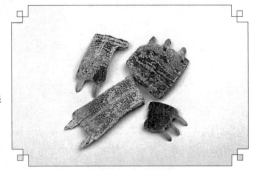

图 356　制鳖甲

【药材鉴别】本品呈椭圆形或卵圆形，背面隆起，长 10~15 cm，宽 9~14 cm。外表面黑褐色或墨绿色，略有光泽，具细网状皱纹及灰黄色或灰白色斑点，中间有一条纵棱，两侧各有左右对称的横凹纹 8 条，外皮脱落后，可见锯齿状嵌接缝。内表面类白色，中部有突起的脊椎骨，颈骨向内卷曲，两侧各有肋骨 8 条，伸出边缘。质坚硬。气微腥，味淡。

（十一）矿产类

云母石

【来源】本品为硅酸盐类矿物白云母的矿石，别名银精石、白云母。主产于内蒙古的集宁，辽宁，吉林，山东日照，云南红河，山西五台，江苏海州，浙江兰溪，湖北黄冈，安徽潜山等地。功用滋肾助阳，纳气坠痰，益精明目，止血敛疮。

【商品规格】正品云母石白色者称银精石，带黄棕色的云母石称金精石。有的省区曾误用甲香为云母，现已纠正。

【药材鉴别】白云母属单斜晶系，为不规则片状，数层或数十层叠合在一起。大小不一，为无色、绿色、灰黄色或灰绿色，透明，能层层剥离成薄片，表面光滑，具珍珠样或玻璃样光泽。质韧而有弹性，可以折叠而不断。有土腥气，无味。

【混淆品】蛑螺掩厣　为软体动物蛑螺科蛑螺的掩厣。别名甲香。主产于广东等地。呈扁圆形，直径1~4 cm，一侧较厚，最厚处可达1.3 cm，另一侧边缘较薄，约0.2 cm。一面隆起淡白色、淡棕色或淡绿色，上面有颗粒状突起，且具有螺旋形的隆脊。另一面平坦，有螺旋纹，附有棕色薄膜状物。质坚硬而重，砸碎后断面类白色，不平坦。气微腥，味微咸。

大青盐

【来源】本品为氯化物类矿物石盐族石盐，含氯化钠。

【产地】主产于青海省。

【药材鉴别】本品单晶体，是立方体形或多棱形结晶，集合体呈不规则形状，纯净者无色透明，因含机械混入物而染成灰白色、黄色、红色或黑褐色，具玻璃样光泽。风化面现油脂光泽，硬度2~2.5，相对密度2.1~2.2，条痕白色。气微，味咸。烧之火焰成浓黄色。

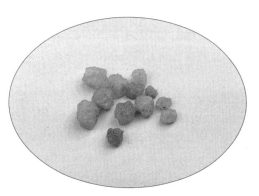

图357　大青盐

无名异

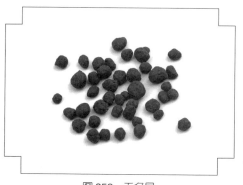

图358　无名异

【来源】本品为氧化物类矿物金红石族软锰矿的矿石，主含二氧化锰。

【采收加工】采收后，除净杂石。

【产地】主产于山东、四川、陕西、湖北等省。

【药材鉴别】呈不规则的结核状、球状集合体，大小不一，直径0.7~3 cm。表面凹凸不平或瘤状突起，棕色、灰棕色或黑棕色，常覆有黄棕色粉末，条痕黑色。体较轻，质脆，敲之呈层片状破碎，断面棕黑色，显半金属样光泽，手触之稍有滑腻感，可染成棕黄色。微有土腥气，味淡。

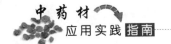
玄精石

【来源】本品为硫酸盐类矿物石膏族石膏的单晶体，成分为含水硫酸钙。

【采收加工】全年均可采，去杂质。

【产地】主产于内蒙古、四川、青海等地。

【药材鉴别】呈椭圆状六边形，边薄中厚，即习称之龟背状，长0.5~2.5 cm，宽0.5~1.5 cm，厚0.2~0.5 cm。浅灰白色、浅黄色、浅褐色，有的浅灰色者中间带黑心，形似龟背，条痕白色，半透明，硬度1.5~2，易碎，掰之可裂成长条状碎片，解理面显玻璃光泽，薄片，相对密度2.30~2.37。微带土腥气，味淡，久嚼之微咸。

图359　玄精石

龙　齿

【来源】本品为古代哺乳动物犀牛、三趾马等的牙齿化石。

【采收加工】全年均可采挖，除去泥土和杂质。

【产地】主产于河南、河北、山西、内蒙古等地。

【药材鉴别】本品分犬齿和臼齿，犬齿圆钝形，先端较细或略弯曲，长约7 cm，直径约3 cm，近尖端处常中空；臼齿呈圆柱形或方柱形，一端较细长，约5 cm，有深浅不同的沟棱，二者表面均成牙白色、青灰色、黑褐色或红白色，粗糙，有时微显珐琅质，其中青灰色者习称青龙齿，黄白色者习称白龙齿。质硬，断面粗糙，分两层，外层微显纤维状层纹，内面色较深，常具蓝青色或棕色条纹或斑点状。吸水性强，舔之吸舌。气微，味淡。

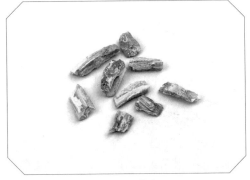

图360　龙齿

龙　骨

【来源】本品为古代哺乳动物如犀牛、三趾马等的骨骼化石。

【采收加工】挖出后除去泥土和杂质。五花龙骨质酥脆，出土后在空中极易破碎，常用毛边纸粘贴。

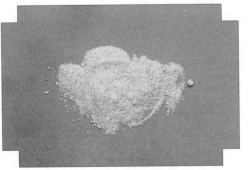

图361　　龙骨粉

【产地】主产于河南、河北、山西、陕西、山东、内蒙古等地。

【商品规格】龙骨多分白龙骨（土龙骨），无花龙骨（价高质优）。1978年济南长清岗山农民采挖一支完整的象牙化石，当即将象牙交给济南药材站，但时间不长即破碎成块，断面五花显，美观，市药检所曾存有标本，此种五花龙骨市场少见。

【药材鉴别】五花龙骨整只象牙化石长 50~60 cm，表面淡黄白色，破碎后成不规则的块状，大小不一，断面多粗糙，质硬而脆，易片片掉落而散碎，吸湿性强，以舌舔之有吸力，粘舌，五色花纹明显，美观。气微，味淡。

白龙骨　为不规则块状，大小不一，白色、灰白色、黄白色，表面较光滑，有的具纹理及裂隙或棕色条纹和斑点。质硬不易破碎，断石不平坦，白色或黄白色，手摸之有细腻感。气微，味淡，舌舔之有吸湿性。

石 膏

【来源】本品为硫酸盐类矿物硬石膏族石膏，石主含含水硫酸钙。

【采收加工】全年均可采挖，除去杂石及泥沙。

【产地】主产于湖北、安徽、河南、山东等省。

【药材鉴别】呈块状、板块状或纤维集合体，大小不一，白色、灰白色或淡黄色，条痕白色，体重，质软，手捻能碎，硬度 1.5~2，相对密度 2.3~2.37，不与盐酸作用。纵断面具丝绢样光泽，并可见纤维状纹理。气微，味淡。

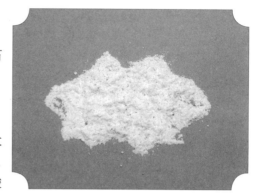

图362　石膏粉

石 蟹

【来源】本品为古生代节肢动物石蟹及其近缘动物的化石。

【采收加工】全年均可采收，洗净，晒干。

【产地】主产于四川、台湾、南海群岛等地。

【药材鉴别】全形似蟹，但多残缺不全，通常为扁椭圆形或因上留数只脚而呈不规则形，长 3~5 cm，宽 3~13 cm，厚约 1.8 cm。表面土棕色至深土棕色，光滑或有点状突起，腹面色较淡，表面多已破坏；蟹背

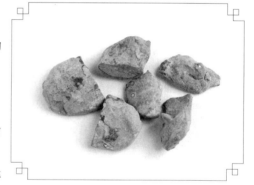

图363　石蟹

上尚留有纹理，凹陷处及断处常填有泥土，有时可见节状的脚。质坚硬如石，不易破碎，互击之声如击瓷器，断面灰棕色，石质。气微，味微咸。

石 燕

【来源】本品为古生代腕足类石燕子科动物中华弓石燕及近缘动物的化石。

【采收加工】采得后，洗净泥土。

【产地】主产于湖南、广西、四川、山西等地。

【药材鉴别】呈扁肾形，长 2~3 cm，宽 1.5~4 cm。表面青灰色至土棕色，两面中央隆起，具放射状纹理，其中一面隆起的中部有一纵沟。一端较细向上，另一端

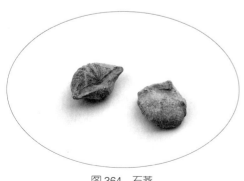

图364　石燕

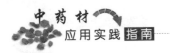
展开，细端向下弯曲做鸟喙状，在其下面有一条横沟通向两侧。质坚硬，不易破碎，砸碎后断面呈青灰色至棕色，较粗糙。气微，味淡。

白石英

【来源】本品为氧化物类矿物石英族石英，主含二氧化硅。

【采收加工】采后选纯白色的石英。

【产地】主产于江西、广东、湖北、河北、山东等省。

【药材鉴别】呈不规则的块状，多具棱角，大小不一，无色或乳白色。因含杂质量多少不等，常呈浅黄、浅红等色，条痕无色，具玻璃样光泽，透明至半透明。体重，质坚硬，硬度7，相对密度2.65，断口贝壳状或不平坦状，边缘具较锋利棱角。气微，味淡。

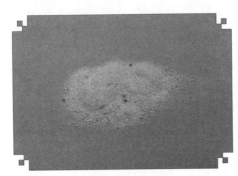

图365 白石英粉

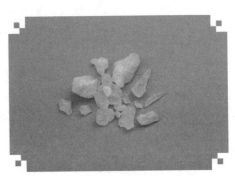

图366 白矾

白 矾

【来源】本品为硫酸盐类矿物明矾石经加工提炼而成，主含含水硫酸铝钾。

【产地】主产于安徽、山西、湖北、浙江等地。

【药材鉴别】呈不规则块状或粒状，大小不一，白色或淡黄白色，透明至半透明，表面略平滑或凹凸不平，具细密纵棱，有玻璃样光泽。质硬而脆，硬度2~2.5，相对密度1.75，气微，味酸、甘而极涩。

芒 硝

【来源】本品为硫酸盐类矿物芒硝族芒硝经加工精制而成的结晶体，主含含水硫酸钠。

【产地】主产于山东、河北等省。

【药材鉴别】本品呈棱柱状长方形、不规则的块状及颗粒状，无色透明或白色透明，质脆易碎，断面呈玻璃样光泽。气微，味淡、苦、咸而有清凉感。

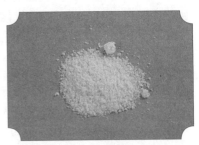

图367 芒硝

玄明粉

【来源】本品为芒硝经加工风化干燥制成，主含硫酸钠。

【产地】主产于山东、河北等地。

【药材鉴别】为白色粉末，气微，味咸，有引湿性。

自然铜

【来源】本品为硫化物类矿物黄铁矿、白铁矿族黄铁矿，主含二硫化铁。

【采收加工】全年均可在矿区拣取，除去杂石。

【产地】主产于山东等省。

【药材鉴别】呈立方体和五角十二面体，晶面上常具三组互相垂直的条纹，集合体呈颗粒状，大小不一，浅黄色具金属光泽，但表面常呈黄棕色或黄褐色，无金属样光泽，条痕缘黑色或褐黑色。硬度6~6.5，相对密度4.9~5.2，质坚硬或稍脆，断面参差状，有时呈贝壳状。气微，味淡。

阳起石

【来源】本品为硅酸盐类矿物闪石族透闪石和阳起石，前者主含含水硅酸钙镁，后者主含含水硅酸钙铁镁。

【产地】主产于山东、河北等省。

【药材鉴别】合体组成的不规则块状，呈扁条状或短柱状，浅灰白色、浅灰绿色、亮绿色或深绿色，有绢丝样光泽，体重，质较松脆，易捻碎，断面不整齐，纤维状更明显。气微，味淡。

赤石脂

【来源】本品为硅酸盐类矿物多水高岭石族多水高岭石，主含含水硅酸铝。

【采收加工】挖出后，选择红色滑腻如脂的块状体，除去杂石泥土。

【产地】主产于河南、江苏、陕西、山西、山东等省。

【药材鉴别】呈不规则块状集合体，粉红色、红色至紫红色，深浅不一或有红白相间的花纹，略具光泽，硬度1~2，断口不平坦，亦显深浅色层相间，似大理石样光泽。吸水性强，舌舔之有吸附性，具黏土气，味淡，嚼之无沙砾感。

花蕊石

【来源】本品为变质岩类含蛇纹石的大理岩岩石，又名蛇纹大理岩，主含碳酸钙及含有硅酸镁。

【采收加工】采挖后敲去杂石，选取有淡黄色或淡黄绿色彩晕的小块。

【产地】主产于河南、河北、江苏、山东等省。

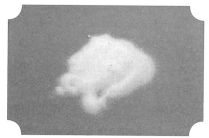

图368 玄明粉

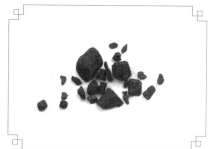

图369 煅自然铜

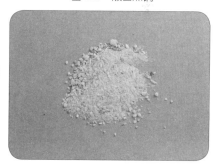

图370 阳起石粉

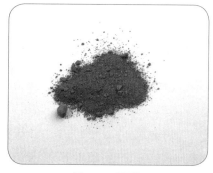

图371 赤石脂

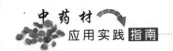

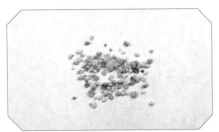

图372　花蕊石

【药材鉴别】呈不规则块状，灰白色，有淡黄色或黄绿色彩晕相间，表面不平坦有棱角，对光照有闪星状光亮。体重，质坚硬，不易砸碎，断面不整齐。气微，味淡。

青礞石

【来源】本品为变质岩类黑云母片岩或绿泥石化云母碳酸盐岩片岩。

【采收加工】全年均可采收。

【产地】主产于山东、河南、四川等地。

【药材鉴别】黑云母片岩为鳞片状或片状集合体，呈不规则扁块状，无棱角，褐黑色或绿黑色，具玻璃样光泽。质软，易碎，断面呈较明显的层片状。气微，味淡。

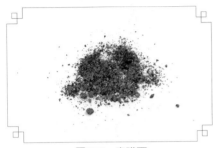

图373　青礞石

金精石

【来源】本品为硅酸盐类矿物蛭石族蛭石，主含含水硅铝酸铁镁。

【采收加工】采收后除去泥沙杂石，挑选纯净的块片。

【产地】主产于山东、河南、四川等地。

【药材鉴别】为片状集合体，有多数薄层叠成不规则板状或扁块状，有的呈六边形板状，厚0.2~1.2 cm，金黄色、褐黄色至暗棕色。表面光滑具网状纹理，有玻璃样光泽而较弱，质柔软有韧性，用指甲刻画，可呈浅色痕迹，易切开，断面呈明显层状可层层剥离成薄片，薄片光滑不透明，具挠

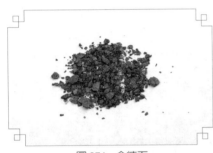

图374　金精石

性，比重大于水。气微，味淡，火烧时可膨胀卷曲。

金礞石

【来源】本品为变质岩类蛭石片岩和水黑云母片岩。

【采收加工】采收后，挑选棕黄色带有闪烁的金黄色或银白色光泽者。

【产地】主产于山东、河北等省。

【药材鉴别】块状集合体，全体呈棕黄色，黄褐色带有闪烁的金黄色或银白色光体，质松脆，易碎，条痕土黄色用于捻之成细粉，碎粉呈鳞尾状，金黄色具滑腻感，气微，味淡。

注：有的将金精石误做金礞石，应注意鉴别。

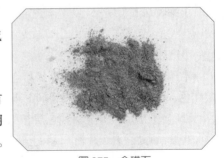

图375　金礞石

炉甘石

【来源】本品为碳酸盐类矿物方解石族菱锌矿，主含碳酸锌。

【采收加工】采挖后洗净晒干，除去杂石。

【产地】主产于广西、四川、云南等地。

【药材鉴别】块状集合体，呈不规则的块状，灰白色或淡红色，表面粉性无光泽，凹凸不平，多孔似蜂窝状。体轻，易碎。气微，味微涩。

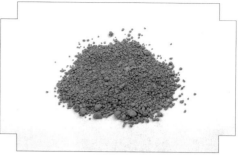

图376 炉甘石

胆 矾

【来源】本品为硫酸盐类矿物胆矾族胆矾，主含含水硫酸铜。

【采收加工】可在铜矿中挖得，选蓝色透明的结晶。

【产地】主产于云南、山西、江西、广东、陕西等地。

【药材鉴别】呈不规则致密块状，深蓝色或淡蓝色，半透明，有时因部分失水则变成浅绿色，条痕白色，具玻璃光泽，硬度2.5，性脆易砸碎，碎块呈棱柱状，相对密度2.1~2.3，易溶于水，水液呈鲜艳蓝色。气微，味涩。

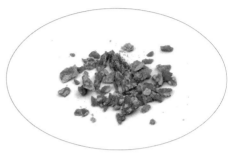

图377 胆矾

钟乳石

【来源】本品为碳酸盐类矿物方解石族方解石，主含碳酸钙。

【采收加工】采挖后，除去杂石。

【产地】主产于广西、四川等地。

【药材鉴别】钟乳石呈圆柱形或圆锥形，长5~15 cm，直径2~7 cm。表面凹凸不平，白色、灰白色或灰褐色。质坚硬不易砸碎，断面较平整，洁白色或棕黄色，近中心处常有一圆孔，圆孔周围有多数浅黄色同心环层。气微，味微咸。

滴乳石呈管状或圆柱状，稍弯曲，中空，长3~9 cm，直径1~2.5 cm。表面平坦乳白色或灰黄色，半透明。质硬而脆，易折断，断面具玻璃光泽，空洞较大，有的可见环形层纹。气微，味微咸。

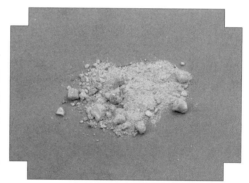

图378 钟乳石

禹余粮

【来源】本品为氢氧化物类矿物纤铁矿族褐铁矿矿石，主含碱式氧化铁，又名禹粮石、太乙禹粮、石中黄、白禹粮。

【采收加工】全年均可采挖，除去杂石。

【产地】主产于河南、江苏、山东等省。

【药材鉴别】呈不规则斜方块状集合体，表面不平坦，棕黄色、灰黄色、黄褐色或棕黑色，半金属光泽。体重，质硬可砸碎，断面粗糙显色泽不均匀的层状或呈泥土状。具土腥气，味淡。

浮海石

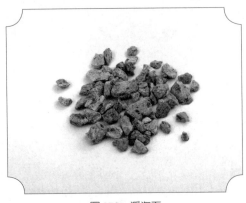

图379 浮海石

【来源】本品为水生苔藓动物脆孔科脊突苔虫的干燥骨骼，主要成分是碳酸钙，又名石花，海浮石。

【采收加工】全年均可采，自海中捞出。

【产地】主产于福建、山东、辽宁等省。

【药材鉴别】呈不规则的珊瑚样，不规则块状，略呈扁圆形或长圆形，直径2~5 cm。灰白色或灰黄色，一面多突起，作叉状分枝，中部交织如网状、叉状；小枝长0.35 cm，直径0.2 cm，先端钝圆形，多折断。质硬而脆，表面与断面均密具细孔，体轻，入水不沉。气微腥，味微咸。

浮 石

【来源】本品为火山喷发出的酸性喷出岩，主要成分为二氧化硅及三氧化二铝、二氧化钾等，也做海浮石用。

【药材鉴别】呈卵圆球形或扁圆形团块，直径2~7 cm。白色、浅灰色略呈浅红色，表面粗糙不平，有无数大小不等的孔道，形成多孔性海绵状结构。体轻，质硬而脆，断面疏松，具小孔，投入水中浮水。气微，味淡。

咸秋石

【来源】本品为食盐的加工品，主含氧化钠。亦名秋石，盆秋石，盐秋石。

【产地】主产于江苏、安徽等地。

【药材鉴别】呈块状或盆块状结晶体，白色或淡黄色，有光泽，质硬而脆。气微，微咸。

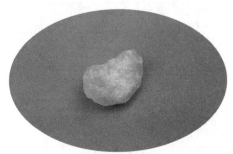

图380 咸秋石

蛇含石

【来源】本品为氧化物类矿物褐色铁矿及黄铁矿结核。主要由褐铁矿（主含碱式氧化铁）及黄铁矿所组成。

【采收加工】采得后，除去杂质。

【产地】主产于浙江、广东等地。

【药材鉴别】呈卵圆球形或不规则的长圆球形，直径1~3 cm，表面黄褐色，粗糙凹凸不平，外被一层粉状物，手摸之易染成黄棕色。体重质硬，不易砸碎，断面黄白色，有金属光泽（为黄铁矿）。边缘呈暗棕色至黄棕色，最外为黄棕色的粉质（为褐铁矿）。气微，味淡。

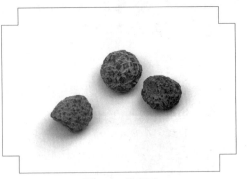

图381 蛇含石

硇砂

【来源】药材分两种，一种为白硇砂，成分是氯化铵；另一种是紫硇砂，成分是紫色食盐氯化钠。

【采收加工】采收后，去掉杂质，或由人工合成。

【产地】主产于青海，甘肃，新疆等地。

【药材鉴别】白硇砂　呈不规则结晶块状、粒状，晶体表面白色或污白色，稍带有黄色，体轻，质坚而脆，易砸碎，断面洁白色，呈柱状纤维状或粒状，晶体有玻璃样光泽。气微，味辣而苦咸，有强烈的刺舌感。

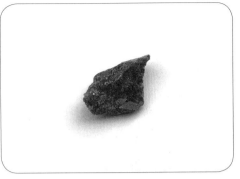

图382　硇砂

紫硇砂　呈不规则的结晶粒状或块状，表面暗紫色或紫红色，无光泽或稍有光泽。质坚而脆，易砸碎，新鲜断面紫红色，呈沙砾样结晶，闪烁发光。气臭，味咸、苦、辛，手摸之有凉感。

密陀僧

【来源】本品为铅矿石冶炼而成的粗制氧化铅，主含氧化铅。

【产地】主产于广东、湖南、湖北、福建等省。

【药材鉴别】成不规则块状，人工制品依器皿底成层状。橙黄色或橙红色，镶嵌着具金属光泽样物，表面粗糙。体重，质硬，性脆易砸碎，断面红褐色，呈明显层状亦镶嵌有金属光泽样物。气微，味淡。粉末黄色或褐黄色。

寒水石

【来源】本品为碳酸盐类矿物方解石或硫酸盐类矿物石膏与硬石膏族石膏。前者习称南寒水石（北方多不用），主含碳酸钙；后者称北寒水石，主含含水硫酸钙。

【采收加工】挖得后，去净泥土及杂质。

【产地】主产于山东、山西、河北等地。

【药材鉴别】南寒水石呈斜方块状或斜方板状，大小不一，无色、白色或黄白色，透明、半透明或不透明，表面光滑，有玻璃样光泽。质坚硬，易砸碎，硬度3，相对密度2.6~2.9，碎片多为小斜方块体，断面平坦。气微，味淡。

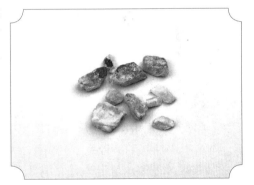

图383　寒水石

北寒水石呈不规则扁平块状，粉红色，半透明，表面凹凸不平，常黏附灰色泥土。质软，硬度1.5~2，可用指甲刻画，相对密度2.3，敲击时易纵向断裂，断面有纤维状纹理，略带泥土气。味淡稍咸，嚼之显粉性。

滑石

【来源】本品为硅酸盐类矿物滑石族滑石，主含含水硅酸镁。

【采收加工】全年均可采挖，除去泥沙及杂石。

【产地】主产于山东、江西、江苏、陕西、河北等省。

【药材鉴别】呈不规则细密块状集合体，白色、黄白色或淡蓝灰色，条痕白色，表面具蜡样光泽，质细腻，硬度1，相对密度2.58~2.83，手摸之有滑润感，无吸湿性，置水中不崩散。气微，味淡。

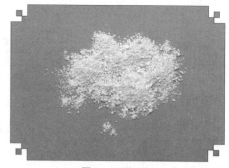

图384 滑石粉

硫 磺

【来源】本品为自然元素类矿物硫族自然硫。

【采收加工】采挖后，加热融化除去杂质，或用含硫矿物经加工制得。

【产地】主产于湖南、安徽等省。

【药材鉴别】呈不规则块状，黄色或略呈绿黄色，表面不平坦，呈脂肪光泽，常有多数小孔，用手握住置于耳旁，可闻及轻微的爆裂声。体轻，质松易碎，断面常呈针状。结晶体有特异的臭气，味淡。

紫石英

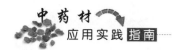

图385 紫石英

【来源】本品为氧化物类矿物萤石族萤石，主含氟化钙。

【采收加工】采挖后，除去杂石。

【产地】主产于山东、河北、湖南等省。

【药材鉴别】呈不规则的块状或粒状集合体，具棱角，紫色或绿色，深浅不均，条痕色白，半透明至透明，具玻璃样光泽，表面常有裂纹，质坚脆，易击碎，硬度4，相对密度3.18，断面不平齐或锋利如刀。气微，味淡。

鹅管石

【来源】本品为海产腔肠动物树珊瑚科栎珊瑚的石灰质骨骼或矿物钟乳石细长尖端部分形如管者；前者为珊瑚鹅管石，后者为滴乳石或滴乳鹅管石，主要成分均为碳酸钙。

【采收加工】栎珊瑚全年可采，除去杂石，洗净晒干；钟乳石全年可采，选择细如管状的滴乳石。

【产地】产于广东、广西等地者，全国多数地区使用；产于湖南、湖北等地者，在吉林、辽宁、甘肃、山东等省使用。

【药材鉴别】珊瑚鹅管石　呈圆管状，有的稍弯曲，一端较细而尖，状如鹅管，长3~5 cm，直径0.4~0.7 cm。乳白色或灰白色，表面具突起的节状环纹及多数纵直棱线；其间有细的横棱线，交互成小方格状。质硬而脆，

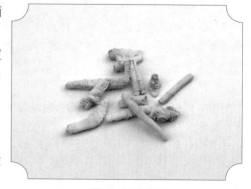

图386 鹅管石

易折断，断面有多数中隔自中心呈放射状排列。气微，味微咸。

滴乳鹅管石　呈笔管状或圆柱状，中空，稍弯曲，长 3~5 cm，直径 1~1.5 cm，管壁厚约 0.1 cm。表面乳白色或灰黄色，多半透明，粗糙或稍光滑。质硬而脆，易折断，断面具玻璃样光泽，中心有较大空洞，有的可见环形层纹。气微，味微咸。

硼　砂

【来源】本品为硼酸盐类矿物硼砂族硼砂，主含四硼酸钠。

【采收加工】8~11 月采挖矿砂，经加工而成。

【产地】主产于青海、新疆、甘肃等地。

【药材鉴别】呈棱状、柱状、粒状或土块状组成的不规则块状晶体，白色有时微带浅灰色、浅黄色等色，条痕白色，硬度 2~2.5，相对密度 1.69~1.72，断口贝壳状，易溶于水。气微，味甜略咸。

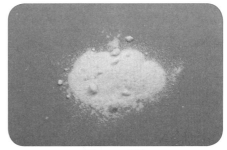

图 387　硼砂

磁　石

【来源】本品为氧化物类矿物尖晶石族磁铁矿，主含四氧化三铁。

【采收加工】采挖后，除去杂石，选有吸附性者。

【产地】主产于山东、河北等省。

【药材鉴别】呈不规则致密块状集合体，多具棱角，铁黑色或棕褐色，条痕黑色，具金属光泽。体重，质坚硬，硬度 5.5~6.5，相对密度 4.9~5.2，断面不整齐，具强磁性，能吸着碎铁末，有土腥气。味淡。

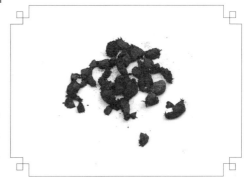

图 388　磁石

赭　石

【来源】本品为氧化物类矿物刚玉族赤铁矿。主含三氧化二铁，又名代赭石。

【采收加工】全年均可采挖，除去杂石，选带丁多者。

【产地】主产于山东、河北等地。

【药材鉴别】呈不规则的扁平块状，大小不一，表面密集排列钉头状似肾形的小突起，习称钉头；底面呈于表面小突起相应的凹窝。全体呈暗红色或红棕色，不透明，条痕樱红色，体重，质坚实，硬度 5~6，相对密度 5.0~5.3，难砸碎，断面显层叠状。气微，味淡。

图 389　赭石

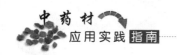

琥 珀

【来源】本品为古代树科松属植物的树脂，埋藏地下转化成的化石样物质。

【采收加工】从地层挖出后，除去泥土杂石等。

【产地】主产于云南，河南，广西等地。

【药材鉴别】呈不规则颗粒状或多角形块状，块状的表面呈红褐色近黑色，颗粒状的大小不一，表面淡黄色、血红色或深绿黄色，有光泽，近于透明。质硬而脆，断面平滑，呈玻璃样光泽。味淡，嚼之易碎，无砂石感，目前市场已少见。

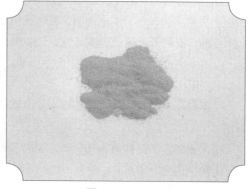

图 390　琥珀粉

煤 珀

【来源】本品为古代树科松属植物的树脂，埋藏地下并和煤伴生的化石样物质。

【采收加工】多从煤炭中拣选而来。

【产地】主产于辽宁等省。

【药材鉴别】多呈不规则的颗粒状或多角形状，少数呈滴乳状，大小不一，红褐色，以乌黑褐色居多，破碎呈颗粒状的表面淡黄色、血红色或黄棕色，略有光泽，近于透明。质硬，不易破碎，断面黄棕色，有玻璃样光泽，味淡，嚼之质硬，无砂石感，燃之冒黑烟。

（十二）加工类

青 黛

【来源】本品为爵床科植物马蓝，蓼科植物蓼蓝，十字花科植物菘蓝或豆科植物野青树的叶或茎叶，经加工而成的干燥粉或团块。别名靛、靛花。主产于福建仙游、建瓯、漳州、宁德、浦城，河北安国、蓟县、青龙、平泉，云南保山、玉溪，江苏南通，安徽六安、滁县等地，以建青黛为优。功用清热，解毒，凉血，定惊。

【商品规格】历史上分一、二等，亦常以厂名、牌名为规格。一般认为福建产青黛多，呈块状，体轻，多浮水面，质量最好，盒装 500 g 或 250 g。古今临床用青黛掺伪者甚多，粉末状质重者均有掺伪。亦有用青砖磨粉掺拌染料者充青黛，应注意检查。

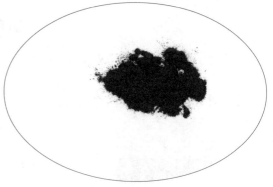

图 391　青黛

【药材鉴别】本品为深蓝色的粉末，体轻，易飞扬，或呈不规则多孔形团块，体轻，用手指轻轻一捻即成粉末。有特殊的靛蓝臭气。

【伪品】掺伪青黛　多为粉末状，淡蓝色，质沉重，靛蓝臭气甚微，有石灰气。

1.水试鉴别　将青黛置于有清水的杯内，上面浮水者为佳，下沉物愈多质量愈次。下沉物多为石灰粉末，细砂粒或细泥土。

2. 火试鉴别　将青黛置炽热的坩埚内，有紫红色的烟雾发生，如无则纯属伪品。如紫红色烟雾少，烧后残渣多，说明掺伪多。正品烧后残渣少。掺伪品的残渣土黄色或灰土色，多而沉重。

干　漆

【来源】本品为漆树科植物漆树的树脂经加工后的干燥品。一般收集盛漆器底留下的漆渣干燥。

【产地】主产于江苏、安徽、江西、四川、湖北等省。

【药材鉴别】呈不规则块状，黑褐色或棕褐色，表面粗糙，有蜂窝状细小孔洞或呈颗粒状，质坚硬，不易折断，断面不平坦，具特异臭气。

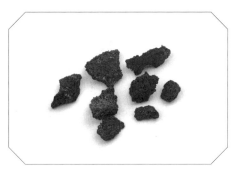

图 392　干漆

血余炭

【来源】本品为人发制成的炭化物。

【采收加工】取头发除去杂质，碱水洗去油垢，洗净，晒干，焖煅成炭，放凉。

【产地】全国各地。

【药材鉴别】呈不规则块状，乌黑光亮，有多数细孔，体轻，质脆。用火烧之有焦发气，味苦。

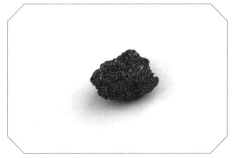

图 393　血余炭

冰　片

天然冰片

【来源】本品为龙脑香科植物龙脑香树干经水蒸气蒸馏所得的结晶。

【产地】主产于印尼，过去多由香港转口。

【药材鉴别】呈半透明片状、颗粒状或块状结晶，直径 1 mm，厚 0.1~0.2 mm，类白色至淡灰褐色。能升华，手捻易成白色粉末并挥散。气清香特异，味清凉。

机制冰片　樟脑等原料加工合成的龙脑。

【产地】主产于上海、广东等地。

【药材鉴别】呈透明或半透明片状结晶，大小不一，直径 0.6 mm，厚 1.5~3.0 mm，洁如白雪，状如梅花，表面有冰状裂纹。质松脆，手捻易成白色灰末，燃烧有黑烟，气香，味辛凉。

艾片　为菊科植物艾纳香的鲜叶经水蒸气蒸馏、冷却所得的结晶。

【产地】主产于广东、广西、贵州。

【药材鉴别】与机制冰片近似，唯颜色稍显清白，质稍硬，手捻不易碎，气味均较淡薄。

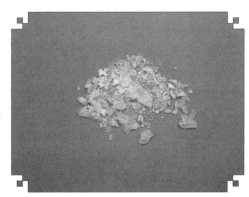

图 394　冰片

鹿角霜

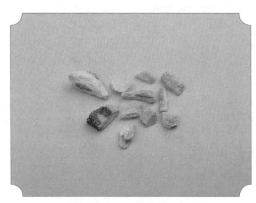

图395　鹿角霜

【来源】本品为鹿角去胶质角块。

【采收加工】春秋二季生产，将鹿角熬去胶质，取出角块，干燥。

【产地】主产于新疆等地。

【药材鉴别】呈长圆柱形或不规则的块状，大小不一。表面灰白色，具粉性，常具纵棱，偶见灰色或灰棕色斑点，质轻，质酥，断面外层较致密，白色或灰白色；内层有蜂窝状小孔，灰褐色或灰黄色，有吸湿性。气微，味淡，嚼之有粘牙感。

三、常用名词术语释义

1. 钉角：亦称"疙瘩钉"。

按照植物解剖分析有以下三种情况：①未长成的支根痕呈瘤状突起，如川、草乌。②未发出的芽痕呈疙瘩状突起，如泽泻、姜黄。③皮孔呈疣状明显突起，如大血藤、白芷的表面。

2. 狮子盘头：党参顶头部的茎痕及芽痕，呈疣状突起聚集在顶端，常用于道地药材纹党和东党参的鉴别。

3. 珍珠盘：鹿角的基部周边，有骨钉呈圆盘状聚集。银柴胡的顶头，茎痕呈疣状突起，密被于顶端呈圆盘状。

4. 砂眼：亦称"棕眼"。砂眼一般是指翻砂过程中，气体或杂质在铸件内部或表面形成的小孔。鉴别药材的含义有：根及根茎类药材表面的须根痕，如天南星、银柴胡的表面；其他药材表面凹陷的小孔，如自然铜的表面。

5. 筋脉点：筋脉点是古人对药材内部某些组织内部的认识，按现在植物解剖看包括：药材横切断面的分泌组织，如防风的油管，白芷的分泌腔，生晒参的树脂道，维管束或大型木质部导管，如水菖蒲、牛膝的断面均可见到。

6. 星点：指大黄横切面上的异型维管束，因为大黄的异型维管束排列不整齐，像众星一样散在，习惯称星点。

7. 朱砂点：指像朱砂红色一样的点，包括朱红色的油室、分泌腔或光亮的油点，如苍术、羌活、木香；麻黄断面含有色素的中央髓。

8. 金星点：指石苇等一些蕨类植物体，被有金黄色孢子囊。

9. 涡汶：指马宝的横断面，从中心向外，有数层环纹，像以石击水而形成的水波。

10. 年轮：又叫生长轮，指植物生长期间，形成层的分裂活动受季节的影响，细胞间隙密度不一，呈现同心环层，从组织疏松到紧密处的一般为一年生轮，多用于一些较大的木本药材的鉴别，如苏木、毛冬青、萝芙木等。

11. 车轮纹：药材的横切面，维管束与射线相间放射状排列到周皮，或木质部与木射线放射状排列到形成层处，形成较大的放射花纹。常见的有大血藤、防己、青风藤等。

12. 车轮纹与菊花心：植物组织内部无大的差别，菊花心多指一些直径小的药材，车轮纹用于一些直径较大的木本药材的鉴别。

13.门桩：指鹿茸的第一个分枝。

14.独挺：即未分岔的独角鹿茸，多为二年幼鹿的"初生茸"，又名"一棵葱"、"打鼓锤"。

15.拧嘴：指鹿茸大挺的顶端，初分枝时，顶端嘴头，扭曲不正者。

16.骨化圈：鹿茸锯口的周围，靠皮层处，有骨质化的一圈。

17.抽沟：鹿茸大挺不饱满，抽缩成沟形者。

18.乌皮：梅花鹿茸的表皮棕黄色，因加工影响，部分皮变成乌黑色。

19.存折：鹿茸内部已折断，表皮未开裂，但有痕迹。

20.窜尖：鹿茸渐老时，大挺顶端，破皮窜出瘦小的角尖。

21.莲花：指马鹿的嫩锯茸，短二杠、大挺有了小的分岔，称莲花。

22.老毛杠：指三、四岔以上的老马鹿茸，快成鹿角者，但未脱去皮茸，习称"老毛杠"。

23.骨豆：指鹿茸逐渐变老硬的特征，多在鹿茸的下部表面生有一些明显的小疙瘩，习称"骨豆"。

24.起筋：亦称棱筋、棱纹。指收割较晚的鹿茸，因已经开始骨化，中下部已有形成的纵行棱纹。

25.砂底：指犀角的底部，满布针孔状小眼，习称"砂底"。

26.窝子：指犀角的底面，从犀角头部取下时留下的一个较大的凹陷部分。

27.马牙边：指犀角的基部周边处，有一圈凹凸不平的突起，习称"马牙边"。

28.天沟：指犀角前面的中下端，有一条宽 0.5~2.5 cm，长 3~10 cm 的纵深陷沟。

29.地岗：犀角的底部与天沟相对处，有一条长 6~7 cm，高 1~2 cm 的脊状隆起。

30.刚毛：犀角的下端，常有刺手的毛，直立不弯，习称"刚毛"。

31.芝麻点：犀角薄片对光观察，可见像芝麻式样的组织，习称"芝麻点"。

32.通天眼：又称透天眼。指羚羊角的内中央有一扁三角形的细孔道直通角尖，习称"通天眼"。

33.血丝：指嫩枝羚羊对光透视有血红色斑纹，习称"血丝"。

34.齿轮纹：指羚羊角的底部，羚羊塞与外部角质组织彼此成齿轮状嵌合。

35.合把：指羚羊角外部的环脊，用手握之，四指正好嵌入凹处，有适手感，习称握之"合把"。

36.挂甲：将牛黄沾水涂于指甲上，指甲即被染成黄色并经久不退。

37.层纹：指牛黄在胆囊内自然形成的层纹。

38.乌金衣：指牛黄的外表面带有一层黑色光亮的皮，习称"乌金衣"或"乌金皮"。

39.子眼清楚：指麝香仁，颗粒自然，疏松，色质油润。

40.钻舌：将麝香口尝时，味先苦辛，后甜，并有刺舌的感觉。

41.银皮：又叫云皮，麝香囊内中层皮膜呈银白色，并呈透明样。

42.油皮：麝香囊的内膜，呈棕红色，带油性，习称"油皮"。

43.冒槽：指鉴别麝香囊时用特制的沟槽针插入麝囊，抽出后与沟相平的香仁会膨胀，高出沟槽，习称"冒槽"。

44.马头、蛇尾、瓦楞身：对海马的外部形象描绘，马头指海马的头像马头，蛇尾指海马的尾巴弯曲像蛇尾，瓦楞身指海马体上有瓦楞形节纹，习称"马头"、"蛇尾"、"瓦楞身"。

45.丝腺环：指僵蚕的横断面，原丝腺胶液凝结排成的四个环圈。

46.胶口镜面：僵蚕折断面胶块呈现出光亮的圆面，习称"胶口镜面"。

47.珠光：指某些贝壳类药材，如珍珠母、石决明等内表面有珍珠般的光泽，习称"珠光"。

48. 宝光：多指一些角质状药材，角质呈蜜白色而细嫩，光泽润滑，明亮诱目。如质嫩色泽好的羚羊角、天麻等药材半透明角质，习称"宝光"。

49. 牛奶头：指覆盆子未成熟的聚合果，其形状像牛奶头。

50. 鹦哥嘴：又叫鹦鹉嘴、红小辫。指天麻顶端有红棕色至深棕色鹦嘴状的芽或残留茎基，习称"鹦哥嘴"或"红小辫"。

51. 肚脐眼：指天麻末端有脐样疤痕，习称"肚脐眼"。

52. 起镜面：指天麻折断时，断口处呈半透明角质面。

53. 蓑衣：指藜芦的干燥品，残留的棕色叶基维管束围在药材外面，习惯叫作"蓑衣"。

54. 金包头：指毛知母的顶端，残留有叶痕及茎痕呈浅黄或棕黄色，习称"金包头"。

55. 五花之层：又叫五花纹。指五花龙骨等的内部，有红、黄、蓝、白、褐多色相间的层，习称"五花之层"。

56. 虎皮斑：炉贝母的外表面加工时留有未撞净的皮呈斑点状残留，俗称"虎皮斑"。

57. 怀中抱月：松贝母外层鳞叶两瓣，大小悬殊，大瓣紧抱小瓣，未抱部分呈新月形，习称"怀中抱月"。

58. 观音坐莲：正品松贝，因粒粒含有苞芽，被认为是最佳品，习称"观音坐莲"。

59. 罗盘纹：指商陆的横切片边缘皱缩，木部隆起，形成数个突起的同心性环轮，习称"罗盘纹"。

60. 蚯蚓头：某些根类药材根头部有明显密致的环纹，习称"蚯蚓头"，如防风等。

61. 糊头：又称油头，指川木香、越西木香、大理木香等的根头部，偶有呈黑色发黏的胶状物。

62. 马牙芦、竹节芦、元芦、灯芯芦、雁脖芦：多指野山参的根茎，生长年久，形成的不同形状，瘦长、紧密，芦碗整齐排列成环，边楞齐，形似马牙者称马牙芦，弯曲多节者谓竹节芦，年久芦碗消失，呈圆柱形，谓灯芯芦或元芦，细长并弯曲的叫雁脖芦。

63. 枣核丁：又称下垂丁，指野山参的不定根短粗，形如枣核，习称"枣核丁"。

64. 铁线纹：指野山参的主根上部横纹紧密而深，坚结，明显清晰，习称"铁线纹"。

65. 落肩膀：人参芦以下，参体的上端，上细，向下渐粗型。

66. 细结皮：指山参生长年限长，皮细密而硬，带有纹理，但不显粗糙，习称"细结皮"。

67. 少数腿：指山参的支根仅1~2条，很少多条腿。

68. 皮条须、珍珠尾：山参须根清疏而长，质坚韧，嚼之如麻不易碎，习称"皮条须"。须根上生有明显的小疙瘩，习称"珍珠"或"珍珠疙瘩"。

69. 横灵体：亦称短横体。指山参的主根短粗，观之较元参灵活，习称"横灵体"或"短横灵体"。

70. 云锦花纹：又叫云纹、锦状花纹。指某些药材内部的大量异型维管束，从横切面看，像花纹散在。如何首乌的周边有云朵状花纹环绕。

71. 方胜纹：指蕲蛇背部两侧"V"形斑纹17~25个，其"V"形的两上端在背中线上相接，形似方胜（方胜为一种首饰）故名。

72. 连珠斑：指蕲蛇的腹部，有黑色类圆形斑纹，习称"连珠斑"。

73. 玉带束腰：又叫腰带。指山慈菇中间，有1~2条凹或凸起的环，以杜鹃蓝慈菇为最明显。

74. 过桥：又叫过江枝。指黄连根茎的中间一段，细瘦光滑，习称"过桥"。

75. 钉头：指赭石佳者一面有圆形突起，习称"钉头"。

76. 八哥眼：胡黄连断面木部有4~10个类白色点状维管束排列成环，颇似八哥眼。

77. 疤痕：果实或种子类药材的种脐、种阜或合点常习称"疤痕。"如娑罗子上的种脐，巴豆顶端的深色合点，均称疤痕。

78. 白眉：白扁豆的一端有隆起的白种阜，习称"白眉"。

79. 板片状：从粗大树干剥下的树皮，干燥后呈板状或片状，如海桐皮、杜仲、黄柏等。

80. 斑纹：果实或种子表面的花纹，习称为"斑纹"，如蓖麻子表面具大理石样斑纹。

81. 边墙：乌龟的腹甲与背甲两侧由5块小板围绕相连，呈翼状，习称"边墙"。

82. 邦骨：虎的后肢下节由两骨合成，主骨粗大，另一根很细，习称"邦骨"。

83. 棒骨：虎的后肢上节呈圆柱形，能四侧放平而不晃动，习称"棒骨"。

84. 苞：指未开放的花，即花蕾。如丁香、辛夷、玫瑰花等，习称"苞"或"苞头"。

85. 冰糖碴：大块黄精的断面色黄透明，习称"冰糖碴"。

86. 彩晕：花蕊石表面呈类白色或黄白色，有黄白色和绿色花纹相夹其间，习称"彩晕"，对光观察有闪星状亮光。

87. 槽状：树皮类药材因内皮、外皮含水量不同，干燥后向内方卷曲，习称"槽状"，如秦皮等。

88. 柴性：药材柴性大即认为质次，如新疆藁本。柴胡由采收季节不当断面多呈木纤维，亦常称"柴性"。

89. 长嘴：老鹳草（牻牛儿苗）有宿存花柱，长可达4 cm，形似鹳喙，习称"长嘴"。

90. 抽沟：药材表面的沟纹习称"抽沟"。如百部、党参、天麻等。

91. 抽沟洼垄：甘草表面有明显纵皱和沟道，习称"抽沟洼垄"。

92. 刺：药材表面长有刺状物，习称"刺"，如蒺藜、苍耳子、刺猬皮等。

93. 粗皮：主要指药材外表粗糙的老树皮，如未去净老皮的杜仲、黄柏等习称带"粗皮"。

94. 大挺：花鹿茸具一个分枝者为"二杠"，其主枝习称"大挺"。

95. 单门：马鹿茸侧枝一个者，习称"单门"。

96. 蒂痕：肉豆蔻的种脐习称"蒂痕"。

97. 蝶骨：虎的寰椎，背面似蝶形，习称"蝶骨"。

98. 钉刺：海桐皮表面上的乳头状突起，习称"钉刺"。

99. 茬口：药材折断后的断面，习称"茬口"。通过对药材的折断面的观察，如平坦与否，粗糙或细致，色泽花纹，边缘形状等，以鉴别真伪优劣。

100. 粉霜：药材表面附着的粉状物，习称"粉霜"，如冬瓜皮、皂角等。

101. 粉性：又称粉质、粉状。主要指含粉性多的药材，如花粉、山药、粉葛根等，常以粉性的多少来分优劣。

102. 凤头鹤颈：产于浙江省于潜、天目山、昌化等地的白术，因形状有异和因产地而习称于术。其体形瘦小弯曲，带有较长的地上茎，呈鹤颈状，根茎部位略似圆球形，呈凤头状，故称"凤头鹤颈"。

103. 凤尾：川橘络丝细长而整齐似"凤尾"习称凤尾橘络。耳环石斛因茎末梢细亦称"凤尾"。

104. 凤眼：虎骨前肢上节的下端，靠近骨环处内侧面，有一扁长孔，习称"凤眼"。

105. 佛指甲：蕲蛇尾部末节呈扁三角形，角质，似尖指甲，习称"佛指甲"。

106. 双筒状：又称如意形。某些树皮类药材产地加工时常卷成双筒状，习称"双筒状"或"双卷"，如双筒厚朴。

107. 高粱碴：质优的大黄，碎后断面颗粒性，呈红棕色，习称"高粱碴"，亦称"槟榔碴"。

108. 虎胫：虎的膝盖骨，习称"虎胫"。

109. 鸡眼：黄精表面有地上茎脱落的痕迹，呈圆形凹陷，俗称"鸡眼"。

110. 金牛玉栏：药材的断面形成层成环，将木部及皮部分成内外两部分，如皮部呈黄白色，木部呈淡黄色，常习称为"金牛玉栏"，如人参、黄芪的断面。

111. 金钱环：有的果实类药材果柄痕周围具环状纹理，习称"金钱环"，如香橼。

112. 糠：冰冻变质发松的大黄、玄参，习称"糠"或"糠心"。有的亦把虚松的药材也称"糠"，如枯萝卜（仙人头），也称糠萝贝。

113. 连三朵：款冬花的长圆棒形的头状花序，常2~3个花序连生在一起，习称"连三朵"。

114. 连珠：根与根茎的膨大部分排列如连珠者，习称"连珠"，如巴戟天。

115. 亮银星：有的药材表面或内部常析出结晶，在光照下可见点状闪光，习称"亮银星"，如牡丹皮、厚朴等。

116. 龙头：耳环石斛其一端茎部留下的短须根，习称"龙头"。

117. 龙头虎口：蕲蛇头部呈三角形而扁平，鼻尖端向上口较大，习称"龙头虎口"。

118. 毛茸：果实种子类药材外皮有毛的习称为"毛茸"。如毛绿七爪红、马钱子等。

119. 门庄：花鹿茸具一个分枝，且离锯口1 cm处分出侧枝，习称"门庄"。

120. 捻头：老五岔马鹿茸分枝顶端多无毛，习称"捻头"。

121. 翘鼻头：蕲蛇头呈三角形而扁平，其吻端向上，习称"翘鼻头"。

122. 实心：茎不中空，质坚实，习称"实心"。

123. 顺纹：犀角纵剖面上的纵走纹理顺直，习称"顺纹"，亦称"顺丝"。

124. 丝瓜楞：甘草表面的沟纹，习称"丝瓜楞"。

125. 缩皮凸肉：山柰横切片，中央常鼓凸，边缘皱缩，习称"缩皮凸肉"。

126. 糖性：含糖药材如桑葚子、枸杞、瓜蒌等，习称有"糖性"。

127. 铁结白肉：猪苓质地结实，皮黑、肉白，习称"铁结白肉"。

128. 一包针：千年健有许多黄色针状纤维束，折断后针状纤维束多而明显，且参差外露，习称"一包针"。

129. 糟皮粉碴：赤芍外皮易脱落，断面白色，粉性大，习称"糟皮粉碴"，为道地赤芍的标志。

130. 坐骨生牙：虎、豹的白齿呈"山"字形，锯齿状，齿骨深入腭骨内部，习称"坐骨生牙"。

第二章　中药饮片炮制

一、概述

（一）目的和意义

中药是我国宝贵遗产，几千年来，为人民防病治病立下了卓著功勋。其中，中药材加工功不可没，因为绝大多数中药材不经过加工炮制是不可以入药的，这就是在处方中药材改成饮片的含义。

所谓加工炮制，是指切片加工，净选加工，炮制加工三个方面。药材不经过切片，就无法调制，也无法一步炮制，也不利于储存和保管；药材不经过净选，就不能除去杂质、净化药材；不经过炮制，就不能增强药效，改变药效，缓和药性或除去毒性。所以，中药饮片炮制工作责任重大，此即"修合无人见，存心有天知"古训之谓也。中药材为什么要炮制？因为中药材多是草根树皮，果实动矿，为天然贡品，成分复杂，除有效成分外，还含有很多杂质；因入药部位的不同，其疗效和副作用也不相同，所以，需要通过不同的炮制方法发挥它应有的疗效。炮制的目的大致归纳为以下八点。

1. 降低或除去药物毒性或副作用　有的药物难有较好的疗效，但毒性大，应用不安全，通过炮制降低毒性，如川乌、南星、半夏、马钱子等；有的药物含有小毒，经过炮制除去毒性，如远志等，有的药物有副作用，如厚朴、马兜铃，生用戟人咽喉，常山生用易致涌吐，通过炮制除去其副作用。

2. 缓和药性　每种药物都有气和味两面，气味偏盛的药，在治疗上会带来负面影响。大寒伤阳，大热伤阴，过酸损齿伤筋，过苦伤胃耗液，过甜生湿助满，过辛损津伤气，过咸易助痰湿。为了适应患者病情和体质等不同需要，则通过炮制缓和其性能。如栀子性味苦寒，经炒后减缓了苦寒之性；大黄生用泻下力强，经酒蒸制后其泻下力缓；白芥子性味辛温，有刺激之偏，经炒后降低了刺激性，并增强了温胃祛痰之功；柏子仁有滑肠的副作用，经制后就消除或降低了滑肠的副作用。

3. 改变药效　有的药物生制功效各异，经炮制后改变了其功效。如何首乌，生用功效托毒通便，经制后其功能补肝肾、益精血、乌须发；麻黄生用功效解表发汗，经蜜炙后功效平喘止咳；生地生用凉血，经制熟地后能补血；石膏生用清热降火，经煅制后功效生肌敛疮，由内服药变成了外用药。

4. 增强药效　有的药物经炮制后，增强了疗效。如元胡经醋制后，增强了止痛的功效；款冬花经蜜炙后增强了润肺止咳的功效；黄芪经蜜炙后，增强了补中益气的功效；淫羊藿经用羊脂油制后增强了补肾助阳的功效。

5. 引药归经　改变药物作用趋向。中药治病理论，是以脏、腑、经络为依据的（五脏、六腑、十二经络）；药物作用趋向是以升、降、浮、沉来表示。药物通过炮制，可以引药归经，改变作用趋向。酒制升提，醋制入肝，盐制入肾，土制守中助脾。例如：大黄是泻下药入下焦，经酒制后，能在上焦产生降火邪的作用；黄柏功能是走肾经清湿热，用盐制后增强了引药入肾的功效，用酒制后引药上行能治耳聋、耳鸣、口舌生疮等面部疾患，香附功能调经理气解郁，经醋制后，引药入肝，增强了调经止痛的作用；砂仁行气开胃，消食，作用中焦，经盐制后引药下行，能治小便频数，正如"本草纲目"所言，"盐无升浮，酒无沉降"。

6. 除去非药用部位，纯净药材，保证药效 如蝉蜕、菟丝子、地龙等自身含土沙，必须去净土沙；带芦头的药，像人参、党参、沙参、川牛膝等必须去芦头；远志、巴戟天，必须抽去木心；金樱子、诃子、山茱萸，必须去核；枳壳必须挖取瓤；益智、草果，必须去皮取净仁。有去瓤免胀、抽心除烦，去核固精之说。

7. 矫臭、矫味便于服用 动物类药或具有腥臭味的药物，服后容易引起反胃，恶心，干呕，甚至呕吐，必须经炮制除去异味。如五灵脂、乌蛇、水蛭、鸡内金、人中白等。

8. 便于调剂 矿石类、贝壳类质地坚硬，必须经过粉碎或煅烧炮制，才便于服用，易于煎出有效成分。如自然铜、阳起石等必须煅淬；石膏、牡蛎、龙骨、磁石等必须粉碎。

（二）中药炮制对性味功能的影响

中药是以四气五味，升降浮沉补泻归经来体现药物性能的，炮制对药物性能影响很大，经炮制后的药材，不但气味发生了变化，而且功能也发生了变化。

1. 炮制对四气五味的影响 四气五味是重要的基本性能，每一味药都有气和味两方面，气味不同药效就不同，所谓四气（也叫四性）是寒、热、温、凉四种不同的药性。另外，还有一种平性，由于这类药物寒凉或温热不甚显著，作用比较平和，不论寒证或热证皆可配用，所以按药性来说，虽有五性，但一般常称四性。

所谓五味是辛、甘、苦、酸、咸五种不同味道，另外还有一种淡味，因其药味不甚明显，前人将他附属于甘味，故历代本草甘淡并称，因而习称五味，按药实则六味。同时每味药都有阴阳两面，温热药为阳，寒凉药为阴，辛甘药为阳，苦辣咸药为阴。有的药气异而味同，有的药味同而气异，气和味二者相互构成了药物固有的特性。中药通过炮制能使药物的气味发生变化。扩大药物的用途。例如：干姜性味大辛、大热、功能温中回阳，炮制成炮姜后性味变为苦、温，功能温经止血；生地性味甘、苦、寒、功能清热凉血，滋阴生津；经炮制成熟地，性味变为甘、温，功能滋阴补血；天南星，性味苦、辛、温，功能燥湿祛痰、祛风解痉，经炮制成胆南星后，性味变为苦、凉，功能清热化痰，熄风定惊；黄连，性味苦寒，功效降心火，除烦热，入中焦，归心经，该药有多种炮制法，去心火生用，虚火醋炒用，肝胆火猪肝汁炒用，上焦火酒炒，中焦火姜汁炒，下焦火盐炒或童便炒，食积火黄土炒，治湿热在气分吴茱萸炒，在血分干漆炒，点眼赤人乳炒，一药多制法，制后多用途。总之，药物通过炮制后，它的气味都受到不同程度的变化，所以药效也产生了变化。

2. 炮制对升降浮沉的影响 升降浮沉是指药物在机体上下表里的作用趋向，升浮属阳，沉降属阴。通常而言花、草、叶类质轻药皆升浮，根茎、种子、果实、动矿类质重药皆沉降，解表药升浮，降气化痰泻火药沉降，辛甘味药升浮，苦辛咸味药沉降，温热药升浮，寒凉药沉降，这是其共性。就个别药而言，也有其个性，如花类药的旋覆花功能降气止噫，叶类的番泻叶功能泻火通便，其性沉降；种子类药的蔓荆子功效疏散风寒，苍耳子散风通窍，其作用皆升浮；草类药麻黄功能解表发汗升浮，又能平喘止咳沉降；根茎类药的川芎功能上行巅顶助清阳之气，止痛，升浮，下行血海养新生之血，调经，沉降。这说明在一般规律中又有不同的特点。同时，也随着炮制可以改变作用趋向，如黄柏性味苦寒功能清湿热，入肾经走下焦沉降，经酒制后引药上行，能治耳聋耳鸣，口舌生疮，走上焦升浮；黄连清心火走中焦，经用酒制后治目赤口疮清上焦火，去下焦火用盐制；砂仁是健胃药，走中焦，经用盐制后走下焦，治小便频数；大黄性味苦寒，功能清肠通便、泻火解毒，其性走而不守，沉而不浮，经用黄酒九浸九蒸九晒制成清宁片，改变了苦寒之性，其性能走能守，能沉能浮，能升能降，治头目眩晕、齿龈肿痛。走上焦能升能浮、治胃肠积滞、清胃火；走中焦能守，治大便燥结；入下焦能沉能降。由此可见，沉降的药，经用酒制后能升浮。升浮的药经用盐制后能沉降。《本草纲目》云："升则引之以咸寒，则沉而直达下焦，沉者引之以酒，则浮而上直巅顶。"药物大凡生升熟降，盐无升降，酒无沉降。

3. 炮制对补泻归经的影响　补与泻是针对疾病虚实而言，疾病有虚实之分，药物有补泻之异，虚则补之，实则泻之，这是用药的基本原则，某些药物经过炮制后改变了原有的补泻作用。例如：何首乌生用托毒通便，主泻，制后补肝肾，益精血，乌须发，主补；甘草生用清热泻火、解毒，主泻，蜜炙后益气健脾，调和营卫，主补；生地生用清热凉血，主泻，制成熟地后，补血滋肾养阴，主补；大芸，生用润肠通便，主泻，经炮制后，补肾助阳，主补等。可见药物经过炮制后，补泻作用起到截然不同的变化。

所谓归经，就是药物通过炮制对某些脏腑出现明显的治疗作用，特别是用辅料炮制的药物，归经更为明显。炮制归经功效歌诀有："酒制升提而制寒，姜制散寒而豁痰，醋制入肝而收敛，盐制走肾而下行，蜜炙甘缓润燥，土制守中助脾，麸制滋其谷气，蒸熟取其味厚。炒炭取其止血，甘草水渍解毒。"很多药物，都能归几经，可以治疗几个脏腑的病，临床上为了使药物更准确地针对主病发挥其疗效，故需要通过炮制来达到其目的。药物经过炮制后，归经可以发生变化，对所主脏腑治疗作用增强，使其功效更加专一。如知母性味苦寒，入肺、胃、肾经，功效清热泻火，滋阴退蒸，经盐制后，主入肾经，可增强滋阴降火的作用；香附性味辛、微甘、微温、入肝、三焦经，功效理气解郁，调经止痛，经醋制后，主入肝经，增强了调经止痛的作用；白术，性味甘、苦、温，入脾胃经，功效补脾益气，燥湿利水，固表止汗，生用固表止汗，利水消肿，经用麸皮炒后，增强了健脾和胃的作用，用灶心土炒后，主入脾经，增强了健脾止泻的功效；大黄，性味苦寒，入脾、胃、大肠、肝、心包经，功效泻热通肠，凉血解毒，逐瘀通经，生用峻下，酒炒后缓和寒性和泻下作用，引药上行，善清上焦血分热毒，用于目赤肿痛。大黄本为走下焦，经酒制后缓和寒性，走了上焦，增强了"酒制升提而制寒"之力；竹茹，生用祛痰清痰，主入肺经，经生姜汁制后和胃止呕，主入胃经；冬瓜仁，生用化痰排脓，利水消肿，炒后醒脾开胃；白芍，生用敛阴平肝治痢，炒后疏肝和脾止痛；黄芪，生用托疮生肌，蜜炙补气生血。总之，药物通过炮制补泻与归经都发生了很大变化。

（三）炮制对毒性药物的影响

有部分中药，自身含有剧毒或一般毒性，具有毒副作用，绝不能原药生用，必须通过炮制来降低毒性或除去毒性或除去毒副作用，使之安全有效。如马钱子，含有剧毒，俗名"八步紧子"，性味苦寒，入肝、脾经，功能通络止痛，常用炮制法是沙烫或滑石粉烫透去皮毛、粉碎成细粉用，不入煎剂。炮制目的是减低毒性。南星、川乌、草乌含有大毒，经水浸漂数日再加热煮透切片应用，炮制目的是降低毒性。半夏含有大毒，有四种炮制法：用清水浸漂约一周后，加白矾共煮透后切薄片为清半夏，功效燥湿化痰；加生姜、白矾为姜半夏，能降逆止呕；用甘草、石灰液浸漂炮制为法半夏，功效燥湿和胃，炮制目的是为了降低毒性；用面粉与法半夏发酵制成半夏曲，功能化痰消食。另外，雄黄内服必须水飞；硫黄和藤黄内服，必须豆腐制；炮制目的是为了降低毒性。

加热共煮的药有：商陆、狼毒、大戟、甘遂、芫花，均须用醋水煮透，炮制目的是降低毒性。苦杏仁，

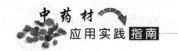

燀制去皮炒后应用；远志、巴戟天、吴茱萸均须甘草水制后应用，炮制目的是除去毒性；苍耳子、蒺藜的刺有小毒，必须炒后串去刺方可配伍；厚朴生用戟人咽喉；马兜铃易致恶心，必须通过炮制除去其毒副作用。

炮制毒性药物，一定要注意去毒存效并重，不可偏废，才能达到良好的效果。否则，顾此失彼，可能造成毒去效失，甚至效失毒存的结果。

（四）炮制要领

十二字炮制要领，即"依法炮制，火候适宜，色泽均匀"。依法炮制，就是要遵照药典和地方炮制规范的要求来炮制，做到操作规程一丝不苟，所需辅料一丝不苟，加工方法一丝不苟。火候适宜，就是用火恰当，该用文火就用文火，该用文中火就用文中火，该用中火就用中火，该用中武火就用中武火，该用武火就用武火，炒药用火是很重要的一关，有七分炒药三分烧火之说。色泽均匀就是一个品种不管炒多少锅，颜色要一致，不能出现一锅一个色或一锅几个色的不良做法。其关键是药入锅后，要勤翻动，翻均匀，铲亮锅底，铲子底下不能偷懒，出锅要迅速，干净利落。

炒黄的药一般用文火，惟冬瓜仁用微文火，王不留行要用文中火；炒焦的药，一般用中武火，炒炭的药，花草类用中武火，根茎类用武火，待冒黄烟时即得；炒炭既不能完全炭化，更不能灰化，要保存其性，这是要点。

麸炒的药，用中火将锅烧热（撒入麸皮以冒烟为宜）将麸皮均匀铺于锅底，立即入药，要勤翻动，翻均匀，铲亮锅底，出锅干净利落。立即筛簸去麸皮，否则会熏得颜色变深。

蜜炙药，制前先把锅刷洗干净，要达到抓则成团，撒则散的标准，唯有百合、槐角、瓜蒌仁、要先炒药后加蜜，蜜炙药炒后应及时入库，不能露天晾晒，更不能露天过夜，否则会吸潮发黏。

用液体辅料制的药，辅料有酒、盐水、醋等，先把辅料均匀拌入药内，稍闷，待液汁吸尽后再炒；需喷淋辅料的药有鸡内金、五灵脂、乳香、没药等，随炒随喷淋，乳香与没药炒后，应及时入库，否则会吸潮结块。车前子拌入盐水后，立即用细筛过下，有结块搓开，不然炒后会出现结块或疙瘩。

蒲黄在炒前，先过筛，有结块搓开，蒲黄炭与艾叶炭，炒好出锅，立即过筛，有结块搓开，灭绝火源，这是实践经验。杜绝了古有炒后七日反火之险。

烫制，主要掌握控制沙土或滑石粉温度，过热使药焦煳，过凉又炮不起来，一般辅料呈灵活状态或烫手为宜，但一定要掌握炒第一锅尽量少入药，以测试辅料热度。

煨制，主要是肉豆蔻，小产量用面麸裹煨为上，大量以麸皮蒸为好，其他药以麸皮煨。

焖煅，又叫扣锅煅，扣锅应四面贴白纸为上，为的是观察烧火是否烧匀，应先文火后中火，待排气口封死，改用武火，时刻掌握炉口火旺，白纸呈深黄色，四面纸变色时间前后差不多，要用木柴，不能用煤。

明火煅，用无烟煤或焦炭做燃料，煅后易碎的药如紫石英等，要用砂锅煅；不宜用旺火的药，如海浮石，应交差煅，先煅淬制药；煅白矾要用新砂锅，用过的旧锅，炮不起来煅不透，装六分锅，否则融化后溢出。

蒸炖，①蒸。锅内要保持足量水，用武火烧开圆气后，改用中武火，保持锅中水常开，随时添水，蒸6~8小时闷一夜，次日出锅。②炖。又叫隔水浴热，用酒制的药以炖法为上，锅内的药要保持四分之三，时间炖12小时，闷8小时。总之，蒸与炖以时间长为好，有"滋补不嫌热"之说。

煮制，一般是用醋制，一定水开后入醋，醋水一般浸过药三厘米。开锅后文火煮制至大个内无生心，醋液吸尽即得。

用甘草水煮制的药，甘草要煎煮两遍，每遍二十分钟，合并煎液，再将煎液入锅烧开入药，不断翻炒至液吸尽。制吴茱萸时要好天气制，要求上午前两小时制，当日晒干或基本干，否则易生热发霉。煮制带木心的巴戟，至木心抽出，余汤不易太多，以少为好。

燀制，锅内添足量水，烧开入药。待皮皱起，皮用手扪即脱掉，出锅原汤浸泡，立即脱皮晒干，白扁豆捻皮时一定要皮仁分开，否则，晒干后皮仁容易连在一起，为下一步加工带来不便。

提制，主要是芒硝，古有"朴硝黄者伤人，赤者杀人"之说，同时，因朴硝含泥土及杂质太多，故内服必须提净。用20%萝卜提取，滤液置入大瓷缸中，可在缸中预先吊好干净的稻草绳数根，为的是上下透空气，静置快，质量高；宜在春、秋两季气温在15℃左右提制。

提芒硝使之自然风化失去结晶水，成为白色粉末，即为风化硝。

明朝，陈嘉谟所著的《本草蒙鉴》中说："制药贵在适中，不及则功效难求，太过则气味反失。"他把炮制分为下列三类："火制四，煅、炮、炙、炒也；水制三，渍、泡、洗也；水火共制，蒸、煮二者焉。"

炮制药材的理由，陈说："酒制升提，姜制发散，入盐走肾而软坚，用醋注肝而止痛，童便制除劣行而降下，米泔制去燥性而和中，乳制润枯生血，蜜炙甘缓益元，陈壁土制窃真气骤补中焦，麦麸皮制抑酷性勿伤上膈；乌豆汤，甘草汤渍，曝并解毒，致令平和，羊酥油，猪脂油涂烧。咸渗骨，容易脆断，去瓤者免胀，抽心除烦，大概具陈，初学熟玩。"

（五）炮制常用辅料

辅料歌诀

液体辅料常见九，盐水米水蜜醋酒。

甘草黑豆姜胆汁，鳖血油类不能丢。

固体辅料样有八，稻米白矾滑石沙。

麦麸豆腐土蛤粉，用时注意不能差。

1.酒　黄酒和白酒，炒药用黄酒，切鹿茸用白酒，酒甘辛大热。能通血脉，行药势，散寒，矫味，矫臭。

2.醋　酸、苦、温，能散瘀止血，理气止痛，行水解毒，矫味矫臭。

3.蜂蜜　甘、平，补中润燥，止痛解毒，润肺止咳，润肠通便。

4.生姜汁　辛、温，能发表散寒，止呕开痰，解毒。

5.甘草汁　甘、平，和中缓急，润肺解毒，调和诸药。

6.黑豆汁　甘、平，能活血利水，滋补肝肾，养血祛风，解毒。

7.米泔水（二泔）　甘、寒、无毒，能清热凉血，利小便，对油脂有吸附作用。

8.食盐水　咸寒，能强筋骨，软坚散结，清热凉血，解毒防腐，矫味矫臭。

9.米（大米、小米均可）　甘、平、能补中益气，健脾和胃。

10.麦麸皮　有和中益脾的作用，并有赋色，矫味、矫臭的作用。

11.白矾　酸寒，能解毒，祛痰杀虫，收敛燥湿，防腐。

12.豆腐　甘、凉，有益气和中，生津润燥，清热解毒的功效。

13.灶心土　辛、温，能温中和胃，止血止呕，涩肠止泻。

14.海蛤粉　咸、寒，有清热利湿化痰的功效，煅蛤粉，用来烫制胶质类药材。

15.滑石粉　甘、寒，能利尿、清热解毒、用来烫制药材。

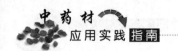

另外，还有河沙、麸粉、羊脂油、香油、童便、胆汁、鳖血、奶汁，萝卜、葱白、黑锡等用来炮制药材。

（六）辅料在炮制中的作用

辅料在炮制中的作用，很早就被重视，《雷公炮制论》中，把中药的炮制方法及用辅料炮制药材的方法，作了较传统的总结，对中药炮制做出了巨大的贡献，编者通过多年的工作实践，体会到辅料在中药炮制中有以下作用。

1. 改变药性，缓解毒性或去除副作用

中药绝大多数是植物、动物、矿物等原生药材，一般不宜直接调配服用，否则就可能产生中毒或有副作用，如半夏生用有大毒，经水浸漂数日后，再用白矾、生姜煮制后不但降低了毒性，而且增加了化痰止呕的功效；厚朴性烈味辛辣，生用对咽喉有刺激性，经用生姜制后，其性缓和，增强了温胃止呕的功效，且除去了刺激咽喉的副作用；何首乌生用托毒通便，经用黑豆汁制后功能有补肝肾，益精血，乌须发的作用，从而改变了其药性。

2. 增强疗效，扩大或改变治病范围，改变对脏腑的治疗作用

醋制的药多入肝经，盐制的药多入肾经，蜜炙的药多入肺经，如元胡、香附经醋制后引药入肝，增强了止痛理气解郁的功效；车前子、泽泻用盐炒后，引药入肾，增强了利水渗湿清热的作用；紫菀、冬花，经蜜炙后，增强了润肺止咳的作用。

3. 辅料的升降浮沉决定了药物的趋向

酒趋向升浮，盐趋向沉降，麸皮趋向守中，一般而言，辛甘辅料趋向升浮，苦酸咸味辅料趋向沉降，药材经辅料炮制后可改变趋势，如黄柏专清下焦热，经酒制后，引药上行，即所谓升浮，善清上焦之火，治口疮耳聋之症；砂仁消食健胃走中焦，经盐制后，引药下行，走肾经治小便频数。不难看出，辅料的升降浮沉，决定或改变了药物的趋向。

4. 辅料与药材功效的复合作用

有些辅料，本身就是单味中药，如蜂蜜、滑石粉、蛤粉、黑豆、甘草、生姜、醋、酒等，用这些辅料炮制的药，是为了互相制约，互相促进，增强其疗效，如吴茱萸制黄连，既抑制了黄连的苦寒之性，又增加了清气分湿热，散肝胆郁火之功效，用蜂蜜炮制的黄芪、瓜蒌仁、冬花可以增强补中益气、润肠通便、润肺止咳的作用。

二、炮制方法

（一）火制法

何为火制法？用火加入辅料共同炒制药材的方法，称为火制法。

1. 炒　分清炒与用固体辅料炒两类。清炒分炒黄（爆）、炒焦（炮）、炒炭；固体辅料炒（拌炒）分麸皮拌炒、灶心土拌炒、米拌炒。

何为清炒？不加辅料炒制药材的方法叫清炒。

清炒的目的：①通过加热使药材膨胀爆裂易于捣碎，便于煎出有效成分。如王不留行、牛蒡子、莱菔子、白芥子等。有逢子必炒之说，炒者取其芳香之性。②使药材产生焦香气味，增强健脾消食作用。如焦陈曲、焦山楂等。③使药材炭化，增强止血作用。如艾叶炭、金银花炭等。④缓和药性。如炒栀子、炒槐米等。⑤降低或除去毒副作用及非药用部位。如苍耳子、草果仁等。

（1）炒黄（爆）

【炮制方法】先将锅刷洗干净，用文火将锅烧热（用手试以熏的手热为宜），放入适量药，视药材吃火情况，用文火或文中火炒制，要勤翻动，翻均匀。铲亮锅底，铲子底下不能偷懒。待炒至表面鼓起或色黄或颜色变深或发出爆裂声，闻到香气或固有气味溢出时即得，出锅迅速干净利落，摊匀放凉，再挑净杂物，箩去灰屑即得。

王不留行

【采收加工】夏季种子成熟时，果皮尚未开裂，采割植株晒干，打下种子，去净杂质晒干。

【产地】河北、山东、山西、黑龙江等地。

【质量标准】以粒均匀，饱满乌黑色、无杂质者为佳。

【性味与归经】甘、苦、平，入肝、胃经。

【功能与主治】活血通经，下乳消肿。用于乳汁不下、闭经、痛经、乳痛肿痛。

【炮制方法】该品属炒爆，炒前簸挑去杂质，用文中火将锅烧热，以入药即爆为火适度，要入药适量，火候适度，爆花率85%以上，出锅摊凉。

【炮制目的】便于煎出有效成分。

【注意事项】炮制要领，火候适宜，数量适中，翻炒均匀、爆花率就高。

【损耗率】5%左右。

苍耳子

【采收加工】秋末种子成熟时采集，晒干、除去柄叶及杂质。

【产地】山东、江苏、湖北等地。

【质量标准】以个大、饱满色黄、无杂质柄叶者佳。

【性味与归经】辛、苦、温、有毒，入肺经。

【功能与主治】散风通窍，除湿止痛。用于风寒头痛、鼻渊流涕、风湿关节痛。

【炮制方法】用文中火将锅烧热，投入药材，炒至表面呈黄色，鼓起出锅，立即用石碾串去刺，再箩去灰屑，簸挑去杂质即可。配方用捣筒破仁。

【炮制目的】刺有毒，炒后便于去刺，易于煎出有效成分，同时，也利于调配。

【损耗率】15%左右。

【损耗事项】炒至容易去刺，否则刺不易去净。

菟丝子

【采收加工】秋季种子成熟时，采收植株晒干，打下种子，去净杂质，再晒干。

【产地】辽宁、吉林、河北、河南、山东等地。

【质量标准】以身干、籽粒饱满、无土沙杂质者为佳。

【性味与归经】甘、温，入肝、肾、脾经。

【功能与主治】滋补肝肾，固精缩尿，安胎，明目止泻。用于阳痿遗精，尿有余沥，腰膝酸软，胎动不安，脾肾虚泻。外治白癜风。

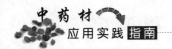

【炮制方法】

1.炒菟丝子,先将菟丝子宽水淘洗干净,晒干,再挑净杂质,箩去灰屑后用文火炒至微黄有爆裂声时出锅放凉即得。

2.菟丝饼,将菟丝子置锅内,加清水浸过三厘米,文火煮制,不断搅动,煮至开花吐丝,成稠粥状时,加入黄酒15%面粉10%,出锅摊成约1 cm厚薄饼状,压平,待晾晒至挺身,切成2 cm×3 cm大方块,晒干。

【炮制目的】便于煎出有效成分,以饼为优。

【损耗率】20%~40%,主要看含土沙多少。

【注意事项】该品必须淘洗干净后再炒。

莱菔子

【采收加工】夏季种子成熟时,采割植株晒干,搓出种子,去净杂质,再晒干。

【质量标准】以种子充实饱满,色黄白、油性大,无杂质者佳。

【产地】全国各地均产。

【性味与归经】辛、甘、平,入脾、胃、肺经。

【功能与主治】消食除胀,降气化痰,用于饮食停滞,脘腹胀痛,大便秘结,积滞泻痢,痰壅喘咳。

【炮制方法】用文火将锅烧热,入药,炒至颜色变深,鼓起,嗅到固有气味时,出锅放凉,再簸挑去杂质即得,用时捣碎。

【炮制目的】生用性燥,功能涌吐风痰;炒制后功能下气定喘,消食宽胀。

【损耗率】5%左右。

【注意事项】炒至鼓起,手捻即开,内浅黄色。如炒至内深黄色即过火。

牛蒡子

【采收加工】秋季种子成熟时采收,以木棒击碎,打下种子,簸去杂质、晒干。

【产地】吉林、辽宁、黑龙江、浙江等地。

【质量标准】以粒大、饱满、灰褐色,无嫩子、无杂质者为优。

【性味与归经】辛、苦、微寒,入肺、胃经。

【功能与主治】疏散风热,利咽散结,用于感冒风热、喉痒咳嗽,咽喉肿痛。

【炮制方法】用文火将锅烧热、入药,炒制表面鼓起,有爆裂声,出锅摊凉。再簸挑去杂质即得。用时捣碎。

【炮制目的】便于煎出有效成分。

【损耗率】6%左右。

【注意事项】炒至鼓起,断面白色,如断面黄色,即炒过火了。

白芥子

【采收加工】夏末秋初种子成熟,采割植株,晒干,打下种子,去掉杂质,再晒干。

【产地】四川、河南、山西、安徽、山东等地。

【质量标准】个头均匀,饱满,色黄白,无杂质者为佳。

【性味与归经】辛、温，入肺、胃经。

【功能与主治】温肺豁痰利气，散结通络止痛。用于寒痰咳嗽，胸胁胀痛，痰滞经络，关节麻木、疼痛，痰湿流注，阴疽肿痛。

【炮制方法】用文火将锅烧热，入药，炒至表面黄色，有香辣味溢出，出锅摊凉再去灰屑，挑净杂质即得。用时捣碎。

【炮制目的】炒后降低刺激之性，增强温胃祛痰之功，降低辛散解表作用，缓和辛酸之性。

【损耗率】7% 左右。

【注意事项】该品炒至适中时，每粒上有一小白点出现，炒过火即失。

酸枣仁

【采收加工】秋后果实成熟时采收，除去枣肉种皮，取核仁，晒干。

【产地】山东、河北、河南、陕西、辽宁等地。

【质量标准】种仁饱满、红棕色，无核壳。无杂质者为佳。

【性味与归经】甘、酸、平，入心、肝胆、脾经。

【功能与主治】安心安神，益阴止汗。用于虚烦不眠，惊悸多梦，体虚多汗，津伤口渴。

【炮制方法】用文火将锅烧热，入药，炒至表面鼓起，颜色变深，断面白色即得，再箩去灰屑，挑净杂质，用时捣碎。

【炮制目的】增强安神睡眠作用。有熟者好睡，生者不眠之说。

【损耗率】3% 左右。

牵牛子

【采收加工】秋季种子成熟时采收，打下种子，去净杂质，晒干。

【产地】全国各地均产。

【质量标准】种子饱满无杂质，黑白分开。

【性味与归经】苦、寒，有小毒，入肺、肾、大肠经。

【功能与主治】泻水通便，消痰饮，杀虫攻积。用于水肿胀满，二便不利，痰饮积聚，虫积腹痛。

【炮制方法】用文火将锅烧热，入药，烧至鼓起，带焦斑，有香气溢出时，出锅摊凉，箩去灰屑，去净杂质即得。

【炮制目的】缓和药性，便于煎出药效。

【损耗率】7% 左右。

决明子

【采收加工】秋季种子成熟时采收，打下种子，去净杂质，晒干。

【产地】安徽、四川、浙江、山东等地。

【质量标准】以种子饱满，无杂质霉变者佳。

【性味与归经】甘、苦、咸、微寒，入肝、肾经。

【功能与主治】清肝益肾、降压通便。用于风热所致的目赤肿痛、头痛眩晕、大便秘结及高血压病。

【炮制方法】用文火将锅烧热，入药，炒至鼓起，颜色略变深时，出锅放凉，再箩去灰屑，挑

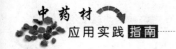

净杂质即得。用时捣碎。

【炮制目的】便于煎出有效成分。

【损耗率】7% 左右。

栀 子

【采收加工】夏秋季节果实成熟时采收，晒干。

【产地】江西、浙江、湖南、福建。

【质量标准】以个小均匀，色红身干，无霉变，无杂质者为佳。

【性味与归经】苦、寒，入心、肝、肺、胃、三焦经。

【功能主治】泻火除烦，泄热利湿，凉血止血。用于热病，热郁胸脘，心烦不安，目赤肿痛，湿热黄疸，热淋尿血、吐血、衄血。

【炮制方法】先将栀子个簸挑去杂质，碾碎，过中眼筛筛下，用文火炒至挂火色即得。

【炮制目的】缓和其寒性。

【损耗率】5% 左右。

槐 米

【采收加工】夏季花蕾形成时采摘，除去枝柄及杂质，取净米晒干。

【产地】河北、山东、江苏、辽宁等地。

【质量标准】以花蕾饱满，整齐色黄绿，无枝梗者为佳。

【性味与归经】苦、寒，入肝、大肠经。

【功能与主治】凉血止血，清肝泻火。用于便血、痔血、血痢、崩漏、肝热目赤，头痛眩晕。

【炮制方法】用文火将锅烧热，入药，烧至金黄色，出锅放凉，再笋去灰屑，挑净杂质即得。

【炮制目的】缓和苦寒之性。

【损耗率】6% 左右。

槐 花

【采收加工】夏季花开时采收，除去杂质、晒干。

【产地】河北、山东、江苏、辽宁等地。

【质量标准】以色金黄，花朵整齐，无霉变，无杂质者为佳。

【性味与归经】苦、微寒，入肝、大肠经。

【功能与主治】凉血止血，清肝泻火。用于肠风便血、痔血，赤白痢疾，肝热目赤。

【炮制方法】用微火将锅烧热、入药，炒至深黄色，挂火色，出锅放凉，再笋去灰屑，挑净杂质即得。

【炮制目的】缓和药性。

【损耗率】10% 以下。

稻 芽

【采收加工】本品为稻谷成熟品经发芽而成。

【产地】全国各地均产。

【质量标准】以黄色有幼芽、颗粒均匀、无霉变、无杂质者佳。

【性味与归经】甘、温，入脾、胃经。

【功能与主治】和中消食，健脾和胃。用于食积不消，腹胀口臭，脾胃虚弱，不饥食少。

【炮制方法】用文火将锅烧热，入药，炒至黄色，见有部分爆成白花者，出锅放凉，再箩去灰屑，挑去杂质即得。

【炮制目的】增强消食作用。

【损耗率】5% 左右。

谷 芽

【采收加工】粟的成熟果实，经发芽而成。

【产地】全国各地均产。

【质量标准】以色黄白，有幼芽，颗粒均匀，无霉变，无杂质者为佳。

【性味与归经】甘、平，入脾、胃经。

【功能与主治】消食和中，健脾开胃。用于食积不消，腹胀口臭，脾胃虚弱，不饥食少。

【炮制方法】用文火将锅烧热，入药烧至表面黄色，带火色斑点时，出锅放凉，再箩去灰屑，挑净杂质即得。

【炮制目的】增强消食作用。

【损耗率】5% 左右。

麦 芽

【采收加工】成熟的大麦，经发芽而成。

【产地】全国各地均产。

【质量标准】以芽完整，色淡黄，无结块，无杂质者为佳。

【性味与归经】甘、平，入脾、胃、肝经。

【功能与主治】行气消食，健脾开胃，退乳消胀。用于食积不消，脘腹胀痛，脾虚食少，乳汁郁积，乳房胀痛，妇女断乳。

【炮制方法】先将麦芽挑净杂质，有结块搓开，用文火将锅烧热，入药，烧至鼓起，表面呈黄色时，出锅摊匀放凉，再箩去灰屑即得。

【炮制目的】增强消食作用。

【损耗率】6% 左右。

【注意事项】大麦在生芽时，结块在所难免，因此在炒前有结块必须搓开。

山 楂

【采收加工】秋季果实成熟时采摘，鲜品切片晒干。

【产地】山东、河北、河南等地。

【质量标准】以片大，外红内白，无虫蛀片，核少，无杂质者为佳。

【性味与归经】酸、甘、微温，入脾、胃、肝经。

【功能与主治】消食健脾，行气散瘀。用于肉食积滞，胃脘胀满，泻痢腹痛，瘀血闭经，产后瘀阻，

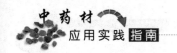

心腹刺痛，疝气疼痛，高脂血症。

【炮制方法】挑净杂质，筛去脱落果核，用文火将锅烧热，入药，炒至挂火色，出锅放凉即得。

【损耗率】5%左右，含核多耗10%左右。

紫苏子

【采收加工】秋季种子成熟时采集，割收全株或果穗，晒干，打下种子，去净杂质再晒干。

【产地】湖北、河南、山东、江西、河北、浙江、黑龙江等地。

【质量标准】以颗粒饱满，无杂质，无白苏子者为佳。

【性味与归经】辛、温，入肺、大肠经。

【功能与主治】降气消痰，平喘润肠。用于痰壅气逆，咳嗽气喘，肠燥便秘。

【炮制方法】用文火将锅烧热，入药，炒至颜色变深，有香气溢出时，出锅摊匀放凉，箩去灰屑，挑净杂质即得，用时捣碎。

【炮制目的】缓和辛散之性，便于煎出药效。

【损耗率】5%左右。

白扁豆

【采收加工】秋季成熟时采收，去荚晒干。

【产地】河南、安徽、湖南等地。

【质量标准】以颗粒均匀，饱满，色白、无瘪种子，有白眉，无杂质者为佳。

【性味与归经】甘、微温，入脾、胃经。

【功能与主治】健脾化湿，和中消暑。用于脾胃虚弱，食欲不振，大便溏泻，白带过多，暑湿吐泻。

【炮制方法】用文火将锅烧热，入药，炒至表面黄色带焦斑时，出锅放凉，再簸挑去杂质即得。用时捣碎。

【炮制目的】增强健脾化湿作用。

【损耗率】3%左右。

【注意事项】该品以燀制去皮为好，仁与皮是一物两品种，皮多用于暑湿吐泻、腹泻。

白 芍

【采收加工】夏秋二季挖，洗净，除去豆尾及须根，置沸水中煮透捞出，放凉水中浸泡，刮去外皮，晒干。

【产地】浙江、安徽、四川、山东等地。产于浙江的称为杭芍，是著名的"浙八味"之一，产于安徽的称为亳芍。

【质量标准】以片均匀，质坚实、粉性足，表面洁净者为佳。杭白芍断面显红色，固有白芍习赤之说。

【性味与归经】苦、酸、微寒，入肝、脾经。

【功能与主治】平肝止痛，养血调经，敛阴止汗。用于头痛眩晕、肋痛、腹痛，血虚萎黄、月经不调，自汗、盗汗。

【炮制方法】用文火将锅烧热，入药，炒至表面黄色，出锅放凉，再簸去灰屑，挑净杂质即得。

【炮制目的】缓和药性，增强疏肝和胃止痛作用。生用敛阴平肝治痫。

【损耗率】3% 左右。

冬瓜子

【采收加工】食用时收集成熟种子，晒干。

【产地】全国各地均产。

【质量标准】以色白、粒大、饱满、无杂质者为佳。该品有单边与双边两种，以双边佳。

【性味与归经】甘、凉，入肺、肝、小肠经。

【功能与主治】消热化痰，消痈利水。用于痰热咳嗽、肺痈，肠痈，淋病，水肿，脚气。

【炮制方法】用低文火将锅烧热，入药，炒至表面黄色，略带焦黄色斑点，出锅放凉，再筹去灰屑，挑净杂质即得，用时捣碎。

【炮制目的】炒后醒脾开胃利湿，生用化痰排脓，利水消肿。

【损耗率】4% 左右。

【注意事项】炒前先将锅刷洗干净，以免药被污染，该品不吃火，要掌握火候。

柏子仁

【采收加工】秋冬采收成熟种子，晒干，除去种皮，取净仁。

【产地】山东、河南、河北等地。

【质量标准】以粒饱满，色黄白，油性大，不泛油，无皮壳及杂质者为佳。

【性味与归经】甘、平，入心、肾、大肠经。

【功能与主治】养心安神、止汗、润肠。用于虚烦失眠，心悸怔忡，阴虚盗汗，肠燥便秘。

【炮制方法】用文火将锅烧热后入药。文火微炒至表面黄色，有香气溢出，出锅摊匀放凉，挑净杂质即得。

【炮制目的】缓和药性。

【损耗率】4% 左右。

郁李仁

【采收加工】夏、秋二季采收成熟果实，除去果肉及核壳取出种子，晒干。

【产地】东北、内蒙古、河北、山东、河南等地。

【质量标准】以粒饱满，完整，色黄白，无杂质佳。

【性味与归经】辛、苦、甘、平，入脾、大肠、小肠经。

【功能与主治】润燥滑肠、下气、利水。用于津枯肠燥，食积气滞，腹胀便秘，水肿，脚气，小便不利。

【炮制方法】用文火将锅烧热，入药，炒至颜色变深，有香气溢出，出锅放凉，再挑去杂质即得。

【炮制目的】缓和药性，生品力猛。

【损耗率】3% 左右。

葶苈子

【采收加工】夏季种子成熟时，采割植株，晒干，搓出种子，去净杂质，再晒干。

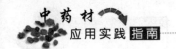

【产地】本品有南北两种，南葶苈子，又名甜葶苈，产于江苏、山东、安徽等地（本地用甜葶苈）；北葶苈子，又名苦葶苈，产于河北，辽宁，内蒙古等地。

【质量标准】以籽粒充实、均匀、色浅棕，无泥土、无杂质者为佳。

【性味与归经】辛、苦、大寒，入肺、膀胱经。

【功能与主治】泻肺平喘，行水消肿。用于痰涎壅肺，喘咳痰多，胸肋胀满，不得平卧，胸腹水肿，小便不利，肺源性心脏病。甜者性缓、苦者性急。

【炮制方法】用文火将锅烧热，入药，炒至鼓起，有爆裂声，并有香气溢出，出锅放凉，再箩去灰屑，挑净杂质即得。宜包煎。

【炮制目的】缓和药性，免伤肺气，宜炒用。

【损耗率】4%左右。

【注意】该品遇水发黏，不能淘洗。

火麻仁

【采收加工】秋季白露至霜降为可采摘期，去外壳取净仁。

【产地】辽宁、吉林、黑龙江、四川、云南、江苏、浙江、山东等地。

【质量标准】以色黄、无皮壳，整齐饱满者为佳。

【性味与归经】甘、平，入脾、胃、大肠经。

【功能与主治】润肠通便。用于血虚津亏，肠燥便秘。

【炮制方法】用文火将锅烧热、入药，炒至微黄色，有香气溢出时即得。

【炮制目的】增强滋脾阴，润肠燥作用。

【损耗率】3%左右。

青葙子

【采收加工】秋季果实成熟时，摘取果穗，晒干，搓取种子，除去杂质，再晒干。

【产地】全国大部分地区均产。

【质量标准】以籽粒成实，色黑、光亮，无杂质者佳。

【性味与归经】苦、微寒，入肝经。

【功能与主治】清肝、明目、退翳。用于肝热目赤、眼生翳膜，视物昏花，肝火眩晕。

【炮制方法】用文火将锅烧热，入药，炒至有爆声，嗅到固有气时，出锅放凉，再箩去灰屑，挑净杂质即得。

【炮制目的】缓和药性，便于煎出有效成分。

【损耗率】3%左右。

白果

【采收加工】秋季果实成熟时采收，除去肉质外皮，洗净，稍蒸或略煮后，烘干。

【产地】广西、四川、河南、山东、湖北等地。

【质量标准】以个大均匀，洁白饱满，种仁不霉者佳。

【性味与归经】甘、苦、涩、平，有毒，归肺经。

【功能与主治】敛肺定喘，止带浊，缩小便。用于痰多咳嗽，带下白浊，遗尿尿频。

【炮制方法】先将锅洗刷极净，用文火将锅烧热，入药，炒至表面呈黄色，闻到固有气味，出锅放凉，再簸挑净杂质即得。用时捣碎。

【炮制目的】炒后降低毒性，增强敛涩作用。

【损耗率】2% 左右。

海螵蛸

【采收加工】收集乌贼鱼骨状内壳，洗净晒干。

【产地】我国沿海地区均产。

【质量标准】以干燥、体大、色白、完整、洁净者为佳。

【性味与归经】咸、涩、温，入肝、肾经。

【功能与主治】收敛止血、涩精止带、制酸、敛疮。用于胃痛吞酸，吐血，衄血，崩漏，便血，遗精滑精，赤白带下，溃疡病；外治损伤出血，疮多脓汁。

【炮制方法】先将海螵蛸剁成方块，脱落硬皮去掉，用文火将锅烧热，入药，炒至表面微黄色，出锅即得。用时捣碎。

【炮制目的】增强敛湿作用。

【损耗率】5% 左右。

九香虫

【采收加工】每年11月至次年3月捕捉，置适宜容器内，用酒少许将其闷死，取出阴干。

【产地】云南、四川、贵州、广西等地。

【质量标准】以个均匀，色棕褐、油性大、无虫蛀，无杂质者为佳。

【性味与归经】咸、温，入肝、脾、肾经。

【功能与主治】理气止痛，温中助阳。用于胃寒胀痛，肝胃气滞，肾虚阳痿，腰膝酸痛。

【炮制方法】用文火将锅烧热，入药，炒至颜色略深，有固有香气溢出时，出锅放凉，挑去杂质即得。

【炮制目的】炒后产生香气、矫味。

【损耗率】6% 左右。

（2）炒焦（炮）

【炮制方法】先将锅刷洗干净，用中火将锅烧热，入药，要勤翻动，翻均匀，铲亮锅底，铲子下面不能偷懒，视药材情况用火，用火恰当，炒至表面焦黄色或焦褐色，断面黄色或淡黄色即得。出锅要迅速、干净利落、摊匀晾凉，散出热气。有的药炒前需大小分档，如白术、大黄，有的需在出锅时，喷淋清水，如神曲，有的则不需要，视情况而定。

【注意事项】炒焦药热度高，出锅后，必须摊匀，散出热气，不时搅拌一下至热气散出，同时，也不能当日包装入库，以防意外。

白术

【采收加工】白术为干燥根茎，主要靠栽培。冬季下部叶枯黄，上部叶变脆时采挖，除去叶茎、

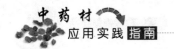

泥沙、烘干，再除去须根，以个大质坚实，表面色灰黄，断面色黄白，坚实无空心，气浓者佳。

【产地】浙江、湖南、湖北、江西等地，以浙江产者佳。是著名的"浙八味"之一。产地浙江于潜的最好，习称于术或金钱于术，又以冬季采者佳习称冬术。

【质量标准】以片肥大色白，粉性足，棕眼明显、无油片者为佳。

【性味与归经】苦、甘、温，入脾、胃经。

【功能与主治】健脾益气，燥湿利水，止汗安胎，用于脾虚食少，腹胀泄泻，痰饮眩悸，水肿自汗，胎动不安。

【炮制方法】先将白术片，挑去杂质，大小分档，中火将锅烧热，入药，中武火并用，炒至表面焦褐色，断面黄色，出锅摊匀，散出热气，放凉即得。

【炮制目的】去其燥性，增强健脾和胃作用。

【损耗率】15%~20%。

槟 榔

【采收加工】冬、春二季果实成熟时采收，剥去果皮（即为大腹皮）晒干。

【产地】广东、海南、台湾。

【质量标准】以个大饱满，体重坚实，无破裂者佳，槟榔片以片大色白，无红色，无碎片者为佳。

【性味与归经】苦、辛、温，入胃、大肠经。

【功能与主治】杀虫消积、降气行水、截疟。用于绦虫、蛔虫、寸白虫病，虫积腹痛，积滞泻痢，里急后重，水肿脚气，疟疾等症。

【炮制方法】先将槟榔片挑净杂质，大小片分档，用中火将锅烧热，入药，炒至表面焦黄色，出锅晾凉即得。

【炮制目的】增强消食导滞作用，用于食积不消，泻痢后重。

【损耗率】25%~30%。

神 曲

【采收加工】本品为鲜辣蓼、鲜青蒿、鲜苍耳、杏仁、赤小豆及面粉发酵而成的曲剂，故称六神曲。

【产地】全国各地均可生产。

【质量标准】以黄棕色、小方块，具香气，无虫蛀，无杂质者佳。

【性味与归经】甘、辛、温，入脾、胃经。

【功能与主治】健脾和胃，消食和中。用于饮食停滞，胸痞腹胀，呕吐泻痢，小儿腹大坚积。

【炮制方法】先筛出碎曲另炒，挑净杂质，用中火将锅烧热，入药，中武火交替用，炒至表面焦褐色，断面黄色，喷淋清水少许，出锅摊开晾凉，不时翻动，散出热气，碎曲炒后掺入即得。

【炮制目的】增强止泻作用。

【损耗率】25%左右。

蔓荆子

【采收加工】秋季种子成熟时采收，去净杂质，晒干。

【产地】山东牟平、烟台，江西。

【质量标准】以个大粒匀，饱满，无霉变，无杂质者为佳。

【性味与归经】辛、苦、微寒，入膀胱、肝、胃经。

【功能与主治】疏散风热。用于风热感冒，头痛眩晕，目昏多泪等症。

【炮制方法】用中火将锅烧热，入药，炒至灰白宿萼呈黄色，喷淋清水少许，压住热气，立即出锅摊匀晾匀，不时翻动，散出热气，冷却后，箩去灰屑，挑净杂质即得。

【炮制目的】减缓辛散之性，使之上清头目。

【损耗率】18%~20%。

【注意事项】本品炮制法属炒黄是将其灰白宿萼炒至深色，经科研证明，本品含蔓性子酮，炒黄含量最高，炒炭含量最低。相传炒炭误也。

干 姜

【采收加工】9至11月间，当叶茎萎黄时，掘起根茎，除去须根及泥沙烘干，或趁鲜切片晒干。

【产地】四川、陕西、山东。以四川产佳称川干姜。

【质量标准】以身干，色黄白，粉性足，无干瘦者佳。

【性味与归经】大辛、大热，入心、脾、胃、肺经。炮姜性味苦、温。

【功能与主治】温中回阳、温肺化痰。用于脾胃阳虚，四肢厥冷，脘腹冷痛，呕吐泄泻，寒食喘咳等症。炮姜散烈之性已减弱，功能温经止血，用于虚寒性吐血，便血，崩漏等症。

【炮制方法】炮干姜最好用干姜切方咀为好。用干姜片炮制效果不如咀。用中火将锅烧热，入药，中武火交替用，炒至表面呈焦褐色，断面深黄色，膨胀鼓起有弹性，喷淋清水，出锅摊凉，不时翻动，散出热气，晒干即得。

【炮制目的】治虚寒性吐血、便血。

【损耗率】40%~45%。

【注意事项】本品属炮法，因用火大，接近炒焦而炮品仅此一种，故列入焦内。

焦麦芽

【炮制方法】先挑净杂质，有结团时揉开，用中火将锅烧热，入药，中武火交替用。炒至爆声将尽，喷淋清水少许，压住热气，立即出锅摊凉，不时翻动冷却，再箩去灰屑即得。

【炮制目的】增强消积作用。

【损耗率】25% 左右。

焦山楂

【炮制方法】先挑净杂质，筛去脱落的果核，用中火将锅烧热，入药，中武火交替用，炒至表面焦褐色，断面黄色，出锅摊凉，不时翻动，散出热气，冷却即得。

【炮制目的】增强消积止痢作用。

【损耗率】22% 左右。

焦白芍

【炮制方法】先将白芍簸挑去杂质，如片子大小不匀，必须大小分档，用中火将锅烧热，入药，

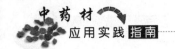

烧至表面焦褐色，出锅摊匀晾凉即得。

【炮制目的】取其止血功效。

【损耗率】20% 左右。

焦谷芽

【炮制方法】先将谷芽挑净杂质，用中火将锅烧热，入药，炒至表面焦黄色，出锅摊匀，不时翻动，散出热气放凉，再箩去灰屑即得。

【炮制目的】增强消积作用。

【损耗率】25% 左右。

焦稻芽

【炮制目的】先将稻芽挑净杂质，用中火将锅烧热，入药，炒至表面焦黄色，出锅摊匀，不时翻动，散出热气，放凉后，再箩去灰屑即得。

【炮制目的】增强健脾开胃消积作用。

【损耗率】22% 左右。

焦栀子

【炮制方法】先将栀子个簸挑净杂质，用石碾压碎，过中眼筛筛下，再用小紧眼筛分档，用中火将锅烧热，入药，炒至表面焦褐色，出锅摊晾，散出热气，不时翻动，冷却即得。

【炮制目的】取其止血的功效。

【损耗率】25% 左右。

焦酸枣仁

【炮制方法】先将枣仁挑净簸去杂质，用中火将锅烧热，入药，炒至表面焦黄色，出锅摊匀，散出热气，不时翻动，冷却即得。

【炮制目的】缓和药性，增强安眠作用。

【损耗率】22% 左右。

【注意事项】出锅后，立即摊开，散出热气，不时翻动，冷却后，不能当天入库，必须隔日入库分装，以防万一。这是炒焦的共同点。

（3）炒炭

【炮制方法】先将炒炭的药，挑净杂质，需要分档的，按大小分档，用武火将锅烧热，投入药材，炒至表面黑色，断面焦褐色或深黄色；从烟来判断，炒至冒黄烟或浓黄烟；从手感来判断，感觉铲子底下轻松时，喷淋清水压住热气，立即出锅，摊开散热，不时翻动，冷却后即得。

【注意事项】①炒炭药，火势猛，一些体轻或薄质药易着火，必须立即喷水熄灭，否则影响质量。炒炭药存性，既不能完全炭化更不能灰化。②炭药炒好出锅之前，视情况，酌情喷淋清水，压住热气，立即出锅摊开散出热气，不时翻动，以防意外。待晾晒干后，方可入库分装。③艾叶炭与蒲黄炭，炒后出锅立即过筛，搓开结团晒干，灭绝火源。该两药古有炒后七日反火之说，炒后过筛，杜绝了此情况，这是实践得出的结论。

金银花

【采收加工】夏初采收花蕾，阴干或烘干。

【产地】河南、山东。

【质量标准】色黄绿无开头（一根针）叶极少、身干、无杂质者佳。

【性味与归经】甘、寒，入肺、心、胃经。

【功能与主治】清热解毒，凉散风热。用于痈肿疔疮，喉痹丹毒，热毒血痢，风热感冒，温病发热等症。

【炮制目的】炒银花，先挑净杂质，用文火将锅烧热，入药，炒至表面略挂火色即得。银花炭，先挑净杂质，用中火将锅烧热，入药，炒至焦黄色，喷淋清水少许，出锅摊开散出热气，不时翻动，晾干即得。

【炮制目的】炒后缓和寒性。炒炭，止血，止痢，用于热毒血痢。

【损耗率】炒 8% 左右，炭 45% 左右。

【注意事项】炒银花炭控制火候，焦黄色即得。

茜 草

【采收加工】春秋二季采挖，除去茎苗，去净泥土及须根，晒干。

【产地】陕西、河北、河南、山东等地。

【质量标准】以条粗长，外皮红棕色，断面黄色，无杂质者佳。

【性味与归经】苦、微酸、凉，入肝经。

【功能与主治】凉血、止血、祛淤，通经。用于吐血，崩漏、外伤出血，经闭瘀阻，关节痹痛，跌扑肿痛。

【炮制方法】先将茜草挑净杂质，箩去灰屑，大小片分档，用中火将锅烧热，入药，炒至表面黑褐色喷淋清水，出锅摊开，散出热气，放凉即得。

【炮制目的】止血，用于吐血，崩漏。

【损耗率】40% 左右。

陈 皮

【采收加工】冬季果实成熟时，收集果皮，晒干，入药以陈佳，故称陈皮，在 20 世纪 50 年代以广皮最佳，今市场罕见。

【产地】四川、福建、浙江、广东等地。

【质量标准】以瓣大、整齐、色鲜艳、质柔软、气香浓，无杂质者佳。

【性味与归经】辛、苦、温，入脾、肺经。

【功能与主治】理气健脾、燥湿化痰。用于胸腹胀满，食少吐泻，咳嗽痰多。

【炮制目的】先将陈皮掰成小方块，大小块均匀，中火将锅烧热，入药，炒至焦褐色，喷淋清水，出锅摊开，散出热气，晾干即得。

【炮制目的】止血，用于咯血。

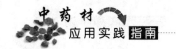

【损耗率】40% 左右。

【注意事项】炒炭用个，不要用丝，易炭化。

白茅根

【采收加工】春秋二季采挖，除去鳞叶，晒干。

【产地】全国各地均产。

【质量标准】色白、无霉变、无鳞叶、无须根，咀长 5 mm，咀长均匀者佳。

【性味与归经】甘、寒，入心、肺、胃、膀胱经。

【功能与主治】清热生津、凉血、利尿消肿。用于血热吐衄，胃热口渴，热淋涩痛，急性肾炎水肿等症。

【炮制方法】先挑净杂质，筹去灰屑，用中火将锅烧热、入药，炒至焦黑色，喷淋清水，出锅摊开，散出热气，晾干即得。

【炮制目的】止血。

【损耗率】45% 左右。

菊 花

【采收加工】秋末冬初花盛开时，分批采收，阴干或蒸后晒干。

【产地】安徽、浙江、河南、山东、河北、四川等地。

【质量标准】以花朵完整，颜色鲜艳，气清香，无叶柄，无霉变，无杂质者佳。

【性味与归经】甘、微苦、微寒，入肺、肝经。

【功能与主治】散风清热、平肝明目。用于风热感冒、头痛眩晕、目赤肿痛、眼目昏花、高血压病。

【炮制方法】先将菊花挑净杂质，筹去灰屑，用中火将锅烧热，入药，炒至焦褐色，喷淋清水，出锅摊开，散出热气晾干即得。

【炮制目的】止血。

【损耗率】50% 左右。

荆芥（附芥穗）

【采收加工】夏季间叶穗发黄前收割，扎把晒干，摘下花穗，即为芥穗。

【产地】山东、河北、江苏、浙江等地。

【质量标准】以色黄绿鲜艳，切 4 mm 段片，无杂质者佳。

【性味与归经】辛、温，入肺、肝经。

【功能与主治】散风解表，宣毒透疹。用于外感风邪，恶寒发热，头痛目眩，以及麻疹、风疹等症；芥穗芳香气烈，效用强于荆芥。

【炮制方法】①荆芥炭，先挑净杂质筹去灰屑，用中火将锅烧热，入药，炒至焦黑色，喷淋清水，出锅摊开，散出热气，晾干即得。味苦而稍辛香。②炒芥穗，先去净杂质，筹去灰屑，用文火将锅烧热，入药，炒至微黄色即得。③芥穗炭，先挑净杂质，筹去灰屑，用中火将锅烧热，入药，炒至焦褐色，喷淋清水，出锅摊开，散出热气，晾干即得。味苦辛香。

【炮制目的】荆芥炭与芥穗炭具有止血作用，炒芥穗用于产后外感发热。

【损耗率】炭 45% ~50% ，炒 6% 左右。

石榴皮

【采收加工】秋季果实成熟时，收集果皮，晒干。

【产地】江苏、湖南、山东、四川等地。

【质量标准】以皮厚、色红棕，整洁者佳。

【性味与归经】酸、涩、温，入肝、胃、大肠经。

【功能与主治】涩肠止泻、止血、驱虫。用于久泻久痢，便血脱肛，崩漏白带，虫积腹痛。

【炮制方法】先将石榴皮用宽水洗净，挖去残存的籽核，晒干，再剪去果柄，掰成均匀小块，用中火将锅烧热，入药，中、武火交替，炒至表面焦褐色，断面焦黄色，喷淋清水，出锅摊开，散出热气，不时翻动，晾干即得。

【炮制目的】止血，用于便血。

【损耗率】45% 左右。

乌 梅

【采收加工】夏季果实近成熟时，采收，低温烘干后，闷至变黑色即成。

【产地】四川、浙江、福建、湖南等地。

【质量标准】以个大、饱满、肉厚、核小、棕黑色不破裂、不漏核者佳。

【性味与归经】酸、涩、平，入肝、脾、肺、大肠经。

【功能与主治】敛肺、涩肠、生津、安蛔。用于肺虚久咳，久痢滑肠，虚热消渴，蛔厥呕吐腹痛，胆道蛔虫症。

【炮制目的】挑净杂质，用中火将锅烧热，入药，用武火炒至焦黑色，喷淋清水，出锅摊开，散出热气，晾干即得，用时捣碎。

【炮制目的】止血，用于便血、尿血、久泻、妇女崩漏。

【损耗率】40% 左右。

地 榆

【采收加工】春秋二季采挖，除去残茎及须根，晒干。

【产地】江苏、河北、山东等地。

【质量标准】以条粗质硬，不空心，断面色粉红，无残茎及须根，切片厚薄均匀者佳。

【性味与归经】苦、酸、涩、微寒，入肝、大肠经。

【功能与主治】凉血止血，解毒敛疮。用于便血痔血、血痢、崩漏、水火烫伤、痈肿疮毒。

【炮制方法】先将地榆片，挑净杂质，筛去灰屑，大小分档，用武火将锅烧热，入药，炒至表面焦黑色，断面棕褐色，喷淋清水，压住热气，出锅摊开，散出热气，不时翻动，晾干即得，再筛去灰屑。

【炮制目的】增强止血作用。

【损耗率】35% ~40% 。

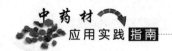

卷 柏

【采收加工】全年均可采集，除去须根及泥沙，干燥。

【产地】山东、辽宁、河北等地。

【质量标准】以身干、叶多、色绿完整不碎，无泥沙者佳。

【性味与归经】辛、甘、凉，入肝、肾、大肠经。

【功能与主治】生用：活血通经，用于闭经，痛经，癥瘕痞块，跌打损伤；炒炭：化瘀止血，用于吐血，崩漏，便血，脱肛。

【炮制方法】先将卷柏瓣成小块，去净泥土，用中火将锅烧热，入药，用中武火交替，炒至表面焦褐色，喷淋清水，出锅摊开，散出热气，晾干即得。

【炮制目的】止血。

【损耗率】50% 左右。

侧柏叶

【采收加工】夏、秋二季采集，除去硬柄，阴干。

【产地】全国各地均产。

【质量标准】以叶嫩，青绿色，无老枝梗，无杂质者佳。

【性味与归经】苦、涩、寒，入肺、肝、脾经。

【功能与主治】凉血、止血、生发乌发。用于衄血、吐血、咯血、便血、崩漏下血、血热脱发、须发早白。

【炮制方法】先将侧柏叶除去硬梗及杂质，搓碎筛下，除去枝柄，箩去灰屑，用武火将锅烧热，入药，炒至焦褐色，喷淋清水，出锅摊开，散出热气，不时翻动，晾干即得。

【炮制目的】增强收敛止血作用。

【损耗率】50% 左右。

小 蓟

【采收加工】夏季花开时采收，除去杂质，晒干。

【产地】全国大部分地区均产。

【质量标准】以叶多，色绿，身干，无杂质者佳。

【性味与归经】甘、苦、凉，入心、肝、小肠经。

【功能与主治】凉血、止血、祛瘀消肿。用于衄血、吐血、尿血、便血、崩漏下血，外伤出血，痈肿疮毒。

【炮制方法】先将小蓟咀挑净杂质，箩去灰屑，用中火将锅烧热，入药，炒至焦褐色，喷淋清水，出锅摊开，散出热气，不时翻动，晾干即得。

【炮制目的】增强止血作用。

【损耗率】50% 左右。

大　蓟

【采收加工】夏季花开时，采割地上部分，除去杂质，晒干。

【产地】全国大部分地区均产。

【质量标准】以色灰绿叶多，咀片均匀，无杂质者佳。

【性味与归经】甘、苦、凉，入心、肝经。

【功能与主治】凉血、止血、祛瘀消肿。用于衄血、吐血、尿血、便血、崩漏下血，外伤出血，痈肿疮毒。

小蓟与大蓟性味功能相同，惟小蓟力较薄弱，大蓟力较强。

【炮制方法】先将大蓟咀，挑净杂质，筹去灰屑，用武火将锅烧热，入药，炒至焦黑色，喷淋清水，出锅摊开，散出热气，不时翻动，晾干即得。

【炮制目的】增强止血作用。

【损耗率】50% 左右。

藕　节

【采收加工】夏秋季节挖藕时，收集、洗净、晒干。

【产地】浙江、江苏、安徽、山东等地。

【质量标准】以节部黑褐色，两端白色，无须毛，身干，无泥土，无杂质者佳。

【性味与归经】甘、涩、平，入肝、肺、胃经。

【功能与主治】止血、消瘀。用于吐血、咯血、衄血、尿血、崩漏。

【炮制方法】先将藕节用刀剁去残留的藕头及须毛，小节一剁两块，大节一剁四块，用武火将锅烧热，入药，炒至表面焦褐色，断面黄褐色，喷淋清水，灭绝火星，出锅摊开，散出热气，不时翻动，晾干即得。

【炮制目的】增强收敛止血作用。

【损耗率】45% 左右。

蒲　黄

【采收加工】夏季花开放时，采收蒲棒上部的黄色雄花序，晒干，碾压筛取花粉。

【产地】浙江、江苏、山东、安徽、湖北等地。

【质量标准】以色鲜黄，粉细，光滑，纯净者佳。

【性味与归经】甘、平，入肝、心包经。

【功能与主治】止血、化瘀、通淋。用于经闭，痛经，脘腹刺痛，跌打肿痛，血淋涩痛。

【炮制目的】先将蒲黄用细筛筛下，有结块搓开，用中武火将锅烧热，入药，炒至深褐色，喷淋清水，压住热气。出锅，立即过细筛搓开结块，灭绝火源，晾晒干即得。

【炮制目的】增强止血作用。用于吐血，崩漏。

【损耗率】55% 左右。

【注意事项】炒后必须立即过筛，结块搓开，灭绝火源，这是从实践中得出的结论，古有炒后七日反火之说，过筛就解决了，永不反火。

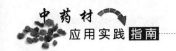
艾 叶

【采收加工】春、夏二季花叶茂盛时采集，除去枝杆及杂质、晒干。

【产地】全国大部分地区均产。

【质量标准】以身干、背面灰白色、绒毛多、香气浓、老梗少、无杂质者佳。

【性味与归经】辛、苦，有小毒，入肝、脾、肾经。

【功能与主治】散寒止痛，温经止血。用于少腹冷痛，经寒不调，宫冷不孕，吐血、衄血、崩漏经多，妊娠下血。外治皮肤瘙痒。外宜生用，内服炒炭用。

【炮制方法】先将艾叶抽去枝梗，去净杂质，有结块搓开，再取15% 醋，兑入适量清水，灌入喷壶内，然后，用武火将锅烧热，入药，炒至焦黑色，冒浓黄烟，铲下感觉轻松时，喷淋醋水，压住热气，出锅，立即用菊花筛（大眼筛）筛下，灭绝火源，摊开，散出热气，不时翻动，晾晒干即得。

【炮制目的】增强温经止血作用。

【损耗率】55% ~60% 。

【注意事项】艾叶炒时容易着火，着火立即熄灭，决不能烧成炭，该品炒后古有七日反火之说。因此，炒后出锅立即过筛，灭绝了火源，这是实践证实的结果。

椿 皮

【采收加工】本品为臭椿（樗椿）树的根皮或干皮，全年均可采集，剥去根皮或干皮，刮去外粗皮，晒干。

【产地】全国大部分地区均产。

【质量标准】以肉厚，黄白皮，无粗皮者佳。

【性味与归经】苦、涩、寒，入大肠、胃、肝经。

【功能与主治】清热燥湿，收涩止带，止泻止血。用于赤白带下，湿热泻痢，久泻久痢，便血崩漏。

【炮制目的】先将椿皮咀去净杂质，筛去灰屑，大小分档，用武火将锅烧热，入药，炒至表面焦黑色，断面深黄色喷淋清水，出锅摊开，晾干即得。

【炮制目的】增强止泻止血作用。

【损耗率】40% 左右。

黄 柏

【采收加工】本品为黄皮树或黄檗的干燥树皮，前者称"川黄柏"，后者称"关黄柏"，四至六月间剥取树皮，刮去外粗皮，晒干。

【产地】（川黄柏）四川、云南、贵州。（关黄柏）辽宁、吉林。

【质量标准】以片厚、鲜黄色、无栓皮者佳。

【性味与归经】苦、寒，入肾、膀胱经。

【功能与主治】清热燥湿，泻火除蒸，解毒疗疮。用于湿热泻痢，黄疸，带下，热淋，脚气，骨蒸劳热，盗汗遗精，疮疡肿毒，湿疹瘙痒。

【炮制方法】先将黄柏片挑净杂质，筛去灰屑，大小分档，用武火将锅烧热，入药，炒至焦黑色，喷淋清水，出锅摊晾即得。

【炮制目的】止血。用于崩漏、赤白带下。

【损耗率】40% 左右。

当 归

【采收加工】秋末采挖，除去须根及泥沙，待水分稍蒸发后，按大小分别捆成小把上棚，用烟火慢慢熏干。

【产地】甘肃、云南、四川等地。

【质量标准】以主根肥大、身长、支根少、油润、外皮色黄棕，断面色黄白，气味浓厚者佳。片以片大色黄白，片薄均匀，尾片少者佳。

【性味与归经】甘、辛、温，入肝、心、脾经。

【功能与主治】补血活血、调经止痛、润肠通便，用于血虚萎黄，眩晕心悸，月经不调，经闭，痛经，肠燥热便秘，风湿痹痛，跌打损伤，痈疽疮疡。

【炮制方法】先将当归片去净杂质，筛去灰屑，大小分档，用中火将锅烧热，入药，炒至焦褐色，喷淋清水，出锅摊开，散出热气，晾干即得。

【炮制目的】止血。

【损耗率】45% 左右。

【注意事项】柴性大，干枯无油，或断面呈绿褐色者，不可供药用。

大 黄

【采收加工】秋末茎叶枯萎或次春发芽前采挖，除去细根，刮去外粗皮，根长者横切成段，圆大者纵切成瓣，绳穿成串，干燥。

【产地】青海、甘肃、四川等地。

【质量标准】以质坚实，断面显锦纹，气清香，味苦而微涩，角质发黏者佳。

【性味与归经】苦、寒，入脾、胃、大肠、肝、心包经。

【功能与主治】泻热通肠，凉血解毒，祛瘀通经。用于实热便秘，积滞腹痛，泻痢不爽，湿热黄疸，血热吐衄，目赤咽肿，肠痈腹痛，痈肿疔疮，瘀血经闭，跌打损伤，外治水火烫伤，上消化道出血。

【炮制方法】先将大黄片去净杂质，大小分档，用武火将锅烧热，入药，炒至焦黑色，断面褐色，喷淋清水，出锅，摊晾即得。

【炮制目的】止血、止痢。

【损耗率】40% ~45%。

贯 众

【采收加工】秋季采挖，削去叶柄及须根，除去泥沙，干燥。

【产地】黑龙江、吉林、辽宁、河南、甘肃、山东。

【质量标准】以个大整齐，须根少，无杂质者佳。

【性味与归经】苦、微寒，有小毒，入肝、脾经。

【功能与主治】清热解毒，驱虫。用于虫积腹痛，疮疡。

【炮制方法】先将贯众片去净杂质，筛去灰尘，大小分档，用武火将锅烧热，入药，炒至焦黑色，

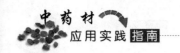

喷淋清水出锅摊开，散出热气，晾干即得。

【炮制目的】止血，用于崩漏。

【损耗率】40% 左右。

【附注】古书记载：贯众实化毒之仙丹，毒未至而可预防，毒已至而可善解，毒已成而可速祛。

香 附

【采收加工】秋季采挖，燎去毛，置沸水中略煮或蒸透，晒干。

【产地】山东、浙江、福建、湖南、河南。

【质量标准】以个大，质坚实，色紫红，断面有光泽（习称钢茬）香气浓，无杂质者佳。

【性味与归经】辛、微苦、微甘、平，入肝，脾，三焦经。

【功能与主治】行气解郁，调经止痛，用于肝郁气滞，胸肋、脘腹胀痛，消化不良，胸脘痞闷，寒疝腹痛，乳房胀痛，月经不调，经闭痛经。

【炮制方法】先将香附个或片，去净杂质，箩去灰屑，用武火将锅烧热，入药，炒至焦黄色，喷淋清水，出锅摊开，散出热气，晾干即得。

【炮制目的】止血，用于崩漏。

【损耗率】40% 左右。

【附注】古有香附乃气病之总司，妇科之主帅。

黄 芩

【采收加工】春秋二季采挖，除去茎叶及须根，去净泥土，晒至半干，撞去粗皮，再晒干。

【产地】内蒙古、河北、山西、山东，陕西等地。

【质量标准】以条长，质坚实，色黄，片薄均匀者佳。

【性味与归经】苦、寒，入肺、胆、脾、大肠、小肠经。

【功能与主治】清热燥湿，泻火解毒，止血，安胎。用于湿温，暑湿，胸闷呕恶，湿热痞满，泻痢，黄疸，肺热咳嗽，高热烦渴，血热吐衄，痈肿疮毒，胎动不安。

【炮制方法】先将黄芩片去净杂质，箩去灰屑，大小分档，用武火将锅烧热，入药，炒至焦黑色，喷淋清水，出锅摊开，散出热气，晒干即得。

【炮制目的】止血。

【损耗率】40% 左右。

槐 角

【采收加工】冬至前后，果实成熟时采收，晒干。

【产地】河北、山东、江苏、辽宁等地。

【质量标准】以身干，个大，饱满，色黄绿，柔润，无果柄者佳。

【性味与归经】苦、寒，入肝、大肠经。

【功能与主治】清热泻火，凉血，止血。用于肠热便血，痔肿出血，肝热头痛，眩晕目赤。

【炮制方法】先将槐角去净杂质及果柄，把连珠豆均掰成一个豆，用武火将锅烧热，入药，炒至焦黑色，喷淋清水，出锅摊开，散出热气，晾干即得。

【炮制目的】止血。

【损耗率】50% 左右。

槐　花

【炮制方法】先将槐花挑净杂质，笊去灰屑，用中火将锅烧热，入药，炒至焦黄色，喷淋清水，出锅摊开，散出热气，晾干即得。

【炮制目的】止血。

【损耗率】50% 左右。

（4）焖煅炭

【炮制方法】在锅中央立一碗口粗圆木，将药装入四周，抽出圆木，上扣一小套的锅，预先在扣锅边沿锯一个三角小口，为排气用，上压重物（70~80 kg），以防气压顶歪扣锅，锅沿用盐泥封固，排气口不要封住，扣锅四面贴白纸（是检验火烧的均匀程度）先文火再中火，待排气口不流残液时，将排气口用湿泥封住口，改用武火，注意炉口火要旺，待四面白纸均呈深黄色时，停火，隔日出锅。

【注意事项】①要用木柴煅，不要用煤炭。煤炭火硬，锅易烧坏。举例：一口锅，用木柴煅5~6次不坏，用煤炭1~2次即坏，况且煤炭不易掌握和控制炉口火旺。②四面贴纸是检测火烧的均匀度，通常情况下：锅背面纸先黄、其次是两侧纸黄，最难的是正面纸发黄晚，为了使四面纸同时发黄，就要保证炉口火要旺，这就是三分装锅术七分烧火术之说。③烧火人要时常留心和观察锅底火情，如发现或听到锅底发出扑扑的压火声，说明锅已坏，应马上停火，如继续烧火，锅内药就着火了。④炉前准备几块砖，一旦锅沿封泥被顶好用砖压住。⑤由于焖煅成本高、产量低、有的药可以采用以炒代焖煅。惟血余、干漆、灯芯草、蜂房、丝瓜络等，还是焖煅好。

棕　榈

【采收加工】采棕时割取旧叶柄下延部分及鞘片、除去纤维棕毛、晒干。

【产地】湖南、四川、广东、广西、福建等地。

【质量标准】以片大、质厚、色棕红者佳。

【性味与归经】苦、涩、平，入肝、肺、大肠经。

【功能与主治】收敛止血。用于吐血、衄血、便血、崩漏下血。

【炮制方法】①按焖煅法制炭，先将棕榈片去净杂质，按焖煅要求装锅，可适量压一压，装八分满，扣锅焖煅。②炒炭，先去净杂质，用武火将锅烧热，入药，炒至表面黑褐色，断面褐色，喷淋清水出锅摊开，散出热气，不时翻动，晾干即得。

【炮制目的】止血，本品一般不生用。

【损耗率】焖煅60% 左右，炒炭45% ~50% 。

生 地 黄

【采收加工】秋季采挖、洗净泥土、烘干。

【产地】湖南、山东、河北等地。以河南怀庆（武陵）产最好，是四大怀药之一。

【质量标准】以个大、身干、体重、断面乌黑者佳。

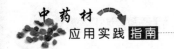

【功能与主治】清热滋阴、凉血、止血、止渴生津。用于温热病，热病伤津，舌红口干、血热妄行、吐血、衄血等症。

【炮制方法】①焖煅，装 6~7 分锅虚空装，不要摁压，按要求扣锅焖煅；②炒生地黄用中火炒至皱皮扑火色，出锅晾凉即得；③炒炭用武火将锅烧热，入药、炒至焦黑色，喷淋清水，出锅摊开，散出热气，不时翻动，见火星喷水熄灭，晾干即得。

【炮制目的】炒为缓和药性、炭为止血。

【损耗率】炒 5% 左右，焖煅炭 55% 左右，炒炭 40% 左右。

熟 地 黄

【采收加工】生地黄的复制品。

【质量标准】以块大、内外乌黑、有光泽、滋润柔软者佳。

【性味与归经】甘、微温，入肝、肾经。

【功能与主治】滋阴补血、益精填髓。用于肝肾阴虚，腰膝酸软，骨蒸潮热，盗汗遗精，内热消渴，血虚萎黄，月经不调，崩漏下血，眩晕耳鸣。

【炮制方法】①按焖煅法，将熟地装六、七锅，虚空装，扣锅制炭。②炒炭，用武火将锅烧热，入药，炒至焦黑色喷淋清水，出锅摊开，不时翻动，见火星喷水熄灭、晾干即得。

【炮制目的】止血。

【损耗率】焖煅炭 55% 左右，炒炭 45% 左右。

荷 叶

【采收加工】夏、秋采摘，晒至七八成干，除去叶柄、折成扇面形、晒干。

【产地】湖南、湖北、浙江、江苏、江西、山东。

【质量标准】以叶大、色绿、无斑点、无破碎、无霉变者佳。

【性味与归经】苦、平，入肝、脾、胃经。

【功能主治】清热解毒、升发清阳、凉血、止血。用于暑热烦渴，暑湿泄泻，脾虚泄泻，血热吐衄、便血、崩漏。

【炮制方法】①焖煅先将荷叶去净杂质，装八分锅，轻轻压一压多装点扣锅制炭。②炒炭，先挑净杂质，用中、武火将锅烧热，入药，炒至焦褐色，喷淋清水出锅摊晾，不时翻动，晾干即得。

【炮制目的】止血。

【损耗率】焖煅 60% 左右，炒炭 50% 左右。

莲 房

【采收加工】秋季果实成熟时采摘，除去果实及柄晒干。

【产地】湖南、湖北、浙江、江苏、江西、山东。

【质量标准】以身干、个大、色紫红色者佳。

【性味与归经】苦、涩、温，入肝经。

【功能与主治】化痰止血。用于崩漏、尿血、痔疮出血、产后瘀血、恶露不尽。

【炮制方法】①焖煅：将整个莲房置锅内、装八分满，可轻轻压一压多装点，扣锅煅炭。②炒炭：先将莲房切成方块（一个莲房切四瓣），用武火将锅烧热入药，炒至焦褐色，喷淋清水出锅摊开，不时翻动，晾干即得。

【炮制目的】止血。

【损耗率】焖煅 60% 左右，炒炭 50% 左右。

血余炭

【采收加工】本品为人发制成的碳化物。

【质量标准】以体轻、色黑、光亮者佳。

【性味与归经】苦、平，入肝、胃经。

【功能与主治】止血、化痰。用于吐血、咯血、衄血、尿血、崩漏下血、外伤出血。

【炮制方法】取人头发去净杂质，用碱水洗净油垢，漂洗干净，晒干、按焖煅制炭。

【炮制目的】止血。

【损耗率】60% ~65% 。

干漆

【采收加工】一般收集漆缸底下的漆渣，取出干燥。

【产地】四川、湖北、陕西、贵州、云南。

【质量标准】以整块、色黑、坚硬、漆臭重者佳。

【性味与归经】辛、温，有毒，入肝、脾经。

【功能与主治】破瘀、消积、杀虫。用于经闭、瘀血、癥瘕、虫积腹痛。

【炮制方法】将干漆砸成小块置锅内，装六成满（装多宜沸锅损耗大），扣锅焖煅。

【炮制目的】降低毒性便于服用，以防伤胃，本品不能生用。

【损耗率】50% ~55% 。

【注意事项】本品以焖煅为好，既保证质量，又降低成本。

灯芯草

【采收加工】夏、秋二季割取茎，取出精髓，理直扎成小把、干燥。

【产地】江苏、四川等地。

【质量标准】以色白、条长、粗细均匀、有弹性、无霉变、无杂质者佳。

【性味与归经】甘、淡、微寒，入心、肝、小肠经。

【功能与主治】清心火、利小便。用于心烦失眠、尿少涩痛、口舌生疮。

【炮制方法】本品只有焖煅成炭，因用量极少，不能单品生产，传统法是：在焖煅生地炭时，将灯芯扎成小把，放在生地黄上面代煅。

【炮制目的】止血。用于治喉痹、乳蛾、阴疮，外用取炭研末撒或吹喉。

【损耗率】60% ~70% 。

丝瓜络

【采收加工】夏、秋二季果实成熟，果皮变黄、内部干枯时采摘，除去外皮及果肉，洗净、晒干、

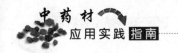

除去种子。

【产地】主产江苏、浙江等地，习称南丝瓜络。

【质量标准】以个大、色黄白、体柔软、不带外皮、内少种子、不破碎者佳。

【性味与归经】甘、平，入肺、胃、肝经。

【功能与主治】通络、活血、祛风。用于痹痛拘挛、胸肋胀痛、乳汁不通。

【炮制方法】①焖煅：将丝瓜络咀置锅内，装七成满，扣锅焖煅成炭。②用武火将锅烧热，入净丝瓜络咀，炒至焦褐色，喷淋清水，出锅摊开，散出热气，不时翻动、晾干即得。

【炮制目的】止血。用于便血、血崩。

【损耗率】50% 左右。

蜂　房

【采收加工】秋、冬二季采收、略蒸（杀死蜂蛹）除去死蜂、死蛹、干燥。

【产地】全国大部分地区均产，均系野生。

【质量标准】以体轻略有弹性者佳。质酥脆或坚硬者不可供药。

【性味与归经】甘、平，入胃经。

【功能与主治】祛风、攻毒、杀虫、止痛。用于龋齿牙痛、疮疡肿毒、乳痛、瘰疬、皮肤顽癣、鹅掌风。

【炮制方法】①先将蜂房切成小块，去净泥土及杂质，用文火将锅烧热，入药，炒至焦褐色，取出放凉即得。②焖煅：将净蜂房块装入锅内，扣锅焖煅。

【炮制目的】增强疗效、降低毒性、一般多用炮制品。

【损耗率】炒 50% 左右，焖煅 65% 左右。

（5）麸皮拌炒

麸皮拌炒的目的：①增强药效，具有补脾作用的药，经麸皮炒后，增强其健脾的功效，如山药、白术。②缓和药性，某些强烈性的药经麸皮炒后，其药性缓和，如椿皮，枳实。③赋色、矫味，如僵蚕、五谷虫。

【炮制方法】先将药材挑选干净，需要分档的，要大小分档，用中武火将锅烧热（撒入麸皮以冒烟为宜）将适量麸皮撒铺了锅底，入药，要勤翻动，翻均匀，铲亮锅底，炒至表面均匀成黄色时，立即出锅，立即筛去麸皮，放凉即得。

麸皮用量：50 kg 药，用麸皮 5 kg。

【注意事项】炒后麸皮立即筛出，炒一锅筛一锅，决不能炒后集中一起筛，以免影响色泽；有的麸皮中含有碎药，如薏米，芡实，必须簸去麸皮收取碎药，不能随意倒掉，浪费药材。

枳　壳

【采收加工】七月果皮尚绿时采收，自中部横切为两瓣，晒干。

【产地】江苏、浙江、江西、湖南、四川。

【质量标准】以外皮绿褐色，肉厚质坚硬，香气浓，压片者佳。

【性味与归经】苦、辛、酸、温，入脾、胃经。

【功能与主治】理气宽中、行滞消胀。用于胸肋气滞，胀满疼痛，食积不化，痰饮内停，胃下垂，脱肛，子宫脱垂。

【炮制方法】先将枳壳挑净杂质，用中火将锅烧热，撒入麸皮筛去麸皮，放凉即得。

【炮制目的】降低酸燥性，增强理气和胃作用。

【损耗率】7%左右。

【注意事项】枳壳应去瓤，有去瓤免胀之说。

枳 实

【采收加工】五至六月间，收集自落的果实，自中部横切两半，晒干。

【产地】四川、湖南、浙江、陕西等地。

【质量标准】以个大，体重，皮色青黑，肉厚色白，瓤小体坚实者佳。

【性味与归经】苦、辛、酸、温，入脾、胃经。

【功能与主治】破气消积，化痰散痞。用于积滞内停，痞满胀痛，泻痢后重，大便不通，痰滞气阻胸痹，结胸，胃下垂，脱肛，子宫脱垂。

【炮制方法】先将枳实去净杂质，用中火将锅烧热，入药炒至表面微黄色，出锅，立即筛去麸皮，放凉即得。

【炮制目的】本品破气作用较强，炒后缓和峻烈之性，免伤正气。

【损耗率】7%左右。

山 药

【采收加工】冬季茎叶枯萎后采挖，洗净，刮去外皮，晒干或烘干，即为毛山药；选择肥大顺直的毛山药，至清水中浸至无生心，润透，切齐两端，用木板搓成圆柱状，晒干即为光山药。

【产地】河南、广西、湖南等地，以河南怀庆产最佳，是四大怀药之一。

【质量标准】以条粗，质坚实，粉性足，色白，片大均匀者佳。

【性味与归经】甘、平，入脾，肺、肾经。

【功能与主治】补脾养胃，生津益肺、补肾涩精。用于脾虚食少，久泻不止，肺虚喘咳，肾虚遗精，带下，尿频，虚热消渴。

【炮制方法】用中火将锅烧热，撒入麸皮，入药，炒至黄色，出锅，立即筛去麸皮再簸去麸皮中碎片即得。

【炮制目的】增强健脾和胃作用。用于脾虚食少，泄泻便溏，白带过多，养阴宜生用。

【损耗率】8%左右。

麸炒白术

【炮制方法】先将白术去净杂质，大小分档，筛出碎片箩去灰屑，另炒，用中火将锅烧热撒入麸皮，入药炒至黄色，出锅，立即筛去麸皮，碎片炒后，簸去麸皮，掺入大片内即得。

【炮制目的】增强健脾和胃作用，生用利水消肿，固表止汗。

【损耗率】6%左右。

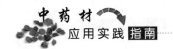

六神曲

【炮制方法】先将陈曲挑净杂质，筛出碎曲另炒，用中火将锅烧热，撒入麸皮，入药炒至黄色，出锅，立即筛去麸皮，碎曲清炒后掺入。

【炮制目的】增强和胃消食作用。

【损耗率】8%左右。

芡 实

【采收加工】秋末冬初采收成熟果实，除去果皮，取出种子，洗净。再除去硬壳，晒干。

【产地】湖南、江苏、安徽、山东等地。

【质量标准】以断面白色，粉性足，无碎米，无带硬壳者佳。

【性味与归经】甘、涩、平，入脾、肾经。

【功能与主治】益肾固精，补脾止泻，祛湿止带。用于梦遗滑精，遗尿尿频，脾虚久泻，白浊带下。

【炮制方法】先将芡实挑净杂质，用中火将锅烧热，撒入麸皮，入药炒至表面黄色，出锅，立即筛去麸皮，再簸取麸皮中碎米即得。

【炮制目的】增强健脾止泻作用。

【损耗率】7%左右。

薏苡仁

【采收加工】秋季种子成熟时采收，采割植株，晒干，打下种仁，再晒干，除去外壳取净仁。

【产地】山东、河北、福建、浙江、贵州等地。

【质量标准】以身干、粒大、色白、饱满，无碎仁、无带壳仁者佳。

【性味与归经】甘、淡、微寒，入脾、胃、肺经。

【功能与主治】健脾渗湿，除痹止泻，清热排脓。用于水肿，脚气，小便不利，湿痹拘挛，脾虚泄泻，肺痈，肠痈，扁平疣。

【炮制方法】用中火将锅烧热，撒入麸皮，入药炒至黄色，出锅，立即筛去麸皮，再簸取麸皮中碎米即得。

【炮制目的】增强健脾止泻作用。

【损耗率】7%左右。

僵 蚕

【采收加工】本品为家蚕的4~5龄幼虫，感染或人工接种一种丝状白僵菌而致死的干燥虫体，多于春秋二季生产。

【产地】江苏、浙江、四川等地。

【质量标准】以条粗、质硬、色白、断面光亮、习称"钢莛"无杂质者佳。

【性味与归经】咸、辛、平，入肝、肺经。

【功能与主治】祛风定惊，化痰散结。用于惊风抽搐，咽喉肿痛，皮肤瘙痒，面神经麻痹，颌下淋巴结炎。

【炮制方法】用中火将锅烧热，撒入麸皮，入药，炒至表面黄色，出锅，立即筛去麸皮，冷却后再簸，挑净杂质即得。

【炮制目的】赋色、矫味、便于服用。

【损耗率】8%左右。

椿 皮

【炮制方法】先将椿皮挑净杂质，筛出碎片，笋去灰屑，另炒。用中火将锅烧热，撒入麸皮，入药，炒至表面黄色，出锅，立即筛去麸皮、碎片。炒后，簸去麸皮，掺入大片内，放凉即得。

【炮制目的】缓和药性。

【损耗率】7%左右。

（6）灶心土拌炒

【炮制目的】增强补脾止泻的作用。

【炮制方法】先将灶心土粉研成极细面（备用），将所炒的药，挑净杂质，用文火将锅烧热，入适量细粉，炒至呈灵活状时入药，炒至土粉均匀挂匀，略带火色，嗅到药材与土的混合气味时，出锅，筛去余土粉，放凉即得。

用灶心土粉量为20%，即100斤药，用20斤土粉。

【炮制品种】常用品种只有白术一种，另外还有土山药、土薏米等，因用量少可作为临方炮制。

【损耗率】6%左右。

（7）米拌炒

大米、糯米、小米均可。

【炮制目的】增强健脾止泻作用，如党参；缓解毒性，利用米的健脾润燥作用，减少药物对胃肠的副作用，如斑蝥。

【炮制方法】将米用清水浸湿（以见潮湿宜）均匀铺于锅底，入药于上，用文火炒，轻轻翻动，炒至米呈焦黄色，药挂火色，出锅，筛去米，放凉即得。

用米量：10斤药，用米2斤。

【炮制品种】党参、斑蝥、红娘虫，均临方炮制。

【注意事项】斑蝥、红娘、用时去头、足、翅。

综上拌炒，麸炒九种，土炒三种，米炒三种，共计15种。

2.炙

分蜜炙，酒炙，盐水炙，米泔水炙、姜汁炙、羊脂油炙、吴茱萸炙。另外还有鳖血炙，猪胆汁炙、奶炙、童便炙等，用量极少，应临方炮制。

何谓炙？药材与液体辅料同炒谓炙。

（1）蜜炙

【炮制目的】①增强润肺止咳作用，如冬花。②增强补脾益气作用，如黄芪。③ 缓和药性，如槐角。④改变药性功效，如麻黄。

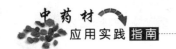

【炮制方法】①将蜂蜜炼后兑入约四分之一的开水稀释成蜜液拌入净选的药材，用手搓匀，使蜜液吸入于药内，稍闷，将锅洗刷干净，用文火将锅烧热，入药，要勤翻动，翻均匀，铲亮锅底，炒至表面黄色，水分去尽，出锅放凉即得。②先将蜂蜜炼好，将锅洗刷干净，文火将锅烧热，加入适量比例蜜，立即加入比例净选药材，要勤翻动，翻均匀，铲亮锅底，炒至表面黄色，不粘手，出锅放凉即得。③百合、槐角、瓜蒌仁，先炒药，后淋入蜂蜜，出锅即得。

蜜炙药

【质量标准】炒后放凉不粘手，抓则成团，撒则散开的标准。

【损溢情况】蜜炙药一般无损耗，溢 2% ~4%。

【注意事项】蜜炙药出锅后，不要摊凉 更不能露天晒晾，炒后应及时入库，以免吸潮发黏。

甘 草

【采收加工】春秋季采挖，除去残茎及须根，晒干习称皮草，除去外皮称粉草。

【产地】内蒙古、山西、东北各省、甘肃、新疆。

【质量标准】以身干、条粗长，均匀、粉性足，无须根片大均匀者佳。

【性味与归经】甘、平，入脾、胃、心、肺经。

【功能与主治】补中益气，清热解毒，祛痰止咳，调和诸药。用于脾胃虚弱，心悸气短，痈肿疮毒，缓解药物毒性。

【炮制方法】先将甘草片挑净杂质，过中眼筛，筛出碎片，箩去灰屑，用25%炼蜜，文火炒至表面黄色，不沾手，出锅放凉即得。

【炮制目的】增强滋补作用，用于补脾益气，复脉。

黄 芪

【采收加工】春秋二季采挖，除去根须及根头，晒干。

【产地】内蒙古、东北、甘肃、山西等地。

【质量标准】以条粗长均匀，色黄白质硬而绵，粉性足，无须根及根头，片大均匀者佳。

【性味与归经】甘、温，入脾、肺经。

【功能与主治】补气固表，利水托毒，排脓敛疮生肌。用于气虚之力，中气下陷，久泻脱肛，便血崩漏，表虚自汗，痈疽难溃，久溃不敛，内热消渴。

【炮制方法】先将黄芪片，挑净杂质，筛出碎片，箩去灰屑，用25%炼蜜，文火炒至表面黄色，不粘手，碎片炒后掺入，放凉即得。

【炮制目的】增强补中益气作用。

前 胡

【采收加工】秋冬季与次春季采挖，除去须根，洗净晒干。

【产地】浙江、江苏、安徽、河南、陕西。

【质量标准】以身干、纺锤形或圆锥形，灰黄色，柔软，无杂质者佳。

【性味与归经】苦、辛、微寒，入肺经。

【功能与主治】散风清热，降气化痰。用于风热咳嗽痰多，痰热喘满，咯痰黄稠。

【炮制方法】先将前胡挑净杂质，筛出碎片，笸去灰屑，另炒，用25%炼蜜，文火炒至黄色，碎片炒后掺入即得。

【炮制目的】增强润肺止咳作用。

马兜铃

【采收加工】秋季果实由绿变黄时采收，晒干。

【产地】河北、山东、陕西、山西、河南。

【质量标准】以个大，黄绿色不破裂，无杂质佳。

【性味与归经】苦、寒，入肺、大肠经。

【功能与主治】清肺降气，止咳平喘，清肠消痔。用于肺热喘咳，痰中带血，肠热痔血，痔疮肿痛。

【炮制方法】先挑杂质，搓碎抽筋，笸去灰屑，用25%炼蜜文火炒黄，不粘手即得。

【炮制目的】增强润肺止咳作用，生用令人呕吐。

枇杷叶

【采收加工】春末夏初采摘壮实之叶片，晒至七八成干时，扎成小把，再晒干。

【产地】广东、浙江、江苏、福建、湖北。

【质量标准】以身干、叶大、色绿或红棕色，无黄叶、无杂质者佳。

【性味与归经】苦、微寒，入肺、胃经。

【功能与主治】清热止咳，降逆止呕。用于肺热咳嗽，气逆喘急，胃热呕逆，烦热口渴。

【炮制方法】先将枇杷叶丝，挑净杂质，用粗笸笸去残留的绒毛，用20%炼蜜文火炒至呈亮泽时，不粘手，放凉即得。

【炮制目的】增强润肺止咳作用，去毛以免刺激咽喉。

桑白皮

【采收加工】秋末叶落时至次春发芽前，采挖根部除去泥土及须根，刮去黄棕色粗皮，纵向剖开，剥取根皮，晒干。

【产地】主产于安徽，江苏，浙江，湖南。

【质量标准】以色白、皮厚、粉性足、身干、无杂质佳。

【性味与归经】甘、寒，入肺经。

【功能与主治】泻肺平喘，利水消肿。用于肺热咳嗽，水肿胀满，尿少，面目肌肤浮肿。

【炮制方法】先将桑皮挑净杂质，筛出碎片，笸去灰屑，用25%炼蜜文火炒黄，不粘手，再将碎片炙后掺入即得。

【炮制目的】增强平喘止咳作用。

旋覆花

【采收加工】夏秋二季采摘，除去茎叶及杂质，晒干。

【产地】河南、河北、山东、安徽、浙江。

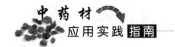
【质量标准】以朵大，金黄色，有白绒毛，无枝梗者佳。

【性味与归经】苦、辛、咸、微温，入肺、脾、胃、大肠经。

【功能与主治】降气、消痰、行水、止呕。用于风寒咳嗽，痰饮蓄结，胸膈痞闷，咳喘痰多，呕吐噫气等症。

【炮制方法】先将旋覆花挑净杂质，用中眼筛搓碎筛下，去掉花托，箩去灰屑，用25%炼蜜兑入少许开水稀释，入药内搓匀，稍闷，用文火炒至黄色，不粘手，出锅放凉即得。

【炮制目的】润肺、补中、止咳。用于喘咳痰多，呕吐噫气。

【注意事项】本品必须搓碎去花托后用。

款冬花

【采收加工】冬至前后，在花尚未出土时采挖，除去花茎及泥土，阴干。

【产地】河南、陕西、山西、甘肃、内蒙古。

【质量标准】以朵大，色紫红，鲜艳，无花茎，无杂质者佳。

【性味与归经】辛、微苦、温，入肺经。

【功能与主治】润肺下气，止咳化痰。用于新久咳嗽，喘咳痰多，劳嗽咯血。

【炮制方法】先将冬花挑净杂质，去净泥土石块，箩去灰屑，用25%炼蜜，文火炒至黄色、不粘手，出锅放凉即得。

【炮制目的】增强润肺止咳作用，久嗽用炙。外感咳嗽用生。

紫菀

【采收加工】春、秋二季采挖，除去茎苗和泥土，摘除黄白色有节的母根，编成辫状，晒干。

【产地】河北、安徽、山东等地。

【质量标准】以根长、色紫，质柔韧，无泥土，无杂质者佳。

【性味与归经】辛、苦、微温，入肺经。

【功能与主治】润肺下气，消痰止咳。用于痰多喘咳，新久咳嗽，劳嗽咯血。

【炮制方法】先将紫菀，挑净杂质，箩去灰屑，用25%炼蜜，文火炒至越炒越黏，抱团时即得，出锅放凉。

【炮制目的】增强止咳作用，久咳用炙。

麻黄

【采收加工】秋分前后采割，阴干。

【产地】主产于内蒙古的通辽，甘肃天水。

【质量标准】以色绿、细枝，切段均匀，刀口齐整，无残留根者佳。

【性味与归经】辛、微苦、温，入肺、膀胱经。

【功能与主治】发汗散寒，宣肺平喘，利水消肿。用于风寒感冒，胸闷喘咳，风水浮肿，支气管哮喘。

【炮制方法】先将麻黄挑净杂质及残留的根，箩去灰屑。用20%炼蜜文火炒至黄色，不粘手，出锅放凉即得。

【炮制目的】平喘止咳，生用解表发汗，炙后改变了药性。

【注意事项】麻黄中残留的根，必须挑干净。

百 部

【采收加工】春秋二季采挖，除去须根洗净，置沸水中略烫捞出，晒干。

【产地】山东、安徽、江苏、广西、浙江等地。

【质量标准】以条粗壮，肥润，质坚实，无杂质佳。

【性味与归经】甘，苦，微温，入肺经。

【功能与主治】清肺下气止咳，杀虫。用于新久咳嗽，肺痨咳嗽，百日咳，外治头虱、体虱、蛲虫病、阴痒。

【炮制方法】先将百部挑净杂质，箩去灰屑，用12.5%炼蜜文火炒至表面黄色，不粘手，出锅放凉即得。

【炮制目的】增强润肺止咳作用。

白 前

【采收加工】秋季采挖，除去地上茎，洗净、晒干。

【产地】浙江、安徽、山东、江苏、河南。

【质量标准】以根粗，须根长，无泥土，无杂质佳。

【性味与归经】苦、辛，微温，入肺经。

【功能与主治】除气，消痰，止咳。用于肺气壅实、咳嗽痰多、胸满喘急。

【炮制方法】先将白前挑净杂质，去净土块石沙，箩去灰屑，用25%炼蜜，大火炒至表面黄色，不粘手，出锅放凉即得。

【炮制目的】增强润肺止咳作用，用于痰多久咳。

桑 叶

【采收加工】深秋下霜前采收，去梗及杂质，晒干。

【产地】全国大部地区均产。

【质量标准】色黄绿，无霉变，无杂质者佳。

【性味与归经】甘、微苦、微寒，入肺、肝经。

【功能与主治】疏散风热，清肺止咳，平肝明目。用于感冒风热，肺热燥咳，目赤头昏。

【炮制方法】先将桑叶，挑净杂质。用元胡筛搓碎筛下、去枝梗、箩去灰屑，用25%炼蜜，文火炒至表面黄色，不粘手，出锅放凉即得。

【炮制目的】增强润肺止咳作用。

升 麻

【采收加工】秋季采挖，燎去须根，晒干。

【产地】黑龙江、辽宁、陕西、四川等地。

【质量标准】以个大坚实，外皮黑褐色，断面黄绿色，无须根，无杂者，片薄均匀者佳。

【性味与归经】辛、微甘、微寒，入脾、胃、肺、大肠经。

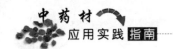
【功能与主治】发表透疹，清热解毒，升举阳气。用于麻疹初起，透发不畅，胃热头痛，齿痛，口疮，久泻脱肛，气虚下陷之子宫脱垂。

【炮制方法】先将升麻挑净杂质，笋去灰屑，用25％炼蜜，文火炒至带火色，蜜挂匀，不粘手，出锅放凉即得。

【炮制目的】蜜炙升提中气。

罂粟壳

【采收加工】果实成熟时摘下晒，去蒂和种子。

【产地】由国家指定单位种植。

【质量标准】以皮壳呈黄色，无果柄、无种子无杂质者佳。

【性味与归经】酸、涩、平，有毒，入肺、肾、大肠经。

【功能与主治】敛肺止咳，涩肠止泻，止痛。用于久咳虚嗽，泄泻不止，胃腹疼痛、脱肛。

【炮制方法】先将米壳，掰成小块，去净杂质，笋去灰屑，用30％炼蜜，文火炒至表面黄色，不粘手，出锅放凉即得。

【炮制目的】增强止咳作用。

远 志

【采收加工】春秋二季采挖，除去须根及泥沙，除去木心，晒干，为远志肉，不去木心直接晒干，称远志棍。

【产地】山西、陕西、河南、山东。

【质量标准】以条粗、皮细、肉厚、无木心、无杂质者佳。

【性味与归经】苦、辛、温，入心、肾、肺经。

【功能与主治】安神益智、祛痰、消肿。用于心肾不交、失眠多梦、健忘心悸、神志恍惚、咳痰不爽、疮疡肿毒、乳房肿痛。

【炮制方法】取用甘草制过的远志，挑净杂质，笋去灰尘，用20％炼蜜，文火炒至黄色，不粘手，出锅放凉即得。

【炮制目的】增强润肺止咳作用。

百 合

【采收加工】秋季采挖、洗净、剥取鳞片，置沸水中略烫，捞出、晒干。

【产地】全国大部地区均产，山东亦有分布。

【质量标准】以瓣均、肉厚、质硬、筋少、色白、味微苦者佳。

【性味与归经】甘、微寒，入心、肺经。

【功能与主治】养阴润肺，清心安神。用于阴虚久嗽，痰中带血，虚烦惊悸，失眠多梦，精神恍惚。

【炮制方法】先将百合簸净杂质，将锅洗刷极干净，用文火将锅烧热，入药，炒至药中水分殆尽，表面呈浅黄色时，淋入5％炼蜜，翻炒几下，出锅晾凉即得。

【炮制目的】增强润肺止咳作用，用于阴虚久嗽。

【炮制标准】晾凉后一颠即散开，不粘手。

【注意事项】炙好出锅后，不要翻动，凉后自开。

槐 角

【炮制方法】先将槐角挑净杂质，掰去果柄，将连珠豆均掰成一个豆，将锅洗刷干净，文火将锅烧热，入药，炒至鼓气呈深黄色时，淋入 5% 炼蜜，翻炒几下，出锅晾凉即得。

【炮制目的】减缓苦寒之性，增强润肠作用。

【炮制标准】晾凉一颠即散开，不粘手。

【注意事项】炒后出锅不要翻动，凉透自开。

瓜蒌子

【采收加工】秋季果实成熟时采摘，经干燥后，挑取其中破皮者，剥开，取出种仁，洗净，晒干，其皮为瓜蒌皮，晒干。

【质量标准】以仁成熟，饱满，油性足，无瘪子佳。

【产地】山东、安徽、河南、四川等地。

【性味与归经】甘、寒，入肺、胃、大肠经。

【功能与主治】润肺化痰，滑肠通便。用于燥咳痰黏，肠燥便秘。

【炮制方法】先将瓜蒌子簸挑净杂质，将锅洗刷干净，用文火将锅烧热，入药，炒至鼓起，颜色变深时，淋入 5% 炼蜜，翻炒几下，出锅晾凉即得。

【炮制目的】增强润肺止咳作用。

【注意事项】出锅后，不要翻动，凉后一颠即散开，不粘手为标准。

（2）酒炙

【炮制目的】①改变药性，引药上行。一些苦寒药，性本沉降，多用于中，下焦病，酒炙后，不但缓和寒性，免伤脾胃并且借助酒升提之性，引药上行，清上焦疾患。如黄连、黄柏。②增强活血通络作用，如当归，地龙。③矫臭，矫味作用，如乌蛇。

【炮制方法】先将药材挑干净，笊去灰屑，与适当比例黄酒拌匀，闷至酒吸尽。将锅洗刷干净，用文火将锅烧热，入药、要勤翻动、翻均匀。铲亮锅底，炒至药材表面黄色或挂火色。出锅放凉即得。

黄 连

【采收加工】秋季采挖，除去须根及泥沙，晒干。

【产地】四川、湖北、云南等地。

【质量标准】以深黄色，单枝无须毛，无残留的须根者佳。

【性味与归经】苦、寒，入心、脾、胃、肝、胆、大肠经。

【功能与主治】清热燥湿、泻火解毒。用于湿热痞满，呕吐吞酸，泻痢，黄疸，高热神昏，火心亢盛，心烦不寐，血热吐血，目赤牙痛，消渴，痈肿疔疮，外治湿疹、湿疮、耳道流脓。

【炮制方法】先将黄连挑净杂质，笊去灰屑，用 12.5% 黄酒拌匀，闷至酒吸尽，用文火将锅烧热，入药，炒至挂火色，出锅放凉即得。

【炮制目的】引药上行，善清上焦火热。用于目赤、口疮。

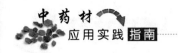

【损耗率】5% 左右。

黄 芩

【炮制方法】先将黄芩挑净杂质，箩去灰屑，用20% 黄酒拌匀，闷至酒吸尽，用文火将锅烧热，入药，炒至深黄色出锅放凉即得。

【炮制目的】缓和苦寒之性，增强清上焦之功。

【损耗率】5% 左右。

当 归

【炮制方法】先将当归挑净杂质，箩去灰屑，用10% 黄酒拌匀，闷至酒吸尽，用文火将锅烧热，入药，炒至表面黄色，出锅放凉即得。

【炮制目的】增强活血作用。用于活血通经，跌打损伤。

【损耗率】6% 左右。

龙 胆

【采收加工】春秋二季采挖，去净泥土，晒干。

【产地】黑龙江齐齐哈尔、大庆、安达，吉林，辽宁等地，习称东北胆草，此外云南贵州产称云南胆草。

【质量标准】以根条粗长、色黄、无残留的地上茎、无杂质者佳。

【性味与归经】苦、寒，入肝、胆经。

【功能与主治】清热燥湿，泻肝胆火。用于湿热黄疸，阴肿阴痒带下，湿疹，瘙痒，目赤，耳聋，口苦，惊风，抽搐。

【炮制方法】先将龙胆挑净杂质，箩去灰屑，用20% 黄酒拌匀，闷至酒吸尽，用文火将锅烧热，入药，炒至表面黄色，出锅放凉即得。

【炮制目的】引药上行，善清上焦火。用于耳聋、耳鸣、目赤。

【损耗率】5% 左右。

大 黄

【炮制方法】先将大黄挑净杂质，大小分档，箩去灰屑，用20% 黄酒拌匀，闷至酒吸尽，用文火将锅烧热，入药，炒至表面挂火色，出锅放凉即得。

【炮制目的】善清上焦血分热毒，用于目赤肿痛。

【损耗率】5% 左右。

酒白芍

【炮制方法】先将白芍挑净杂质，箩去灰屑，用10% 黄酒拌匀，闷至酒吸尽，将锅洗刷干净，用文火将锅烧热，入药，炒至黄色，出锅放凉即得。

【炮制目的】降低酸寒之性，以达温养脾胃之功。

【损耗率】5% 左右。

乌梢蛇

【采收加工】多于夏秋二季捕捉。剖开蛇腹，除去内脏，盘成圆盘状，干燥。

【产地】广东、广西、湖北、江西、浙江。

【质量标准】圆盘状，身干，府内无杂质，头尾齐全，皮黑褐色，肉黄白色，脊背有棱（俗称瓦楞脊）质坚实者佳。

【性味与归经】甘、平，入肝经。

【功能与主治】祛风、通络、止痉。用于风湿顽痹，麻木拘挛，中风口眼歪斜，半身不遂，抽搐痉挛，破伤风麻风疥癣，瘰疬恶疮。

【炮制方法】锅内添足量清水，烧沸后，将乌蛇分批个个腹朝上，背朝下，入沸水中浸润片刻，用笊篱捞至容器内仍然背朝下，腹朝上放置，上面麻袋，闷至身软，半日许，用刀剁一寸长短，去头尾晒干再用 20% 黄酒拌匀闷至酒吸尽，用文火将锅烧热，入药，炒至表面显黄色，出锅晾干即得。

【炮制目的】矫味，增强活血通络作用。

【损耗率】20% 左右。

【注意事项】用沸水浸润，是为除去蛇的腥臭味和便于切制，如浸润之水浑浊，必须换新水，切忌干切。

蕲 蛇

【采收加工】多于夏秋二季捕捉，剖开蛇腹，除去内脏，洗净，用竹片撑开腹部，盘成圆状，干燥后，去竹片。

【产地】湖北、江西、浙江等地。

【质量标准】以身干、条大、头尾齐全，花纹斑块明显者佳。

【性味与归经】甘、咸、温，有毒，入肝经。

【功能与主治】祛风、通络、止痉。用于风湿顽痹，麻木拘挛，中风口眼歪斜，半身不遂，抽搐痉挛，破伤风，麻风，疥癣。

【炮制方法】先将蕲蛇用刀剁成小方段，去头尾用 20% 黄酒拌匀闷至酒吸尽，用文火将锅烧热，入药，炒至黄色，出锅放凉即得。

【炮制目的】增强活血通络作用。

【损耗率】5% 左右。

蛇 蜕

【采收加工】春末夏初或冬初采集，除去泥沙，晒干。

【产地】浙江、广西、江苏、四川、福建等地。

【质量标准】以色白皮细条长粗大，整齐不破，具光泽无杂质者佳。

【性味与归经】咸、甘、平，入肝经。

【功能与主治】祛风、定惊、解毒、退翳。用于急慢惊风，抽搐痉挛，翳障，喉痹，皮肤瘙痒。

【炮制方法】先将蛇蜕用中眼筛，筛下沙土，挑净杂质，用 15% 黄酒喷淋均匀，闷至酒吸尽，用微文火炒至略挂火色，出锅放凉即得。

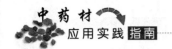

【炮制目的】矫味增强祛风作用。

【损耗率】10%～15%。

【注意事项】蛇蜕用麸皮炒是不对的。

地　龙

【采收加工】春秋季捕捉，及时剖开腹部，除去内脏及泥沙，洗净，晒干。

【产地】广东、广西、习称广地龙，本地产为土地龙。

【质量标准】以条长、身干、肉厚、不碎、全开、无虫蛀，无杂质者佳。

【性味与归经】咸、寒，入肝、肾、肺经。

【功能与主治】清热定惊、通络、平喘、利尿。用于高热神昏，痉痫抽搐，关节痹痛，肢体麻木，半身不遂，肺热喘咳，尿少水肿，高血压。

【炮制方法】先将净地龙肉，用15% 黄酒拌匀闷至酒吸尽，用文火将锅烧热、入药、炒至黄色，出锅放凉即得。

【炮制目的】矫味，增强活血通络作用。

【损耗率】10% 左右。

仙　茅

【采收加工】秋冬二季采挖，除去根须及须根，洗净泥土，晒干。

【产地】主产于四川、云南、贵州等地。

【质量标准】以根条粗匀，质坚脆，外表呈褐色者佳。

【性味与归经】辛、热，有毒，入肾、肝、脾经。

【功能与主治】补肾阳，强筋骨、祛寒湿。用于阳痿精冷，筋骨萎软、腰膝冷痹，阳虚冷泻。

【炮制方法】先将仙茅簸净杂质用10% 黄酒拌匀，闷至酒吸尽，用文火将锅烧热，炒至挂火色，出锅放凉即得。

【炮制目的】降低毒性增强补肾壮阳作用。

【损耗率】3% 左右。

常　山

【采收加工】秋季采挖，去净茎叶及须根，洗净、晒干。

【产地】主产四川、贵州、湖南等地。

【质量标准】以质坚硬，断面色淡黄者佳。

【性味与归经】苦、辛、寒，有毒，入肺、肝、心经。

【功能与主治】截疟，祛痰，用于疟痰。

【炮制方法】先将常山挑净杂质，箩去灰屑。用10% 黄酒拌匀，闷至酒吸尽。用文火将锅烧热，入药，炒至挂火色，出锅放凉即得。

【炮制目的】毒性降低，并缓和呕吐的副作用。生用令人呕吐，去痰涌吐力强，多用于催吐，酒炙用于截疟。

【损耗率】5% 左右。

（3）醋炙

【炮制目的】①引药入肝、增强活血止痛作用，如元胡、香附。②降低毒性，如甘遂，红大戟。③矫味，如鸡内金、五灵脂。

【炮制方法】先将药材挑净杂质、笋去灰屑，需要分档的，必须大小分档、用适量的比例米醋拌匀、闷至醋液吸尽，用文火将锅烧热、入药、要勤翻动、翻均匀，铲亮锅底。炒至表面黄色或颜色变深、闻到药材固有气味时，出锅放凉即得。有的药材不能拌醋，必须随炒随喷淋，如五灵脂、鸡内金、乳香、没药。

【注意事项】

1. 凡是能提前拌入醋的药，决不允许随炒随喷淋醋，影响质量。

2. 乳香、没药、炒后及时入库，更不准露天过夜或直接接触地面，否则会吸潮结块。

柴 胡

【采收加工】春、秋采挖，除去地上茎、晒干。柴胡有南北之分，北柴胡（硬柴胡）、南柴胡（软柴胡）、还有春柴胡（苗柴胡）在春季发芽时采摘，带绿苗二厘米，全草入药。

【产地】北柴胡：辽宁、内蒙古、河北、山东。

南柴胡：湖北、江苏、四川、安徽。

【质量标准】以身干、粗大、无地上茎、无杂质、切片均匀者佳、北方习用北柴胡。

【性味与归经】苦、微寒，入肝、胆经。

【功能与主治】和解表里、疏肝解郁。用于感冒发热、肝郁气滞、胸肋胀痛，月经不调、子宫脱垂。

【炮制方法】先将柴胡挑净杂质、笋去灰屑，用10% 米醋拌匀，闷至醋液吸尽，用文火将锅烧热，入药，炒至挂火色，出锅放凉即得。

【炮制目的】增强疏肝止痛的作用。

【损耗率】5% 左右。

青 皮

【采收加工】5~6月收集自落的幼果，晒干习称"青皮"；7~8月间采收未成熟的果实，在果实上纵剖成四瓣至基部，除去瓤瓣，晒干，习称"四花青皮"。

【产地】广东、广西、福建、浙江、四川、江西。

【质量标准】青皮，以坚实、皮厚、均匀、香气浓者佳；四花青皮，以皮黑绿色、内黄白色、油性足，香气浓者佳。

【性味与归经】苦、辛、温，入肝、胆、胃经。

【功能与主治】疏肝破气、消积化滞。用于胁肋胀痛，疝气，乳核，食积腹痛。

【炮制方法】先将青皮挑净杂质、笋去灰屑、用15% 米醋拌匀、闷至醋吸尽，用文火将锅烧热，炒至黄色，放凉即得。

【炮制目的】增强泄肝理气作用，用于心胃久痛、疝气作痛。

【损耗率】8% 左右。

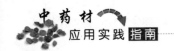
郁 金

【采收加工】东、春二季采挖，摘取块根，去净须根及泥土，置沸水中煮透，晒干。

【产地】四川、浙江、广东、广西。

【质量标准】以质坚实，外皮皱纹细，断面黄色，切片在2毫米，不炸心、不掉框者佳。产于四川的称川郁金，产于两广的称广郁金，均为上品；产于浙江的称温郁金，质量次之。

【性味与归经】辛、苦、寒，入心、肺、肝、胆经。

【功能与主治】行气化瘀、清心解郁、利胆退黄。用于经闭痛经，胸腹胀痛，热病神昏，癫痫发狂，黄疸尿赤。

【炮制方法】先将郁金簸去杂质，用10%米醋拌匀，闷至醋吸尽，用文火将锅烧热，入药，炒至黄色，出锅放凉即得。

【炮制目的】增强止痛作用。

【损耗率】6%左右。

三 棱

【采收加工】冬、春二季采挖。除去茎苗及须根，洗净、削去外皮，晒干。

【产地】江苏、河南、山东、江西。

【质量标准】以体重、质坚实、去净外皮、黄白色、片薄均匀者佳。

【性味与归经】辛、苦、平，入肝、脾经。

【功能与主治】破血行气、消积止痛。用于癥瘕痞块，瘀血经闭，食积腹痛。

【炮制方法】先将三棱挑净杂质，筹去灰屑，用20%米醋，在锅里铺一层药，喷淋一层醋，如此数层，再拌均匀，闷至醋吸尽，用文火将锅烧热，入药，炒至挂火色，出锅晾干即得。

【炮制目的】增强止痛作用，取其引药入血分，缓和药性。

【损耗率】6%左右。

莪 术

【采收加工】冬季茎叶枯萎后采挖、洗净，煮至透心、晒干，除去须根及杂质，本品有莪术与温莪术之分，以前者佳。

【产地】广西、四川、浙江等地。

【质量标准】以个均匀，大小似鸽蛋，质坚实、断面灰绿色者佳。

【性味与归经】辛、苦、温，入肝、脾经。

【功能与主治】行气破血，消积止痛。用于癥瘕痞块，瘀血经闭，食积胀痛，跌打肿痛，早期宫颈癌。

【炮制方法】先将莪术簸去杂质、用20%米醋拌匀，闷至醋吸尽，用文火将锅烧热，入药、炒至挂火色、晾干即得。

【炮制目的】增强止痛作用，破血消积。用于癥瘕痞块，瘀血经闭。

【损耗率】5%左右。

【注】莪术传统炮制法，是醋水煮切片，不炒。

延胡索

【采收加工】立夏后，茎叶枯萎时采挖，洗净、除去须根、置沸水中煮至内无白干，晒干。

【产地】主产于浙江，是著名浙八味之一。

【质量标准】以个大、饱满，质坚实，断面黄色，无杂质者佳。

【性味与归经】辛、苦、温，入肝、脾经。

【功能与主治】活血、利气、止痛。用于胸肋、脘腹疼痛，经闭痛经，产后瘀阻，跌打肿痛。

【炮制方法】①先将元胡挑簸干净，锅内添适量清水烧开，加入 20% 比例米醋，入适量比例延胡索，醋水约浸过 3 厘米，文火煮制，保持开锅，不断翻动，至醋水吸尽，再翻炒几下，出锅，晾至软硬适度，切 2 毫米片，晒干（应提倡此法）。②先挑簸干净的元胡，拌入 20% 的醋，闷至醋吸尽，用文火炒至挂火色，晾干即得，用时捣碎。

【炮制目的】增强止痛作用。

【损耗率】5% 左右。

鸡内金

【采收加工】杀鸡后，取出鸡肫剖开，立即剥下内膜、洗净、晒干。

【产地】全国均产。

【质量标准】以色黄、少破碎、干净、无杂质者佳。

【性味与归经】甘、涩、平，入脾、胃、膀胱经。

【功能与主治】健胃消食、涩精止遗。用于食积不消，呕吐泻痢，小儿疳积，遗尿，遗精。

【炮制方法】将鸡内金挑簸净杂质、用连壳筛搓碎筛下，笒去灰屑，用文火将锅烧热入药，随翻炒随喷淋 15% 米醋，炒至表面深黄色，卷边不糊边，出锅晾干即得。

【炮制目的】矫味，增强疏肝助脾作用。

【损耗率】10% 左右。

【注意事项】炒前，一定要按要求加工好，同时，本品不宜用机器炒，最好手工炒。

五灵脂

【采收加工】全年均可采收，去净杂质、晒干。根据外形不同常分为灵脂块和米。

【产地】山西、河北、陕西、辽宁、甘肃。

【质量标准】五灵脂块以黑棕色、油润、有光泽佳；五灵脂米以体轻、黑棕色、断面黄绿色、无杂质者佳。

【性味与归经】咸、甘、温，入肝经。

【功能与主治】活血化瘀、行血止痛。用于胸肋、脘腹刺痛，痛经、闭经，产后血瘀疼痛，跌打肿痛、蛇虫咬伤。

【炮制方法】将五灵脂块，大块剁成小块，五灵脂米，挑净杂质、笒去灰屑。用中火将锅烧热入药，随炒随喷淋 10% 米醋，炒至表面有光泽时，出锅晾干即得。

【炮制目的】矫味，增强散瘀止痛作用。

【损耗率】6% 左右。

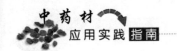

【注意事项】目前，市场上多为五灵脂米，很少见五灵脂块，以块优。

乳 香

【采收加工】每年2~8月采收，将树干皮部由下向上切伤，使树脂从伤口渗出，数天后凝成块状，采收、干燥。

【产地】利比亚、苏丹、土耳其、索马里等国。

【质量标准】以淡黄色、颗粒状、半透明、无石沙、无杂质、粉末粘手、气芳香者佳，常分原乳香与乳香珠，以珠优。

【性味与归经】辛、苦、温，入心、肝、脾经。

【功能与主治】活血止痛，消肿生肌。用于脘腹疼痛，痛经、经闭，跌打损伤，痈疽疼痛。

【炮制方法】先将乳香挑净杂质，大块砸小，大小分档，中火将锅烧热入药，随炒随喷淋5%米醋，炒至表面呈油亮光泽时，出锅放凉即得。

【炮制目的】增强散瘀止痛作用，生用令人恶心。

【损耗率】5%左右。

【注意事项】乳香炒后易吸潮，出锅后不要翻动，冷却一颠即开，更不要露天过夜，以防吸潮结块。

没 药

【采收加工】每年11月至次年2月间采收，多由树皮裂缝处渗出，初渗出为黄白色液体，在空气中逐渐变为红棕色硬块。

【产地】索马里、埃塞俄比亚、印度等国。

【质量标准】以块大，红棕色，香气浓，无杂质者佳。

【性味与归经】苦、平，入心、肝、脾经。

【功能与主治】活血止痛、消肿生肌。用于瘀血疼痛，经闭，癥瘕，痈疽，疮疡溃破久不收口。

【炮制方法】先将没药挑净杂质，大块剁成小块，大小分档，笤去灰屑，用中火将锅烧热，入药，随炒随喷淋5%米醋，炒至呈油亮光泽时，出锅放凉即可。

【炮制目的】增强散瘀止痛作用，生用令人恶心。

【损耗率】5%左右。

【注意事项】炒后易吸潮，不要翻动，冷却即开，更不要露天过夜，以防吸潮结块。

（4）盐水炙

【炮制目的】①引药入肾，增强药效，如车前子。②增强滋阴降火作用，如知母。

【炮制方法】先将所炙的药，挑净杂质，笤去灰屑，拌入盐水，闷至盐水吸尽，用文火将锅烧热，入药，要勤翻动，翻均匀，铲亮锅底，炒至表面黄色或挂火色，出锅晾干即可得。

【用盐量】2%。即50 kg药，用盐1 kg，溶化盐水适量。

【注意事项】凡是能预先拌入盐水的药，一定要按要求操作，不能随炒随喷盐水，否则影响质量。

川楝子

【采收加工】冬季果实成熟，呈黄色时采收晒干。

【产地】四川、云南、贵州、湖南等地。

【质量标准】以个大、饱满、外皮金黄色、果肉黄白色，一个切四瓣者佳。

【性味与归经】苦、寒、有小毒，入肝、小肠、膀胱经。

【功能与主治】舒肝行气、止痛、驱虫。用于胸肋、脘腹胀痛，疝气腹痛，虫积腹痛。

【炮制方法】将川楝子挑簸净杂质，用 20% 盐水拌匀，闷至盐水吸尽，用文火将锅烧热入药，炒至深黄色有焦斑时，出锅晾干即得。

【炮制目的】增强止痛作用，用于疝气、腹痛。

【损耗率】5% 左右。

补骨脂

【采收加工】秋季种子成熟时，采收果序，晒干，搓出种子晒干。

【产地】河南、四川、安徽、陕西等地。

【质量标准】以种子成熟、饱满、黑褐色，无杂质者佳。

【性味与归经】辛、苦、温，入肾、脾经。

【功能与主治】温肾助阳、纳气、止泻。用于阳痿遗精，遗尿尿频，腰膝冷痛，肾虚作喘，五更泄泻。外用治白癜风、斑秃。

【炮制方法】将补骨脂挑净杂质、箩去灰屑，用 20% 盐水拌匀，闷至盐水吸尽，用文火将锅烧热入药，炒至鼓起、有香气溢出时，出锅晾干即得。

【炮制目的】引药入肾，增强纳气补肾作用。用于肾虚尿频，牙疼日久。

【损耗率】6% 左右。

沙苑子

【采收加工】秋末冬初果实成熟尚未开裂时，采割植株，晒干打下种子，去净杂质晒干。

【产地】陕西、河北、山西等地。

【质量标准】以粒大、饱满、绿褐色、无杂质者佳。

【性味与归经】甘、温，入肝、肾经。

【功能与主治】温补肝肾、固精、缩尿、明目。用于肾虚腰痛，遗精早泄，白浊带下，小便淤塞，眩晕目昏。

【炮制方法】将沙苑子挑净杂质，箩去灰屑，用 15% 盐水拌匀，闷至盐水吸尽，用文火将锅烧热，炒至鼓起晾干即得。

【炮制目的】增强补肾固精作用。

【损耗率】5% 左右。

葫芦巴

【采收加工】秋季果实成熟时，采割植株晒干后打下种子，去净杂质再晒干。

【产地】河南、安徽、四川、甘肃、东北。

【质量标准】以个大、饱满、无杂质者佳。

【性味与归经】苦、温，入肾经。

【功能与主治】温肾、祛寒、止痛。用于肾脏虚冷，小腹冷痛，小肠疝气，寒湿脚气。

【炮制方法】将葫芦巴去净杂质，筛去灰屑，用15% 盐水拌匀，闷至盐水吸尽，用文火将锅烧热，入药炒至鼓起，颜色变深、出锅晾干即得。

【炮制目的】增强补肾散寒止痛作用。

【损耗率】5% 左右。

小茴香

【采收加工】夏季果实成熟时采收，除去枝叶，稍蒸或沸水中略烫后晒干。

【产地】山西、山东、陕西、四川、甘肃。

【质量标准】以粒大、饱满、色绿、身干、无枝梗、无杂质者佳。

【性味与归经】辛、温，入肝、肾、脾、胃经。

【功能与主治】散寒止痛、理气和胃。用于寒疝腹痛，睾丸偏坠，痛经，小腹冷痛，脘腹胀痛，食少吐泻，睾丸鞘膜积液。

【炮制方法】将小茴香去净枝梗及杂质，筛去灰屑，用15% 盐水拌匀，闷至盐水吸尽，用文火将锅烧热入药，炒至表面黄色时出锅晾凉即得。

【炮制目的】增强暖肾散寒止痛作用。

【损耗率】7% 左右。

益智仁

【采收加工】秋季果实由绿变红时采收晒干。

【产地】海南、广东、广西。

【质量标准】以身干、个大、饱满、无杂质佳。

【性味与归经】辛、温，入脾、肾经。

【功能与主治】温脾止泻、摄唾涎、暖肾、固精缩尿。用于脾寒泄泻，腹中冷痛，口多唾涎，肾虚遗尿，小便频数，遗精白浊。

【炮制方法】先将益智簸净杂质，用中火将锅烧热入药，炒至表面鼓起，呈焦褐色时出锅，立即趁热用石碾压碎，去净外皮取净仁，再拌入15% 盐水，闷至盐水吸尽，用文火炒干出锅晾干即得。

【炮制目的】去皮为纯净药，增强暖肾固气作用。

【损耗率】40% 左右。

【注意事项】碾压时不要压碎仁，炒后应立即去皮，不能过夜，以防吸潮不易去皮。

橘 核

【采收加工】果实成熟时采集晒干。

【产地】福建、浙江、广东、四川、江西。

【质量标准】以果核饱满、粒均匀、色黄白、无杂质者佳。

【性味与归经】苦、平，入肾、肝经。

【功能与主治】理气、散结、止痛。用于小肠疝气，睾丸肿痛，乳痈肿痛。

【炮制方法】将橘核挑净杂质，筛去灰屑，用15% 盐水拌匀，闷至盐水吸尽，用文火将锅烧热入药，炒至黄色，出锅晾干即可。

【炮制目的】增强治疗疝气作用。

【损耗率】5% 左右。

荔枝核

【采收加工】夏季果实成熟时采集晒干。

【产地】广东、广西、福建。

【质量标准】以身干、粒饱满者佳。

【性味与归经】甘、微苦、温，入肝、肾经。

【功能与主治】行气散结、祛寒止痛。用于寒疝腹痛，睾丸肿痛。

【炮制方法】将荔枝核，去净杂质，破成小块，用15% 盐水拌匀，闷至盐水吸尽，用文火将锅烧热，入药，炒至挂火色，出锅晾干即得。

【炮制目的】增强疗疝止痛作用。

【损耗率】3% 左右。

知 母

【采收加工】夏秋二季采挖，以秋季采者佳，去须根晒干为毛知母、去外皮晒干为知母肉。

【产地】河北、东北、内蒙古等地。

【质量标准】以条粗长、去外皮、肥大、色白、无杂质者佳。

【性味与归经】苦、寒，入肺、胃、肾经。

【功能与主治】清热泻火、滋阴退蒸。用于高热烦渴，肺热咳嗽，阴虚低热，骨蒸潮热，内热消渴，肠燥便秘。

【炮制方法】将知母挑净杂质，笋去灰屑，用15% 盐水拌匀，闷至盐水吸尽，用文火将锅烧热入药，炒至表面黄色，出锅晾干即得。

【炮制目的】引药入肾，增强滋阴润燥作用。

【损耗率】5% 左右。

黄 柏

【炮制方法】将黄柏挑净杂质、大小分档、笋去灰屑、用20% 盐水拌匀，闷至盐水吸尽，用文火将锅烧热入药，炒至挂火色出锅晾干即得。

【炮制目的】缓和药性，增强滋阴降火、退虚热的作用。

【损耗率】4% 左右。

车前子

【采收加工】夏、秋种子成熟时采收，去净杂质晒干。

【产地】全国各地均产。

【质量标准】以粒大、饱满、色黑、无杂质者佳。

【性味与归经】甘、寒，入肝、肾、肺、小肠经。

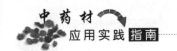

【功能与主治】清热利尿、渗湿通淋、明目、祛痰。用于水肿胀满，热淋涩痛，暑湿泄泻，目赤肿痛，痰热咳嗽。

【炮制方法】将车前子箩去灰屑，挑净杂质，用 20% 盐水拌匀，稍闷过细筛，搓开结块，用文火将锅烧热入药，炒至鼓起有爆裂声时出锅晾干即得。

【炮制目的】引药入肾，增强利尿作用。

【损耗率】6% 左右。

【注意事项】本品遇水发黏而易结块，拌盐水后过筛，搓开结块。如随炒随喷淋盐水容易出现疙瘩。

泽 泻

【采收加工】冬季茎叶枯萎时采挖，洗净晒干。

【产地】福建、四川。前者称建泽泻，后者称川泽泻。

【质量标准】以个大、质坚、色黄白、粉性足者佳。

【性味与归经】甘、寒，入肾、膀胱经。

【功能与主治】利小便、清湿热。用于小便不利，水肿胀满，泄泻尿少，痰饮眩晕，热淋涩痛，高脂血症。

【炮制方法】将泽泻挑簸净杂质，用 15% 盐水拌匀，闷至盐水吸尽，用文火将锅烧热入药，炒至挂火色，晾干即得。

【炮制目的】引药下行，增强清热利尿作用。

【损耗率】3% 左右。

韭菜子

【采收加工】秋季果实成熟时采收果序晒干，搓出种子，去净杂质，晒干。

【产地】全国各地均产。

【质量标准】以身干、饱满、色黑、无杂质者佳。

【性味与归经】辛、甘、温，入肝、肾经。

【功能与主治】温补肝肾、壮阳固精。用于阳痿遗精，遗尿尿频，白浊带下。

【炮制方法】将韭菜子挑净杂质，箩去灰屑，用 15% 盐水拌匀，闷至盐水吸尽，用文火将锅烧热入药，炒至有香气溢出鼓起时出锅晾干即得。

【炮制目的】引药入肾，增强补肾固涩作用。

【损耗率】4% 左右。

蒺 藜

【采收加工】秋季果实成熟时采集打下种子，去净杂质晒干。本品有软硬两种。

【产地】山东、河北、河南、安徽、山西。

【质量标准】以颗粒均匀、饱满、坚实、色灰白、无杂质者佳。

【性味与归经】辛、苦、微温，有小毒，入肝经。

【功能与主治】平肝解郁、活血祛风、明目、止痒。用于头痛眩晕，胸胁胀痛，乳闭乳痈，目赤翳障，风疹瘙痒。

【炮制方法】用中火将锅烧热入蒺藜，随炒随喷淋 20% 盐水，炒至表面黄色出锅，立即趁热用石碾串去刺，箩去灰屑，挑簸净杂质即得。

【炮制目的】去刺除去毒性，增强药效。

【损耗率】15% ~20% 。

【注意事项】炒后出锅后应立即趁热去刺，凉后易疲软，又加喷淋盐水易吸潮刺不易串去，同时刺有小毒影响药效。

（5）生姜汁炙

【炮制目的】①抑制寒性，增强和胃止呕作用，如黄连。②除去副作用，增强药效，如厚朴。

【炮制方法】将所炒炙药材，先挑净杂质，拌入 10% ~15% 姜汁，文火将锅烧热入药，要勤翻动，翻均匀，铲亮锅底、炒至表面黄色或挂火色。出锅放凉即得。

【备制姜汁】将生姜洗净切片，置容器内捣烂，加适量清水压榨取汁，反复三次合并收汁约 10% ~15% 。

【用生姜量】50 kg 药用生姜 5 kg，用干姜 3% ，置锅内加水煎煮两次，每次 20 分钟，合并浓缩姜汁 10% ~15% 。

草果仁

【采收加工】秋季果实成熟时采收，除去杂质，晒干。

【产地】主产于云南、广西。

【质量标准】以身干、个大、饱满、颗粒均匀、色红棕、无破裂、气味浓者佳。

【性味与归经】辛、温，入脾、胃经。

【功能与主治】燥湿温中、除痰截疟。用于寒湿内阻，脘腹胀痛，痞满呕吐，疟疾寒热。

【炮制方法】草果仁簸去杂质，中火将锅烧热入草果，炒至鼓、皮呈焦褐色时出锅，立即去皮取净仁即得。姜汁炙草果仁，将草果仁拌入 10% 姜汁闷至汁尽，文火炒至黄色，晾干即得。

【炮制目的】除去非药用皮，增强药效。姜汁炙：增强和胃止呕作用。

【损耗率】去皮：30% ~35% ，姜炙：1% 左右。

【注意事项】炒后必须立即去皮，不可过夜，否则影响去皮效果，更不准不炒去皮。

【注】《雷公炮制论》云：益智、麻仁、柏子仁更加草果四般论，并宜去壳方为效，不去令人心痞增。

竹 茹

【采收加工】全年均可采收，以冬至采伐当年鲜竹为宜，取新鲜茎，除去外皮，将稍带绿色的中间层刮成丝条，或削成薄片，捆扎成束，阴干。前者称"散竹茹"，后者称"齐竹茹"。

【产地】江苏、浙江、江西、湖北、四川。

【质量标准】以身干，丝细均匀、色黄绿、质柔软、无硬片、有弹性者佳。

【性味与归经】甘、微寒，入肺、胃经。

【功能与主治】清热化痰、除烦止呕。用于痰热咳嗽，胆火挟痰，烦热呕吐，惊悸失眠，中风痰迷，舌强不语，胃热呕吐，妊娠恶阻，胎动不安。

【炮制方法】将竹茹去净杂质，抽净竹筋。用15% 姜汁喷淋均匀，待汁吸尽，用文火将锅烧热入药，

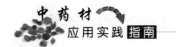

翻炒至挂火色时出锅晾干，再团成竹茹团即得。

【炮制目的】增强温胃止呕作用。

【损耗率】8% 左右。

厚 朴

【采收加工】4~6月间剥取根皮及枝皮，直接阴干，干皮置沸水中略煮后，堆置阴湿处"发汗"，置内表面变紫褐色或棕褐色时，再蒸软，卷成筒状，干燥。

【产地】四川、湖北、湖南、贵州、浙江。

【质量标准】以皮厚、肉细、肉色深紫、油性大、香味浓、味苦、辛、嘴嚼之无残渣者佳。切制前，刮去外粗皮。

【性味与归经】苦、辛、温，入脾、胃、肺、大肠经。

【功能与主治】燥湿消痰、下气除满。用于湿带伤中，脘痞吐泻，食积气滞，腹胀便秘，痰饮喘咳。

【炮制方法】将厚朴去净杂质，笋去灰屑，用15% 姜汁拌匀闷至姜汁吸尽，用文火将锅烧热入药，炒至略见火色，出锅晾干即得。

【炮制目的】生品呛人咽喉，炙后除去副作用，增强温胃止呕作用。

【损耗率】5% 左右。

（6）米泔水炙

米泔水：即淘米水（大米、小米均可），用第二遍淘米水，俗称"二泔"，为水与淀粉的混悬液，对油有吸附作用。如无淘米水，可用大米或小米代之。其做法是：取 1% 米加水煎煮 30 分钟，取汤 25% ~30% ，用汤弃水。

苍 术

【采收加工】春秋采挖，以秋季为宜，除去泥沙晒干。撞去须根或放铁筛内用水烧去须根。

【产地】江苏、浙江、安徽、河南、河北、内蒙古、东北三省、山东等地。以江苏茅山产最好，习称茅苍术。

【质量标准】以无霉变、无须根、无杂质、身干、色正、体肥、断面朱砂点多而明显者佳。

【性味与归经】辛、苦、温，入脾、胃经。

【功能与主治】燥湿健脾、祛风散寒、明目。用于脘腹胀满，泄泻，水肿，脚气，痿证，风湿痹痛，风寒感冒，夜盲。

【炮制方法】①将苍术挑净杂质，笋去灰屑，用米泔水拌匀，见潮为度，再闷，用文火将锅烧热入药，炒干略见火色时出锅晾凉即得。②将苍术挑净杂质，大小分档，按麸皮炒法炒至黄色，筛去麸皮放凉即得。

【炮制目的】减缓其燥性，增强健脾作用。

【损耗率】8% 左右。

（7）羊脂油炙

将羊脂切片炼油去渣备用。

淫羊藿

【采收加工】夏、秋二季茎叶茂盛时采割，除去粗梗及杂质晒干。

【产地】陕西、山西、辽宁、四川。

【质量标准】以叶多、色黄绿、不破碎、无粗梗、无杂质者佳。

【性味与归经】辛、甘、温，入肝、肾经。

【功能与主治】补肾阳、强筋骨、祛风湿。用于阳痿遗精，筋骨痿软，风湿痹痛，麻木拘挛，更年期高血压。

【炮制方法】将淫羊藿去净杂质，箩去灰屑，取 20% 羊脂油炼油化开，在炒药锅锅底，用柴火将锅加温（以锅保持温不凉为度），在锅内铺一层药，均匀喷洒一层油，如此间隔几层，再用手上下翻搓均匀，出锅置容器内，待全部药撒上油后稍润，用木柴将锅烧热，微火炒至叶表面油挂均匀，略见火色，放凉即得。

【炮制目的】增强补肾助阳，祛风湿作用。

【损耗率】6% 左右。

【注意事项】锅内用柴火加温之目的：油见热易挥发，淫羊藿吸油均匀。传统炮制法是：摘叶去枝取茎叶。

（8）吴茱萸水炙黄连

【炮制方法】将黄连片或黄连个砸成小块，去净杂质，箩去灰屑，取 6% 制吴茱萸加水煎煮两次合并煎液，视情况适当浓缩，约汁 30% 即可，拌入黄连片或块，闷至汁吸尽，用文火炒干略见火色，取出晾干即得。

【炮制目的】抑制苦寒之性、增强疏肝和胃止呕作用。用于肝胃不和，呕吐吞酸。

【损耗率】2% 左右。

（9）矾水炙郁金

【炮制方法】先将郁金挑簸净杂质，将锅洗刷干净，用文火将锅烧热，入 6% 白矾溶化，加入适量清水烧开入药，炒至矾水吸尽，表面略挂火色时出锅晾干即得。

【炮制目的】增强清心解郁作用，用于痰热蒙蔽清窍之癫痫、狂证。

【损耗率】2% 左右。

3. 烫 分砂烫、滑石粉烫、蛤粉烫。

（1）砂烫

由于砂质地坚硬，传热快，温度高，故部分质地硬的药材用砂烫。

取砂：建筑用的河砂，用细铁丝筛筛下，箩去细粉，用清水洗净，晒干，备用。

【炮制目的】①提高疗效，便于去毛利于煎出有效成分，如龟板、狗脊。②降低毒性，便于去皮毛，如马钱子。

【炮制方法】用中火将砂炒热（砂以烫手为宜），入药，要勤翻动、翻均匀，铲亮锅底，铲砂盖药，

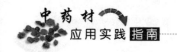

烫至鼓起或酥透，迅速出锅，筛出砂子，有的立即醋淬，晒干，有的下一步加工去皮毛。

【注意事项】①砂的温度开始不好控制，第一锅，少放药，以防意外。②烫马钱子的，用后立即倒掉，不能用来烫制其他药材，马钱子刮下的皮毛，必须烧掉，不能乱倒。③烫金毛狗与毛姜的砂子必须专砂专用。

鳖 甲

【采收加工】全年均可捕捉，捕捉后杀死，置沸水中烫至背甲上硬皮能脱落时，取出，剥取背甲，除去残肉，洗净晒干。

【产地】湖北、湖南、安徽、浙江等地。

【质量标准】以块大，无残肉者佳。

【性味与归经】咸、寒，入肝、脾经。

【功能与主治】滋阴潜阳，软坚散结，退热除蒸。用于阴虚发热，劳热骨蒸，经闭，癥瘕，久疟疟母。

【炮制方法】①将鳖甲浸泡缸中，一周左右，鳖自身残留的肉皮脱落时，用清水洗净，除去黑皮及腐肉，按其自身形成的自然段掰开，用清水洗到无异味为止，晒干备用，此制法适合夏秋两季。②先将鳖甲用清水浸泡2小时，置蒸笼内蒸2小时，取出浸泡在热水中，立即用硬刷除去残存黑皮腐肉，洗净掰成小块，晒干备用。③用中火将砂炒热，入净鳖甲，烫至表面黄色，手掰即断，断面白色，迅速出锅，筛出砂子立即入20%米醋浸淬，捞出晒干。

【炮制目的】矫味，增强滋阴潜阳，软坚散结的功效。

【损耗率】15%左右。

【注意事项】传统炮制用醋40%，以后改30%还勉强可以，用20%醋太少，无法浸淬。

龟板（甲）

【采收加工】全年均可捕捉，以秋冬二季为多，捕捉后杀死或沸水中烫死，剥取背甲与腹甲，除去残肉，晒干。

【产地】湖北、湖南、浙江、江苏、安徽。

【质量标准】以块大，无残肉者佳，以腹甲优。

【性味与归经】咸、甘、微寒，入肝、肾、心经。

【功能与主治】滋阴潜阳，益肾强骨，养血补心。用于阴虚潮热，骨蒸盗汗，头目眩晕，虚风内动，筋骨萎软，心虚健忘。

【炮制方法】除去黑皮残肉的方法同鳖甲，用中火将砂炒热，入龟板块，烫至表面黄色，手掰即断，断面浅黄色，迅速出锅，筛去砂子，入20%醋浸淬，捞出、晒干。

【炮制目的】矫味，便于煎出药效，增强平肝敛阴的功效。

【损耗率】15%左右。

【注意事项】传统炮制用醋40%，后改30%勉强可以，用20%醋太少了，无法淬之。

穿山甲

【采收加工】全年均可捕捉，捕捉后杀死，剥取甲片，晒干。

【产地】广东、广西、云南、贵州、福建、台湾。

【质量标准】以片匀，色青黑，无腥气，不带皮肉，无杂质者佳。

【性味与归经】咸、微寒，入肝、胃经。

【功能与主治】通经下乳，消肿排脓，搜风通络。用于闭经癥瘕，乳汁不通，痈肿疮毒，关节痹痛，麻木拘挛。

【炮制方法】将穿山甲按大、小、厚、薄，分成四档，用中火将砂烧热，按一小、二薄、三大、四厚顺序烫制，炒至表面炮起呈金黄色，掰断烫透无生心时，迅速出锅，筛去砂子，入30%醋浸淬，捞出，晒干。

【炮制目的】便于煎出药效并易于粉碎。

【损耗率】8%左右。

【注意事项】本品价昂贵，要格外细心，控制砂的温度是关键，烫第一锅，烫小的，少入药，为的是测试砂的温度，砂是越炒越好用。炮后质量：一色黄，二炮透，三不糊边。

狗 脊

【采收加工】秋冬二季采挖，除去泥沙、硬根、叶柄及金色绒毛，切厚片，晒干，为生狗脊片。蒸后，晒至六七成干，切厚片，晒干为熟狗脊片。

【产地】四川、福建等地。

【质量标准】以片子厚薄均匀，坚实无毛，无空心，无杂质者佳。

【性味与归经】苦、甘、温，入肝、肾经。

【功能与主治】补肝肾，强筋骨，祛风湿。用于腰脊酸软，下肢无力，风湿痹痛。

【炮制方法】将狗脊挑去杂质，用大眼筛筛下碎片，大片再厚薄分档，先炒碎片，再炒薄片，后烫厚片的顺序，用中火将砂炒热，入药，烫至鼓起，呈深黄色，出锅，筛去砂子，再刮去绒毛，用时捣碎。

【炮制目的】便于刮毛，易于煎出有效成分。

【损耗率】10%~13%。

骨碎补

【采收加工】全年均可采挖，燎去绒毛，切厚片晒干。

【产地】浙江、湖北、青海、四川。

【质量标准】以片子厚薄均匀，色红棕，无毛，无杂质者佳。

【性味与归经】苦、温，入肝、肾经。

【功能与主治】补肾强骨，疗伤止痛。用于肾虚腰痛，耳聋耳鸣，牙齿松动，跌扑闪挫，筋骨折断。

【炮制方法】将骨碎补去净杂质，视情况分档，用中火将砂炒热，入药，烫至鼓起，颜色变深，出锅，筛去砂子，立即撞去毛即得，用时捣碎。

【炮制目的】便于去毛，易于煎出药效。

【损耗率】15%左右。

【注】撞毛方法：缝制一个三米长布袋，装上砂子，装入刚出锅的骨碎补，二人撞之约10分钟，倒出，筛去砂子。有个别不净者再刮去毛。

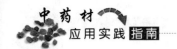

马钱子

【采收加工】种子成熟时采收。

【产地】印度、越南、缅甸、泰国、斯里兰卡。

【质量标准】以个大，饱满，灰棕色，微带绿，有细密毛绒，无瘦瘪者佳。

【性味与归经】苦、温，有大毒，入肝、脾经。

【功能与主治】通络止痛，散结消肿。用于风寒湿痹，麻木瘫痪，跌打损伤，痈疽肿痛，小儿麻痹后遗症，类风湿关节痛。

【炮制方法】用中火将砂炒热，入马钱子，烫至表面鼓起，绒毛变深，用刀切开，烫透无生心，断面黄白色，出锅筛去砂子，刮去皮毛，用时压成细粉，用量遵医嘱，不入煎剂。

【炮制目的】降低毒性，便于刮毛，易于粉碎。

【损耗率】15%~20%。

【注意事项】砂用后立即倒掉，刮下的毛皮，立即烧掉，不得随意乱倒。

（2）滑石粉烫

滑石粉：性味甘寒，有清热利湿，利水解暑的作用，常用其提高温度，烫制药材。

【炮制目的】①矫味，便于切制和服用，如刺猬皮、水蛭。②便于煎煮和粉碎，如阿胶珠，鱼鳔胶。

【炮制方法】用文火将滑石粉炒热，呈灵活状态时，入药，要勤翻动，翻均匀，铲子紧贴锅底，烫至鼓起，内无生心，或表面呈黄色，出锅，筛去滑石粉，放凉有的再切段即得。

【注意事项】烫制胶类药，用新滑石粉，用过的粉，可烫制水蛭、刺猬皮等，以后可视情况倒掉。

阿 胶

【性味与归经】甘、平，入肺、肝、肾经。

【功能与主治】补血滋阴，润燥，止血。用于血虚萎黄，眩晕心悸，肌痿无力，心烦不眠，虚风内动，肺燥咳嗽，劳嗽咯血，吐血尿血，便血崩漏，妊娠胎漏。

【炮制方法】将阿胶剁成小方块，如阿胶丁块大的必须破刀，再筛出碎胶另炒，用文火将滑石粉炒热，入药，烫制呈圆球形，浮于粉面，笊去余粉即得，蒲黄烫阿胶珠，用适量蒲黄细粉，文火炒热，入胶丁小块，烫至鼓起呈圆球形，烫透无生心，出锅，筛出余粉即得，余粉视情况留用。

【炮制目的】使其黏性降低，补而不腻，便于煎药，止血宜用蒲黄炒。

【损耗率】8%~10%。

【注意事项】控制滑石粉温度是关键，过热，药下锅即黑皮，过凉不起出麻子，第一锅尽量少入药，滑石粉越炒越好用。

刺猬皮

【采收加工】全年均可捕捉，捕捉后，将皮剥下，除去油脂，撒上一层石灰，于通风下阴干。

【产地】全国各地均产。

【质量标准】以张大，肉质干净，刺毛整洁者佳。

【性味与归经】苦、涩、平，入肾、胃、大肠经。

【功能与主治】止血、行瘀、止痛，固精缩尿。用于胃痛吐食，痔漏下血，遗精，遗尿。

【炮制方法】用文火将滑石粉炒热入刺猬皮1~2张，用笊篱翻动，烫至刺呈黄色，捞出，用刀剁成一寸方段或切成方段，筛净余粉。

【炮制目的】矫味，赋色，便于服用。

【损耗率】10% 左右。

水　蛭

【采收加工】夏秋二季捕捉，用沸水烫死，晒干。

【产地】江苏、山东等地。

【质量标准】以身干，条整齐，色黑褐，无杂质者佳。

【性味与归经】咸、苦、平，有小毒，入肝经。

【功能与主治】破血，逐瘀，通经。用于癥瘕痞块，血瘀经闭，跌打损伤。

【炮制方法】用文火将滑石粉炒热，入水蛭，烫至鼓起，腥臭味溢出，呈微黄色时，出锅，筛去粉即得，用时捣碎。

【炮制目的】矫臭矫味，杀死虫卵，降低毒性，便于服用。

【损耗率】10% 左右。

鱼鳔胶

【采收加工】全年均可捕捉，捕捉后取出鱼鳔，压扁、干燥。

【产地】浙江、福建、上海及长江、松花江。

【质量标准】以质韧，加水膨胀，煮之全熔化者佳。

【性味与归经】甘、咸、平，入肾经。

【功能与主治】补肾固精，滋养筋脉，止血，散瘀，消肿。用于肾虚滑精，产后风痉，破伤风，吐血，血崩，创伤出血，痔疮。

【炮制方法】将鱼鳔剪成方状，用文火将滑石粉炒热，入药，烫至膨胀鼓起，内无生心，出锅，筛去粉即得。

【炮制目的】便于煎服，利于制剂。

【损耗率】10% 左右。

玳　瑁

【采收加工】多于春末夏初捕捉，用沸水烫后，剥下甲片，洗净、干燥。

【产地】广东、海南、台湾、东沙群岛、西沙群岛。

【质量标准】以片匀，色青黑，无腥气，无带皮肉者佳。

【性味与归经】甘、寒，入心、肝经。

【功能与主治】镇惊、平肝、清热、解毒。由于热病神昏，言语惊狂，斑疹吐衄，惊风抽搐，痈肿疮毒。

【炮制方法】将玳瑁剪成方块，用文火将滑石粉炒热，入药，烫至膨胀鼓起，内无生心，出锅，筛去粉即得。

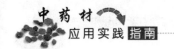

【炮制目的】便于煎出有效成分，并且利于制剂粉碎。

【损耗率】10% 左右。

【注】常见烫的品种有：人指甲，狗鞭，鹿鞭，鹿筋等，多用于制剂，仍以滑石粉烫之。

（3）蛤粉烫

蛤粉即煅海蛤粉，味苦、咸、性平，有清利湿热，化痰散结的作用。

用明火煅透，粉碎及细粉，用来烫制胶类药材，其温度低于滑石粉，易于控制温度，但成本高，自 20 世纪 60 年代以来多以滑石粉代替。

4.煨制

【炮制目的】除去药中部分挥发油或刺激性成分，缓和药性，降低副作用，增强疗效，如玉果、木香。

【炮制方法】①面粉裹煨：将药材用湿面团包裹，置滑石粉中烫至面皮焦黄色，内部至透，或置无烟火上，烤制面皮焦黄色，扒去面皮。如煨玉果、煨生姜。②用麸皮以蒸代煨：将玉果在清水中浸泡 2 小时，用蒸笼，铺一层麸皮，放一层玉果，间隔几层，上锅蒸至圆气后，用武火蒸 2 小时，蒸至玉果透心，筛去麸皮，立即切 4 毫米片，晒干，用麸皮量 40%。③用麸皮以炒代煨，将麸皮与药同入锅内，用文火炒至麸皮焦黄色，筛去麸皮，如煨葛根，用麸皮适量。④用滑石粉以炒代煨，滑石粉适量与药一同入锅，用文火炒至膨胀，发出"噗噗"响声时，出锅，筛去滑石粉，如玉果。⑤用铁丝匾烘烤煨，在铁丝匾内铺一层吸油纸，间隔几层，上铺盖吸油纸，上面用铁板压住，置烘干室或吊置火炉上烘烤煨，至挥发油在吸油纸上，如煨木香。

【注意事项】煨玉果可采用麸皮蒸法，吸油率与产量双高，且利于切片，便于调剂，其他可麸皮炒煨，如诃子、木香。

肉豆蔻

【采收加工】每年 4~6 月及 11~12 月各采一次果实，除去果皮及假种皮，再敲脱黑色坚实的种皮，取出种仁，用石灰乳浸一天后，取出低温干燥。

【产地】马来西亚，印度尼西亚。

【质量标准】以个大、坚实、饱满、体重、香气浓者佳。

【性味与归经】辛、温，入脾、胃、大肠经。

【功能与主治】温中行气，涩肠止泻。用于脾胃虚寒，久泻不止，脘腹胀痛，食少呕吐。

【炮制方法】①面裹煨，一斤面粉，一斤玉果，将面粉用清水和成软硬适度的面团，再将玉果数一下多少个，然后将面团制成同等数量面皮，将玉果逐个包裹起来，用文火将滑石粉炒热，入玉果，煨至面皮呈黄色，玉果透心，出锅，筛去滑石粉，立即扒去面皮既得，用时捣碎。②用麸皮以蒸代煨，先将玉果用清水浸泡 2 小时，用蒸笼铺一层麸皮，放一层玉果，间隔几层，上锅用武火蒸约 2 小时，不时向锅内加水，蒸至玉果透心，见油渗出时，停火出笼，立即筛去麸皮，切 4 毫米片，晾干即得。

【炮制目的】除去部分玉果油，增强涩肠止泻作用。

【损耗率】10% 左右。

【注意事项】本品一般不宜生用，建议批量生产，采用麸蒸法，小生产宜面煨，尽量不采用滑石粉煨。

木 香

【采收加工】冬季采挖,除去泥土、须根、及地上茎叶,切段,大的再切成瓣,干燥后,撞去粗皮。

【产地】主产云南,故称云木香,产于印度、缅甸的老木香或新木香,通称广木香,因集散地广州而得名,自20世纪50年代后期,已不进口了。

【质量标准】以条匀,质坚实,油性足,香气浓者佳。

【性味与归经】辛、苦、温,入脾、胃、大肠、三焦经。

【功能与主治】行气止痛,健脾消食。用于胸腹胀痛,泻痢后重,食积不消,不思饮食。

【炮制方法】①在铁丝匾内,铺一层吸油纸,摆一层木香片,间隔几层,上面再盖上一层吸油纸,用铁板压住,至烘干室低温烘煨,或将匾吊火炉上烘煨,使木香油吸于纸上即得。②以麸皮炒煨,锅内放入适量麸皮,一同放入木香,用文火煨炒至麸皮呈焦黄色,木香微黄色,出锅,筛去麸皮即得。

【炮制目的】涩肠止泻,用于泄泻腹痛。

【损耗率】6% 左右。

诃 子

【采收加工】秋冬二季采摘成熟果实,晒干。

【产地】云南、广东。

【质量标准】以个大、质坚实、肉厚、饱满、外皮黄棕色、微皱、有光泽者佳。

【性味与归经】酸、苦、平,入肺、大肠经。

【功能与主治】涩肠敛肺、降火利咽。用于久泻久痢,便血脱肛,肺虚咳嗽,久咳不止,咽痛音哑。

【炮制方法】诃子肉:将诃子用清水浸泡两小时,去水,随闷随砸,扒皮去核,当日晒干即得。

　　　　　　煨诃子肉:在锅内放入适量麸皮入诃子肉,用文火煨炒至麸皮呈焦黄色时,诃子
　　　　　　微黄色时,出锅,筛去麸皮即得。

【炮制目的】去核为纯净药材,提高药效,核是非药用部位。煨是增强涩肠作用,用于久泻久痢,便血脱肛。

【损耗率】制肉50% 左右,煨5% 左右。

【注意事项】生产诃子肉,要趁好天气,按生产人员定产量,上午生产,随砸随扒随晒,当天晒干,不能过夜,否则诃子肉会变色。春秋二季生产为宜。

葛 根

【采收加工】秋冬二季采挖,野葛多趁鲜切成厚片,晒干。粉葛,除去外皮,用硫磺熏后稍干,截段或纵刀两瓣、晒干。

【产地】河南、浙江、四川、广西、广东。

【质量标准】以块大,质坚实,色白、粉性足、纤维少者佳。

【性味与归经】甘、辛、凉,入脾、胃经。

【功能与主治】解肌退热、生津、透疹,升阳止泻。用于外感发热头痛,项背强痛,口渴消渴,麻疹不透,热痢,泄泻,高血压颈项强痛。

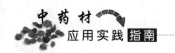

【炮制方法】锅内放入适量麸皮，入葛根，用文火煨炒至麸皮焦黄色，葛根微黄色，出锅，簸去麸皮即得。

【炮制目的】增强止泻作用。

【损耗率】3% 左右。

5. 煅

（1）明火煅

煅的温度很高，一般要达到 300~700℃，故煅时火要猛烈，方能达到煅的要求。

【煅制目的】①易于粉碎和胃肠吸收或有增强止血作用，如磁石，瓦楞子。②利于制剂或改变药性，如枯矾，煅石膏。③减少刺激性或毒性，如阳起石。煅制所用燃料：焦炭或无烟煤。

【煅制方法】将炉点燃后待火旺，将药交叉摆置火上，大块在下，小块在上，有的药见火易碎，必须装在砂锅内煅，有的煅透需要淬制。将药摆放好，用铁锅将炉口盖上，用武火煅至红透，冷却后出炉粉碎，过 60 目箩即得，有的煅后淬制的，需立即取出淬制。

【注意事项】为节约燃料，煅后淬制的与煅红透的交叉生产，如煅磁石与煅石膏。

磁 石

【采收加工】全年均可采挖，除去泥沙及杂质，能吸铁者称活磁石或灵磁石，质量好，反之称死磁石。

【产地】山东、河北、辽宁、江苏。

【质量标准】以色铁黑，能吸铁者佳。

【性味与归经】咸、寒，入肝、心、肾经。

【功能与主治】平肝潜阳，聪耳明目，镇惊安神、纳气平喘。用于头晕目眩，视物昏花，耳鸣耳聋，惊悸失眠，肾虚气喘。

【炮制方法】生磁石粉：将磁石刷干净，破成小块，粉碎过 50 目箩即得，宜先煎，煅磁石，将磁石刷干净，破成地瓜石大，交叉摆置火上，炉口用铁锅盖严，用武火煅烧至红透，取出入 30% 醋淬，用锤敲砸，不透者反复煅烧至红透，醋淬后晒干，粉碎过 50 目箩，余火煅不淬品，如煅石膏。

【炮制目的】煅制用于丸散内服，生品令人腹痛。

【损耗率】生粉 10% 左右，煅 25% 左右。

石 膏

【采收加工】全年可采，有软硬两种，软的入药。

【产地】湖北、山东、山西、四川。

【质量标准】以色白，无杂质者佳。

【性味与归经】辛、甘、大寒，入肺、胃经。

【功能与主治】清热降火，除烦止渴，生肌敛疮。用于急性热病，邪在气分，壮热烦躁，口渴欲饮，胃热口渴，肺热实喘，创伤溃疡。

【炮制方法】生石膏粉：将石膏刷干净，除去夹在中间的青石，粉碎过 40 目箩，宜先煎。煅石膏：利用煅淬药的余火，视情况略添焦炭，将石膏交叉摆在火上，炉口用铁锅盖严，武火煅烧至红透，冷却取出粉碎，过 60 目箩。

【炮制目的】生品清热降火，煅后生肌敛疮，改变了功效。

【损耗率】生粉 10% 左右，煅 25% 左右。

龙 骨

【采收加工】全年均可采挖，除去泥沙及杂质。

【产地】河南、河北、山西、湖南、四川等地。

【质量标准】以质硬色白、吸湿性强，无杂质者佳。

【性味与归经】甘、涩、平，入心、肝肾、大肠经。

【功能与主治】镇心安神，平肝潜阳，收涩固脱，止血敛疮。用于心悸怔忡，失眠健忘，痉痫癫狂，头晕目眩，自汗盗汗，遗精遗尿，崩漏带下，久泻久痢，溃疮久不收口及湿疮。

【炮制方法】生龙骨粉：将龙骨去净杂质，挑出大块的留煅用，粉碎过 50 目箩即得，宜先煎。

　　　　　　煅龙骨：利用煅淬的余火，视情况略加焦炭，将龙骨大块在下，小块在上摆置火上，炉口用铁锅盖严，武火煅烧至红透，冷却后检出，粉碎过 60 目箩即得。

【炮制目的】增强收敛固脱作用。

【损耗率】生粉 10% 左右，煅 25% 左右。

牡 蛎

【采收加工】全年均可采收，去肉、洗净、晒干。

【产地】我国沿海各地均产。

【质量标准】以坚实个大，内面光洁，色白者佳。

【性味与归经】咸、微寒，入肝、胆、肾经。

【功能与主治】重镇安神，潜阳补阴，软坚散结。用于惊悸失眠，眩晕耳鸣，瘰疬痰核，癥瘕痞块。煅牡蛎收敛固涩，用于自汗盗汗，遗精带下，胃痛吞酸。

【炮制方法】生牡蛎粉：将牡蛎洗刷干净，晒干，粉碎过 40 目筛即得，宜先煎。煅牡蛎：将洗刷晒干的牡蛎，利用煅淬的余火，视情况略加焦炭，将牡蛎大个在下，小个在上摆置在火上，炉口用铁锅盖严，用武火煅烧至红透，冷却后取出，粉碎，过 50 目筛即得。

【炮制目的】增强收敛、固涩、制酸作用。

【损耗率】生粉 6% 左右，煅 25% 左右。

石决明

【采收加工】夏秋二季捕捉，去肉，洗净晒干。

【产地】山东、大连、福建、广东。

【质量标准】以个大、壳厚，内面光彩鲜艳者佳。

【性味与归经】咸、寒，入肝经。

【功能与主治】平肝潜阳，清肝明目。用于头痛眩晕，目赤翳障，视物昏花，青盲雀目。

【炮制方法】生石决明粉：将石决明洗刷干净，晒干，粉碎过 50 目箩即得，宜先煎。

　　　　　　煅石决明：将洗刷干净的石决明，利用煅淬的余火，视情况略加焦炭，将石决明

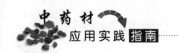

大下小上摆置在火上，武火煅烧至红透，冷却后取出，粉碎过 60 目箩即得。

【炮制目的】眼疾外治宜煅用。

【损耗率】生粉 10% 左右，煅 20% 左右。

海浮石

【采收加工】全年可采，以夏季为多，自海中捞出，用清水洗去盐质及泥沙，晒干。

【产地】广东，福建，山东，浙江，辽宁。

【质量标准】以体轻灰白色，浮水者佳。

【性味与归经】咸、寒，入肺、肾经。

【功能与主治】清肺化痰，软坚通淋。用于肺热咳嗽，痰稠，瘿瘤，淋病，疝气，疮肿，目翳。

【炮制方法】海浮石粉：去净杂质，粉碎，过 40 目箩即得。

　　　　　　煅海浮石：本品不宜旺火，用煅淬后的余火，将海浮石摆置火上，煅红透，冷却
　　　　后取出粉碎，过 40 目箩。

【炮制目的】可缓其寒性，用于燥痰及脾胃虚弱者。

【损耗率】生粉 8% 左右，煅 20% 左右。

【注意事项】煅本品切忌用旺火，煅过了火候即成为流渣，失去药效。

蛤 壳

【采收加工】夏秋二季捕捞，去肉，洗净晒干。

【产地】江苏、浙江、山东、福建、广东。

【质量标准】以光滑色黄白，无污泥者佳。

【性味与归经】苦、咸、寒，入肺、肾、胃经。

【功能与主治】清热化痰，软坚散结，制酸止痛。用于痰火咳嗽，胸肋疼痛，痰中带血，瘰疬瘿瘤。

【炮制方法】蛤壳粉：将蛤壳洗刷干净，晒干、粉碎过 50 目箩即得。

　　　　　　煅蛤壳：将蛤壳洗刷干净，晒干，摆置在无烟火上，大片在下，小片在上，炉口
　　　　用铁锅盖严，用武火煅至红透，冷却后取出，粉碎过 50 目箩即得。

【炮制目的】外用宜煅，用于胃痛吞酸，湿疹烫伤，也是用于烫制胶类药材的辅料。

【损耗率】生粉 10% 左右，煅 25% 左右。

瓦楞子

【采收加工】秋冬至次春捕捞洗净置沸水中略煮，去肉，晒干。

【产地】浙江、江苏、山东、广东、辽宁。

【质量标准】以个均匀，洁净，无残肉泥沙者佳。

【性味与归经】咸、平，入肺、胃、肝经。

【功能与主治】清痰化瘀，软坚散结，制酸止痛。用于顽痰积结，黏稠难咳，瘿瘤瘰疬，癥瘕痞块，胃痛泛酸。

【炮制方法】瓦楞子粉：将瓦楞子清洗干净，晒干，粉碎过 50 目箩即得。

　　　　　　煅瓦楞子：将瓦楞子洗净，晒干，利用煅淬的火，将瓦楞子倒在火上，堆好，炉口盖严，

武火煅烧至红透，冷却后拾出，粉碎过 50 目箩。

【炮制目的】增强制酸止痛作用，用于胃痛泛酸。

【损耗率】生粉 10% 左右，煅 25% 左右。

金礞石

【采收加工】全年均可采挖，除去杂石及泥沙。

【产地】河南、河北、山西。

【质量标准】以色金黄，颗粒大，无杂质者佳。

【性味与归经】甘、咸、平，入肺、心、肝经。

【功能与主治】坠痰下气，平肝镇惊。用于顽痰胶结，咳逆喘息，癫痫发狂，烦躁胸闷，惊风抽搐。

【炮制方法】将金礞石置锅内，用武火煅炒至红透，并不时翻动一下，冷却后出锅即得。

【炮制目的】缓和药性。

【损耗率】10% 左右。

赭 石

【采收加工】全年可采，除去杂石，选取表面有乳头突起部分。

【产地】山西、河北、河南、山东、四川。

【质量标准】以色棕红，断面层层叠状，每层均有钉窝者佳。

【性味与归经】苦、寒，入肝、心经。

【功能与主治】平肝潜阳，降逆，止血。用于眩晕耳鸣，呕吐噫气，呃逆，喘息，吐血，衄血，崩漏下血。

【炮制方法】赭石粉：将赭石刷干净，破成小块，粉碎过 50 目箩即得。

　　　　　　煅赭石：将炉点燃，待火旺，将赭石交叉摆置火上，炉口用铁锅盖严，用武火煅烧至红透，立即用火钳夹出，投入 30% 醋淬，用锤敲打，不透的反复煅烧，至红透，并醋淬，晒干粉碎过 50 目箩即得，余火煅其他药。

【炮制目的】增强收敛止血作用。

【损耗率】生粉 10% 左右，煅 25% 左右。

珍珠母

【采收加工】全年均可采，用碱水煮过，洗净晒干。

【产地】江苏、浙江、湖北、广东、广西。

【质量标准】以片大、色白、酥松而不碎，有珠光者佳。

【性味与归经】咸、寒，入肝、心经。

【功能与主治】平肝潜阳，定惊明目。用于头痛眩晕，烦躁失眠，肝热目赤，肝虚目昏。

【炮制方法】珍珠母粉：将珍珠去净杂质，刷去泥土，粉碎过 40 目箩即得。

　　　　　　煅珍珠母：利用煅淬之余火，将挑选干净的珍珠母，煅摆置在火上，炉口用铁锅盖严，武火煅烧至红透，冷却取出，粉碎过 50 目箩即得。

【炮制目的】外用宜煅，便于粉碎。

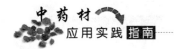

【损耗率】生粉 10% 左右，煅 25% 左右。

（2）隔火煅

有些药，见火易崩解，而有的药体积小，不易取出，必须装在砂锅或耐火容器内煅烧，如紫石英，自然铜。有的药遇热即熔化，必须装锅煅烧成固体，如白矾。

耐火容器：砂锅为好。

紫石英

【采收加工】全年均可采挖，除去杂石及泥沙。

【产地】浙江、江苏、辽宁、黑龙江等地。

【质量标准】以色紫，透明，无杂石者佳。

【性味与归经】甘、温，入心、肝、肾、肺经。

【功能与主治】镇心安神，温肺，暖宫。用于失眠多梦，心悸易惊，肺虚喘咳，宫寒不孕。

【炮制方法】紫石英粉：将紫石英刷干净，破成小块，粉碎，过 50 目箩即得。

紫石英：将紫石英刷干净，砸成小块，装入砂锅内，八分满，将火炉点燃，待旺，将砂锅摆置火上，要坐牢固防止锅歪，四周用砖依靠一下，将炉口盖严，武火煅烧红透，立即取出，用 30% 醋淬，干燥后粉碎过 50 目箩即得。

【炮制目的】增强药效，便于煎出有效成分。

【损耗率】生粉 10% 左右，煅 25% 左右。

自然铜

【采收加工】全年可采挖，捡取有黄色光泽的矿石，除去杂石。

【产地】四川，河北，辽宁，广东，以四川佳。

【质量标准】以块整齐，黄色而光亮，质重，断面有金属光泽者佳。

【性味与归经】辛、平，入肝经。

【功能与主治】散瘀，接骨、止痛。用于跌打肿痛，筋骨折伤。

【炮制方法】将自然铜装入砂锅，八分满，将炉火点燃，待旺，将锅摆置火上，坐牢固，防止歪锅，四周用砖依靠一下，炉口用锅盖严，炉火煅烧红透，立即取出，用 30% 醋淬，干燥后，粉碎过 50 目箩即得。

【炮制目的】本品不能生用，煅后解毒，增强疗效。

【损耗率】30% 左右。

赤石脂

【采收加工】全年均可采挖，选择红色滑腻如脂的块状体，除去泥土及杂石。

【产地】福建、河南、江苏、陕西、山东。

【质量标准】以色红，光滑，细腻，质软，易碎，吸水性强者佳。

【性味与归经】甘、酸、涩、温，入肾、大肠经。

【功能与主治】涩肠止血，生肌敛疮。用于久泻久痢，大便出血，崩漏带下，外治疮疡不敛，湿疹脓水浸淫。

【炮制方法】先将赤石脂去净杂质，粉碎成 80 目细粉，用米醋和成软硬适宜面团，搓成筷子粗长条，切成寸许长短，晒干，再装入砂锅，八分满，将炉火点燃，待火旺将砂锅摆置火炉上，坐牢固，防止锅歪，四周用砖依靠牢固，炉口用铁锅盖严，用武火煅烧至红透，冷却后取出即得。

【炮制目的】增强涩肠收敛作用，内服一般煅用。

【损耗率】30% 左右。

【注意事项】白石脂煅法同赤石脂。

阳起石

【采收加工】全年均可采挖，除去泥土及杂质。

【产地】河北、河南。

【质量标准】以针束状，色白，有光泽，无杂石者佳。

【性味与归经】咸、温，入肾经。

【功能与主治】温肾壮阳，用于阳痿，腰膝酸软。

【炮制方法】将炉火点燃，待火旺，将阳起石去净杂质，装入砂锅，八分满，摆置在火上，坐牢固，防止歪锅，四周用砖依靠牢固，炉口用铁锅盖严，用武火煅烧至红透，立即取出，用 20% 黄酒淬，待干燥后，粉碎过 40 目箩即得。

【炮制目的】降低烈性，增强壮阳作用。

【损耗率】25% 左右。

【注意事项】阴起石制法同阳起石。

白　矾

【采收加工】天然明矾石经加工提炼而成的结晶体。

【产地】甘肃、安徽、山西、湖北、浙江。

【质量标准】以色白透明质硬而脆者佳。

【性味与归经】酸、涩、寒，入肺、脾、肝、大肠经。

【功能与主治】外用，解毒杀虫，燥湿止痒；内服，止血止泻，去除风痰。外治用于湿疹、疥癣、耵耳流脓；内服用于久泻不止，便血，崩漏，癫痫发狂。枯矾收湿敛疮，止血化腐，用于湿疹湿疮、耵耳流脓，阴痒带下，鼻出血，齿衄，鼻息肉。

【炮制方法】枯矾：将白矾大块破小，装入新砂锅内，六分满，将炉火点燃，待火旺，将砂锅摆置火上，一定坐稳牢固，决不能歪锅，四周用砖依靠牢固，炉口用铁锅盖严。初期用文中火，待凝固后，改用武火，煅至呈膨胀鼓起，干枯疏松状时，立即取出，冷却即得，煅过火候，颜色会变黄，损耗加大，且影响药效，余火可煅其他药，如寒水石。

【炮制目的】增强收敛作用。

【损耗率】60% 左右。

【注意事项】煅枯矾一定用新砂锅，旧锅不膨胀疏松。

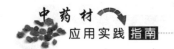

硼 砂

【采收加工】全年均可采挖，采得后，将矿砂溶于沸水中，溶解后滤过，滤液放冷待析出结晶，取出晾干。

【产地】青海，西藏，云南，四川。

【质量标准】以无色透明，纯净，体轻，质脆者佳。

【性味与归经】甘、咸、凉，入胃、肺经。

【功能与主治】清热消痰，解毒防腐。用于痰热咳嗽，噎膈积聚，诸骨鲠喉。外用治咽喉肿痛，口舌生疮，目赤翳障，胬肉，阴部溃疡。

【炮制方法】用文火将锅烧热，投入少量滑石粉，再入适量硼砂同煅，至硼砂松泡鼓起，内无生心，取出，冷却后，筛去余粉。

【炮制目的】煅后具有燥湿收敛作用，利于制剂粉碎，如冰硼散。

【损耗率】30% 左右。

寒水石

【采收加工】全年均可采挖，除去泥沙及杂石。

【产地】河南、河北、江苏、浙江、四川、湖南、安徽。

【质量标准】红石膏：以纯净片状，肉红色，上有细丝纹，具光泽，无杂石者佳。

　　　　　　方解石：以色白透明，有如含水状之光泽，击碎后呈方形，具棱角者佳。山东地区习用红石膏，又叫北寒水石。

【性味与归经】辛、咸、寒，入心、胃、肾经。

【功能与主治】清热降火、利窍、消肿，用于时行热病，积热烦渴，吐泻，水肿，尿闭，齿衄，丹毒，烫伤。

【炮制方法】将寒水石砸碎，粉碎过 50 目笼，即为生寒水石粉。

煅寒水石：将寒水石砸碎，装入砂锅内，八分满，将炉火点燃，待火旺，将砂锅摆置火上，坐牢固，防止歪锅，四周用砖依靠紧，炉口用铁锅盖严，武火煅烧至红透冷却后取出粉碎，过 50 目笼即得。

【炮制目的】降低寒性，缓和了清热泻火作用，增强了收敛固涩作用。

【损耗率】20% 左右。

【说明】矿石类药，一般分生与煅两种，生品粉碎细粉，一般过 50 目笼，宜先煎；煅制，一般分明火煅与装锅煅两类，遇明火易崩解或见火变成液体的这一类药，必须装锅煅，有的煅红透再浸淬药，必须立即从火中取出浸淬，不能冷却后浸淬，以免影响质量。

以下几个冷背品种的煅法，可参照寒水石煅制法。如：人中白，禹余粮，鹅管石、花蕊石、钟乳石等。

【炮制目的】缓和药性，增强收敛作用，易于粉碎，便于制剂。

【损耗率】一般 20%～30% ，不另详述。

炉甘石

【采收加工】全年均可采挖，去净杂质，洗净晒干。

【产地】广西、四川、云南、湖南。

【质量标准】以体轻、质松，色白者佳。

【性味与归经】甘、平，入胃经。

【功能与主治】解毒明目退翳，收湿止痒敛疮。用于目赤肿痛，眼缘赤烂，翳膜胬肉，溃疡不敛，脓水淋漓，湿疮，皮肤瘙痒。

【炮制方法】将净炉甘石碎块，装入砂锅内，八分满，将炉火点燃，待火旺，摆置火上，坐牢固，防止锅歪，四周用砖依靠紧，炉口用铁锅盖严，用武火煅烧至红透，冷却后，取出，用大乳钵研细，再加多量水搅拌，倾出混悬液，下沉部分，再按上法反复操作数次，去净杂质，合并混悬液，静置后，倾去上层清水，干燥后，捻散即得。

黄连制炉甘石：用12.5%黄连，加水煎煮两遍，每次30分钟，合并煎液，适当浓缩，入甘石粉中，拌匀、吸尽、干燥、研散，另有用三黄汤（黄连、黄柏、黄芩）各12.5%煎、汤、制炉甘石。

【炮制目的】炉甘石一般不生用，也不内服，多用于制剂，煅后易水粉碎，研细水飞。用黄连制，增强了清热明目作用，用三黄汤制，增强敛疮收湿的功效。

【损耗率】35%左右。

（二）水火共制法

分蒸、炖、煮、焯、提。

何谓水火共制法？用水与火再加液体辅料共同炮制药材的方法。

1.蒸制与炖制　蒸制与炖制目的是一致的，主要是操作方法不同，将药置笼屉内，上锅蒸制熟透为蒸，将药装入罐内，隔水浴热至熟透为炖，但从传统炮制讲，不加辅料的药，可以用蒸法，如熟地，煨肉豆蔻，加辅料特别是用酒炮制的，宜用炖法，如制萸肉，因为酒遇蒸气易挥发。但蒸制与炖制都符合规定，故将蒸制与炖制归纳一起，炮制方法分别说明。

【炮制目的】缓和药性，增强药效。蒸熟取其味厚，滋补不嫌熟，如熟大黄，肉苁蓉。

【炮制方法】蒸制法，将药材挑净杂质，箩去灰屑，拌入所需辅料，闷至辅料吸尽，锅内添足水，将笼屉至锅上，铺两三层笼布，将药装入笼内，上盖笼布，盖上笼冒，笼冒再盖点麻袋，武火开锅圆气后，蒸4~8小时，取出晒干或烘干即得。

【炮制方法】先将药材加工好待用，将锅底垫个双十字架，将罐置于木架上，把加工好的药，装入罐内，罐口封严，锅内添足量水，漫过罐子2/3以上，再将锅和罐，用麻袋封严，用武火蒸至开锅圆气后，再炖8~12小时，不时向锅内加水，保持锅内水足量，闷8小时，取出晒干或烘干即得。

【质量标准】炖制色黑有光泽，闻之味浓香，蒸制色黑暗淡光泽差，气味淡。

何首乌

【采收加工】秋、冬二季采挖，削去两端，洗净，个大切成块，晒干。

【产地】河南、江苏、湖北等地。

【质量标准】以身干，个块整齐，均匀不碎，断面有花纹者佳。

【性味与归经】苦、甘、温，入肝、肾经。

【功能与主治】生何首乌：解毒消痈，润肠通便，用于瘰疬疮痈，风疹瘙痒，润肠通便，高脂血症。

制何首乌：补肝肾，益精血，乌须发，强筋骨，用于血虚萎黄，眩晕耳鸣，须发

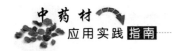

早白，腰膝酸软，肢体麻木，崩漏带下，高脂血症。

【炮制方法】生何首乌片：将何首乌块，挑净杂质，大小分档，浸泡 5~6 成透，闷润至透，切 3 mm 片晒干。制何首乌：取 10% 黑豆，挑净杂质，洗净，加清水煎煮四遍，每遍 1 小时，取汁四次，约 60% 汁合并煎液，再将汁分批入锅烧开，再按比例倒入何首乌片，翻拌匀，待汁吸尽取出，其余以此类推，将拌入黑豆汁的何首乌至笼内上锅蒸 4~8 小时，取出晒干即得。

【炮制目的】改变药性，增强补肝肾作用。

【损耗率】5% 左右。

【注意事项】黑豆汁取四次保证四小时以上。

藤 黄

【采收加工】本品为藤黄树的胶质树脂，在植物开花前，将树干切口，使其渗出浓稠的乳状液，收集后凝固干燥。

【产地】印度、越南、泰国。

【质量标准】以半透明、红黄色者佳。

【性味与归经】酸、涩、寒，有大毒，入胃、大肠经。

【功能与主治】消肿排脓，散瘀解毒，杀虫止痒。用于痈疽肿毒，顽癣，跌打损伤。

【炮制方法】一斤藤黄，五斤豆腐的比例，将四方块形豆腐，置大盘内，挖个豆腐箱子，将藤黄砸成碎块，装入豆腐箱内，上用豆腐片盖严，上笼蒸至藤黄溶化，约 4 小时取出，待凝固后，除去豆腐即得。

【炮制目的】降低毒性，便于制剂。

【损耗率】5% 左右。

【注意事项】本品有大毒，用过的豆腐处理掉。

熟大黄

【炮制方法】将大黄片挑净杂质，笋去灰屑，用 30% 黄酒拌匀，闷至酒吸尽，用炖制法或笼蒸法，按要求制得，取出晒干。

【炮制目的】缓和药性，泻下力缓。

【损耗率】5% 左右。

五味子

【采收加工】秋季果实成熟时采收，蒸后晒干，除去果柄及杂质。

【产地】辽宁、吉林、黑龙江习称北五味子；河南、陕西、四川习称南五味子。

【质量标准】以鲜红色或紫红色，粒大肉厚，有油性，无果柄者佳。

【性味与归经】酸、甘、温，入肺、心、肾经。

【功能与主治】收敛固涩，益气生津，补肾宁心。用于久咳虚喘，梦遗滑精，遗尿尿频，久泻不止，自汗盗汗，津伤口渴，短气脉虚，内热消渴，心悸失眠。

【炮制方法】醋制五味子：将五味子去掉果柄及杂质，笋去灰屑，用 20% 醋拌匀，闷至醋液吸尽，用蒸法要求炮制，出锅晒干，再笋或簸净灰屑即得。

　　酒五味子：将净选干净的五味子，用 20% 黄酒拌匀，闷至酒吸尽，用炖制法或蒸法制得，晒干。

【炮制目的】增强药效，酒制增加补肾涩精作用，醋制增强敛肺止咳作用。

【损耗率】8%~10%。

山茱萸

【采收加工】秋末冬初果皮变红时采收果实。用文火烘或置沸水中略烫后，及时除去果核，晒干。

【产地】浙江、河南。

【质量标准】以肉厚柔软，色紫红，无果核，无果柄者佳。

【性味与归经】酸、涩、微温，入肝、肾经。

【功能与主治】补益肝肾，涩精固脱。用于眩晕耳鸣，腰膝酸痛，阳痿遗精，遗尿尿频，崩漏带下，大汗虚脱，内热消渴。

【炮制方法】将山茱萸肉中残留的果核挑干净，用 20% 黄酒拌匀，闷至酒吸尽，按炖制法或蒸制法制得，晒干。

【炮制目的】增强补肾固精作用。

【损耗率】10% 左右。

女贞子

【采收加工】冬天果实成熟时采收，除去枝叶，稍蒸或置沸水中略烫晒干。

【产地】浙江、江苏、湖南、福建、四川。

【质量标准】以身干、粒大、饱满、色棕黑，无杂质者佳。

【性味与归经】甘、苦、凉，入肝、肾经。

【功能与主治】滋补肝肾、明目乌发。用于眩晕耳鸣，腰膝酸软，须发早白，目暗不明。

【炮制方法】将女贞子去净杂质，筛去灰屑，用 20% 黄酒拌匀，闷至酒吸尽，用炖制法或蒸制法制得，晒干，再筛去灰屑。

【炮制目的】增强滋补肝肾作用。

【损耗率】10% 左右。

黄　精

【采收加工】春秋二季采挖，除去须根，洗净，置沸水中略烫或蒸制透心，晒干。

【产地】贵州、湖南、浙江、广西、山西、辽宁、河北、山东。

【质量标准】以身大、块大、明亮、色黄白，质润泽者佳。

【性味与归经】甘、平，入脾、肺、肾经。

【功能与主治】补气养阴，健脾，润肺、益肾。用于脾胃虚弱，体倦乏力，口干食少，肺虚燥咳，精血不足，内热消渴。

【炮制方法】将黄精片挑选干净，用 20% 黄酒拌匀，闷至酒吸尽，用炖法或蒸法制得，晒干。

【炮制目的】增强滋补作用。

【损耗率】5% 左右。

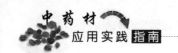

肉苁蓉

【采收加工】春秋二季采收。春季采收，晒干，习称甜大芸；秋季采收肥大者，投入盐湖中腌 1-3 年后，晒干，称咸大芸。

【产地】内蒙古、甘肃、新疆。

【质量标准】以肉质，条粗长，肥大，色棕褐，柔嫩滋润者佳。

【性味与归经】甘、咸、温，入肾、大肠经。

【功能与主治】补肾阳，益精血，润肠通便。用于阳痿，不孕，腰膝酸软，筋骨无力、肠燥便秘。

【炮制方法】将挑选干净，用 30% 黄酒拌匀，闷至酒吸尽，用炖制法或蒸法制得，晒干。

【炮制目的】增强滋补肝肾作用。

【损耗率】5% 左右。

2. 煮　分加水共煮与煎汤共煮。

（1）加水共煮

【炮制目的】①增强药效，降低毒性，如芫花、狼毒。②除去异味，便于内服，如松香。

【炮制方法】将所加工的药挑净杂质，筹去灰屑，将锅洗刷干净，添入适量清水烧开，加入所需比例辅料，入药，水以漫过药 3 cm 为宜，用文火煮制，保持锅开，不断上下翻动，煮至大个药内无生心，水液吸尽，翻炒几下，取出晒干。

【注意事项】煮制的药，多为毒品或剧药，不论煮制哪种药，必须将锅洗刷干净，要多洗刷几遍。

狼毒

【采收加工】秋季采挖，除去茎叶，粗皮，泥土，洗净，切厚片，晒干。

【产地】东北三省、河北、山东、江苏、安徽。

【质量标准】以片大，肥厚，粉性足，质轻泡，有黄白相间的筋脉者佳。

【性味与归经】辛、寒，有毒，入肺、心、肾经。

【功能与主治】逐水祛痰，破积杀虫。用于水肿腹胀，痰、食、虫积，心腹疼痛，咳嗽气喘，瘰疬疥癣，痔漏。

【炮制方法】先将狼毒挑选干净，锅内添适量清水烧开，再入 30% 米醋。入药，醋水以浸过药为宜，用文火煮制，至大厚片内无生心，醋水吸尽，出锅晒干，再将锅洗刷干净，一定要多洗刷几遍。

【炮制目的】降低毒性，缓和药性。

【损耗率】6% 左右。

甘遂

【采收加工】春秋二季采挖，撞去外皮，晒干，或撞去外皮清水漂润，用豆腐同煮后，晒干。

【产地】陕西、山西、河南。

【质量标准】以肥大、质坚、色白、粉性足，连珠形者佳。

【性味与归经】苦、寒，有毒，入肺、肾、大肠经。

【功能与主治】泻水逐饮。用于水肿胀满，胸腹积水，痰饮积聚，气逆喘咳，二便不利。

【炮制方法】先将甘遂挑选干净，锅内添适量清水烧开，加入 30% 米醋，入药，醋水浸过 3 厘米为宜，用文火煮制，保持锅开，不断上下翻动，煮至大个内无生心，醋水吸尽，出锅晒干，再将锅洗刷干净。

【炮制目的】缓和药性，减低毒性。

【损耗率】5% 左右。

红大戟

【采收加工】春、秋二季采挖，除去残茎及须根，洗净，置沸水中略烫，晒干。

【产地】福建、广东、广西、云南、贵州。

【质量标准】以个大，质坚硬，色红褐，无须根，无杂质者佳。

【性味与归经】苦、寒、有毒，入脾、肺、肾经。

【功能与主治】泻水逐饮，攻毒消肿散结。用于胸腹积水，二便不利，痈肿疮毒，瘰疬痰核。

【炮制方法】先将红大戟挑选干净，锅内添适量清水烧开，加入 30% 米醋，入药醋水漫过 3 厘米为宜，文火煮制，保持开锅，不断上下翻动，煮至大个内无生心，醋水吸尽，出锅晒干，再将锅洗刷极净。

【炮制目的】缓和药性，降低毒性。

【损耗率】5% 左右。

芫　花

【采收加工】4~5 月间，花未开前采摘，阴干。

【产地】安徽、浙江、江苏、四川、山东。

【质量标准】以身干，色正，花蕾多而整齐，淡紫色，无霉变，无杂质者佳。

【性味与归经】苦、辛、温，入肺、脾、肾经。

【功能与主治】泻水逐饮，杀虫疗疮。用于水肿胀满，胸腹积水，痰饮积聚，气逆喘咳，二便不利，外治疥癣，秃疮，冻疮。

【炮制方法】先将芫花挑净杂质，箩去灰屑，锅内添适量清水烧开，加入 30% 米醋，入药，醋水与药平为宜，翻炒至醋水吸尽，出锅晒干，再将锅洗刷极干净。

【炮制目的】降低毒性，增强利水作用。

【损耗率】5% 左右。

商　陆

【采收加工】春秋二季采挖，洗净，切厚片，晒干。

【产地】广东、福建、湖南、湖北、四川、山东。

【质量标准】以身干、片大、色白、有粉性、两面环纹明显者佳。

【性味与归经】苦、寒、有毒，入肺、脾、肾、大肠经。

【功能与主治】逐水消肿，通利二便，解毒散结。用于水肿胀满，二便不利，外治痈肿疮毒。

【炮制方法】先将商陆挑选干净，锅内添适量清水烧开，加入 30% 米醋，入药，醋水以浸过药 3 厘米为宜，文火煮制，保持开锅，不断上下翻动，煮至大厚片内无生心，醋水吸尽，出锅晒干，再将锅洗刷极干净。

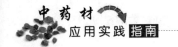

【炮制目的】缓和药性，降低毒性。

【损耗率】6% 左右。

硫 磺

【采收加工】经加工而成的提炼品。

【产地】山西、陕西、山东、河南、湖北、四川。

【质量标准】以色黄、光亮，质松脆，无杂质者佳。

【性味与归经】酸，温，有毒，入肾，大肠经。

【功能与主治】外用解毒杀虫，疗疮。用于疥癣，秃疮，阴疽，恶疮。

内服补火，助阳，通便。用于阳痿足冷，虚喘冷哮，虚寒便秘。

【炮制方法】一斤硫磺，二斤豆腐，将豆腐切成片，铺一层于锅底，上铺一层硫磺，如此层层铺好，加清水漫过硫磺，用文火煮至豆腐呈黑绿色，取出，除去豆腐，用清水漂净，阴干。

【炮制目的】降低毒性，便于内服。

【损耗率】3% 左右。

松 香

【采收加工】本品为松节油剩下的残渣冷却凝固品。

【产地】广东、广西、福建、湖南、江西、浙江。

【质量标准】以块整齐，质坚脆，半透明，油性大，气味浓者佳。

【性味与归经】苦、甘、温，入肝、脾经。

【功能与主治】燥湿祛风，生肌止痛。用于风湿痹痛，外治痈疽，疥癣，湿疮。

【炮制方法】用 10% 葱白煎汁去渣，入松香加适量清水（以淹没松香为宜），用文火煮至溶化，倒入清水中，待凝固后，晒干。

【炮制目的】除去部分松香气味，便于入制剂内服，服后无恶心感。

【损耗率】10% 左右。

香 附

【炮制方法】先将光香附挑选干净，锅内添适量清水烧开，加入 20% 米醋，入药，醋水漫过 3 厘米为宜，用文火煮制，保持开锅，不断上下翻动，煮至大个内无生心，醋水吸尽，出锅，晒挺身，切 3 毫米片，晒干。

【炮制目的】引药归经，增强调经止痛作用。

【损耗率】10% 左右。

延胡索

【炮制方法】将延胡索挑选干净，锅内添适量清水烧开，加入 20% 米醋，入药，醋水漫过 3 厘米为宜，用文火煮制，保持开锅，不断上下翻动，煮至大个内无生心，醋水吸尽，出锅，凉挺身，切 3 毫米片，晒干。

【损耗率】5% 左右。

（2）煎汤共煮

【炮制目的】除去毒性及非药用部位，如远志、巴戟天。

【炮制方法】将锅洗刷干净，取 6% 甘草，煎煮 20 分钟，去渣，入所制药，翻炒至药汁吸尽，再翻炒几下，取出晒干。

远　志

【炮制方法】取 6% 甘草，将所待制的远志，大约需制几锅，然后将甘草分成几锅，将锅洗刷干净，加适量清水，加入所需甘草，开锅后，文火煎煮 20 分钟，捞出药渣，入远志，翻炒至液汁吸尽，出锅晒干。其余以此类推，晒干后，挑净杂质及残留木心，簸去须毛即得。

【炮制目的】除去小毒，增强药效。

【损耗率】10% 左右。

吴茱萸

【采收加工】8~11 月间，果实尚未开裂时，剪下果枝，晒干，除去枝叶及果柄。

【产地】贵州、广西、湖南、云南、浙江、陕西。

【质量标准】以粒小、饱满、坚实、色绿、无开裂、香气浓烈、无果柄、无杂质者佳。

【性味与归经】辛、苦、热，有小毒，入肝、肾、脾、胃经。

【功能与主治】散寒止痛，降逆止呕，助阳止泻。用于厥阴头痛，寒疝腹痛，寒湿脚气，经行腹痛，脘腹胀痛，呕吐吞酸，五更泄泻，外治口疮。

【炮制方法】取 6% 甘草，所制吴茱萸需要分几锅，甘草就要分几锅。将锅洗刷干净，添入适量清水入甘草，开锅后，文火煎煮 20 分钟，捞去渣，入此比例吴茱萸，翻炒至液汁吸尽，出锅、晒干，其余以此类推，晒干后，挑净杂质及枝柄，笋去灰屑即得。盐制吴茱萸：取 2% 盐，溶化水 15%，拌入盐水至吴茱萸内，闷至盐水吸尽，用文火炒干即得。

【炮制目的】甘草制解毒；盐制引药入肾，用于寒疝腹痛。

【损耗率】甘草制 5% 左右、盐制 2% 左右。

【注意事项】本品遇潮湿易生热发霉，所以炮制要晴天制，要求当日晒干或八成干，要上午提前早生产，下午晒干，以春秋制为宜。

巴戟天

【采收加工】全年均可采挖，洗净，除去须根晒至 6~7 成干，轻轻捶扁，晒干。

【产地】广东、广西、四川。

【质量标准】以条肥大，均匀连珠状，肉质厚，色紫者佳。

【性味与归经】甘、辛、微温，入肾，肝经。

【功能与主治】补肾阳，强筋骨，祛风湿。用于阳痿遗精，宫冷不孕，月经不调，少腹冷痛，风湿痹痛，筋骨萎软。

【炮制方法】①制巴戟肉：取 6% 甘草，将净巴戟肉需要制几锅，就把甘草分作几锅，将锅洗刷干净，添入适量清水和甘草，开锅后，文火煎煮 20 分钟，捞去渣，翻炒至液汁吸尽，出锅、晒干，其余以此类推，晒干后，簸净杂质即得。②制带心巴戟：取 6% 甘草，将锅洗刷干净，加入适量清水，

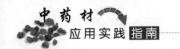

入甘草，开锅后，文火煎煮 20 分钟，捞去渣，入药（水以药平为宜）文火煎制，保持开锅，不断上下翻动，煮至松软，木心能抽出时即得（余汤不宜太多），趁热抽去木心晒干。

【炮制目的】除去毒副作用，提高药效，木心是非药用部位，纯净药材。

【损耗率】去心的 5% 左右，带木心的 35%~40%。

3. 燀　将药材置沸水中浸烫后，使种皮分离的方法叫作燀制。

【炮制目的】①除去毒性便于去皮，纯净药材，如杏仁、桃仁。②因皮和仁药效同中有异，必须分离，提高药效，如扁豆。

【炮制方法】锅内添足量清水烧开，将加工干净的药，投入沸水中浸烫，待皮皱能摄去皮时，捞出，原汤浸泡，立即去皮，晒干，再簸去皮，挑出残留带皮者，再下一步加工。

桃　仁

【采收加工】夏秋二季果实成熟时采集，除去核壳，取种子，晒干。

【产地】四川、云南、陕西、山东、河北。

【质量标准】以身干，饱满，种子均匀，大扁形，完整无破碎，无核壳，无杂质佳。

【性味与归经】苦、甘、平，入心、肝、大肠经。

【功能与主治】活血祛瘀，润肠通便。用于闭经，痛经，癥瘕痞块，跌打损伤，肠燥便秘。

【炮制方法】先将桃仁挑簸干净，锅内添足量水烧开，入桃仁，约 2 分钟，外皮皱起，用手一搓皮即脱掉时，出锅，原水浸泡，搓去外皮，晒干，再簸去皮，挑出带皮者，一般不炒用。炒桃仁，将锅洗刷极干净，文火烧热，入药，炒至黄色，放凉即得。

【炮制目的】纯净药材，提高药效，皮是非药用部分。

【损耗率】10% 左右。

【注意事项】据科研报道，桃仁去皮不炒，药效优于炒。

苦杏仁

【采收加工】夏季果实成熟时采摘，除去核壳，取种子，晒干。

【产地】山东、河北、陕西、内蒙古。

【质量标准】以身干，饱满，均匀整齐，无破碎，无核壳，无杂质者佳。

【性味与归经】苦、微温、有小毒，入肺、大肠经。

【功能与主治】降气止咳平喘，润肠通便。用于咳嗽气喘，胸满痰多，润燥便秘。

【炮制方法】先将杏仁挑簸干净，锅内添足量水烧开，入杏仁，约 3 分钟，外皮皱起手搓即脱皮时，出锅，原汤浸泡，及时搓皮，晒干，再簸去皮，挑出带皮者，将锅洗刷干净，文火烧热，将杏仁炒黄即得。

【炮制目的】降低毒性，纯净药材，提高药效。

【损耗率】10% 左右。

【注】甜杏仁制法同苦杏仁，去皮不炒。

白扁豆

【采收加工】秋季成熟时采收，以开白花植株的成熟种子，去夹，晒干。

【产地】河南、安徽、湖南、山东。

【质量标准】以个大、肥胖饱满、色白，无瘪种子，有白眉者佳。

【性味与归经】甘、微温，入脾、胃经。

【功能与主治】健脾、化湿和中、消暑。用于脾胃虚弱，食欲不振，大便溏泻，白带过多，暑湿吐泻，胸闷腹胀。

【炮制方法】清炒，用文火将锅烧热，入带皮扁豆，炒至黄色带火色斑即得。

燀制，锅内添足量水烧开，入扁豆约4分钟，皮皱起，手搓皮仁分离时，出锅，原汤浸泡，搓去外皮，一定要皮仁分开，晒干，再将皮挑簸干净，即扁豆皮，扁豆仁，将锅洗刷干净，文火炒黄即得。

【炮制目的】增强和胃止泻作用，皮用于暑湿吐泻。

【损耗率】清炒2%左右，燀制10%左右。

【注意事项】搓皮时，一定要皮仁分开，否则晒干后，皮仁连在一起，给下一步加工带来不便。

4.提　药物经过溶解重结晶处理。除去毒性及杂质的方法为提净法。

芒　硝

【采收加工】本品为硫酸盐类矿物芒硝族芒硝，经加工精制而成的结晶体。

【产地】主产于碱土地区。

【质量标准】以无色透明，呈结晶块者佳。

【性味与归经】咸、苦、寒，入胃、大肠经。

【功能与主治】泄热通便、润燥软坚，清火消肿。用于实热便秘，大肠燥结、积滞腹痛，肠痈肿痛，痔疮肿痛。

【炮制方法】取20%萝卜，洗净切片，置锅内。加适量清水煮透，投入朴硝共煮，待全部融化，取出。滤去杂质及萝卜、滤液过大瓷缸中，（可在缸内预先吊干净稻草绳数根）在阴凉处静置冷却，约24小时析出结晶，即可捞出，放近风处干燥。余液可重复煮提，至无结晶析出为止。宜于春、秋季，温度在10~15℃炮制。

【炮制目的】使药材纯净、除去毒性、增强药效，内服制用。宜冲服。

【损耗率】30%~35%。

【注】制朴硝用萝卜的原因，过去认为主要是为了解毒，在实际生产中，体会到萝卜煮的杂质易沉淀。其色泽洁白。同时，又降低了芒硝的咸苦之味，增强了甘寒之性和清热通便的作用。

玄明粉

【采收加工】本品为提净芒硝的风化干燥制品。

【质量标准】以粉细、色白、干燥者佳。

【性味与归经】咸、苦、寒，入胃、大肠经。

【功能与主治】泄热通便、润燥软坚、清火消肿。用于实热便秘，大便燥结，积滞腹痛，肠痈肿痛。

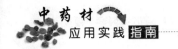

外治咽喉肿痛，口舌生疮，牙龈肿痛，目赤，丹毒。

【炮制方法】于秋末冬初干冷天气，将提净芒硝碾碎。用毛头纸包成500克一包，穿些小眼。悬挂于通风干燥处，使之自然风化失去结晶水分，成为白色粉末的风化硝。

【炮制目的】减缓苦寒泻下之性。便于外用。

【损耗率】20%左右。

紫脑砂

【采收加工】全年可采，除去砂石及杂质。

【产地】甘肃、青海、新疆、西藏。

【质量标准】以块整、紫红、断面晶亮、无杂质者佳。

【性味与归经】咸、苦、辛、温，有毒，入肺、胃经。

【功能与主治】破瘀消积，软坚蚀腐。用于癥瘕积聚，噎膈反胃，鼻生息肉，喉痹，目翳，痈肿，瘰疬恶疮，赘疣。

【炮制方法】将紫脑砂砸碎，放入搪瓷盆内，加入适量清水融化，滤除杂质。静置后，将上清液倒入搪瓷盆内，加入30%米醋。将搪瓷盆放入水锅内，隔水加热浓缩。待液面析出结晶，随析随捞，至无结晶。或将滤过的上清液倒入搪瓷锅内，加入30%米醋，加热蒸发至干。取出即得。

【炮制目的】除去杂质纯净药材，降低毒性。

【损耗率】30%左右。

（三）其他制法

分为：发芽法、发酵法、制霜法、挂衣法、水飞法、炒砂法。

1. 发芽法

麦 芽

【炮制方法】取新鲜成熟饱满的大麦，用清水浸泡6~7成透，置排水竹筐内，上用湿布覆盖、喷淋清水2~3次。保持适宜温度，待生出幼芽5毫米，晒干。谷芽与稻芽同麦芽，不细述。

大豆黄卷

【炮制方法】将新鲜成熟饱满的大黄豆、用清水浸泡至外皮起皱、捞出。置排水竹筐内、上盖湿布，喷淋清水2~3次，保持适宜温度。待长出幼芽0.5~1 mm，取出晒干。制大豆黄卷，取2%淡竹叶与1%灯芯，加水煎煮15分钟，去渣，入大豆黄卷，翻炒至药汁吸尽，取出晒干。

【炮制目的】增强清热利湿作用。

【损耗率】2%左右。

2. 发酵法

六神曲

【原料】（全麦粉）面粉100 kg，苦杏仁、赤小豆各5 kg，鲜青蒿、鲜辣蓼、鲜苍耳棵各5 kg。

【炮制方法】将赤小豆、苦杏仁磨成粗粉，拌入全麦粉内，拌匀，再将三味鲜草切碎，加适量水，煎煮成药液，去渣、冷却。再将面粉至盆内，加入药液。搓揉混合，以握之成团，撒之松散为宜。装入膜内，压实成块，用鲜荷叶包裹（一张荷叶包一块）。于室内铺一层鲜棵青蒿，摆一层曲块，层层堆放，用麻袋盖严，关闭门窗。待发酵至全部生黄衣时，取出，切成小方块、晒干。

【注意事项】生产该品宜夏季进行（麦收季节），利于发酵，一周左右。要勤观察，至全部生黄衣即得，不要太过。

半夏曲

【原料】全麦粉 1 500 g，姜半夏 500 g，赤小豆、苦杏仁各 188 g，鲜青蒿、鲜辣蓼、鲜苍耳棵各 250 g。

【炮制方法】将姜半夏、苦杏仁、赤小豆磨成粗粉，拌入全麦粉内，拌匀，再将三鲜草切碎，加入适量清水煎煮成药液，去渣。再将面粉至盆内，加入药液，搓揉混合，以握之成团，撒之松散为宜。装入膜内，压实成块，用鲜荷叶包裹（一张荷叶包一块）。于室内铺一层鲜棵青蒿，摆一层曲块，层层堆放，用麻袋盖严，关闭门窗。待发酵至全部生黄衣时，取出，切成小方块，晒干。

淡豆豉

【原料】黑豆 1 000 克，青蒿桑叶各 100 克。

【炮制方法】将青蒿、桑叶加适量水煎煮取汁，拌入黑豆内，闷至药液吸尽，置笼内蒸至无生心取出，稍晾再置容器内，用煎煮青蒿、桑叶药渣覆盖，发酵至全部布满黄色衣时取出，除去药渣洗净，置容器内再闷 15 天左右，至充分发酵，香气溢出时，取出略蒸干燥。

【质量标准】以色黑、质柔软、气香、无糟粒者佳，故习称香豉。

【性味与归经】苦、辛、凉，入肺、胃经。

【功能与主治】解表、除烦、宣发郁热。用于感冒，寒热头痛，烦躁胸闷、虚烦不眠。

3. 制霜法

【炮制目的】降低毒性，缓和药性及泻下作用，如巴豆霜、杏仁霜。

【炮制方法】将制霜的药，除去外硬壳，取内净仁，用碾子压成细膏状，越细越好，用吸油纸包好，薄厚如饼状，平放在新砖上，上压新砖，置火炉旁受热，日换纸三次，约一周，视吸油情况，日换纸 1~2 次，至纸上不见油污，成为松散粉末即得。

常见炮制品种有：

巴豆霜：降低毒性，缓和泻下。

千金子霜：降低毒性，缓和泻下。

杏仁霜：缓和药性，免于滑肠。

瓜蒌仁霜：避免滑肠，润肺化痰。

柏子仁霜：生品有异味，致人呕吐，易于滑肠，制霜后去除呕吐及滑肠的副作用。

大枫子霜：降低毒性，便于制剂。

木鳖子霜：降低毒性，便于制剂。

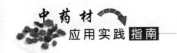

4. 挂衣法（拌制）

将药材表面黏附于另一种药物或药粉，谓拌制法或称挂衣法。拌制药的种类有：朱砂拌、青黛拌、砂仁拌、赭石拌等。常用的多为朱砂挂衣。

【炮制目的】 引药归经，增强药效。

【炮制方法】 将拌制的药先用清水喷淋湿润，置盆内，每 500 克药用朱砂 10 克，将朱砂面均匀撒上，上扣一盆，挂撞至朱砂挂匀，晾干即得，炮制常备品种：朱茯神、朱茯苓、朱麦冬、朱远志。朱灯芯每 500 g 用朱砂 30 克。

【炮制目的】 引药归经，增强安神作用。

常备拌制药面：①黛蛤散。海蛤粉 100 克，青黛 10 克研匀。②碧玉散。六一散 100 克，青黛 10 克研匀。

5. 水飞法

雄 黄

【炮制方法】 将雄黄挑净杂质，置乳钵内研细，再加少许清水混研后，再加多量清水混研搅拌，取上层混悬液，下沉的粗粉，再按上法反复操作，至研细，混悬液静置后，倾出上层清水，干燥后再研细。

【炮制目的】 降低毒性，使其细腻，便于制剂。

6. 炒砂（硫磺炒）

用硫磺炒，只有铅（黑锅），如黑锡丹。

【炮制方法】 将铅置锅内加热完全熔化，将锅从火上端下来，徐徐加入硫磺碎块，另一人用铁铲在锅内不停地搅拌翻动，使硫磺与铅化合成硫化铅。

在加入硫磺时，由于产生强烈的化学反应，可使部分硫磺燃烧并放出刺激性很强烈的氧化硫气体，对人体是有害的，故应在上风口操作，并戴防毒口罩，以防中毒，同时，要防止发生火灾，反应完毕，硫磺失散后，烟减少，生成物为灰蓝色，趁热倒在清洁石板上，冷却即裂。炒砂就是把块状金属加工为砂粒状。

炮制水银，铅和水银融合成铅汞合金。

【炮制方法】 5 kg 水银用铅 1.25 kg。将铅置锅内熔化，离火注入水银，以棒搅拌，两者混合为铅汞合金，冷却后，成黑褐色块状物，易粉碎，但加热温度不宜过高，因为产生的水银蒸气也是有害的。如果水银用量极少，可将水银置乳钵内，用点唾液，也能研开。

制蟾酥

【炮制方法】 500 g 蟾酥用白酒 1 000 g 或鲜牛奶 1 000 g。将蟾酥砸碎置盆内，注入牛奶，用木棒搅拌，使二者混合，覆盖约六天，每天搅拌两次，则牛奶逐渐全部被蟾酥吸收，取出阴干至六成，再低温烘干或于日光微弱处晒干即得，用时研细。牛奶的物理性状与蟾酥相似，牛奶含有一些油脂，可减少蟾酥尘末飞扬，使它松软易粉碎。但乳制品夏季易酸败，应在春秋加工，酒制蟾酥做法同乳制。

制胆南星

【炮制方法】500 g 生天南星粉，用 3.5 kg 牛苦胆汁，将生南星粉与牛胆汁混合，日晒夜盖，每天搅拌两次，月余（时间越长越好）至色变黑褐，取出，用笼蒸透。沾着香油，搓成筷子粗，切一厘米长的咀，干燥。

三、切片加工

（一）概述

切片加工，是非常重要的不可缺少的一道工艺技术，药材必须经过切制成各种不同类型的片子，才能进行应用或进一步加工。切药是一项技术性很强的工作，它对于保证和提高药材的疗效，有着极其重要的关系，必须认真学习和掌握切制技术，才能适应和做好这项工作。

切制的目的，有以下五点：

1. 便于储存和销售　中药材的个子长短不齐，大小不一，占面积大，不便于码垛和储存，如川芎、泽泻、槟榔是圆个；甘草、黄芪、益母草是长个，当归、赤芍、黄芩是短个，经切制后，均成片子，便于保管和储存，更利于销售和煎煮，也便于进一步再加工。

2. 便于加工炮制　处方用药，多用炮制品，药材切成片子，便于炮制。如蜜炙甘草，焦槟榔等。

3. 便于调配处方和利于煎出有效成分　药材根据其自身特点，切制成不同类型的片咀，就便于调配处方，切片的厚薄长短，是有科学根据的，是按药材不同质地，质坚易薄，质松易厚的原则，这样，有利于煎出有效成分。

4. 便于鉴别内在质量　个子一般只能观察外皮，有的药看外表，认为质量还可以，一旦切成片子，其断面茬口就不理想，药材切成片子，能全面鉴别其质量，如走油、黑心、泛糖，生虫、颜色、茬口等，都能看得一清二楚。

5. 便于制剂　药材经切制后，纯净了药材，利于丸散制剂的加工。

切制的方法可以归纳为十二法：喷淋、洗、泡、炸、蒸、煮、闷、润、切、晒、晾、阴干。另外，还有切前加工挑选，分档工序。

1. 喷淋　一般来讲，全草类药用喷淋法，使药略见潮湿，便于切制，要因药制宜，个别药应个别处理，如薄荷应将叶抖下，楷内略喷淋，稍软即切，当日晾晒干，防止暴晒，否则影响质量，叶搓碎兑入晒干的楷内，保证了薄荷中的挥发油不流失。麻黄必须干切，着水会发黄就不绿了。柴葛根应干切，遇水就不白了，荷叶、莲房也应干切、洗，茎较细的药，见水即软，含糖分或含淀粉之类药，也应重在洗。有抢水洗和洗两种，如细辛、沙参、党参、龙胆草、桔梗、防风等应抢水洗，带芦头的还必须去芦头。再如当归、紫菀、白前等含土沙，应将土沙洗干净。

2. 泡　质地坚硬的、粗根的、木质的、圆的应泡，在泡前挑净杂质，大小粗细分档，大的粗的在下，小的细的在上，上压重物，防止漂浮，注入清水，漫过药材，泡的时间长短，因药而定，因季节而定，一般来说，质坚体大应久泡，质松体小宜短泡，春冬两季气温低，宜久泡，夏、秋两季气温高，应短泡，要本着少泡多闷的原则，达到软硬适宜，既不伤水，又利于切制之目的。

泡药切忌伤水，是保证药效之关键。如大黄应少泡多闷，3~4成泡，6~7成闷润，每天用锥子扎、扎透的挑出来，晾挺身切，不透的再闷润，用泡大黄的水闷润，槟榔如用缸泡，在缸中间竖一根碗口粗木棍，以防将缸撑破。泡的品种有：白术、白芍、甘草、黄芪、泽泻等。

3.炸 将黄芩挑净杂质，大小分档，锅内添足量清水烧开，入黄芩、炸至手握稍软（吃水约1/3）闷润至透，切2毫米片。黄芩遇凉水颜色变绿。

4.蒸 玄参、木瓜、川牛膝、红参、天麻等，必须洗净，置笼内蒸透切片，玄参蒸不透不黑，木瓜不蒸不红，川牛膝不蒸不油润，红参、天麻不蒸不亮。如瓜蒌，将瓜蒌外皮擦洗干净，置笼内蒸软，压扁切片破仁，随卖随切，既漂亮美观，又防止虫蛀。

5.煮 川乌、草乌、南星、半夏，必须用清水浸漂数日，再用所需辅料，煮至内无生心，切片。如半夏，春、秋制为宜，用清水浸漂六天左右，每日换水三次，口尝略有麻舌时，用白矾煮，切薄片。郁金、莪术也应醋水煮切片。

6.闷和润 其实是一道工序，做法基本一致，盖为闷，敞为润，药材不能直接泡透，泡至适宜程度，再反复闷润至透，达到便于切制的要求。闷润很有技巧，要因药制宜，具备实践真知，故有"切片三分工，闷润七分巧"之说。

7.切 药材切片的厚薄，是有科学根据的，是按药材不同质地，质坚易薄，质松易厚的原则，不是任意胡为的。

极薄片0.5~1毫米，如半夏，附片，鹿茸等。有"半夏不见边，附子飞上天"之说。

薄片1~2毫米，质坚不易破碎的药材宜之，如乌药、当归、白芍、郁金、黄芩、枳壳、槟榔等，有"槟榔切80片"之说，可见切工之高超技术。

厚片2~4毫米，质疏松粉性大的药材宜之，如山药、大黄、泽泻、木香、升麻等。

直片（又叫骨牌片）2毫米，如当归身。斜片1~2毫米，如人参、天麻、黄芪。2~3毫米，如玄参、山药、苏梗（马蹄片）、桑枝、桂枝（瓜子片）、千年健、皂针（柳叶片）。

细丝2~3毫米，如黄柏、桑皮、厚朴、陈皮（2毫米以下），有陈皮一条线之说。

宽丝5~10毫米，如荷叶、淫羊藿、枇杷叶。

8.段（咀、节） 长段为节，长10毫米，如茅根、麻黄。短段为咀，4~5毫米，适用于草类药和形态细长、又易于煎出有效成分的药，如荆芥、薄荷、益母草等，佩兰、白前、徐长卿、细辛。

9.晒，晾干，阴干 这三道工序，就是把切好的湿片，根据药材的自身情况干燥以利于保管和储存。

晒干，将切好的湿片置阳光下，不时翻动，直至干燥，如当归、川芎、白术，含芳香的药，避免暴晒，应低温干燥；如藿香，薄荷，佩兰等。晾干，将切好的湿片，置通风处，使水分缓缓蒸发，直至干燥，如人参、天麻、槟榔。阴干如鹿茸。

一般来说，绝大部分药材，可用晒干法，对于气味芳香，含挥发油或受日光照射易变色、走油、泛糖，以及含黏质较重的药材，不宜暴晒，应采取低温干燥，如槟榔见日光变红色，红参、天麻、鹿茸都不易见日光。

（二）常用药材切制规程

红参 除去芦头，置笼内加热蒸软，切1毫米斜片压平、晾干。

大黄 除去杂质，大小分档，浸泡3~4成透捞出，闷润至透，切2~3毫米片晾干。

山药 除去杂质，大小分档，浸泡7成透，闷润至透，切2~3毫米片，及时晒干。

川芎　除去杂质，大小分档，用清水洗净，再浸泡5~6成透，反复晾晒，闷润至透，找花切2毫米以下片晒干。

天冬　除去杂质，大小分档，用清水洗净，润透，晾至软硬适度切3~4毫米咀，晒干。

天花粉　除去杂质，大小分档，浸泡5~6成透，闷润至透，切2毫米片晒干。

天麻　除去杂质，用清水洗净，置笼内蒸软，及时切1毫米片晾干。

怀牛膝　除去杂质、洗净、润透、去芦头，切4~6毫米咀，晒干。

玉竹　除去杂质，洗净，润透切4毫米咀，晒干。

沙参　除去杂质及芦头，清水洗净，略润，切4~5毫米咀，晾晒干。

白术　除去杂质，大小分档，洗净，再浸泡3~4成透，闷润至透，找直片的最大片（云字头），切3毫米片晒干。

白芷　除去杂质，大小分档，洗净，浸泡4~5成透，润透，切2~3毫米片，低温干燥。

玄参　去净杂质及芦头，大小分档，洗净，置笼内蒸至内无生心，切2毫米片晒干。

生地　除去杂质，大小分档，用清水浸泡至表皮皱纹胀起，洗净捞出，闷润至透，切2~3毫米片晒干。

粉防己　去净杂质，大小分档，浸泡4~5成透，润透，稍晾再润至内外湿度均匀，切2~3毫米片，晒干。

赤芍　去净杂质，大小分档，用清水洗净，再浸泡4~5成透，闷润至透，软硬适宜，切2毫米以下片，晒干。

羌活　除去杂质，洗净，润透，切2~3毫米片，晒干。

板蓝根　去残茎有杂质，洗净，润透，切2毫米以下片，晒干。

党参　去芦头及杂质，稍洗，润透，切4~5毫米咀，晒干（可根据干湿亦可干切）。

知母　除去杂质洗净，润透，晾挺身，切2毫米以下片晒干。

泽泻　去净杂质，大小分档，浸泡6~7成透，反复闷润晾晒，润至内外适宜，湿度均匀，切2~3毫米片，晒干。

桔梗　去净杂质，洗净润透，切2毫米以下片，晒干。

黄精　挑净杂质，洗净稍润，切4毫米咀，晒干。

葛根　挑净杂质，洗净润透，切6毫米×6毫米方咀，晒干。

瓜蒌　除去杂质及果柄，洗净，置笼内蒸软，压扁，切2毫米片（破仁）晾干。

瓜蒌皮　去净杂质洗净，置笼内蒸软，舒展平整，打叠成把，切2毫米细丝，晾干。

锁阳　去净杂质，洗净，略浸，润透，切2毫米片晒干。

肉苁蓉　挑净杂质，大小分档，洗净，再略浸泡，润透，切2毫米片晒干。

香橼　挑净杂质，洗净，润透，切4毫米×4毫米方咀，晒干。

陈皮　除去杂质，洗净，稍润，舒展平正，打叠成把，切2毫米以下丝晒干。

杜仲　去净杂质，刮去残留粗皮，干切成2厘米宽细条。

木灵芝　去净杂质及木屑，干切成2~3毫米片。

丹皮　去净杂质，洗净，润透，切2毫米以下片，晒干。

鹿茸　将鹿茸用白布条缠紧，自锯口处小孔，不断灌入热白酒，润透，切1毫米片，压平阴干。用白酒约50%。

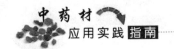

地龙　去净杂质，堆放整齐，均匀喷淋清水，稍润，切5毫米咀晒干。

鹿角　将鹿角锯成长段，置沸水中煮，水掌握似开非开的程度，起到开水润的作用，趁热切2毫米片晒干。

荷叶　除去杂质，干切3毫米丝。

刺猬皮　去净头、足及不带刺的皮，滑石粉烫至黄色，切成方块，筛去余粉。

橘红　去净杂质，清水洗净，润透，切2~3毫米丝片晒干。

莪术　挑净杂质，锅内添适量清水烧开，加入20%米醋，入莪术，醋水漫过3厘米为宜，文火煮制，保持开锅，不断翻动，煮至大个内无生心，醋水吸尽，取出，晾至软硬适宜，切2~3毫米片，晒干。

三棱　除去杂质，大小分档，浸泡6~7成透捞出，闷润至透，切2毫米片晒干。

干姜　除去杂质，用清水浸泡4~5成透捞出，闷润至透，切2~3毫米片晒干。

北豆根　除去杂质，浸泡6~7成透，闷润至透，切2毫米片晒干。

穿山龙　去净杂质及残茎，浸泡6~7成透，闷润至透，切2毫米片晒干。

千年健　去净杂质，浸泡4~5成透，闷润至透，切2毫米片，晒干。

川乌　去净杂质，大小分档，用清水浸泡至内无干心，每天换水2~3次，取出。置锅内加清水煮沸4~6小时，取个大及实心者，切开无白心，口尝微有麻舌感，出锅，晾至6成干，切2毫米片晒干。

川牛膝　去杂质及芦头，洗净，浸泡4~5成透，再置笼内蒸软，趁热切2毫米片，晒干。

木香　去杂质，大小分档，浸泡5~6成透，闷润至透，切2~3毫米片晒干。

天南星　去净杂质，大小分档，用清水浸泡，每日换水2~3次，如起白沫时，换水后加白矾（每100 kg加白矾2 kg）泡一日后，再进行换水，至切开口尝微有麻舌感时，取出，将生姜片、白矾粉置锅内，加适量清水煮沸后，倒入漂制的南星，煮至大个内无干心时出锅，除去生姜片，晾至6成干，再润至内外湿度均匀，软硬适宜，切2毫米片晒干。每100 kg南星，用生姜、白矾各12.5 kg。

红茜草　去净杂质，用清水洗净，润透，切2~3毫米片，晒干。

灵仙　去净杂质，略泡，闷润至透，切2~3毫米咀片，晒干。

重楼　去净杂质，大小分档，浸泡4~5成透，润透，切2毫米片晒干。

独活　去净杂质及泛油变黑者，大小分档，清水洗净，切2毫米片晒干。

前胡　去净杂质及残茎，用清水洗净，润透，切2毫米以下片晒干。

秦艽　去净杂质，清水洗净，润透，切2~3毫米片，晒干。

柴胡　去净杂质及残茎，洗净、略浸、润透，切2~3毫米片，晒干。

射干　除去杂质，浸泡5~6成透，闷润至透，切2毫米以下片，晒干。

徐长卿　除去杂质，清水洗净，略润，切3~4毫米咀片，阴干或低温干燥。

黄芩　除去杂质，大小分档，置沸水中约炸10分钟，手握稍软（吃水约占横断面的1/3时捞出）趁热闷润至透，及时切2毫米片晒干。

黄连　除去杂质及须根，洗净，润透，切2毫米片晒干。

麻黄根　去净杂质及残茎，清水洗净，润透，切2毫米片晒干。

川断　去杂质及残茎，洗净，再泡4成透，闷润至透，切2~3毫米片晒干。

紫菀　去净杂质及残茎，用宽水洗净，稍润，切2~3毫米片，晒干。

升麻　除去杂质，清水洗净，再浸泡3~4成透，闷润至透，切2~3毫米片，晒干。

丹参　去净杂质及残茎，洗净润透，切2毫米以下片，及时晒干，以免变色。

甘松　除去杂质，清水喷淋，使之受潮，切 3 毫米咀片，晒干。

甘草　去净杂质及芦头，浸泡 3~4 成透，闷润至透，切 2~3 毫米片，晒干。

龙胆草　去净杂质，清水喷淋均匀，稍润，切 2~3 毫米片，晒干。

白芨　去净杂质，大小分档，洗净，浸泡 6~7 成透，闷润至透，切 2 毫米片，晒干。

白头翁　除去杂质，清水洗净，闷润至透，切 2~3 毫米片，晒干。

白前　除去残茎及杂质，清水洗净，润透切 2~3 毫米片，晒干。

白薇　除去芦头及杂质，清水洗净，润透，切 2~3 毫米片，晒干。

地榆　除去残茎及杂质，洗净，再泡 4~5 成透，润透，切 2~3 毫米片，晒干。

百部　除去残茎及杂质，洗净，润透，切 2~3 毫米片，晒干。

当归　除去杂质，清水洗净，润透，晾至内外湿度一致，切 1~2 毫米片，晒干。

防风　除去残茎及杂质，洗净，润透，切 2 毫米片，晒干。

苍术　除去残茎及杂质，洗净，略泡，润透，切 2~3 毫米片，晒干。

芦根　洗净泥土，除去残茎及须根，切 10 毫米段片，晒干。

虎杖　去净杂质，浸泡 7~8 成透，闷润至透，切 2~3 毫米片晒干。

石斛　除去须根及杂质，洗净，稍润，切 4 毫米段片，晒干。

仙鹤草　去净杂质及残茎，洗净，略润，切 2~3 毫米咀片，晒干。

白花蛇舌草　除去杂质及泥土，喷淋清水稍润，切 2~3 毫米咀，晒干。

半边莲　去净杂质，清水洗净，沥去水，切 2~3 毫米咀，晒干。

旱莲草　除去残茎，泥沙及杂质，洗净，稍润，切 2~3 毫米咀，晒干。

伸筋草　除去杂质，洗净，稍润，切 2~3 毫米咀，晒干。

地丁　除去杂质，喷淋清水，稍润，切 2~3 毫米咀，晒干。

败酱草　去净杂质，洗净，稍润，切 2~3 毫米咀，晒干。

佩兰　去净杂质，清水洗净，沥去水，切 2~3 毫米咀，晒干。

金钱草　去净杂质，清水洗净，切 2~3 毫米咀，晒干。

鱼腥草　除去杂质，清水洗净，沥去水，切 2~3 毫米咀，晒干。

泽兰　除去杂质及根，喷淋清水，稍润，切 2~3 毫米咀，晒干。

细辛　除去杂质及泥土，喷淋清水，稍润，切 2~3 毫米咀，晒干。

荆芥　去残茎及杂质，清水洗净，稍润，切 2~3 毫米咀，晒干。

谷精草　去净杂质及叶鞘，筛去灰屑，晾干。

鸡冠花　去净杂质及残留的茎叶，干切成 2~3 毫米段，筛去灰屑。

土荆皮　去净杂质，洗净，润透，切 2 毫米丝片，晒干。

白鲜皮　去净杂质，清水洗净，润透，切 2~3 毫米片，晒干。

合欢皮　去净杂质，洗净，略泡，润透，切 3 毫米丝片，晒干。

厚朴　去净杂质，刮去粗皮，洗净，润透，切 2~3 毫米丝片，晒干。

秦皮　去净杂质，洗净，略泡，润透，切 3 毫米丝片，晒干。

海桐皮　除去杂质，浸泡 6~7 成透，润透，切 3 毫米丝片，晒干。

黄柏　除去杂质，清水洗净，润透，切 3 毫米丝片，晒干。

椿皮　除去杂质，刮去残留的粗皮，稍泡，润透，切 3 毫米丝，晒干。

天仙藤　去净杂质，略泡，润透，切 3 毫米咀，晒干。

石楠藤　去净杂质，洗净，润透，切 3 毫米咀，晒干。

竹茹　去净硬竹皮及杂质，切 3 毫米段。

桑白皮　去净杂质，清水洗净，润透，切 2~3 毫米丝，晒干。

忍冬藤　去净杂质，洗净，稍浸，润透，切 2~3 毫米咀，晒干。

鸡血藤　去净杂质，浸泡 4~5 成透，闷浸至透，切 2~3 毫米片，晒干。

漏芦　去净杂质，洗净，润透，切 2~3 毫米片，晒干。

莲房　除去残柄，刷去灰屑，干切小块。

藁本　去残茎及杂质，清水洗净，再喷淋清水润透，切 2~3 毫米片，晒干。

木瓜　去杂质，洗净，置笼内蒸透，及时切 2 毫米片，晾晒干。

预知子　去净杂质，清水洗净，闷润适宜，切 3 毫米片，晒干。

大蓟　去净杂质，清水洗净，稍润，切 3 毫米咀，晒干。

藿香　去净杂质，抖掉叶另放，将茎浸泡 3~5 成透，润透，切 2~3 毫米片，晒干再将叶搓碎与茎拌匀。

小蓟　去净杂质，洗净，稍润，切 2~3 毫米咀，晒干。

马齿苋　去净杂质，洗净，稍润，切 2~3 毫米咀，晒干。

马鞭草　去净杂质及残梗，洗净、稍润，切 3 毫米咀，晒干。

木贼草　去掉残茎及杂质，洗净，稍润，切 3~4 毫米咀，晒干。

车前草　除去杂质，洗净，稍润，切 3 毫米咀，晒干。

石苇　除去杂质，洗净，稍润，切 3 毫米丝片，晒干。

一见喜　除去杂质，洗净，稍润，切 2~3 毫米咀，晒干。

透骨草　除去残茎及杂质，洗净，稍润，切 2~3 毫米咀，晒干。

益母草　除净残梗及杂质，洗净，润透，切 2~3 毫米咀，晒干。

麻黄　除去杂质，去净残留的根，干切 3 毫米咀，亦可清水洗净，及时切 3 毫米咀，晾干。

竹叶　去净杂质，除净残茎，清水洗净，切 3 毫米咀，晒干。

公英　除去杂质，洗净，沥去水，稍晾，切 2~3 毫米咀，晒干。

薄荷　除去老梗及杂质，将叶抖下另放，茎清水洗净，稍润，切 2~3 毫米咀，晾干，再将叶搓碎掺匀。

瞿麦　除去残茎及杂质，洗净，润透，切 2~3 毫米咀，晒干。

翻白草　去净杂质，洗净，稍润，切 2~3 毫米咀，晒干。

紫苏　去杂质及老梗，洗净，稍润，切 2~3 毫米咀，晒干。

鹅不食草　去净杂质及泥土，喷淋清水，稍润，切 2~3 毫米咀，晒干。

豨莶草　去净杂质，将叶抖下另放，将茎洗净润透，与叶一起切 2~3 毫米咀，晒干。

鹿衔草　去净杂质，洗净，稍润，切 2~3 毫米咀。晒干。

络石藤　去净杂质，略泡，洗净，润透，切 2~3 毫米片，晒干。

狗脊　去杂质及绒毛，略泡，闷润至透，切 2~3 毫米片晾干。

贯众　去杂质及残留的须根，洗净，略泡，润透，切 2~3 毫米片，晒干。

狼毒　去净杂质，洗净，稍润，切 2~3 毫米片，晒干。

青皮　去杂质，洗净，略泡，闷润至透，切 2 毫米片，晒干。

枳实　去杂质，洗净，略泡，闷润至透，切 2 毫米以下片，晒干。

瓦松　去净杂质，洗净，略润，切2~3毫米片，晒干。

龙葵　去杂质及泥土，洗净，稍润，切2~3毫米咀，晒干。

地锦草　除去杂质，清水喷淋，稍润，切2~3毫米咀，晒干。

郁金　去净杂质，锅内添适量清水烧开，加入20%米醋，投入净选郁金，以醋水浸过3厘米为宜，文火煮制，保持开锅，不时翻动，煮至大个内无生心，醋液吸尽，出锅，晾至适宜，切2毫米片，晒干。

延胡索　除去杂质，锅内添适量水烧开，加入20%米醋，投入净选延胡索，以醋水浸过3厘米为宜，文火煮制，保持开锅，不时翻动，煮至大个内无生心，醋水吸尽，出锅，晾干软硬适宜，切2毫米片，晒干。

香附　取光香附，去净杂质，锅内添适量水烧开，加入20%米醋，入药，以醋水浸过3厘米为宜，文火煮制，保持开锅，不断翻动，煮至大个内无生心，醋水吸尽，出锅，晾至适宜切制，切2~3毫米片晒干。

地骷髅　去杂质，洗净，润透，切3~4毫米片，晒干。

丝瓜络　去杂质，外皮及种子，切5毫米片。

枳壳　去净杂质，洗净，略泡，挖去瓤，润透，切2毫米压片（扣鼻片）或直片，晾干。

荷梗　去净杂质，洗净，稍润，切5~6毫米片，晒干。

（三）饮片切制中的术语

败片　是指切的不符合规定的片子。

翘片　（又叫木耳片）切的片子皮与中心分离，原因是皮部与木部组织致密程度不同，或因浸泡吸水干燥收缩不均所致，容易出现脱皮的有：郁金，白芍，桂枝，明党参，鹿茸等。

斧头片　切的片子，一边厚，一边薄，形似斧头，为技术不熟练所致。

鱼鳞片　切的片子不光滑，粗糙，形似鱼鳞样小斑，为药材水润不透所致。

炸心　（同掉边）因药材水润不透，外软内硬，药材的皮质部分与内层组织部分分离后，其髓心随刀切时迸桥出来，如郁金，白芍等。

饮片切制规格形状术语：

顶头片（亦称横切片）　所切制的饮片，是药材横断面的全部形态。其操作方法是：将药材在刀床上放平直后再横切，一般分薄片与厚片两种，薄片1~2毫米，多为地下块根及果实类药材，如白附子，天麻，射干，槟榔，萆薢等；厚片2~4毫米，多为质不坚实而松脆，或粉性大的药材，如苍术，泽泻，大黄，天花粉等。

直片　又称骨牌片或直切片，先将药材去头尾切段，再按药材的顺纹纵切，这样的饮片形状肥大美观，纹理细致，并可看到药材的纵切面，便于鉴别药材，但必须手工操作，较费工，如当归身。

斜片　切片时，将浸润的药材与刀口面形成一定的倾斜角度，所切制的饮片，斜片的中心纹理别致，此外，短小的药材，亦可能切成较大的斜片，如玄参、地榆。

马蹄片　又称瓜子片，为斜片的一种，饮片的形状较厚而小，切出的片形似马蹄或瓜子，如红参、桔梗、桑枝、苏梗、藿香梗等。

柳叶片　又称竹叶片，为斜片的一种，饮片的形状薄而长，切出的片子形似柳叶，如千年健、皂针。

鱼子片　一些草木茎类药材，其茎细且药材的性能气分较薄，不宜久煎，一般用纸或荷叶包裹好切细小段，形状似鱼子样，如麻黄，荆芥。

盘香片　将卷筒状的厚朴，顶头横切，切成薄片，干燥后，像圆盘式的蚊香，故称盘香片。

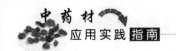

羊耳片　把羊耳厚朴，切成羊耳形状，故称羊耳片。

（四）药材浸泡切制操作术语

分档　将所切制的药材，按其大小长短，粗细厚薄，分别整理好，便于洗泡，故称分档。

发泡　质地疏松而体轻的药材，经洗润后，因吸收水分大，使药材松泡，俗称发泡，切片时易粘刀，且药材有效成分损失亦多。

伤水　药材在洗润过程中，泡润时间过长，吸水过多，切出的饮片质量差，这种润药不合要求的操作方法，俗称伤水。

破花　川芎切制时，必须注意将其表面凹凸出的茎痕或根痕切进去，这样操作方法，称作破花刀，这样做不至于碎片多，以减少药材的损耗，切出来的片子大而美观，故有蝴蝶片之称。

抢水切　一些全草或芳香性的药材质软，只能挑净杂质后，在水中快洗及时切片，这样操作方法，称抢水切，如蒲公英，细辛。

个子活　将药材选净整理后，一个个放在刀床上切，称个子活，如青皮，枳壳，大黄等。

把子活　将药材一根根整理好，并用手控住，一把把地往刀床上推送切片，称把子活，如黄芪，甘草。

封刀丹皮　丹皮切制传统经验，认为宜在冬季腊月间严冬季节进行切制，因为这时候风向多西北风，气候干燥，切出来的丹皮片，经风吹干，里层及横断面多呈明亮细星点（为针状结晶牡丹酚），颜色粉白（俗称起粉），气味香浓，饮片质量比其他季节切制佳。这时年关将近，准备过年，所以叫封刀丹皮。

三分切工七分润工　中药材有松有密，有硬有软，一般要经过洗、泡、闷、润四道工序，使药材软化，方好切制。洗、泡、闷、润这项工作十分重要，技术性强，润的太软，粘刀，切片易变形，晒干易翘片，润的不透太硬，则切制困难，切片易碎，且易伤刀刃，润药适中，切出的片子质量好，工效快，故有三分切工七分润工之说。

四、挑选加工

挑选加工，是很重要的一道工序，绝大部分药材都必须经过挑选，才能配方应用。切药必须有刀前挑选加工；炒制必须有炒前挑选加工和炒后挑选加工，装斗必须有斗前挑选加工，饮片的干净与否和挑选加工有直接关系。

挑选加工，是一项技术性很强的工作，要学会哪些药该如何挑选加工，有什么方法加工；哪些药该筛，该用几号筛；哪些药该箩，该用几号箩；哪些药该簸，如何簸法；哪些药该淘洗，如何淘洗……都必须学会，工作熟练，都必须按要求进行挑选加工，要做到挑选加工依法，筛的恰当，箩的合理，簸的得法，既提高工效，又降低损耗，既保证饮片质量，又不浪费药材，达到饮片无土，无草，无杂质的标准。

（一）挑选加工的方法

挑选加工的方法：我归纳为十二法：即：筛、簸、箩、挑、淘洗、劈剁、砸、揉团、搓碎、刮毛、碾压、粉碎。

常用筛有五种。

一号筛（菊花筛）　孔眼内径为16~20毫米，如筛菊花，桑叶。

二号筛（元胡筛）　孔眼内径为10毫米，如筛元胡，连壳。

三号筛（中眼筛） 孔眼内径为 5 毫米，如筛香附，半夏。

四号筛（紧眼筛） 孔眼内径为 3 毫米，如筛芡实，薏米。

五号筛（小紧眼筛） 孔眼内径为 2 毫米，如筛莱菔子，王不留行。

加工不同的药，选用不同的筛，选用筛眼大小要恰当，如加工菊花选用一号筛，筛子下面的用簸或笸去掉杂质灰屑，筛子上面的挑去枝柄及杂质，碎药掺匀。加工连壳，可选用二号筛，筛子下面是连壳心，视情况可留用部分，筛子上面挑去枝柄及杂质。麸炒的药，筛去麸皮用四号筛，如麸皮中含有碎药，再簸去皮留药，如炒薏米，芡实。

常用笸的型号：50 目至 70 目三种。一般常用 50 目与 60 目两种。笸药应掌握的原则是：笸去灰屑，不能笸去刀口末。

1. 筛 选筛眼大小要恰当，如加工川芎或白术，应选用 2 号筛，加工黄芩选用 3 号筛，筛子上面的，挑或簸，去净杂质，筛子下面碎片，笸去灰屑，去净杂质，看一下碎片多少，在分装时合理均匀分摊入大片药内，避免了碎整不匀的现象，而门市店在装斗时，大片在下，碎片在上，合理调配出去，防止了光剩下碎片无法出售，加大损耗浪费药材的现象。

2. 簸 簸含有一定的技术性，要虚心学习，才能做到簸的得法，得心应手，该用簸箕的药，就用簸法，药质重杂质轻，就去杂质，如黄芩、草果仁等，药体轻而杂质重（含石块、土块）就簸出药，如蝉蜕、碎菊花等，视情况定。一般说来，根块药或大片类药，多用簸法，如黄芪、荔枝核等。

3. 笸 选笸粗细要合理，一般说来，质轻或细小种子类药，多用笸，如车前子，草，花药等，笸药一定要笸透，灰屑才能笸干净。

4. 挑 饮片经过筛、簸、笸后，杂质仍去不干净，就用挑法去净杂质，其实，挑是筛、簸、笸的最后一道工序，绝大部分药都必经过筛、簸、笸、挑这四道工序。

5. 淘洗 虽然都是用水，其意义不同。药含土或不净就用洗法，如大枣、冬瓜皮、蝉蜕等，药内含土、沙就用淘洗，如菟丝子。

6. 劈剁 沉香、檀香、苏木、降香、松节必须劈成细条，金樱子必须劈开去心，阿胶必须剁成小方块，便于煲阿胶珠。

7. 砸 壳子必须砸开扒去核，大腹皮必须砸裂撕开去净杂质，矿石、贝壳类药，必须砸成小块，便于粉碎，如石膏、牡蛎等。

8. 揉团 竹茹必须抽去竹筋，揉团成大小不等圆珠形状，不能揉团得太紧，也不能太松，利于煎煮，药材经打包储存码垛，容易挤压成块，如蒲黄、金银花、艾叶等，必须加工揉开结块。

9. 搓碎 芥穗、桑叶、苏叶、茵陈、旋覆花必须搓碎，鸡内金也必须搓碎，方能炒制。

10. 碾压 草果、益智炒后碾压去皮取净仁，蒺藜、苍耳子炒后碾压去刺，大腹皮碾压撕开去净杂质。

11. 粉碎 矿石、贝壳类药生品粉碎，过 40 目或 50 目笸，煅品粉碎，过 50 目或 60 目笸即得。

（二）饮片常用品种挑选加工规程

1. 本规程所列 61 种，是传统挑选加工方法，其他品种按照传统，结合实际，灵活创新，以多快好省，纯净饮片，提高产量，保证质量，降低损耗为目的。

2. 挑选加工，要结合饮片自身情况，采取筛、簸、笸并用，要做到筛的恰当，簸的得法，笸的合理。笸的粗细目、筛子大小眼，因药而定，做到既纯净饮片，又降低损耗的要求。

3. 片子类药，挑选时，结合了片子自身情况，选用恰当筛子，筛出碎片，大片用簸、挑法去净

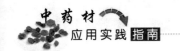

杂质，碎片箩去灰屑，挑净杂质，大片与碎片分别堆放，在分装时，根据碎片多少，均匀分在大片内，防止大小片分装不均。

4. 果实类药，在加工时，着重挑净杂质，箩去灰屑，达到纯净要求。

5. 草、叶、花及其他类药，在加工时，挑净杂质，箩去灰屑，个别切的过长的剪短，大个砸小，使之均匀、整齐、纯净。

6. 贝壳、矿石类药，在粉碎前刷或洗净泥土，去净杂质，粉碎不要太细，生品以40目（牡蛎、石膏），50目（赭石、磁石）为宜，煅品以50目（牡蛎、瓦楞子、磁石），60目（龙骨、石膏）。

净蝉蜕 将蝉蜕洗净晒干，挑净杂质，用2号筛搓碎，箩去灰屑，如有土石块，用簸法去净即得。

诃子肉 将诃子用清水浸泡2小时左右，倒去水，用湿布盖严闷着，用锤头将诃子砸开，扒皮去核，随闷随砸随扒随晒，上午生产，下午晒干。

冬瓜皮 用清水洗净，晒干，挑去杂质及霉变的，过长的剪短，剪去瓜柄即得。

大红枣 用清水洗净，晒干，挑净杂质，去净霉烂枣即得。

猫爪草 用清水洗净，晒干，再簸去杂质即得。

金樱子肉 将金樱子浸泡闷软，用刀一切两瓣，挖去子核绒毛晒干。如进货是金樱子肉，挖净残核即得。

菟丝子 用清水淘洗干净，去净土沙，晒干，再去净杂质，用时清炒，箩去灰屑。

桑叶 挑净杂质及老母叶，用2号筛搓碎筛下，去除叶柄，箩去灰屑即得。

苏叶 挑净杂质及霉变叶，用2号筛搓碎筛下，去除叶柄，箩去灰屑即得。

茵陈 挑净杂质，用2号筛搓碎筛下，除去残根，箩去灰屑，去净沙土即得。如进货为打碎茵陈，就再挑净杂质，箩去灰屑，去净沙土即得。

大腹毛 挑净杂质，用碾压开或锤头砸开，用手撕成腹毛，去净杂质即得。

旋覆花 挑净杂质，用2号筛搓碎筛下，去净花柄及花托，箩去灰屑即得。

藕节咀 用清水洗净，稍晾，用刀剁去须毛，再剁成方咀（一个切4瓣），晒干。

卷柏 将卷柏掰成片状小瓣，去净沙土，箩去灰屑即得。

苦参片 簸净杂质，片过大的剪小，达到片子均匀即得。

茅根咀 挑净杂质，簸去浮皮，长咀剪断，达到咀子均匀即得。

芦根咀 挑净杂质，簸去须根，长咀剪短，达到咀片均匀即得。

麻黄根 簸去杂质，除去残留的麻黄茎，箩去灰屑即得。

连翘 青翘，筛去连翘心，挑净杂质及枝棒，再将连翘心箩去灰屑，挑净杂质，适当掺入连翘当中一点，多余弃去。

老翘 筛去翘心，挑净杂质及枝棒，再将翘心箩去灰屑，挑净杂质，适当掺入连翘当中一点，多余弃去。

莲房 剪去果柄，擦净浮土，一个剪四瓣即得。

夏枯头 挑净杂质及霉变的，剪去柄枝，箩去灰屑，取净夏枯头。

小通草咀 将通草棍掰成一寸左右咀，剪去变色黑头的即得。

灯芯 去杂质，掰成一寸左右段即得。

艾叶 去杂质揉开结块，抽筋，取净叶。

竹茹 将竹筋抽净，除去杂质，揉团成大小不等的圆球，既不能太紧，也不能太松，利于煎药。

金银花　揉开结块，挑净杂质，筛下碎花，笺去灰屑，均匀掺入。

菊花　挑净杂质及花梗，筛出碎花，笺去灰屑，均匀掺入。

红花　挑净杂质及花壳，笺去灰屑，去净沙土及变色的。

辛夷　除去杂质，剪去花柄即得。

冬花　簸去杂质，挑净土块，剪掉过长花梗，含花梗越少越好。

鸡冠花　挑净杂质，笺去灰屑，剪去花梗，大芪剪成方块即得。

合欢花　挑净杂质笺去灰屑，去掉硬长花梗即得。

侧柏叶　挑净杂质及枝棒，大片搓碎，笺去灰屑即得。

地骨皮　挑净杂质及木骨，过大的掰开，笺去灰屑即得。

桑白皮　挑净杂质，过长片与连刀片剪断，筛出碎片，笺去灰屑，将碎片均匀分摊在大片内。

昆布咀　用清水洗去盐霜，晒干，挑净杂质，大片剪小，去净沙石块即得。

海藻咀　用宽水洗净，沉淀沙石块，捞出晒一下，挑净杂质，过长的及连刀片剪断即得。

茯神木　挑净杂质及残留的茯苓，大块木剁成小块，笺去灰屑即得。

茯苓皮　挑净杂质及霉变苓皮，挑去残留的苓块，大片皮剪小，笺去灰屑。

马勃　去净杂质，大个剪成小块即得。

海螵蛸　挑净杂质及残留脱掉的破硬皮，大片剁成小块，笺去灰屑。

凤凰衣　挑净杂质及残留蛋壳，笺去灰屑。

牡蛎粉　将牡蛎用清水洗刷干净，晒干，粉碎过40目笺即得。

瓦楞子粉　将瓦楞子用清水洗刷干净，晒干，粉碎过40目笺即得。

石膏粉　将石膏刷去泥土，除去夹石，粉碎，过40目笺即得。

海浮石粉　刷去泥土，粉碎，过40目笺。

龙骨粉　挑净杂质，粉碎过50目笺。

磁石粉　刷去泥土，粉碎过50目筛。

赭石粉　刷去泥土，粉碎过50目笺。

紫石英粉　去净杂质，粉碎过50目笺。

珍珠母粉　去净杂质，粉碎过40目笺。

海蛤壳粉　去净杂质，粉碎过40目笺。

石决明粉　用清水洗刷干净，晒干，粉碎过40目笺即得。

沉香　用刀劈成寸许长细条。

檀香　用刀劈成寸许长细条。

降香　刨成降香花或劈成寸许长细条。

苏木　刨成苏木花或劈成细条。

松节　用刀劈成寸许长细条。

补骨脂　挑净杂质，揉开结块，挑去霉变的，笺去灰屑。

红灯笼　挑净杂质，去掉霉变的，剪去长果柄，笺去灰屑。

路路通　簸去杂质，去掉霉变的，剪去把柄即得。

柿蒂　挑净杂质，如太脏，用清水洗干净，长柄剪去，除去霉变的。

玉米须　挑净杂质，剪成寸长段，笺去灰屑即得。

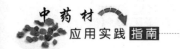

功劳叶　用石碾将刺压扁（以不扎手为度）挑净杂质，剪成段，筹去灰屑。

蜂房　去杂质，剪成方块，筹去灰屑。

石榴皮　将石榴皮浸泡水中，用小刀或剪子挖去皮内残留果核及杂质，除去霉烂部分，内外洗净，晒干，再剪去果柄，掰成小块即得。

（三）炮制药歌

芫花本利水，非醋不能通。绿豆解百毒，带壳不见功。草果消膨胀，连壳反胀胸。黑丑生利水，远志苗毒逢。蒲黄生通血，熟补血运通。地榆医血药，连梢不住血。陈皮专理气，留白补胃中。附子救阴证，生用走皮风。草乌解风痹，生用使人蒙。人言烧煅用，诸石火煅红。入醋堪研末，制度必须工。川芎炒去油，生用痹病攻，炮制当依计，方能夺化工。乌药麦冬巴戟天，莲子远志五般全。并宜剔去心方妙，否则令人烦躁添。厚朴猪苓与茯苓，桑皮更有外皮生。四般最忌连皮用，去净方能不耗神。益智麻仁松柏子仁，更加草果四般论，并宜去壳方为效，不去令人心痞增。知母桑皮天麦门，首乌生熟地黄分，偏宜竹片铜刀切，铁器临之便不驯。四物加味汤炮之，苍术半夏与陈皮。更宜酒洗亦三味，苁蓉芍药及当归。

（四）药性阴阳论

夫药有寒热温凉之性，酸苦辛咸甘淡之味，升降浮沉之能，厚薄轻重之用，或气一而味殊，或味同而异，合而言之不可混用，分而言之各有所能。

温热属阳，寒凉属阴，升浮属阳，沉降属阴，辛甘发散为阳，酸苦咸涌泄为阴，气为阳，气厚为阳中之阳，气薄为阳中之阴，薄则发泄，厚则发热。味为阴，味厚为阴中之阴，味薄为阴中之阳，薄则疏通，厚则滋泄，升降浮沉之辨，豁然贯通，始可以言医而司人命矣。人徒知药之神者，乃用药者之力也，人徒知辨真伪识药之为难，殊不知分阴阳用药之为尤其难也。

第三章　中药饮片调剂

一、中药调剂的目的和意义

中药调剂，按照处方的内容要求调配成汤剂或根据处方的要求调配成汤剂或根据处方的要求配制成其他剂型，如水丸，蜜丸，药面等。

中药调剂是祖国医学的主要组成部分，具有灵活针对病情对症用药的特点。根据地区的不同，患者病情的改变，医生用药的各异和炮制要求的不一，在调配处方时，会遇到各种问题，如药物名称，有一药多名或同名异药，稍不注意易发生差错。中药不同于其他商品，它是用来治病的，为此必须确保调配质量，不但剂量要准，而且处方写生付生，写制付制。反之，则会影响疗效。同时，调剂内容比较广泛，除操作技术之外，它与中医、中药、炮制、方剂，制剂等其他学科的关系极为密切，如调剂中的药材品种，质量与药性，就涉及中药知识、加工炮制、问病给药、方剂组成；配伍禁忌，则要联系到中医基本理论知识。了解膏丹丸散等中成药的处方内容工艺、适应证，又涉及到中药制剂学。因此，中药调剂是有关各门学科专业知识的综合，内容极为丰富，一名合格的调剂人员，是中药零售各方面专业知识最丰富的技术人员，因此，必须认真刻苦学习和掌握这门学科，才能更好地做好调剂工作。

学习中药调剂，必须结合中医和中药基本理论知识，并通过理论结合实践，才能较快地掌握有关知识和操作技能，正确指导中药调剂工作的进行，这就叫理论联系实际。为人民的保健事业做出应有的贡献。

二、中药调剂的基本知识

中药调剂主要是调配处方，学习研究药方多方面的内容，是调剂人员必须具备的基本知识，掌握处方药的通用名称及其应付规定与调配处方的关系更为密切。由于中药源远流长，品种繁多，而且药物的使用又有生、炒、制、煨、煅等不同要求，这就要求调剂人员必须熟悉药品通用名称，常见异名，加工炮制，配伍禁忌，应付规定，才能适应工作。又因医生处方用药，既有组成原则，又有灵活的变化，所以在调配处方中，会遇到各种问题，如处方药物的组成，用量，毒性中药以及配伍禁忌的使用是否正确等等，这就要运用中医药基本理论，来分析处方内容，发现问题，与顾客说明原因或及时与医生取得联系，不能潦草从事，一推了之，这就叫收方先审方。

为什么收方必先审方呢？编者认为有以下好处：①看处方有无缺品短味；是否有书写不清，字迹潦草，难以辨认的品味；是否有重复药味，剂量模糊或漏掉剂量；有无剧毒药，超量药或笔误等等。剧毒药，超量药下面医生是否签字，如细辛、川乌、草乌等。②审查处方有无相反、相畏及禁忌的药物。

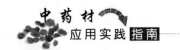

如常遇到的有半夏与附子并用,党参与五灵脂并用等,如见之,向顾客说明。③审查处方有无毒麻药品,购买毒麻药品,必须严格执行毒麻药品管理规定,不符合规定,应向顾客耐心解释。④委托加工丸散,应审查处方中所用药物的性质及重量是否能配制,如含油脂,糖分,纤维性强的药,如大腹皮,竹茹,黑芝麻,冬瓜仁,桃仁,生地,熟地等等,损耗大的当面解释清楚,以免承诺后不能配置或损耗过大,影响顾客用药。

总之,看方犹看律,意在精详,审阅处方,要精心、细心,计价要准确,发现问题,耐心解释,说明原因,决不能草率从事,一推了之。

三、药方概述

凡是写有药名、数量的各种书面文件,都可成为药方或处方,药方的类型很多,可分为经方、时方、法定处方,协定处方,秘方,单方,验方以及临床处方。

经方,是指《内经》《伤寒论》《金匮要略》等书记载的方剂,其中大多数方剂,组织严谨,疗效确切,经长期临床实践沿用至今,如桂枝汤,麻黄汤等。

时方,是指经方以后,医家所载的方剂,如少腹逐瘀汤。

法定处方,是指国家颁布的药典,所收载的处方,它具有法律的约束力。

协定处方,是指医院根据经常性医疗需要,与医生协商制定的处方。

秘方,是指私有观念支配下,不外传而具有一定疗效的成方或单方,如济南段店回生堂的五煅丹等。

单方或验方,单方是 1~2 味药的处方,验方是民间流传的方,另外还有神方。

临床处方,是指医生为病人诊断后开的处方,调剂多为此方。

（一）药方内容的分析

中医治病,以内科疾病较多,其次是妇、儿、伤、外科,而在处方用药时,有的以"经方"为基础,结合病症加减组成,多数是运用自己的实践经验书写处方,即"临床处方",因此,在方剂的组成方面,各有其特点,但总体上不外是君、臣、佐、使,或叫主、辅、佐、使,四部分的药物配伍为法则。主药是治疗主症而起主要作用的药物,辅药是协助或加强主药功效的药物,佐药是协助主药治疗某些次要症状或对主药的偏烈之性起制约作用的药物,使药即引经药或起调和作用的药物。熟悉方剂组成的法则及配伍关系,并具有一定的医药知识,了解一些固定成方,都是调剂人员不可缺少的。因此,必须熟背汤头歌和方剂学。

（二）处方中常用术语

中药绝大部分以两个字命名的如白芍,处方中常见三个字的药名,第一个字,一般是指质量或炮制而言的,如酒白芍或杭白芍,是要求酒炒的或杭州产的,医生在处方中为了能简明反映一些药物的产地、规格及加工炮制的要求,常采用些不同的术语,以表达药品的质量,此外,医生在处方药中还常在药名旁加注术语（习称脚注）如先煎、后入、布包、冲服、烊化等,有时在药名后加注符号代表炒制的意思。附加的术语有:

1.要求炮制类　炮制是医生用药的一大特点,是充分发挥药效,无可替代的极为重要的制药技术。为此,医生常在药名前,加注炒、炙、制、炮、煨、煅等,如炒白芍、炙甘草、制何首乌、炮山甲、煨玉果,煅龙骨等。药材的生与制疗效有较大的差异,甚至截然不同,决不能以生代制或生制不分。

2. 要求修治类　修治就是净选,是为了纯净药材,更好地发挥药效,医生常在药名前加净字,如净连翘,净蝉蜕,诃子肉,大腹毛等。

3.要求产地类 药材产地对药效有很大关系,讲究道地药材,医生在药名前加注产地,如宣木瓜,南银花,怀生地,杭白芍,辽沙参,象贝母,茅苍术,口防风等。

4.要求质量类 药材的质量优劣,是治疗效果的关键,医生常在药名前加注要求质量,如粉丹皮,均青皮,黑元参,大熟地,粉赤芍,奎元胡,拣砂仁,全当归等。

5.要求产时类 药材的采集季节与质量有着密切关系,有"迎季是宝,过季是草"、"三月茵陈四月蒿,五月六月当柴烧"之谚语,因此,在处方中常见嫩青蒿,嫩桑枝,细桂枝,霜桑叶等,可见采集季节的重要。

6.要求新陈类 医生在处方药名前加新、鲜、陈的字样,为的是提高药效,新药取其新鲜提高药效,陈的取其陈久缓解其燥性或毒性,如陈皮,鲜荷叶,鲜芦根,鲜石斛,鲜枇杷叶等,有六陈歌:"枳壳陈皮并半夏,茱萸狼毒及麻黄,六般之药宜陈久,入药方知功效良"。

7.要求捣碎药 有些药必须在调配方时,临时用捣筒捣碎,方能煎出药效,决不能整个入药,这叫"囫囵吞枣",影响治疗效果,有"逢子必捣"之说。如砂仁、紫蔻、白蔻、肉蔻、苏子,莱菔子、白芥子等,必须随用随捣,不能提前粉碎好,否则油脂芳香挥发,影响药效。

8.临方药物特殊处理类 这是医生根据药物的特殊性及治疗需要,简明地指出对药物采取不同的处理方法,如先煎、后入、包煎、另煎、烊化、冲服、兑服等。灶心土、铁落花,应另煎取煎液弃渣,用煎液熬药,特殊处理的药物,调剂人员必须掌握这方面知识,有时医生未加脚注,调剂人员也应按照常规进行特殊处理。

9.其他常用术语

(1)遵古炮制 是遵照古人的炮制方法对药材进行加工炮制。现在国家颁布了药典,地方有了炮制规范,有法可依,所以也叫依法炮制。但是,药典与炮制规范,也是遵照传统炮制基础上制定的,所以,仍习惯称遵古炮制。

(2)道地药材 古代受交通不便的制约,形成了好多药材集散地,著名的全国十大药都,即指道地药材。如川贝母,集散地松潘的称松贝,集散地青海的称青贝,集散地打箭炉的为炉贝。再如口防风、口赤芍、口黄芩、口黄芪等,口是指张家口,其实这四味产地内蒙古,这就是从张家口来的,内蒙古地方产的,道地药材一语,意寓其中了。一种药材产自多地,由于受当地自然环境、土壤、水质、气候等多方面制约,同是一种药,就出现了道地与不道地之分,还以防风为例,口防风有蚯蚓头、菊花心、毛刷子之特点,其他产地无此特点;枸杞以宁夏产为道地药材,有个大、色红、肉厚、籽少、味甜之特点;杭芍以浙江杭州产最好,有断面显红色之特点,故有白芍习赤之说;赤芍产自内蒙古多伦地区最好,有色白粉性足之特点,称粉赤芍,故有赤芍习白之说。当然,道地药材的质量与药效,是绝对好于其他产地的,所以中药最讲道地。

(3)饮片 凡供调配处方所应用的中草药称为饮片。具体指原生药材经过挑选、切片、炮制不同加工,便于调配处方煎煮服用。

(4)成药 即膏丹丸散,根据疗效可靠的处方,将药物加工配制,给予命名、标明功能、用法、用量,或不经医生处方,即可直接用于防病治病的药物制剂,称为成药。

(三)处方中常见药名合写类

医生在处方中,时常有两种或两种以上的药名合写在一起,它不是无原则的凑合,而是将疗效基本相同或基本相似或协同作用的药合写在一起,以提高治疗效果。如荆防,即荆芥、防风,龙牡,即龙骨、牡蛎,生熟地或二地,即生地、熟地,羌独活或二活,即羌活、独活,天麦冬或二冬,即天冬、

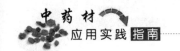

麦冬。还有，知柏，青陈皮，桃红，苍白术，沙白蒺藜、沙丹参，台沙参，桃杏仁，乳没，桑菊，谷麦芽，焦三仙或焦四仙等等。唯有赤白芍，如写各多少，即付赤芍，白芍，不写各多少，就付白芍，因白芍有习赤之说，杭白芍断面为赤色。因此，"白芍习赤，赤芍习白"。

合写药功效举例：

荆防，二药都能祛风解表，二者相较荆芥发汗之力较强，防风祛风之力较好，故凡外感风邪，二者常相须配伍，此外，荆芥能散结消肿，防风能胜湿止痛，又是二药不同点。

羌独活（二活），二药都能祛风胜湿，但羌活气味较烈，发散力强，直上巅顶，横行肢臂，善治上部风邪，而独活气味较淡，性质亦较和缓，长于筋骨之间的风湿，而发散表邪作用不及羌活，若一身疼痛，二活并用。

天麦冬（二冬），均有清热养阴润燥作用，但麦冬甘，微苦，微寒，不仅润肺且能清心养胃，为肺胃养阴之要药，而天冬甘苦而寒，不仅润肺，且能滋肾，为肺肾养阴之要药，其滋养作用，胜于麦冬，因此，肺肾阴伤燥咳咯血症，两药同用更为有效。而胃阴枯竭的燥渴症，多用麦冬而不用天冬。肾亏虚损，潮热遗精等，多用天冬而不用麦冬（麦冬不能入肾）。再则麦冬与人参、五味子同用，能入心生脉，而天冬无此作用（天冬不能入心），此乃归经不同，功用亦稍有差异。

谷麦芽，健胃消食，功用相似，二药之间，亦稍有差异，麦芽消化力强，谷芽和养功胜，故谷芽得术草消食而不耗脾胃之气，术草得谷芽补土而无壅中之患，总的说来，二药皆能启脾进食，实为通补兼司之品，谷芽生用养胃，炒用消食，偏于消谷积，麦芽偏于消米面积，二者可相须并用。

白术与苍术（苍白术），虽同为健脾要药，但白术苦干性缓，补多于散，能止汗，以补脾益气为主，而苍术辛苦性烈，散多于补，能发汗，以燥湿健脾为主，故脾弱虚证，多用白术以健脾，脾湿实证，多用苍术以运脾，若脾虚湿困，欲补运兼施，则二术同用。

青陈皮，本是一物，因老嫩不同，而功效各异，陈皮为已成熟者的果皮，味辛微苦而升浮，偏理脾肺气分，长于行气健胃燥湿化痰，青皮系未成熟的果实，味苦辛芳烈，而性降泄，偏疏肝胆气分，兼能消积化滞，故凡脾失健运，胸腹胀满或痰嗽之症，当用陈皮，而肝气郁结，胸胁疼痛，乳肿疝气之症，则用青皮。但由于肝气为病，每影响及脾（木克土），若肝脾同病或肝胃不和者，二药又常并用。

乳没，均以散瘀止痛为用，因二者气香，香能走窜而善行，故能活血散瘀，利气通络，血行气利则疼痛止，故为止痛专药，惟乳香辛温香润，能于血中行气，兼能舒筋活络，而没药之主治，虽与乳香相仿，但其苦泻力强，行瘀散血，独擅其长，然无伸筋之功，正因为一偏调气，一偏行瘀，故对气血凝滞疼痛之症，二者相伍应用。

（四）毒性中药与禁忌药

有些药物具有剧烈毒性或药性猛烈，副作用大，使用不当或服用过量，能导致中毒甚至死亡，称之为毒性药。

有些药物，由于患者的体质，病症情况不同，或某些特殊原因，因而不宜使用，还有些药物不宜在一张处方中同时使用，称之为禁忌药。

剧毒中药分一、二类，应严格遵照剧毒药管理规定，实行专人，专库（双锁），专账管理，经医院（省、市、区）的红处方和介绍信限量出售，证件保存两年。

限剧药：有些药材，药性猛烈，不宜多用，限制用量，如超量医生必须在药名下签字，如细辛。

有些药，不宜大剂量应用，应在调配时严加注意，如川乌、草乌、附子、南星、半夏、麻黄、五味子、朱砂，以及大热、大寒或含有小毒的药等。

（五）中药配伍

配伍，就是根据治疗需要和药物性能，有选择地将药组合在一起应用。

前人对药物配伍作用总结为七种情况，叫作药性七情，其中，除单行（单用一两味药治病）外其余六方面都是阐述配伍关系。

相须　性能功效相类似的药物，配合应用，可以起到协同作用，增强疗效，如石膏配知母，可以增强清热泻火疗效；大黄配芒硝，增强泻热攻下的作用。

相使　将性能功效有某些共性的药物，配合应用，以一种药物为主，另一种药物为辅，来提高主药疗效，如脾虚水肿，用黄芪配茯苓，可以加强补气健脾利水的作用；风寒咳嗽，麻黄配杏仁，可以提高散寒止咳平喘的疗效。

相畏　一种药物的毒性或副作用，被另一种药物抑制或消除，如半夏畏生姜，远志畏甘草，川乌畏生姜、黑豆等。

相杀　一种药物能消除或减轻另一种药物的毒性或副作用，如狼毒用醋制，吴茱萸用甘草制，绿豆减巴豆毒性，黑豆减川乌毒性。

相恶　两种药物配合应用后，互相牵制而降低疗效。如人参恶莱菔子，一补一消，降低疗效。

相反　两种药物配合应用，能产生毒性或副作用，如甘遂与甘草，半夏与附子等十八反。

上述六项，在应用中可以归纳为四项：①相须、相使的配伍关系，能提高治疗效果，要充分利用。②相畏、相杀的配伍关系，能减低毒性或副作用，在应用剧毒药时，必须选用。③相恶的配伍关系，能使药物功效降低，用时注意。④相反的配伍关系，原则上不能使用，属于配伍禁忌。药物的配伍，是中医用药的特点之一，辨证施治，按照医药理论，根据病情，选择药物加以组合，并确定适当的药量和剂型，即为方剂，方剂是药物配伍的发展。

（六）用药禁忌

药物有防病治病的一面，也有不利于人体的一面，俗语说："是药三分毒"，如寒凉药，虽然能清热，但又易伤阳，寒凉药属阴，"大寒伤阳"。辛热药，虽可祛寒，但又能耗阴，辛热药属阳，"大热伤阴"。滋补药，能扶正，但又可恋邪，"骤补恋邪"。攻伐药。固可祛邪，但又能伤正，"破气伤正"等。因此，要因人、因时、因地，因病制宜，恰当合理用药，特别对药性猛烈或有毒性的药物，用时要尤为慎重和注意。

用药禁忌，内容较多，主要有三个方面，配伍禁忌，妊娠禁忌与服药禁忌。

1. 配伍禁忌　指有些药物相互在一起，能产生毒性或副作用，故前人总结有十八反与十九畏。

十八反歌诀

本草明言十八反，半蒌贝蔹芨攻乌，藻戟芫遂俱战草，诸参辛芍叛藜芦。

注：清半夏，姜半夏，法半夏，瓜蒌，瓜蒌仁，瓜蒌皮，瓜蒌根，川贝母，浙贝母，白蔹，白芨与川乌、草乌、熟附子反海藻；大戟，芫花，甘遂与甘草相反；人参，西洋参，党参，童参，南北沙参，玄参，丹参，明党参，苦参，紫参，细辛，白芍，赤芍与藜芦相反。

注：硫磺畏朴硝，元明粉、水银畏砒霜，狼毒畏密陀僧，巴豆畏黑、白丑，公丁香、母丁香畏郁金，朴硝、元明粉畏三棱，川乌、草乌、附子畏犀角，人参、党参、西洋参畏五灵脂，肉桂、桂枝畏赤白石脂。

2. 妊娠用药禁忌　妇女在妊娠期间服药，应特别注意药物禁忌，一般分禁用和慎用两类，禁用

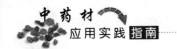

药，例如巴豆、斑蝥、木鳖子、水蛭、虻虫、二丑、芫花、商陆、三棱、莪术、麝香等含毒性较强或药性猛烈的药物。慎用药，包括通经，活血，祛瘀，行气，破滞，以及辛热，寒凉攻下滑利等一类的药物，例如桃仁、红花、益母草、牛膝、枳实、槟榔、附子、肉桂、干姜、大黄、芒硝、冬葵子、瞿麦、木通等。禁用药，绝不能使用，慎用药，原则上也应禁止使用，以免发生危险。

3. 服药禁忌　病人在服药期间，有些食物，不宜与药物同用，俗称忌口。在古代文献上记载有：常山忌葱；地黄、何首乌忌葱、蒜、萝卜；鳖甲忌苋菜；薄荷忌甲鱼；甘草忌鲢鱼；茯苓忌醋；灵仙、土茯苓、使君子忌茶；蜂蜜忌生葱。具体地说，在服药期间，不能吃影响药物疗效的食物，要遵医嘱，根据病情和用药的特点来考虑忌口，例如麻疹表证，不宜吃油腻酸涩之物，疮疖肿毒，皮肤瘙痒，不宜吃鱼、虾、牛羊肉等腥膻及辛辣酒等刺激之物。神经衰弱失眠患者，应忌胡椒、辣椒、酒、茶之物。消化不良者，应忌油炸、黏腻的食物，热证不宜吃辛、辣、膻腻之物，寒证应忌生冷瓜果。总之，服药与忌口有着密切的关系，要恢复健康，除用药外，还要在生活上调理得当，不吃影响药效的食物，这样才能达到尽快康复之目的。

（七）用药剂量

药物剂量，是医生处方中每味药的分量，用量的大小和配伍治疗有极为密切的关系。因此，在调配处方时，必须详察处方中的用量是否适当，药与药之间的比例是否失调，尤其含毒性或剧烈药的剂量。更要严格审查，发现疑问，与顾客说明或与医生联系，以防医疗事故发生。

中药剂量应用，是有一定原则的，一般说来，使用毒性药或剧烈药，用量宜小，如细辛、川乌、马钱子等，一般不能超过极量；使用一般药物，对质轻药物，用量不宜过大，如灯芯、竹叶；质重药物，用量较大，如龙骨、牡蛎、赭石、磁石等；芳香走散药物，用量宜小，如丁香、五味子、麻黄等；滋补药，用量可大些，如黄芪、山药、熟地等；苦寒药用量宜小，如黄连、番泻叶等；辛热药用量宜小，如干姜、附子、肉桂等；成年人身体强壮者，用量可大些，儿童、老年人、身体虚弱者，用量宜小。

总之，医生用药，因病而定，既有常用量的原则性，又有一定的灵活性，调剂人员必须掌握一点用药的常识。要做到认真审方，细心调配剂量称准，杜绝目测分摊。

（八）煎服常识

中药煎煮的质量与否，直接影响药效。故李时珍说："凡服汤药，虽品物专精，修治如法，而煎药者鲁莽造次，水火不良，火候失度，则药亦无功。"所以煎煮药一定要得法，才能保证药效。

煎药用具，砂锅为好，砂锅受热均匀，散热慢，不易与药起化学变化之特点，是煎药最理想的用具。其次，不锈钢制品，铝制品或搪瓷制品亦可，用竹木筷搅拌。切忌铁器与铜器制品，以防与含有鞣质有机酸等成分的药材起反应，影响质量和药效。

煎药用水量，煎药用水量的多少，应以药物的重量、体积和吸水能力来决定。如草、花、叶及其他质地轻松的药吸水量大，贝壳、矿石及质地坚硬的药吸水量小，吸水量大的药，加水可适量多一点，反之，可少一点，一般说来，头煎水要高出药5厘米左右，二煎的水与药持平即可，煎药用凉水浸泡半小时。

煎药不宜用开水浸泡，因为中药含有淀粉、蛋白质等成分，遇开水会凝固，影响水向内渗透，药物有效成分不易煎出。

中药煎煮前忌用水洗，原因有三：一是中药含有糖苷成分，水洗成分易流失；二是中药有不少粉末及捣碎药，不易水洗；三是炮制药材，用辅料炮制的药材，水洗辅料易流失。

解表药应用旺火煎，气足势猛，药力迅速，头煎开锅后 5~10 分钟，二煎开锅后 10~15 分钟。

滋补药先用旺火煎沸，改用文火慢煎，使其药汁浓厚药力持久，头煎开锅后 20~25 分钟，二煎 30~35 分钟。

一般药，用文武火交替煎，使其有效成分充分煎出，头煎开锅后 15~20 分钟，二煎开锅后 20~25 分钟。

两煎药汁合并一起，分两次服，如药剂量大，煎汁较多，也可分三次服。

煎药时，要集中思想，细心煎煮，掌握火候，以防煎干或煎煳。煎干或煎煳的药，不能重新加水再煎，绝不能服。煎水要一次加足，不能中途添水，影响药效。

说明一点，过去煎药，头煎时间长，二煎时间短，如今反之，尤待研讨。我认为，头煎时间短，二煎长，比较合理，这是因为药有吃火与不吃火之故。

煎药汁量，一般情况一天一剂，重症者，有时一天两剂的，应遵医嘱。

每剂药煎两次，合并煎汁，分两次服，也可分三次服，儿童可分多次服，但必须一天服完一剂，成人两煎药汁 500~600 毫升，儿童按年龄酌减，两煎汁 50 毫升或 100 毫升或 200 毫升不等。

要求特殊处理的药物，中药成分有的易溶于水，有的难溶于水，有的加热后成分易挥发，有的久煎成分被破坏，有的加热后易糊锅，有的煎煮后药汁浓稠影响其他成分煎出，有的含绒毛刺激咽喉，凡此种种不一而举，所以，应根据药的性质区别对待，目的为保证药效。

1.先煎，先煎的目的，是为了增加药物的溶解度，降低或缓和药的毒性，充分发挥其疗效，如附子，雷公藤先煎，能降低毒性，减缓对胃肠道的刺激或副作用；矿石贝壳类先煎，使有效成分煎出；另外，有些贵重药材先煎或另煎取汁兑入，如人参可采取另煎两遍，取汁兑入，人参食之，物尽其用，一点不浪费。

2.后下，后下之目的，是为了减少药物因煎煮时间过长而有效成分散失，药效降低，一般应在头煎，药煎好前 5 分钟入药，再煎 5 分钟即得，如薄荷、钩藤、沉香、砂仁、白蔻、紫蔻等。

3.包煎，含黏液质药，如车前子，遇热发黏易煳锅，必须包煎；含绒毛的药，如旋覆花，易刺激咽喉，也应包煎；另外，蚕沙、夜明砂、望月砂、五灵脂、蒲黄等，为了不使药汁浓稠，便于服药，也应包煎。

4.烊化（炖化），胶类药不能与药同煎，易沉底煳锅，应炖化兑入，对结晶体药，如芒硝、元明粉，遇热即溶化，不用同煎，用药汁溶化即可。

5.兑入液体药，如竹沥水，不用同煎，兑入药汁内，有些药面如三七粉、沉香粉、全蝎粉、元胡粉、鸡内金粉等，也可兑入药汁内服用。

6.冲服，对极贵重的药，如三七粉、沉香粉、羚羊角粉、朱珀散等，将药面倒入口中，用药汁冲服。朱砂面质重，易沉底，不能兑入药汁内，应入口冲服。

服药的时间，有饭前、饭后、早、晚的区别，通常一天服二次，上午一次，下午或睡前一次，一般在温而不凉的情况服（即不凉不热），也可根据病情服，寒病应热服，热病应冷服。

对服药的时间，前人也有论述："病在胸膈以上者，先食而后服药，病在四肢血脉者，宜空腹而在旦，病在骨髓者，宜饱满而在夜。"

一般说来，病在上焦应饭后服药，病在下焦应饭前服药，补养药应饭前服，使其在胃肠内充分吸收，消导药应饭后一小时服，驱虫药和泻下药，可空腹服，对胃肠有刺激的药，应饭后一小时服，镇惊安神药，应睡前服，急症不拘时间，应迅速服。总之，应遵照医嘱。

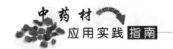

（九）药理知识

中药的性能，是指中药的性味与功能，也就是中药的药性理论，其内容主要包括四气五味，升降浮沉，补泻归经等。熟习中药性能，是调剂人员首要具备的知识。

1. 四气五味

四气五味，就是药的性味，每一味药，都有性和味两个方面，性味不同，药效也各异，有的药气异而味同，有的则味殊而气一，中药治病，就是根据药的自然属性或取其气、或取其味、或取其色、或取其形、或取其质、或取其所生之时，或取其所生之地也。

所谓四气（四性）就是寒、热、温、凉四种不同的药性，这四种药性，都是我国历代医药学家，在长期与疾病做斗争，经过多次反复实践观察而作出的归纳。例如能治疗热证的药物，大多属于寒性或凉性，能治疗寒证的药物，大多属于热性或温性，即所谓"寒则热治，热则寒治"。寒凉的药，具有散寒、温里、助阳的作用。

另外，还有一种平性，由于这类药，寒凉或温热之性不甚显著，作用较平和，不论寒证或热证，皆可配用，按药性来说，虽有五气，但通常称四气。

按阴阳来论，寒凉属阴，温热属阳。

所谓五味，就是辛、甘、苦、酸、咸五种不同的味道，还有一种淡味，因其药味不甚显著，古人将它附属于甘，故历代本草甘淡并称。

辛，就是辛辣和辛凉的滋味，具有能散能行的作用，一般发汗与行气的药物，大多数有辛味，多用于外感风邪或气血阻滞的病症，如麻黄发汗，木香行气，红花活血等。

甘，就是甜的滋味，一般具有滋补和中或缓急作用的药，大多属于甘味，多用于虚证或调和药性，如人参补气，熟地补血，甘草调和药性。

苦，具有能泻、能燥、能坚的作用。一般具有清热、泻火、泻下、燥湿等作用，如黄连清热泻火，大黄泻下通便，苍术燥湿健脾，知柏降火坚阴等。

酸，具有能收能涩的作用。一般具有收敛固涩的作用，多用于虚汗外泄，久泻不止，遗精带下等症，如五味子收敛止汗，五倍子涩肠止泻，金樱子涩精止遗等。

咸，具有泻下软坚的作用，一般能软坚散结，泻下通便，如牡蛎软坚散结，芒硝泻下通便。

淡，就是淡而无味，具有能渗能利的作用，一般能渗湿利水，通利小便，如茯苓、通草、渗湿利水。

五味的作用，甘能补、辛能散、苦能降泄、酸能收敛，咸能软坚。

辛甘属阳，苦酸咸属阴。

2. 升降浮沉

升降浮沉，是指药物作用于肌体上下表里的作用趋向而言，升是上升，降是下降，浮是外行发散之意，沉是内行泻利之意。升与浮，沉与降，其趋向是类似的。升浮药一般都主上升和向外，有升阳、发表、散寒、涌吐等作用。沉降药，一般都主下行和向内，有潜阳、降逆、清热、渗湿、泻下等作用。举例，凡病变部位在上在表的，宜升浮而不宜沉降，如外感风寒的表证，就应用麻黄、桂枝等升浮药来治疗；病变部位在下在里的，宜沉降而不宜升浮，如肠燥便秘的里证，就应用枳实，大黄等沉降药来治疗；若病势上逆的，宜降而不宜升，如肝火上升，就应用石决明，龙胆草，夏枯草等沉降药清热降火；若病势下陷的，宜升不宜降，如久泻、脱肛、子宫脱垂等症，就应用升麻、柴胡、黄芪等升浮药益气升阳，如果倒行逆施，往往导致不良后果。所以，药物升降浮沉的理论，在治疗上是有一定意义的。作为调剂员，只有掌握药性药理，才能做好工作。

一般而言，辛甘味药，多为温热药，属阳，作用升浮；苦、酸、咸味药，多为寒凉药属阴，作用沉降。

按药的本身性质来讲，凡质轻的药，如薄荷、辛夷等花、草、叶类药材，大都能升浮。质重的药，如根茎、果实、贝壳、矿物类的药材，大都能沉降，这是共性，但也不完全一样。如蔓荆子属果实，其性升浮，旋覆花、番泻叶虽属花叶，其性沉降，川芎属根茎，其功能上达巅顶，治疗头痛，作用升浮，下至血海，调经，作用沉降，这是个性。

由于升降浮沉的主要依据与药的四气五味有关，所以，升降浮沉的不同作用已寓于四气五味作用之中，但升降浮沉也能随着炮制而有所转化，沉降的药，经酒制而随之上升，升浮的药，经盐制而随之下降，正如李时珍说："升者引以咸寒，则沉而直达下焦，沉者引以姜酒，则浮而上至巅顶。"

3. 补泻

疾病除有寒热外，又有虚实两个方面，虚是指精气不足而产生的衰弱退化现象，实是指邪气有余而产生的亢进壮盛等现象，虚则补之，实则泻之，所以，药物的作用也归纳为补泻两个方面，凡能扶助元气，改善衰弱现象的药，都可以称之为补，能祛除病邪而平其亢进的药，都可称之为泻，我们常说，扶正祛邪。

扶正的药为补，祛邪的药为泻。

掌握虚实补泻，是运用中药的主要部分。如果，但知寒热，不辨虚实，或但知虚实，不明补泻，都不能达到治病之目的，如果实证用补，虚证用泻，必然造成不良后果。

4. 归经

归经说明某药对某经或某几经的病变起着明显的治疗作用，而对其他经则作用较小或没有作用，也就是指明药治病的应用范围。

药物在人体所起的作用，都有一定范围。例如，同属寒性药都有清热作用，但有的偏清肺热，有的偏清肝热，同是补药，有的补肺，有的补肾，因此，祖国医学便根据脏腑经络的学说，结合药的作用，把所有药物分别归于十二经，以说明某药对某经的治疗作用，这便形成了药物归经的理论。

药物的归经，主要是根据经络来确定的，因为经络能沟通人体的内外表里，在病变时，体表的疾病，可能影响到内脏，内脏的病可以影响到体表，如肺经病变，每见喘咳等表现，肝经病变，每见胁痛抽搐等表现，心经病变，每见心悸失眠等表现。根据药的功效，与脏腑经络结合起来，就可以说明某药对某脏腑经络病变起着主要作用，如桔梗、杏仁治咳喘胸闷，故归肺经，朱砂能安神，归心经，有的药可以归入数经的，如麝香归十二经，说明对十二经有治疗作用，它既能用于内、妇、儿科，也能用于外科、骨科、疮科，因此归十二经。再如，石膏能清肺热，也能清胃热，归肺经、胃经。药物的归经，对治疗有重要意义。如肝热目赤，应选用清肝热的药来治疗，肝开窍于目，目得血而能视，肝虚则目盲不见，肝热则目赤。所以，在重点熟悉药物功能的同时，要进一步了解药物的归经。

综上所述，四气五味是说明药物性能的主要理论，升降浮沉是指导药物功用的趋向，补泻是以四气五味的规律为依据，归经是药物功能应用范围。此外，还应熟读药性赋和四百味歌诀，认真学习中药学。

第四章　中药保健

一、公用中药材举例

生　姜

《名医别录》

为姜科植物姜的新鲜根茎。各地均产。秋冬二季采挖，除去须根及泥沙，切片，生用。

【药性】辛，温。归肺、脾、胃经。

【功效】解表散寒，温中止呕，温肺止咳。

【应用】

1. 风寒感冒　本品辛散温通，能发汗解表，祛风散寒，但作用较弱，故适用于风寒感冒轻证，可单煎或配红糖、葱白煎服。本品更多是作为辅助之品，与桂枝、羌活等辛温解表药同用，以增强发汗解表之力。

2. 脾胃寒证　本品辛散温通，能温中散寒，对寒犯中焦或脾胃虚寒之胃脘冷痛、食少、呕吐者，可收祛寒开胃、止痛止呕之效，宜与高良姜、胡椒等温里药同用。若脾胃气虚者，宜与人参、白术等补脾益气药同用。

3. 胃寒呕吐　本品辛散温通，能温胃散寒，和中降逆，其止呕功良，素有"呕家圣药"之称，随证配伍可治疗多种呕吐。因其本为温胃之品，故对胃寒呕吐最为适合，可配伍高良姜、白豆蔻等温胃止呕药。若痰饮呕吐者，常配伍半夏，即小半夏汤（《金匮要略》）；若胃热呕吐者，可配黄连、竹茹、枇杷叶等清胃止呕药。某些止呕药用姜汁制过，能增强止呕作用，如姜半夏、姜竹茹等。

4. 肺寒咳嗽　本品辛温发散，能温肺散寒、化痰止咳，对于肺寒咳嗽，不论有无外感风寒，或痰多痰少，皆可选用。治疗风寒客肺，痰多咳嗽，恶寒头痛者，每与麻黄、杏仁同用，如三拗汤（《和剂局方》）。外无表邪而痰多者，常与陈皮、半夏等药同用，如二陈汤（《和剂局方》）。

此外，生姜对生半夏、生南星等药物之毒，以及鱼蟹等食物中毒，均有一定的解毒作用。

【用法用量】煎服，3~9 g，或捣汁服。

【使用注意】本品助火伤阴，故热盛及阴虚内热者忌服。

【古籍摘要】

1.《名医别录》："主伤寒头痛鼻塞，咳逆上气。"

2.《药性论》："主痰水气满，下气；生与干并治嗽，疗时疾，止呕吐不下食。"

【现代研究】

1. 化学成分 本品含挥发油，油中主要为姜醇、α-姜烯、β-水芹烯、柠檬醛、芳香醇、甲基庚烯酮、壬醛、α-龙脑等，尚含辣味成分姜辣素。

2. 药理作用 生姜能促进消化液分泌，保护胃黏膜，具有抗溃疡、保肝、利胆、抗炎、解热、抗菌、镇痛、镇吐作用。其醇提物能兴奋血管运动中枢、呼吸中枢、心脏。正常人咀嚼生姜，可升高血压。生姜水浸液对伤寒杆菌、霍乱弧菌、阴道滴虫均有不同程度的抑杀作用，并有防止血吸虫软孵化及杀血吸虫作用。

附药：生姜皮、生姜汁

1. 生姜皮 为生姜根茎切下的外表皮。性味辛、凉。功能和脾行水消肿，主要用于水肿，小便不利。煎服，3~10 g。

2. 生姜汁 用生姜捣汁入药。功同生姜，但偏于开痰止呕，便于临床应急服用。如遇天南星、半夏中毒的喉舌麻木肿痛，或呕逆不止、难以下食者，可取汁冲服，易于入喉；也可配竹沥，冲服或鼻饲给药，治中风卒然昏厥者。用量3～10滴，冲服。

葱 白

《神农本草经》

为百合科植物葱近根部的鳞茎。我国各地均有种植，随时可采。采挖后，切去须根及叶，剥去外膜，鲜用。

【药性】辛，温。归肺、胃经。

【功效】发汗解表，散寒通阳。

【应用】

1. 风寒感冒 本品辛温不燥烈，发汗不峻猛，药力较弱，适用于风寒感冒，恶寒发热之轻证。可以单用，亦可与淡豆豉等其他较温和的解表药同用，如葱豉汤（《肘后方》）。风寒感冒较甚者，可作为麻黄、桂枝、羌活等的辅佐药，以增强发汗解表之功。

2. 阴盛格阳 本品辛散温通，能宣通阳气，温散寒凝，可使阳气上下顺接、内外通畅。治疗阴盛格阳，厥逆脉微，面赤，下利，腹痛，常与附子、干姜同用，以通阳回厥，如白通汤（《伤寒论》）。单用捣烂，外敷脐部，再施温熨，治阴寒腹痛及寒凝气阻，膀胱气化不行的小便不通，亦取其通阳散寒之功。

此外，葱白外敷有散结通络下乳之功，可治乳汁瘀滞不下，乳房胀痛；治疮痈肿毒，兼有解毒散结之功。

【用法用量】煎服，3~9 g。外用适量。

【古籍摘要】

1.《神农本草经》："主伤寒，寒热，出汗，中风，面目肿。"

2.《本草纲目》："除风湿，身痛麻痹，虫积心痛，止大人阳脱，阴毒腹痛，妇人妊娠溺血，通奶汁，散乳痈。"

【现代研究】

1. 化学成分 本品含挥发油，油中主要成分为蒜素，还含有二烯丙基硫醚、苹果酸、维生

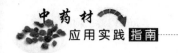

素 B_1、维生素 B_2、维生素 C、维生素 A 类物质、烟酸、黏液质、草酸钙、铁盐等成分。

2. 药理作用　对白喉杆菌、结核杆菌、痢疾杆菌、链球菌有抑制作用，对皮肤真菌也有抑制作用。此外还有发汗解热、利尿、健胃、祛痰作用。25% 的葱滤液在试管内接触时间大于 60 分钟，能杀阴道滴虫。

菊　花

《神农本草经》

为菊科植物菊的干燥头状花序。主产于浙江、安徽、河南等省。四川、河北、山东等省亦产，多栽培。9~11 月花盛开时分批采收，阴干或焙干，或熏、蒸后晒干。生用。药材按产地和加工方法的不同，分为"亳菊""滁菊""贡菊""杭菊"等，以亳菊和滁菊质量最优。由于花的颜色不同，又有黄菊花和白菊花之分。

【药性】辛、甘、苦，微寒。归肺、肝经。

【功效】疏散风热，平抑肝阳，清肝明目，清热解毒。

【应用】

1. 风热感冒，温病初起　本品味辛疏散，体轻达表，气清上浮，微寒清热，功能疏散肺经风热，但发散表邪之力不强。常用治风热感冒，或温病初起，温邪犯肺，发热、头痛、咳嗽等症，每与桑叶相须为用，并常配伍连翘、薄荷、桔梗等，如桑菊饮（《温病条辨》）。

2. 肝阳眩晕，肝风实证　本品性寒，入肝经，能清肝热、平肝阳，常用治肝阳上亢，头痛眩晕，每与石决明、珍珠母、白芍等平肝潜阳药同用。若肝火上攻而眩晕、头痛以及肝经热盛、热极动风者，可与羚羊角、钩藤、桑叶等清肝热、息肝风药同用，如羚羊钩藤汤（《通俗伤寒论》）。

3. 目赤昏花　本品辛散苦泄，微寒清热，入肝经，既能疏散肝经风热，又能清泄肝热以明目，故可用治肝经风热，或肝火上攻所致目赤肿痛，治疗前者常与蝉蜕、木贼、白僵蚕等疏散风热明目药配伍，治疗后者可与石决明、决明子、夏枯草等清肝明目药同用。若肝肾精血不足、目失所养、眼目昏花、视物不清，又常配伍枸杞子、熟地黄、山茱萸等滋补肝肾、益阴明目药，如杞菊地黄丸（《医级》）。

4. 疮痈肿毒　本品味苦性微寒，能清热解毒，可用治疮痈肿毒，常与金银花、生甘草同用，如甘菊汤（《揣摩有得集》）。因其清热解毒、消散痈肿之力不及野菊花，故临床较野菊花少用。

【用量用法】煎服，5~9 g。疏散风热宜用黄菊花，平肝、清肝明目宜用白菊花。

【鉴别用药】桑叶与菊花皆能疏散风热，平抑肝阳，清肝明目，同可用治风热感冒或温病初起，发热、微恶风寒、肝阳上亢、头痛眩晕、风热上攻或肝火上炎所致的目赤肿痛，以及肝肾精血不足、目暗昏花等症。但桑叶疏散风热之力较强，又能清肺润燥，凉血止血。菊花平肝、清肝明目之力较强，又能清热解毒。

【古籍摘要】

1.《神农本草经》："主诸风头眩、肿痛，目欲脱，泪出，皮肤死肌，恶风湿痹，利血气。"

2.《用药心法》："去翳膜，明目。"

【现代研究】

1. 化学成分　本品含挥发油，油中为龙脑、樟脑、菊油环酮等，此外，尚含有菊苷、腺嘌呤、胆碱、黄铜、水苏碱、维生素 A、维生素 B_1、维生素 E、氨基酸及刺槐素等。

2.药理作用　菊花水浸剂或煎剂，对金黄色葡萄球菌、多种致病性杆菌及皮肤真菌均有一定抗菌作用。本品对流感病毒和钩端螺旋体也有抑制作用。菊花制剂有扩张冠状动脉、增加冠脉血流量、提高心肌耗氧量的作用，并具有降压、缩短凝血时间、解热、抗炎、镇静作用。

蒲公英

《新修本草》

为菊科植物蒲公英、碱地蒲公英或同属数种植物的干燥全草，全国各地均有分布。夏至秋季花初开时采挖，除去杂质，洗净，切段，晒干。鲜用或生用。

【药性】苦、甘、寒。归肝、胃经。

【功效】清热解毒，消肿散结，利湿通淋。

【应用】

1.痈肿疔毒，乳痈内痈　本品苦寒，既能清解火热毒邪，又能降泄滞气，故为清热解毒，消痈散结之佳品，主治内外热毒疮痈诸证，兼能疏郁通乳，故为治疗乳痈之要药。用治乳痈肿痛，可单用本品浓煎内服，或以鲜品捣汁内服，渣敷患处，也可与全瓜蒌、金银花、牛蒡子等药同用；用治疗毒肿痛，常与野菊花、紫花地丁、金银花等药同用，如五味消毒饮（《医宗金鉴》）；用治肠痈腹痛，常与大黄、牡丹皮、桃仁等同用；用治肺痈吐脓，常与鱼腥草、冬瓜仁、芦根等同用。本品解毒消肿散结，与板蓝根、玄参等配伍，还可用治咽喉肿痛；鲜品外敷还可用治毒蛇咬伤。

2.热淋涩痛，湿热黄疸　本品苦、甘而寒，能清利湿热，利尿通淋，对湿热引起的淋证、黄疸等有较好的疗效。用治热淋涩痛，常与白茅根、金钱草、车前子等同用，以加强利尿通淋的效果；治疗湿热黄疸，常与茵陈、栀子、大黄等同用。

此外，本品还有清肝明目的作用，以治肝火上炎引起的目赤肿痛。可单用取汁点眼，或浓煎内服；亦可与菊花、夏枯草、黄芩等配伍使用。

【用法用量】煎服，9~15 g。外用鲜品适量，捣敷或煎汤熏洗患处。

【使用注意】用量过大可致缓泻。

【古籍摘要】

1.《新修本草》："主妇人乳痈肿。"

2.《本草备要》："专治痈肿、疔毒，亦为通淋妙品。"

【现代研究】

1.化学成分　本品含蒲公英固醇、蒲公英素、蒲公英苦素、肌醇和莴苣醇、蒲公英赛醇、咖啡酸及树脂等。

2.药理作用　本品煎剂或浸剂，对金黄色葡萄球菌、溶血性链球菌及卡他球菌有较强的抑制作用，对肺炎双球菌、脑膜炎双球菌、白喉杆菌、福氏痢疾杆菌、绿脓杆菌及钩端螺旋体等也有一定的抑制作用，和 TMP（磺胺增效剂）之间有增效作用。尚有利胆、保肝、抗内毒素及利尿作用，其利胆效果较茵陈煎剂更为显著。蒲公英地上部分水提取物能活化巨噬细胞，有抗肿瘤作用。体外实验提示本品能激发机体的免疫功能。

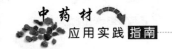

马齿苋

《本草经集注》

为马齿苋科一年生肉质草本植物马齿苋的干燥地上部分。全国大部地区均产。夏、秋二季采收，除去残根和杂质，洗净，鲜用；或略蒸或烫后晒干，切段入药。

【药性】酸，寒。归肝、大肠经。

【功效】清热解毒，凉血止血，止痢。

【应用】

1. 热毒血痢　本品性寒质滑，酸能收敛，入大肠经，具有清热解毒，凉血止痢之功，为治痢疾的常用药物，单用水煎服即效。亦常与粳米煮粥，空腹服食，治疗热毒血痢，如马齿苋粥（《圣惠方》）。《经效产宝》单用鲜品捣汁加蜜调服，治疗产后血痢；若与黄芩、黄连等药配伍可治疗大肠湿热，腹痛泄泻，或下利脓血，里急后重者。

2. 热毒疮疡　本品具有清热解毒，凉血消肿之功。用治血热毒盛，痈肿疮疡，丹毒肿痛，可单用本品煎汤内服并外洗，再以鲜品捣烂外敷，如马齿苋膏（《医宗金鉴》）；也可与其他清热解毒药配伍使用。

3. 崩漏，便血　本品味酸而寒，入肝经血分，有清热凉血，收敛止血之效。故用治血热妄行，崩漏下血，可单味药捣汁服；若用治大肠湿热，便血痔血，可与地榆、槐角、凤尾草等同用。

此外，本品还可用于湿热淋证、带下等。

【用法用量】煎服，9~15 g，鲜品 30~60 g。外用适量，捣敷患处。

【使用注意】脾胃虚寒，肠滑泄泻者忌服。

【古籍摘要】

1.《新修本草》："主诸肿瘘疣目，捣揩之；饮汁主反胃，诸淋，金疮血流，破血癥瘕痕，小儿尤良。"

2.《本草纲目》："散血消肿，利肠滑胎，解毒通淋，治产后虚汗。"

【现代研究】

1. 化学成分　本品含三萜醇类、黄酮类、氨基酸、有机酸及盐，还有钙、磷、铁、硒、硝酸钾、硫酸钾等微量元素及其无机盐，以及硫胺素、核黄素，维生素 B_1、A、β - 胡萝卜素、蔗糖、葡萄糖、果糖等。本品尚含有大量的去甲肾上腺素和多巴胺及少量的多巴。

2. 药理作用　本品乙醇提取物及水煎液对痢疾杆菌有显著的抑制作用，对大肠杆菌、伤寒杆菌、金黄色葡萄球菌也有一定抑制作用。本品鲜汁和沸水提取物可增加动物离体回肠的紧张度，增强肠蠕动，又可剂量依赖性地松弛结肠、十二指肠；口服或腹腔注射其水提物，可使骨骼肌松弛。本品提取液具有较明显的抗氧化、延缓衰老和润肤美容的功效。其注射液对子宫平滑肌有明显的兴奋作用。本品能升高血钾浓度；尚对心肌收缩力呈剂量依赖性双向调节。此外，还有利尿和降低胆固醇等作用。

绿豆

《日华子本草》

为豆科植物绿豆的干燥种子。全国大部分地区均有生产。秋后种子成熟时采收，簸净杂质，洗净，晒干。打碎入药或研粉用。

【药性】甘，寒。归心，胃经。

【功效】清热解毒，消暑，利水。

【应用】

1. 痈肿疮毒　本品甘寒，清热解毒，以消痈肿。可广泛用于热毒疮痈肿痛，单用煎服有效，或生研加冷开水浸泡滤汁服；《普济方》以本品与大黄为末加薄荷汁、蜂蜜调敷患处以解毒消肿。若与赤小豆、黑豆、甘草同用，又可预防痘疮及麻疹，如三豆饮（《世医得效方》）。

2. 暑热烦渴　本品甘寒，能清热消暑，除烦止渴，通利小便，故夏季常用本品煮汤冷饮，以治暑热烦渴尿赤等症，如绿豆饮（《景岳全书》）；亦可与西瓜翠衣、荷叶、青蒿等同用，以增强疗效。

3. 药食中毒　本品甘寒，善解热毒，为附子、巴豆、砒霜等辛热毒烈之剂中毒及食物中毒等的解毒良药。可用生品研末加冷开水滤汁顿服，或浓煎频服，或配伍黄连、葛根、甘草同用，如绿豆饮（《证治准绳》）。

4. 水肿，小便不利　本品有利水消肿之功，《圣惠方》以本品与陈皮、冬麻子同用煮食，用于治疗小便不通，淋沥不畅，水肿等。

【用法用量】煎服，15~30 g。外用适量。

【使用注意】脾胃虚寒，肠滑泄泻者忌用。

【古籍摘要】

1.《开宝本草》："主丹毒烦热，风疹，热气奔豚，生研绞汁服。亦煮食，消肿下气，清热解毒。"

2.《随息居饮食谱》："绿豆甘凉，煮食清胆养胃，解暑止渴，利小便，止泻痢。"

【现代研究】

1. 化学成分　本品含蛋白质，脂肪，糖类，胡萝卜素，维生素 A、B，烟酸和磷脂以及钙、磷、铁等。

2. 药理作用　本品提取液能降低正常及实验性高胆固醇血症家兔的血清胆固醇含量，可防实验性动脉粥样硬化。

【附药】绿豆衣

为绿豆的种皮。将绿豆用清水浸泡后取皮晒干即成。性味甘、寒。归心、胃经。功同绿豆，但解暑之力不及绿豆，其清热解毒之功胜于绿豆，并能退目翳，治疗斑痘目翳。煎服，6~12 g。

茯　苓

《神农本草经》

为多孔菌科真菌茯苓的干燥菌核。寄生于松科植物赤松或马尾松等树根上。野生或栽培，主产于云南、安徽、湖北、河南、四川等地。产云南者称"云苓"，质较优。多于 7~9 月采挖。挖出后除去泥沙，堆置"发汗"后，摊开晾至表面干燥，再"发汗"，反复数次至现皱纹，内部水分大部散失后，阴干，称为"茯苓个"。取之浸润后稍蒸，及时切片，晒干；或将鲜茯苓按不同部位切制，阴干，生用。

【药性】甘、淡，平。归心、脾、肾经。

【功效】利水渗湿，健脾，宁心。

【应用】

1. 水肿　本品味甘而淡，甘则能补，淡则能渗，药性平和，既可祛邪，又可扶正，利水而不伤正气，实为利水消肿之要药。可用治寒热虚实各种水肿。治疗水湿内停所致之水肿、小便不利，常与泽泻、

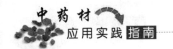

猪苓、白术、桂枝等同用，如五苓散（《伤寒论》）；治脾肾阳虚水肿，可与附子、生姜同用，如真武汤（《伤寒论》）；用于水热互结，阴虚小便不利水肿，与滑石、阿胶、泽泻合用，如猪苓汤（《伤寒论》）。

2.痰饮　本品善渗泄水湿，使湿无所聚，痰无由生，可治痰饮之目眩心悸，配以桂枝、白术、甘草同用，如苓桂术甘汤（《金匮要略》）；若饮停于胃而呕吐者，多和半夏、生姜合用，如小半夏加茯苓汤（《金匮要略》）。

3.脾虚泄泻　本品能健脾渗湿而止泻，尤宜于脾虚湿盛泄泻，可与山药、白术、薏苡仁同用，如参苓白术散（《和剂局方》）；茯苓味甘，善入脾经，能健脾补中，常配以人参、白术、甘草，治疗脾胃虚弱，倦怠乏力，食少便溏，如四君子汤（《和剂局方》）。

4.心悸，失眠　本品益心脾而宁心安神。常用治心脾两虚，气血不足之心悸、失眠、健忘，多与黄芪、当归、远志同用，如归脾汤（《济生方》）；若心气虚，不能藏神，惊恐而不安卧者，常与人参、龙齿、远志同用，如安神定志丸（《医学心悟》）。

【用法用量】煎服，9~15 g。

【使用注意】虚寒精滑者忌服。

【古籍摘要】

1.《神农本草经》：“主胸胁逆气，忧恚惊邪恐悸，心下结痛，寒热，烦满，咳逆。利小便，久服安魂、养神、不饥、延年。”

2.《世补斋医书》：“茯苓一味，为治痰主药，痰之本，水也，茯苓可以行水。痰之动，湿也，茯苓又可行湿。”

【现代研究】

1.化学成分　本品含β-茯苓聚糖，约占干重93％，另含茯苓酸、蛋白质、脂肪、卵磷脂、胆碱、组氨酸、麦角甾醇等。

2.药理作用　茯苓煎剂、糖浆剂、醇提取物、乙醚提取物，分别具有利尿、镇静、抗肿瘤、降血糖、增加心肌收缩力的作用。茯苓多糖有增强免疫功能的作用。茯苓有护肝作用，能降低胃液分泌，对胃溃疡有抑制作用。

【附药】茯苓皮、茯神。

1.茯苓皮为茯苓菌核的黑色外皮。性能同茯苓。功效利水消肿。应用长于行皮肤水湿，多治皮肤水肿。用量15~30 g。

2.茯神为茯苓菌核中间带有松根的部分。性能同茯苓。功效宁心安神，应用专治心神不安、惊悸、健忘等。用量同茯苓。

薏苡仁

《神农本草经》

为禾本科植物薏苡的干燥成熟种仁。我国大部分地区均产，主产于福建、河北、辽宁等地。秋季果实成熟时采割植株，晒干，打下果实，再晒干，除去外壳、黄褐色种皮及杂质，收集种仁。生用或炒用。

【药性】甘、淡、凉，归脾、胃、肺经。

【功效】利水渗湿，健脾，除痹，清热排脓。

【应用】

1. 水肿，小便不利，脚气　本品淡渗甘补，既利水消肿，又健脾补中。常用于脾虚湿盛之水肿腹胀，小便不利，多与茯苓、白术、黄芪等药同用；治水肿喘急，如《独行方》与郁李仁汁煮饭服食；治脚气浮肿可与防己、木瓜、苍术同用。

2. 脾虚泄泻　本品能渗除脾湿，健脾止泻，尤宜治脾虚湿盛之泄泻，常与人参、茯苓、白术等合用，如参苓白术散（《和剂局方》）。

3. 湿痹拘挛　薏苡仁渗湿除痹，能舒筋脉，缓和拘挛。常用治湿痹而筋脉挛急疼痛者，以之与独活、防风、苍术同用，如薏苡仁汤（《类证治裁》）；若治风湿久痹，筋脉挛急，用薏苡仁煮粥服，如薏苡仁粥（《食医心镜》）；本品药性偏凉，能清热而利湿，配杏仁、白豆蔻、滑石，可治湿温初起或暑湿邪在气分，头痛恶寒，胸闷身重者，如三仁汤（《温病条辨》）。

4. 肺痈，肠痈　本品清肺肠之热，排脓消痈。治疗肺痈胸痛，咳吐脓痰，常与苇茎、冬瓜仁、桃仁等同用，如苇茎汤（《千金方》）；治肠痈，可与附子、败酱草、丹皮合用，如薏苡附子败酱散（《金匮要略》）。

【用法用量】煎服，9~30 g。清利湿热宜生用，健脾止泻宜炒用。

【使用注意】津液不足者慎用。

【鉴别用药】薏苡仁与茯苓：功能相近，均利水消肿，渗湿，健脾。然薏苡仁性凉而清热，排脓消痈，又擅除痹。而茯苓性平，且补益心脾，宁心安神。

【古籍摘要】

1.《神农本草经》："主筋急拘挛，不可屈伸，风湿痹，下气。"

2.《本草纲目》："薏苡仁，阳明药也，能健脾益胃。虚则补其母，故肺痿、肺痈用之。"筋骨之病，以治阳明为本，故拘挛筋急、风痹者用之。土能胜水除湿，故泄泻、水肿用之。"

【现代研究】

1. 化学成分　本品含脂肪油、薏苡仁酯、薏苡仁内酯，薏苡多糖 A、B、C 和氨基酸、维生素 B_1 等。

2. 药理作用　薏苡仁煎剂、醇及丙酮提取物对癌细胞有明显抑制作用。薏苡仁内酯对小肠有抑制作用。其脂肪油能使血清钙、血糖量下降，并有解热、镇静、镇痛作用。

冬瓜皮

《开宝本草》

为葫芦科植物冬瓜的干燥外层果皮。全国大部分地区有产，均为栽培。夏末初秋果实成熟时采收。食用冬瓜时，洗净，削去外层的果皮，切块或宽丝，晒干，生用。

【药性】甘，凉。归脾、小肠经。

【功效】利水消肿，清热解暑。

【应用】

1. 水肿　本品味甘，药性平和，善于利水消肿。用于治水肿，如《湖南药物志》以本品配五加皮、姜皮，煎服；若治体虚浮肿，如《浙江药用植物志》用冬瓜皮、赤小豆、红糖适量，煮烂，食豆服汤。

2. 暑热证　本品性凉，有清热解暑的作用。用于治夏日暑热口渴，小便短赤，如《四川中药志》冬瓜皮、西瓜皮等量，煎水代茶饮；若治暑湿证，可与生薏苡仁、滑石、扁豆花等同用。

【用法用量】煎服，15~30 g。

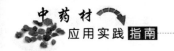

【古籍摘要】

1.《滇南本草》："止渴，消痰，利小便。"

2.《药性切用》："行皮间水湿，善消肤肿。"

【现代研究】

1.化学成分　含蜡类及树脂类物质、烟酸、胡萝卜素、葡萄糖、果糖、蔗糖、有机酸，另含维生素 B_1、B_2、C。

【附药】冬瓜子。

为冬瓜的种子。性能同冬瓜皮。功效清肺化痰，利湿排脓。应用于肺热咳嗽，肺痈，肠痈，带下，白浊等证。用量 10~15 g。

玉米须

《滇南本草》

为禾本科植物玉米黍的花柱及柱头。全国各地均有栽培。玉米上浆时即可采收，但常在秋后剥取玉米时收集。除去杂质，鲜用或晒干生用。

【药性】甘，平。归膀胱、肝、胆经。

【功效】利水消肿，利湿退黄。

【应用】

1.水肿　本品甘淡渗泄，功专利水渗湿消肿。治疗水肿、小便不利，可单用玉米须大剂量煎服，或与泽泻、冬瓜皮、赤小豆等利水药同用；亦可治脾虚水肿，与白术、茯苓等相伍；本品归膀胱经，利水而通淋，尤宜于膀胱湿热之小便短赤涩痛，可单味大量煎服，亦可与车前草、珍珠草等同用；用于石淋，如《贵阳市秘方验方》以本品单味煎浓汤顿服，也可与海金沙、金钱草等同用。

2.黄疸　本品能利湿而退黄，药性平和，故阳黄或阴黄均可用。可单味大剂量煎汤服，亦可与金钱草、郁金、茵陈等配用。

【用法用量】煎服，30~60 g。鲜者加倍。

【古籍摘要】

1.《岭南采药录》："又治小便淋沥砂石，苦痛不可忍，煎汤频服。"

2.《滇南本草》："宽肠下气。治妇人乳结红肿，乳汁不通，红肿疼痛，怕冷发热，头痛体困。"

【现代研究】

1.化学成分　本品含有脂肪油、挥发油、树胶样物质、树脂、苦味糖苷、皂苷、生物碱及谷甾醇、苹果酸、柠檬酸等。

2.药理作用　玉米须有较强的利尿作用，还能抑制蛋白质的排泄。玉米须制剂有促进胆汁分泌，降低其黏稠度及胆红素含量。有增加血中凝血酶原含量及血小板数，加速血液凝固的作用。另还有降压作用。

荠 菜

《千金方》

为十字花科植物荠菜的带根干燥全草。我国各地均有分布。3~5月采集，洗净切段，晒干，生用。

【药性】甘，凉。归肝、胃经。

【功效】利水消肿,明目,止血。

【应用】

1.水肿 本品能利水消肿,治疗水湿内停之水肿,如《广西中草药》以之与车前子一起,水煎服用;荠菜性凉清热,利水湿,止泻痢,常配以马齿苋、铁苋菜、地锦草等,治疗湿热泄泻,痢疾。

2.肝热目赤,目生翳膜 本品性凉,入肝经,清肝明目,治目赤涩痛,如《圣惠方》将本品用根,捣绞取汁,以点目中;若目生翳障,则如《圣济总录》取本品洗净焙干,研为细末,点眼。

3.血热出血证 本品能凉血止血,治血热妄行之吐血,便血,崩漏,月经过多,若与仙鹤草、地榆、茜草等止血药同用,其止血效果更佳。

【用法用量】煎服,15~30 g。鲜品加倍。外用适量。

【古籍摘要】

1.《本草纲目》:"明目,益胃。"

2.《药性论》:"烧灰,能治赤白痢。"

【现代研究】

1.化学成分 荠菜含胆碱、乙酰胆碱、马钱子碱、山梨醇、甘露醇、侧金盏花醇等。

2.药理作用 荠菜煎剂与流浸膏对子宫有显著兴奋作用,并能缩短出血时间。荠菜全草提取物有抗瘤作用。荠菜有解热作用。

陈 皮

《神农本草经》

为芸香科植物橘及其栽培变种的干燥成熟果皮。主产于广东、福建、四川、浙江、江西等地。秋末冬初果实成熟时采收果皮,晒干或低温干燥。以陈久者为佳,故称陈皮。产广东新会者称新会皮、广陈皮。切丝,生用。

【药性】辛、苦,温。归脾、肺经。

【功效】理气健脾,燥湿化痰。

【应用】

1.脾胃气滞证 本品辛行温通,有行气止痛、健脾和中之功,因其苦温而燥,故寒湿阻中之气滞最宜。治疗中焦寒湿脾胃气滞,脘腹胀痛、恶心呕吐、泄泻等,常与苍术、厚朴等同用,如平胃散(《和剂局方》);若食积气滞,脘腹胀痛,可配山楂、神曲等同用,如保和丸(《丹溪心法》);若外感风寒,内伤湿滞之腹痛、呕吐、泄泻,可配藿香、苏叶等同用,如藿香正气散(《和剂局方》);若脾虚气滞,腹痛喜按,不思饮食,食后腹胀,便溏舌淡者,可与党参、白术、茯苓等同用,如异功散(《小儿药证直诀》);若脾胃气滞较甚,脘腹胀痛较剧者,每与木香、枳实等同用,以增强行气止痛之功。

2.呕吐、呃逆 陈皮辛香而行,善疏理气机、调畅中焦而使之升降有序。治疗呕吐、呃逆,常配伍生姜、竹茹、大枣,如橘皮竹茹汤(《金匮要略》);若脾胃寒冷,呕吐不止,可配生姜、甘草同用,如姜橘汤(《活幼心书》)。

3.湿痰、寒痰咳嗽 本品既能燥湿化痰,又能温化寒痰,且辛行苦泄而能宣肺止咳,为治痰之要药。治湿痰咳嗽,多与半夏、茯苓等同用,如二陈汤(《和剂局方》);若治寒痰咳嗽,多与干姜、细辛、五味子等同用,如苓甘五味姜辛汤(《伤寒论》);若脾虚失运而致痰湿犯肺者,可配党参、白术同用,

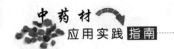

如六君子汤（《医学正传》）。

4. 胸痹　本品辛行温通、入肺走胸，而能行气通痹止痛。治疗胸痹短气，可配伍枳实、生姜，如橘皮枳实生姜汤（《金匮要略》）。

【用法用量】煎服，3~9 g。

【古籍摘要】

1.《神农本草经》："主胸中瘕热，逆气，利水谷，久服去臭，下气。"

2.《本草纲目》："疗呕哕反胃嘈杂，时吐清水，痰痞咳虐，大便闭塞，妇人乳痈。入食料，解鱼腥毒。""其治百病，总取其理气燥湿之功。同补药则补，同泻药则泻，同升药则升，同降药则降。"

【现代研究】

1. 化学成分　陈皮中含有川陈皮素、橙皮苷、新橙皮苷、橙皮素、对羟福林、黄酮化合物等。陈皮挥发油含量为 1.5% ~2.0%；广陈皮挥发油含量为 1.2% ~3.2%。

2. 药理作用　本品煎剂对家兔及小白鼠离体肠管、麻醉兔、犬胃及肠运动均有直接抑制作用；小量煎剂可增强心脏收缩力，使心输出量增加，冠脉扩张，使冠脉血流量增加，大剂量时可抑制心脏；陈皮水溶性总生物碱具有升高血压作用；陈皮提取物有清除氧自由基和抗脂质过氧化作用；鲜陈皮煎剂有扩张气管的作用；挥发油有刺激性祛痰作用，主要有效成分为柠檬烯；陈皮煎剂对小鼠离体子宫有抑制作用，高浓度则使之呈完全松弛状态，用煎剂静脉注射，能使麻醉兔在位子宫呈强直性收缩；有利胆、降低血清胆固醇作用。

玫瑰花

《食物本草》

为蔷薇科植物玫瑰的干燥花蕾。主产于江苏、浙江、福建、山东、四川等地。春末夏初花将开放时分批采收，除去花柄及蒂，及时低温干燥。生用。

【药性】甘、微苦，温。归肝、脾经。

【功能】疏肝解郁，活血止痛。

【应用】

1. 肝胃气痛　本品芳香行气，味苦疏泄，有疏肝解郁、醒脾和胃、行气止痛之功。用治肝郁犯胃之胸胁脘腹胀痛，呕恶食少，可与香附、佛手、砂仁等配伍。

2. 月经不调，经前乳房胀痛　本品善疏解肝郁，调经解郁胀，治肝气郁滞之月经不调，经前乳房胀痛，可与当归、川芎、白芍等配伍。

3. 跌打伤痛　本品味苦疏泄，性温通行，故能活血散瘀以止痛。治疗跌打损伤，瘀肿疼痛，可与当归、川芎、赤芍等配伍。

【用法用量】煎服，1.5~6 g。

【古籍摘要】

1.《本草正义》："玫瑰花，香气最浓，清而不浊，和而不猛，柔肝醒胃，流气活血，宣通窒滞而绝无辛温刚燥之弊，入气分药中，最有捷效而最为驯良者，芳香诸品，迨无其匹。"

2.《本草纲目拾遗》："和血行血，理气，治风痹、噤口痢、乳痈、肿毒初起、肝胃气痛。"

【现代研究】

1. 化学成分　本品含挥发油。油中主要成分为香茅醇、牻牛儿醇，橙花醇、丁香油酚，苯乙醇。此外，尚含槲皮苷、鞣质、脂肪油、有机酸等。

2. 药理作用　玫瑰花油对大鼠有促进胆汁分泌作用；玫瑰花对实验性动物心肌缺血有一定的保护作用。

绿萼梅

《本草纲目》

为蔷薇科植物梅的干燥花蕾。入药分白梅花、红梅花两种。白梅花主产于江苏、浙江等地，红梅花主产于四川、湖北等地。初春花未开放时采摘花蕾，及时低温干燥。生用。

【药性】微酸、涩，平。归肝、胃、肺经。

【功效】疏肝解郁，和中，化痰。

【应用】

1. 肝胃气痛　本品芳香行气入肝胃，能疏肝解郁，醒脾，理气和中。治疗肝胃气滞之胁肋胀痛，脘腹痞满，嗳气纳呆等，可与柴胡、佛手、香附等配伍。

2. 梅核气　本品芳香行气，化痰散结。治疗痰气郁结之梅核气，可与半夏、厚朴、茯苓等同用。

【用法用量】煎服，3~5 g。

【古籍摘要】

1.《本草纲目拾遗》："开胃散邪，煮粥食，助清阳之气上升，蒸露点茶，生津止渴，解暑涤烦。"

2.《饮片新参》："绿萼梅平肝和胃，止脘痛、头晕，进饮食。"

【现代研究】化学成分　本品含挥发油，油中主要成分为苯甲醛、异丁香油酚，苯甲酸等。

刀豆

《救荒本草》

为豆科植物刀豆的干燥成熟种子。主产于江苏、安徽、湖北、四川等地。秋季种子成熟时采收荚果，剥取种子，晒干。生用。

【药性】甘，温。归胃、肾经。

【功效】降气止呃，温肾助阳。

【应用】

1. 呃逆，呕吐　本品甘温暖胃，性主沉降，能温中和胃、降气止呃。可与丁香、柿蒂等同用，治中焦虚寒之呕吐、呃逆。

2. 肾虚腰痛　本品甘温，入肾经而能温肾助阳。可单用治肾阳虚腰痛，如《重庆草药》所载单方，以刀豆2粒，包于猪腰内烧熟食，或配杜仲、桑寄生、牛膝等同用。

【用法用量】煎服，6~9 g。

【古籍摘要】《本草纲目》："温中下气，利肠胃，止呃逆，益肾补元。""主治胸脘滞气，脾肾亏损，壮元阳。"

【现代研究】

1. 化学成分　本品含尿素酶、血球凝集素、刀豆氨酸以及淀粉、蛋白质、脂肪等。

2. 药理作用　刀豆中所含伴刀豆球蛋白 A 与核糖、腺嘌呤协同有促进缺血后心功能不全的恢复作用；伴刀豆球蛋白有抗肿瘤作用；左旋刀豆氨酸可抑制流感病毒的繁殖，在组织培养中抑制作用更强。

3. 不良反应　曾有报道，食用刀豆引起 36 人中毒，临床症状主要为急性胃肠炎（恶心、腹胀、腹痛、呕吐），病程 2~3 天，无死亡。刀豆所含皂素、植物细胞凝集素、胰蛋白酶抑制物等为有毒成分，100℃即能破坏，本次中毒时因烹饪温度不够、时间过短所致。一旦发生中毒可采用及早主动呕吐、洗胃等，据病情可服用复方樟脑酊、阿托品、颠茄、维生素 B 或中成药等，重者静滴 10% 葡萄糖及维生素 C 以促进排泄毒物，纠正水和电解质紊乱。

山楂

《神农本草经集注》

为蔷薇科植物山里红或山楂的成熟果实。主产于河南、山东、河北等地，以山东产量大质佳。多为栽培品。秋季果实成熟时采收。切片，干燥。生用或炒用。

【药性】酸、甘，微温。归脾、胃、肝经。

【功效】消食化积，行气散瘀。

【应用】

1. 饮食积滞　本品酸甘，微温不热，功善消食化积，能治各种饮食积滞，尤为消化油腻肉食积滞之要药。凡肉食积滞之脘腹胀满、嗳气吞酸、腹痛便溏者，均可应用。如《简便方》即以单味煎服，治食肉不消。若配莱菔子、神曲等，可加强消食化积之功。若配木香，青皮以行气消滞，治积滞脘腹胀痛，如匀气散（《证治准绳》）。

2. 泻痢腹痛，疝气痛　山楂入肝经，能行气散结止痛，炒用兼能止泻止痢。治泻痢腹痛，可单用焦山楂水煎服，或用山楂炭研末服，如（《医钞类编》）方；亦可配木香、槟榔等；治疝气痛，常与橘核、荔枝核等同用。

3. 瘀阻胸腹痛，痛经　本品性温兼入肝经血分，能通行气血，有活血祛瘀止痛之功。治瘀滞胸胁痛，常与川芎、桃仁、红花等同用；若治疗产后瘀阻腹痛、恶露不尽或痛经、经闭，朱丹溪即单用本品加糖水煎服；亦可与当归、香附、红花同用，如通瘀煎（《景岳全书》）。

现代单用本品制剂治疗冠心病，高血压病，高脂血症，细菌性痢疾等，均有较好疗效。

【用法用量】煎服，10~15 g，大剂量 30 g。生山楂、炒山楂多用于消食散瘀，焦山楂、山楂炭多用于治泻痢。

【使用注意】脾胃虚弱而无积滞者或胃酸分泌过多者均慎用。

【古籍摘要】

1.《日用本草》："化食积，行结气，健胃宽膈，消血痞气块。"

2.《本草纲目》："化饮食，消肉积，癥瘕，痰饮痞满吞酸，滞血胀痛。"

【现代研究】

1. 化学成分　山楂含黄酮类、三萜皂苷类（熊果酸、齐墩果酸、山楂酸等），皂苷鞣质、游离酸、脂肪酸、维生素 C、无机盐、红色素等。

2. 药理作用　所含脂肪酸能促进脂肪消化，并增加胃消化酶的分泌而促进消化，且对胃肠功能有一定调整作用。其提取物能扩张冠状动脉，增加冠脉血流量，保护心肌缺血缺氧，并可强心、降血压及抗心律失常,又降血脂、抗动脉粥样硬化。其降低血清胆固醇及甘油三酯,可能是通过提高血清中高密度胆固醇及其亚组分浓度,增加胆固醇的排泄而实现的。另外,山楂还能抗血小板聚集、抗氧化、增强免疫、利尿、镇静、收缩子宫、抑菌等。

3.不良反应　多食山楂可引起胃酸过多,还有因吃山楂过多而造成胃石症和小肠梗阻的报道。市售山楂片对小儿虽有促进食欲助消化作用,但因含糖较多,如食用量大,使血压持较高水平,则会影响食欲,久之可造成营养不良、贫血等。故中医认为山楂只消不补,无积滞或脾胃虚弱者应慎用或不用(中国食品报,2001)。

【其他】研究不同炮制温度,对山楂有机酸和胃肠推进功能的影响,提示用于消食时炮制温度最好控制在160~200℃之间为宜(湖北中医学院学报,2001)。

月季花

《本草纲目》

为蔷薇科植物月季的干燥花。全国各地均产,多为栽培,主产于江苏、山东、山西、河北等地,以江苏产量大、品质佳。全年均可采收,花微开时采摘。阴干或低温干燥。

【药性】甘、淡、微苦,平。归肝经。

【功效】活血调经,疏肝解郁,消肿解毒。

【应用】

1.肝郁血滞,月经不调、痛经、闭经及胸胁胀痛　本品质轻升散,独入肝经,既能活血调经,又能疏肝解郁,理气止痛,常用于肝气郁结、气滞血瘀之月经不调、痛经、闭经、胸胁胀痛。可单用开水泡服,亦可与玫瑰花、当归、香附等同用。

2.跌打损伤,瘀肿疼痛,痈疽肿毒,瘰疬　本品功能活血通经,消肿解毒。治跌打损伤,瘀肿疼痛,痈疽肿毒,可单用捣碎外敷或研末冲服;治瘰疬肿痛未溃,可与夏枯草、牡蛎等同用。

【用法用量】煎服,2~5 g,不宜久煎。亦可泡服,或研末服。外用适量。

【使用注意】用量不宜过大,多服久服可引起腹痛及便溏腹泻。孕妇慎用。

【古籍摘要】

1.《本草纲目》:"活血,消肿,敷毒。"

2.《泉州本草》:"通经活血化瘀,清肠胃湿热,泻肺火,止咳,止血止痛,消痈毒。治肺虚咳嗽咯血,痢疾,瘰疬溃烂,痈疽肿毒,妇女月经不调。"

【现代研究】

1.化学成分　主含挥发油,大部分为萜醇类化合物:香茅醇、橙花醇、丁香油酚等。此外还含有没食子酸、苦味酸、鞣质等。

2.药理作用　所含没食子酸有很强的抗真菌作用。

罗汉果

《岭南采药录》

为葫芦科植物罗汉果的果实。主产于广西。秋季果熟时采摘,用火烘干,刷毛,生用。

【药性】甘,凉。归肺、大肠经。

【功效】清肺利咽,化痰止咳,润肠通便。

【应用】

1.咳喘,咽痛 本品味甘性凉,善清肺热,化痰饮,且可利咽止痛,常用治痰嗽,气喘,可单味煎服,或配伍百部、桑白皮同用;治咽痛失音,可单用泡茶饮。

2.便秘 本品甘润,可生津润肠通便,治肠燥便秘,可配蜂蜜泡饮。

【用法用量】煎服,10~30 g;或开水泡服。

【古籍摘要】《岭南采药录》:"理痰火咳嗽。"

【现代研究】

1.化学成分 果中主要含三萜苷类,还含有葡萄糖、果糖,又含锰、铁、镍等20多种无机元素,蛋白质,维生素 C、E 等。种仁含油脂成分,其中脂肪酸有亚油酸、油酸、棕榈酸等。

2.药理作用 水提物有较明显的镇咳、祛痰作用,有降低血清谷丙转氨酶活力的作用,又能显著提高实验动物外周血酸性 a- 醋酸萘酯酶阳性淋巴细胞的百分率,提示可增强机体的细胞免疫功能,大剂量的罗汉果能提高脾特异性玫瑰花环形成细胞的比率,对外周血中性粒细胞吞噬率无明显作用。

人 参

《神农本草经》

为五加科植物人参的根。主产于吉林、辽宁、黑龙江。以吉林抚松县产量最大,质量最好,称吉林参。野生者名"山参",栽培者称"园参"。园参一般应栽培 6~7 年后收获。鲜参洗净后干燥者称"生晒参",蒸制后干燥者称"红参";加工断下的细根称"参须"。山参经晒干称"生晒山参"。切片或粉碎用。

【药性】甘、微苦,微温。归肺、脾、心经。

【功效】大补元气,补脾益肺,生津,安神益智。

【应用】

1.元气虚脱证 本品能大补元气,复脉固脱,为拯危救脱要药。适用于因大汗、大泻、大失血或大病、久病所致元气虚极欲脱,气短神疲,脉微欲绝的重危证候。单用有效,如独参汤(《景岳全书》)。若气虚欲脱兼见汗出,四肢逆冷者,应与回阳救逆之附子同用,以补气固脱与回阳救逆,如参附汤(《正体类要》)。若气虚欲脱兼见汗出身暖,渴喜冷饮,舌红干燥者,本品兼能生津,常与麦冬、五味子配伍,以补气养阴,敛汗固脱,如生脉散(《内外伤辨惑论》)。

2.肺脾心肾气虚证 本品为补肺要药,可改善短气喘促,懒言声微等肺气虚衰症状。治肺气咳喘、痰多者,常与五味子、苏子、杏仁等药同用,如补肺汤(《千金方》)。

本品亦为补脾要药,可改善倦怠乏力,食少便溏等脾气虚衰症状。因脾虚不运常兼湿滞,故常与白术、茯苓等健脾利湿药配伍,如四君子汤(《和剂局方》)。若脾气虚弱,不能统血,导致长期失血者,本品又能补气以摄血,常与黄芪、白术等补中益气之品配伍,如归脾汤(《济生方》)。若脾气虚衰,气虚不能生血,以致气血两虚者,本品还能补气以生血,可与当归、熟地等药配伍,如八珍汤(《正体类要》)。

本品又能补益心气,可改善心悸怔忡,胸闷气短,脉虚等心气虚衰症状,并能安神益智,治疗失眠多梦,健忘。常与酸枣仁、柏子仁等药配伍,如天王补心丹(《摄生秘剖》)。

本品还有补益肾气作用,不仅可用于肾不纳气的短气虚喘,还可用于肾虚阳痿。治虚喘,常与蛤蚧、五味子、胡桃等药同用。治肾阳虚衰,肾精亏虚之阳痿,则常与鹿茸等补肾阳、益肾精之品配伍。

3.热病气虚津伤口渴及消渴证 热邪不仅伤津,而且耗气,对于热病气津两伤,口渴,脉大无力者,本品既能补气，又能生津。治热伤气津者，常与知母、石膏同用，如白虎加人参汤（《伤寒论》）。消渴一病，虽有在肺、脾（胃）、肾的不同，但常常相互影响。其病理变化主要是阴虚与燥热，往往气阴两伤，人参既能补益肺脾肾之气，又能生津止渴，故治消渴的方剂中亦较常用。

此外，本品还常与解表药、攻下药等祛邪药配伍，用于气虚外感或里实热结，邪实正虚之证，有扶正祛邪之效。

【用法用量】煎服，3~9 g；挽救虚脱可用 15~30 g。宜文火另煎分次兑服。野山参研末吞服，每次 2 g，日服 2 次。

【使用注意】不宜与藜芦同用。

【古籍摘要】

1.《医学启源》引《主治秘要》："补元气，止渴，生津液。"

2.《本草汇言》："补气生血，助精养神之药也。"

【现代研究】

1. 化学成分　本品含多种人参皂苷、挥发油、氨基酸、微量元素及有机酸、糖类、维生素等成分。

2. 药理作用　人参具有抗休克作用，人参注射液对失血性休克和急性中毒性休克患者比其他原因引起的休克，效果尤为显著；可使心搏振幅及心率显著增加，在心功能衰竭时，强心作用更为显著；能兴奋垂体—肾上腺皮质系统，提高应激反应能力；对高级神经活动的兴奋和抑制过程均有增强作用；能增强神经活动过程的灵活性，提高脑力劳动功能；有抗疲劳，促进蛋白质、RNA、DNA 的合成，促进造血系统功能，调节胆固醇代谢等作用；能增强机体免疫功能；能增强性腺机能，有促性腺激素样作用；能降低血糖。此外，尚有抗炎、抗过敏、抗利尿及抗肿瘤等多种作用。人参的药理活性常因机体功能状态不同而呈双向作用。

3. 不良反应　长期服人参或人参制剂，可出现腹泻、皮疹、失眠、神经过敏、血压升高、忧郁、性欲亢进（或性功能减退）、头痛、心悸等不良反应。出血是人参急性中毒的特征。临床还有人参蛤蚧口服液致剥脱性皮炎、人参蜂王浆致急性肾炎血尿加重等报道。

党　参

《增订本草备要》

为桔梗科植物素花党参或川党参的根。主产于山西、陕西、甘肃。秋季采挖洗净，晒干，切厚片，生用。

【药性】甘，平。归脾、肺经。

【功效】补脾肺气，补血，生津。

【应用】

1. 脾肺气虚证　本品性味甘平，主归脾肺二经，以补脾肺之气为主要作用。用于中气不足的体虚倦怠，食少便溏等症，常与补气健脾除湿的白术、茯苓等同用；对肺气亏虚的咳嗽气促，语声低弱等症，可与黄芪、蛤蚧等品同用，以补益肺气，止咳定喘。其补益脾肺之功与人参相似而力较弱，临床常用以代替古方中的人参，用以治疗脾肺气虚的轻证。

2. 气血两虚证　本品既能补气，又能补血，常用于气虚不能生血，或血虚无以化气，而见面色苍白或萎黄、乏力、头晕、心悸之气血两虚证。常配伍黄芪、白术、当归、熟地等以增强其补气补血效果。

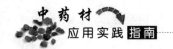

3.气津两伤证 本品对热伤气津之气短口渴,亦有补气生津作用,适用于气津两伤证,宜与麦冬、五味子等养阴生津之品同用。此外,本品亦常与解表药、攻下药等祛邪药配伍,用于气虚外感或里实热结而气血亏虚等邪实正虚之证,以扶正祛邪,使攻邪而正气不伤。

【用法用量】煎服,9~30 g。

【使用注意】据《药典》记载,本品不宜与藜芦同用。

【鉴别用药】人参与党参均具有补脾气、补肺气、益气生津、益气生血及扶正祛邪之功;均可用于脾气虚、肺气虚、津伤口渴、消渴、血虚及气虚邪实之证。但党参性味甘平,作用缓和,药力薄弱,古方治以上轻症和慢性疾患者,可用党参加大用量代替人参,而急症、重症仍以人参为宜。但党参不具有人参益气救脱之功,凡元气虚脱之证,应以人参急救虚脱,不能以党参代替。此外,人参还长于益气助阳,安神增智,而党参类似作用不明显,但兼有补血之功。

【古籍摘要】

1.《本草从新》:"补中益气,和脾胃,除烦渴。中气微虚,用以调补,甚为平安。"

2.《本草正义》:"补脾养胃,润肺生津,健运中气,本与人参不甚相远。"

【现代研究】

1.化学成分 本品含甾醇、党参苷、党参多糖、党参内酯、生物碱、无机元素、氨基酸、微量元素等。

2.药理作用 党参能调节胃肠运动、抗溃疡、增强免疫功能;对兴奋和抑制两种神经过程都有影响;党参皂苷还能兴奋呼吸中枢;对动物有短暂的降压作用,但又能使晚期失血性休克家兔的血压回升;能显著升高兔血糖,其升血糖作用与所含糖分有关;能升高动物红细胞、血红蛋白、网织红细胞;还有延缓衰老、抗缺氧、抗辐射等作用。

西洋参

《增订本草备要》

为五加科植物西洋参的根。主产于美国、加拿大。我国北京、吉林、辽宁等地亦有栽培。秋季采挖生长 3~6 年的根,切片生用。

【药性】甘、微苦,凉。归肺、心、肾、脾经。

【功效】补气养阴,清热生津。

【应用】

1.气阴两伤证 本品亦能补益元气,但作用弱于人参;其药性偏凉,兼能降火养阴生津。适用于热病或大汗、大泻、大失血,耗伤元气及阴津所致神疲乏力、气短息促、自汗热黏、心烦口渴、尿短赤涩、大便干结、舌燥、脉细数无力等证。常与麦冬、五味子等养阴生津、敛汗之品同用。

2.肺气虚及肺阴虚证 本品能补肺气,兼能养肺阴、清肺火,适用于火热耗伤肺脏气阴所致短气喘促,咳嗽痰少,或痰中带血等症。可与养阴润肺的玉竹、麦冬,清热化痰止咳之川贝母等品同用。

此外,本品还能补心气,益脾气,并兼能养心阴,滋脾阴。治疗气阴两虚之心悸心痛、失眠多梦,可与补心气之甘草,养心阴、清心热之麦冬、生地等品同用,治疗脾气阴两虚之纳呆食滞,口渴思饮。可与健脾消食之太子参、山药、神曲、谷芽等品同用。肾阴不足之证亦可选用。

3.热病气虚津伤口渴及消渴 本品不仅能补气、养阴生津、还能清热,适用于热伤气津所致身热汗多,口渴心烦,体倦气少,脉虚数者。常与西瓜翠衣、竹叶、麦冬等品同用,如清暑益气汤(《温热经纬》)。临床亦常配伍养阴、生津之品,用于消渴病气阴两伤之证。

【用法用量】另煎兑服，3~6 g。

【使用注意】据《药典》记载，本品不宜与藜芦同用。

【鉴别用药】人参与西洋参均有补益元气之功，可用于气虚欲脱之气短神疲、脉细无力等症。但人参益气救脱之力较强，单用即可收效；西洋参偏于苦寒，兼能补阴，较宜于热病等所致气阴两脱者。二药又皆能补脾肺之气，可以主治脾肺气虚之症，其中也以人参作用较强，但西洋参多用于脾肺气阴两虚之症。此二药还有益气生津作用，均常用于津伤口渴和消渴症。此外，人参尚能补益心肾之气，安神增智，还常用于失眠、健忘、心悸怔忡及肾不纳气之虚喘气短。

【古籍摘要】

1.《本草从新》："补肺降火，生津液，除烦倦。虚而有火者相宜。"

2.《医学衷中参西录》："能补助气分，兼能补益血分，为其性凉而补，凡欲用人参而不受人参之温补者。皆可以此代之。"

【现代研究】

1.化学成分　本品含多种人参皂苷、多种挥发性成分、树脂、淀粉、糖类及氨基酸、无机盐等。

2.药理作用　西洋参有抗休克作用，能明显提高失血性休克大鼠存活率；对大脑有镇静作用，对生命中枢则有中度兴奋作用；还具有抗缺氧、抗心肌缺血、抗心肌氧化、增加心肌收缩力、抗心律失常、抗疲劳、抗应激、抗惊厥、降血糖、止血和抗利尿作用。

山　药

《神农本草经》

为薯蓣科植物薯蓣的根茎。主产于河南省，湖南、江南等地亦产。习惯认为河南（怀庆府）所产者品质最佳，故有"怀山药"之称。霜降后采挖，刮去粗皮，晒干或烘干，为"毛山药"，或再加工为"光山药"。润透，切厚片，生用或麸炒用。

【药性】甘，平。归脾、肺、肾经。

【功效】益气养阴，补脾肺肾，固精止带。

【应用】

1.脾虚证　本品性味甘平，能补脾益气，滋养脾阴。多用于脾气虚弱或气阴两虚，消瘦乏力，食少，便溏；或脾虚不运，湿浊下注之妇女带下。唯其亦食亦药，"气轻性缓，非堪专任"，对气虚重证，常嫌力量不足。如治脾虚食少便溏的参苓白术散（《和剂局方》），治带下的完带汤（《傅青主女科》），本品皆用作人参、白术等药的辅助药。因其含有较多营养成分，又容易消化，可制成食品长期服用，对慢性久病或病后体弱羸瘦，需营养调补而脾运不健者，则是佳品。

2.肺虚证　本品又能补肺气，兼能滋肺阴。其补肺之力虽较和缓，但对肺脾气阴俱虚者，补土亦有助于生金。治肺虚咳喘，可与脾肺双补之太子参、南沙参等品同用，共奏补肺定喘之效。

3.肾虚证本品还能补肾气，兼能滋养肾阴，对肾脾俱虚者，其补后天亦有助于充养先天。适用于肾气虚之腰膝酸软，夜尿频多或遗尿，滑精早泄，女子带下清稀及肾阴虚之形体消瘦，腰膝酸软，遗精等症。历代不少补肾名方，如肾气丸（《金匮要略》）、六味地黄丸（《小儿药证直诀》）中均配有本品。

4.消渴气阴两虚证　消渴一病，与脾肺肾有关，气阴两虚为其主要病机。本品既补脾肺肾之气，又补脾肺肾之阴，常与黄芪、天花粉、知母等品同用，如玉液汤（《医学衷中参西录》）。

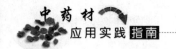

【用法用量】煎服，15~30 g。麸炒可增强补脾止泻作用。

【古籍摘要】

1.《神农本草经》："补中，益气力，长肌肉。"

2.《本草纲目》："益肾气，健脾胃。"

【现代研究】

1.化学成分　本品含薯蓣皂苷元、黏液质、胆碱、淀粉、糖蛋白、游离氨基酸、维生素C、淀粉酶等。

2.药理作用　山药对实验大鼠脾虚模型有预防和治疗作用，对离体肠管运动有双向调节作用，对小鼠细胞免疫功能和体液免疫有较强的促进作用，并有降血糖、抗氧化等作用。

大　枣

《神农本草经》

为鼠李科植物枣的成熟果实。主产于河北、河南、山东等地。秋季果实成熟时采收，晒干，生用。

【药性】甘、温。归脾、胃心经。

【功效】补中益气，养血安神。

【应用】

1.脾虚证　本品甘温，能补脾益气，适用于脾气虚弱、消瘦、倦怠乏力、便溏等症。单用有效。若气虚乏力较甚，宜与人参、白术等补脾益气药配伍。

2.脏躁，失眠　本品能养心安神，为治疗心失充养，心神无主而脏躁的要药。单用有效，如《证治准绳》治脏躁自悲自哭自笑，以红枣烧炭存性，米饮调下。因其证多与心阴不足，心火亢盛有关，且往往心气亦不足，故常与浮小麦、甘草配伍，如甘麦大枣汤（《金匮要略》）。《千金方》还用本品治疗虚劳烦闷不得眠者。

此外，本品与部分药性峻烈或有毒的药物同用，有保护胃气，缓和其毒性药性之效，如十枣汤（《伤寒论》），即用以缓和甘遂、大戟、芫花的烈性与毒性。

【用法用量】劈破煎服，6~15 g。

【古籍摘要】

1.《神农本草经》："安中养脾。"

2.《名医别录》："补中益气，强力，除烦闷。"

【现代研究】

1.化学成分　本品含有机酸、三萜苷类、生物碱类、黄酮类、糖类、维生素类、氨基酸、挥发油、微量元素等成分。

2.药理作用　大枣能增强肌力，增加体重；能增加胃肠黏液，纠正胃肠病损，保护肝脏；有增加白细胞内 cAMP 含量，抗变态反应作用；有镇静催眠作用；还有抑制癌细胞增殖、抗突变、镇痛及镇咳、祛痰等作用。

蜂　蜜

《神农本草经》

为蜜蜂科昆虫中华蜜蜂或意大利蜜蜂所酿成的蜜。全国大部分地区均产。春至秋季采收，过滤后供用。

【药性】甘，平。归肺、脾、大肠经。

【功能】补中，润燥，止痛，解毒。

【应用】

1.脾气虚弱，脘腹挛急疼痛 本品亦为富含营养成分的补脾益气药，宜用于脾气虚弱，营养不良者。可作食品服用。尤多作为补脾益气丸剂、膏剂的赋型剂，或作为炮炙补脾益气药的辅料。对中虚脘腹疼痛，腹痛喜按，空腹痛甚，食后稍安者，本品既可补中，又可缓急止痛，标本兼顾。单用有效。更常与白芍、甘草等补中缓急止痛之品配伍。

2.肺虚久咳，肺燥咳嗽 本品既能补气益肺，又能润肺止咳，还可补土以生金。治虚劳咳嗽日久，气阴耗伤，气短乏力，咽燥痰少者，单用有效。亦可与人参、生地黄等品同用，如琼玉膏（《洪氏集验方》）。燥邪伤肺，干咳无痰或痰少而黏者，亦可用本品润肺止咳，并与阿胶、桑叶、川贝母等养阴润燥、清肺止咳之品配伍。本品用于润肺止咳，尤多作为炮制止咳药的铺料，或作为润肺止咳类丸剂或膏剂的赋型剂。

3.肠燥便秘 本品有润肠通便之效，治疗肠燥便秘者，可单用冲服，或随证与生地黄、当归、火麻仁等滋阴、生津、养血、润肠通便之品配伍。亦可将本品制成栓剂，纳入肛内，以通导大便，如蜜煎导（《伤寒论》）。

4.解乌头类药毒 本品与乌头类药物同煎，可降低其毒性。服乌头类药物中毒者，大剂量服用本品，有一定的解毒作用。

此外，本品外用，对疮疡肿毒有解毒消疮之效；对溃疡、烧烫伤有解毒防腐、生肌敛疮之效。

【用法用量】煎服或冲服，15~30 g，大剂量30~60 g。外用适量，本品作栓剂肛内给药，通便效果较口服更捷。

【使用注意】本品助湿壅中，又能润肠，故湿阻中满及便溏泄泻者慎用。

【现代研究】

1.化学成分 本品含糖类、挥发油、蜡质、有机酸、花粉粒、乙酰胆碱、维生素、抑菌素、酶类、微量元素等多种成分。

2.药理作用 蜂蜜有促进实验动物小肠推进运动的作用，能显著缩短排便时间；能增强体液免疫功能；对多种细菌有抑杀作用；有解毒作用，以多种形式使用均可减弱乌头毒性，加水同煎解毒效果最佳；能减轻化疗药物的毒副作用；有加速肉芽组织生长，促进创伤组织愈合作用；还有保肝、抗肿瘤等作用。

鹿 茸

《神农本草经》

为脊椎动物鹿科梅花鹿或马鹿等雄鹿头上尚未骨化而带茸毛的幼角。主产于吉林、黑龙江、辽宁、内蒙古、新疆、青海等地。其他地区也有人工饲养。夏秋二季雄鹿长出的新角尚未骨化时，将角锯下或用刀砍下，用时燎去毛，切片后阴干或烘干入药。

【药性】甘、咸、温。归肾、肝经。

【功能】补肾阳，益精血，强筋骨，调冲任，托疮毒。

【应用】肾阳虚衰，精血不足证 本品甘温补阳，甘咸滋肾，禀阳之性，具生发之气，故能壮肾阳，益精血。若肾阳虚，精血不足，而见畏寒肢冷、阳痿早泄、宫冷不孕、小便频数、腰膝酸痛、

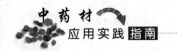

头晕耳鸣、精神疲乏等，均可以本品单用或配入复方。

核桃仁

《开宝本草》

为胡桃科植物落叶乔木胡桃果实的核仁。我国各地广泛栽培，华北、西北、东北地区尤多。9~10月果熟时采收，除去肉质果皮，晒干敲破，取出种仁。生用或炒用。

【药性】甘、温。归肾、肺、大肠经。

【功效】补肾温肺，润肠通便。

【应用】

1. 肾阳虚衰，腰痛脚弱，小便频数　本品温补肾阳，其力较弱，多入复方。常与杜仲、补骨脂、大蒜等同用，治肾亏腰酸，头晕耳鸣，尿有余沥，如青娥丸（《和剂局方》）；或与杜仲、补骨脂、萆薢等同用，治腰膝酸痛，两足痿弱，如胡桃汤（《御院药方》）。

2. 肺肾不足，虚寒喘咳，肺虚久咳，气喘　本品长于补肺肾、定咳喘，常与人参、生姜同用，治疗肺肾不足，肾不纳气所致的虚喘证，如人参胡桃汤（《济生方》）；《本草纲目》治久咳不止，以人参、胡桃、杏仁同用为丸服。

3. 肠燥便秘　可单独服用，亦可与火麻仁、肉苁蓉、当归等同用，如大便不通方（《医方择要》）

【用法用量】煎服，10~30 g。

【使用注意】阴虚火旺、痰热咳嗽及便溏者不宜用。

【古籍摘要】

1.《开宝本草》："食之令人肥健，润肌黑发。"

2.《本草纲目》："补气养血，润燥化痰，益命门，利三焦，温肺润肠，治虚寒喘嗽，腰脚重痛。"

【现代研究】

1. 化学成分　胡桃仁含脂肪油，油的主要成分是亚油酸甘油酯，又含有蛋白质、碳水化合物、钙、磷等。

2. 药理作用　胡桃仁可能影响胆固醇的体内合成及其氧化排泄，动物实验还证明胡桃仁有镇咳作用。

冬虫夏草

《本草从新》

为麦角菌科植物冬虫夏草菌寄生在蝙蝠蛾科昆虫幼虫上的子座及幼虫的尸体复合体。主产于四川、青海、云南、贵州、西藏、甘肃。夏至前后，在积雪尚未溶化时入山采集，挖出后，在虫体潮湿未干时，除去外层泥土及膜皮，晒干；或黄酒喷使之软，整理平直，微火烘干。生用。

【药性】甘，温。归肾、肺经。

【功效】补肾益肺，止血化痰。

【应用】

1. 阳痿遗精，腰膝酸痛　本品补肾益精，有兴阳起痿之功。用治肾阳不足，精血亏虚之阳痿遗精、腰膝酸痛，可单用浸酒服，或与淫羊藿、杜仲、巴戟天等补阳药配成复方用。

2. 久咳虚喘，劳嗽痰血　本品甘平，为平补肺肾之佳品，功能补肾益肺、止血化痰、止咳平喘，尤为劳嗽痰血多用。可单用，或与沙参、川贝母、阿胶、生地、麦冬等同用。若肺肾两虚，摄纳无权，气虚作喘者，可与人参、黄芪、胡桃肉等同用。此外，还可用于病后体虚不复或自汗畏寒，可以本品与鸡、鸭、猪肉等炖服，有补肾固本，补肺益卫之功。

【用法用函】煎服，5~10 g。也可入丸、散。

【使用注意】有表邪者不宜用。

【鉴别用药】蛤蚧、胡桃仁、冬虫夏草皆入肺肾善补肺益肾而定喘咳，用于肺肾两虚之喘咳。蛤蚧补益力强，偏补肺气，尤善纳气定喘，为肺肾虚喘之要药，兼益精血；胡桃仁补益力缓，偏助肾阳，温肺寒，用于阳虚腰痛及虚寒喘咳，兼润肠通便；冬虫夏草平补肺肾阴阳，兼止血化痰，用于久咳虚喘，劳嗽痰血，为诸痨虚损调补之要药。

【古籍摘要】

1.《本草从新》："甘平保肺益肾，止血化痰，已劳嗽。"

2.《药性考》："味甘性温，秘精益气，专补命门。"

【现代研究】

1. 化学成分　本品含蛋白质氨基酸的游离氨基酸，其中多为人体必需氨基酸，还含有糖、维生素及钙、钾、铬、镍、锰、铁、铜、锌等元素。

2. 药理作用　对中枢神经系统有镇静、抗惊厥、降温等作用，对体液免疫功能有增强作用，虫草的水或醇提取物可明显抑制小白鼠肉瘤等肿瘤的成长，虫草菌发酵液可对抗家兔心肌缺血的ST段改变，虫草菌对大鼠应激性心梗也有一定的保护作用，虫草水提液对大鼠急性肾衰有明显的保护作用。

阿　胶

《神农本草经》

为马科动物驴的皮，经漂泡去毛后熬制而成的胶块。古时以产于山东省东阿县而得名。以山东、浙江、江苏等地产量较多。以原胶块用，或将胶块打碎，用蛤粉炒或蒲黄炒成阿胶珠用。

【药性】甘，平。归肺、肝、肾经。

【功效】补血，滋阴，润肺，止血。

【应用】

1. 血虚诸证　本品为血肉有情之品，甘平质润，为补血要药，多用治血虚诸证，尤以治疗出血而致血虚为佳。可单用本品即效。亦常配熟地、当归、白芍药等同用，如阿胶四物汤（《杂病源流犀烛》）；若与桂枝、甘草、人参等同用，可治气虚血少之心动悸、脉结代，如炙甘草汤（《伤寒论》）。

2. 出血证　本品味甘质黏，为止血要药。可单味炒黄为末服，治疗妊娠尿血（《圣惠方》）；治阴虚血热吐衄，常配伍蒲黄、生地黄等药；治肺痨嗽血，配人参、天冬、白芨等，如阿胶散（《仁斋直指方》）；也可与熟地、当归、芍药等同用，治血虚血寒之崩漏下血等，如胶艾汤（《金匮要略》）；若与白术、灶心土、附子等同用，可治脾气虚寒便血或吐血等症，如黄土汤（《金匮要略》）。

3. 肺阴虚燥咳　本品滋阴润肺，常配马兜铃、牛蒡子、杏仁等同用，治疗肺热阴虚，燥咳痰少，咽喉干燥，痰中带血，如补肺阿胶汤（《小儿药证直诀》）；也可与桑叶、杏仁、麦冬等同用，治疗燥邪伤肺，干咳无痰，心烦口渴，鼻燥咽干等，如清燥救肺汤（《医门法律》）。

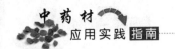

4.热病伤阴，心烦失眠，阴虚风动，手足瘛疭　本品养阴以滋肾水，常与黄连、白芍等同用，治疗热病伤阴，肾水亏而心火亢，心烦不得眠，如黄连阿胶汤（《伤寒论》）；也可与龟甲、鸡子黄等养阴息风药同用，用治温热病后期，真阴欲竭，阴虚风动，手足瘛疭，如大、小定风珠（《温病条辨》）。

【用法用量】5~15 g。入汤剂宜烊化冲服。

【使用注意】本品黏腻，有碍消化，故脾胃虚弱者慎用。

【古籍摘要】

1.《神农本草经》："主心腹内崩，劳极洒洒如疟状，腰腹痛，四肢酸痛，女子下血，安胎。"

2.《名医别录》："主丈夫小腹痛，虚劳羸瘦，阴气不足，脚酸不能久立，养肝气。"

【现代研究】

1.化学成分　阿胶多由骨胶原组成，经水解后得到多种氨基酸，如赖氨酸、精氨酸、组氨酸、胱氨酸、色氨酸、羟脯氨酸、天门冬氨酸、苏氨酸、丝氨酸、谷氨酸、脯氨酸、甘氨酸、丙氨陵等。

2.药理作用　先用放血法，使犬血红蛋白、红细胞下降，然后喂服阿胶制品，结果证明阿胶有显著的补血作用，疗效优于铁剂。服阿胶者血钙浓度有轻度增高，但凝血时间没有明显变化。以Vassili改良法造成家兔慢性肾炎模型，服用阿胶后2周即获正氮平衡，而对照组仍为负平衡。

何首乌

《日华子本草》

为蓼荆植物何首乌的块根。我国大部分地区有出产。秋后茎叶枯萎时或次年未萌芽前掘取其块根。削去两端，洗净，切片，晒干或微烘，称生首乌；若以黑豆煮汁拌蒸，晒后变为黑色，称制首乌。

【药性】苦、甘、涩，微温。归肝、肾经。

【功效】制用：补益精血。生用：解毒，截疟，润肠通便。

【应用】

1.精血亏虚，头晕眼花，须发早白，腰膝酸软　制首乌功善补肝肾、益精血、乌须发，治血虚萎黄，失眠健忘，常与熟地黄、当归、酸枣仁等同用。与当归、枸杞子、菟丝子等同用，治精血亏虚，腰酸脚弱、头晕眼花、须发早白及肾虚无子，如七宝美髯丹（《积善堂方》）；亦常配伍桑葚、黑芝麻、杜仲等，用治肝肾亏虚，腰膝酸软，头晕目花，耳鸣耳聋，如首乌延寿丹（《世补斋医书》）。

2.久疟，痈疽，瘰疬，肠燥便秘　生首乌有截疟、解毒、润肠通便之效。若疟疾日久，气血虚弱，可用生首乌与人参、当归、陈皮、煨姜同用，如何人饮（《景岳全书》）；若瘰疬痈疮、皮肤瘙痒，可配伍夏枯草、土贝母、当归等药（《本草汇言》）；也与防风、苦参、薄荷同用煎汤洗，治遍身疮肿痒痛，如何首乌散（《外科精要》）；若年老体弱之人血虚肠燥便秘，可润肠通便，与肉苁蓉、当归、火麻仁等同用。

【用法用量】煎服，10~30 g。

【使用注意】大便溏泄及湿痰较重者不宜用。

【古籍摘要】

1.《开宝本草》："主瘰疬，消痈肿，疗头面风疮，五痔，止心痛，益血气，悦颜色，久服长筋骨，益精髓，延年不老；亦治妇人产后及带下诸疾。"

2.《本草纲目》："能养血益肝，固精益肾，健筋骨，乌发，为滋补良药，不寒不燥，功在地黄、天冬诸药之上。"

【现代研究】

1.化学成分　主要含蒽醌类化合物，主要成分为大黄酚和大黄素，还含卵磷脂、粗脂肪等。

2.药理作用　用含有 0.4%、2% 首乌粉的饲料给老年鹌鹑喂饲，能明显延长其平均生存时间，延长寿命。何首乌水煎液给老年小鼠和青年小鼠喂服，能显著增加脑和肝中蛋白质含量；对脑和肝组织中的 B 型单胺氧化酶活性有显著抑制作用，并能使老年小鼠的胸腺不致萎缩，甚至保持年轻水平。显著增加小鼠胸腺、腹腔淋巴结、肾上腺的重量，使脾脏有增重趋势。同时还能增加正常白细胞总数、对抗泼尼松（强的松龙）免疫抑制作用及所致白细胞下降作用。家兔急性高脂血症模型实验表明，首乌能使其血中的高胆固醇较快下降至正常水平。首乌中提出的大黄酚能促进肠管运动。

龙眼肉

《神农本草经》

为无患子科植物常绿乔木龙眼的假种皮。主产于广东、福建、台湾、广西等地。于夏秋果实成熟时采摘，烘干或晒干，除去壳、核，晒至干爽不黏，贮存备用。

【药性】甘、温。归心、脾经。

【功效】补益心脾，养血安神。

【应用】思虑过度，劳伤心脾，惊悸怔忡，失眠健忘　本品能补心脾、益气血、安神，与人参、当归、酸枣仁等同用，如归脾汤（《济生方》）；用于年老体衰、产后、大病之后，气血亏虚，可单服本品，如《随息居饮食谱》玉灵膏（一名代参膏），即单用本品加白糖蒸熟，开水冲服。

【用法用量】煎服，10~25 g；大剂量 30~60 g。

【使用注意】湿盛中满或有停饮、痰、火者忌服。

【古籍摘要】

1.《神农本草经》："主安志，厌食，久服强魂，聪明轻身不老，通神明。"

2.《本草求真》："龙眼气味甘温，功多似于大枣，但此甘味更重，润气尤多，于补气之中，又更存有补血之力，故书载能益脾长智，养心保血，为心脾要药。是以心思劳伤而见健忘怔忡惊悸，及肠风下血，俱可用此为治。"

【现代研究】

1.化学成分　龙眼肉含水溶性物质、不溶性物质、灰分。可溶性物质含葡萄糖，还含有蛋白质、脂肪以及维生素 B_1、B_2、P、C 等。

2.药理作用　龙眼肉和蛤蚧提取液可促进生长，增强体质。可明显延长小鼠常压耐缺氧存活时间，减少低温下死亡率。

百 合

《神农本草经》

为百合科植物百合或细叶百合的肉质鳞叶。全国各地均产。以湖南、浙江产者为多。秋季采挖。洗净，剥取鳞叶，置沸水中略烫，干燥，生用或蜜炙用。

【药性】甘，微寒。归肺、心、胃经。

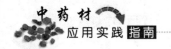

【功效】养阴润肺，清心安神。

【应用】

1. 阴虚燥咳，劳嗽咯血　本品微寒，作用平和，能补肺阴，兼能清肺热。润肺清肺之力虽不及北沙参、麦冬等药，但兼有一定的止咳祛痰作用。用于阴虚肺燥有热之干咳少痰、咯血或咽干音哑等症，常与款冬花配伍，如《济生方》百花膏；治肺虚久咳，劳嗽咯血，常与生地、玄参、桔梗、川贝母等清肺、祛痰药同用，如百合固金汤（《慎斋遗书》）。

2. 阴虚有热之失眠心悸及百合病心肺阴虚内热证　本品能养阴清心，宁心安神。治虚热上扰，失眠，心悸，可与麦冬、酸枣仁、丹参等清心安神药同用。治疗神志恍惚，情绪不能自主，口苦、小便赤、脉微数等为主的百合病心肺阴虚内热证，用本品既能养心肺之阴，又能清心肺之热，还有一定的安神作用，常与生地黄、知母等养阴清热之品同用。此外，本品尚能养胃阴、清胃热，可用治胃阴虚有热之胃脘疼痛。

【用法用量】煎服，6~12 g。蜜炙可增加润肺作用。

【古籍摘要】

1.《日华子本草》："安心，定胆，益志，养五脏。"

2.《本草纲目拾遗》："清痰火，补虚损。"

【现代研究】

1. 化学成分　本品含酚酸甘油酯、丙酸酯衍生物、酚酸糖苷、酚酸甘油酯糖苷、甾体糖苷、甾体生物碱、微量元素、淀粉、蛋白质、脂肪等成分。

2. 药理作用　百合水提液对实验动物有止咳、祛痰作用；可对抗组织胺引起的蟾蜍哮喘；百合水提液还有强壮、镇静、抗过敏作用；百合水煎液有耐缺氧作用；还可防止环磷酰胺所致白细胞减少症。

黄　精

《名医别录》

为百合科植物黄精、滇黄精或多花黄精的根茎。主产于河北、内蒙古、陕西；滇黄精主产于云南、贵州、广西；多花黄精主产于贵州、湖南、云南等地。春秋二季采挖，洗净，置沸水中略烫或蒸至透心，干燥，切厚片用。

【药性】甘，平。归脾、肺、肾经。

【功效】补气养阴，健脾，润肺，益肾。

【应用】

1. 阴虚肺燥，干嗽少痰，肺肾阴虚，劳嗽久咳　本品甘平，能养肺阴，益肺气。治疗肺金气阴两伤之干咳少痰，多与沙参、川贝母等药同用。因本品不仅能补益肺肾之阴，而且能补益脾气脾阴，有补土生金、补后天以养先天之效，适用于肺肾阴虚之劳嗽久咳。因作用缓和，可单用熬膏久服。亦可与熟地、百部等滋养肺肾、化痰止咳之品同用。

2. 脾胃虚弱　本品能补益脾气，又养脾阴。主治脾胃气虚、倦怠乏力、食欲不振、脉象虚软者，可配党参、白术等同用；若脾胃阴虚、口干食少、饮食无味、舌红无苔，可与石斛、麦冬、山药等同用。

3. 肾精亏虚，内热消渴　本品能补益肾精，延缓衰老，改善头晕、腰膝酸软、须发早白等早衰症状，有一定疗效。如黄精膏方（《千金方》），单用本品熬膏服。亦可与枸杞、何首乌等补益肾精之品同用。

治内热消渴，常配生地、麦冬、天花粉同用。

【用法用量】煎服，9~15 g。

【鉴别用药】黄精与山药均为气阴双补之品，性味甘平，主归肺、脾、肾三脏。然黄精滋肾之力强于山药，而山药长于健脾，并兼有涩性，较宜于脾胃气阴两伤，食少便溏及带下等证。

【古籍摘要】

1.《日华子本草》："补五劳七伤，助筋骨，生肌，耐寒暑，益脾胃，润心肺。"

2.《本草纲目》："补诸虚……填精髓。"

【现代研究】

1. 化学成分 本品含黄精多糖、低聚糖、黏液质、淀粉及多种氨基酸（囊丝黄精还含多种蒽醌类化合物）等成分。

2. 药理作用 黄精能提高机体免疫功能和促进 DNA、RNA 及蛋白质的合成，促进淋巴细胞转化作用；具有显著的抗结核杆菌作用；对多种致病性真菌有抑制作用；对伤寒杆菌、金黄色葡萄球菌也有抑制作用；有增加冠脉流量及降压作用，并能降血脂及减轻冠状动脉粥样硬化程度；对肾上腺素引起的血糖过高呈显著抑制作用；还有抑制肾上腺皮质的作用和抗衰老作用。

枸杞子

《神农本草经》

为茄科植物宁夏枸杞的成熟果实。主产于宁夏、甘肃、新疆等地。夏秋二季果实呈橙红色时采收，晾至皮皱后，再晒至外皮干硬，果肉柔软，生用。

【药性】甘，平。归肝、肾经。

【功效】滋补肝肾，益精明目。

【应用】肝肾阴虚及早衰证 本品能滋肝肾之阴，为平补肾精肝血之品。治疗精血不足所致的视力减退、内障目昏、头晕目眩、腰膝酸软、遗精滑泄、耳聋、牙齿松动、须发早白、失眠多梦以及肝肾阴虚、潮热盗汗、消渴等证的方中，都颇为常用。可单用，或与补肝肾、益精补血之品配伍。如《寿世保元》枸杞膏单用本品熬膏服；七宝美髯丹（《积善堂方》）以之与怀牛膝、菟丝子、何首乌等品同用。因其还能明目，故多用于肝肾阴虚或精亏血虚之两目干涩，内障目昏，常与熟地、山茱萸、山药、菊花等品同用，如杞菊地黄丸（《医级》）。

【用法用量】煎服，6~12 g。

【古籍摘要】

1.《本草经集注》："补益精气，强盛阴道。"

2.《药性论》："补益精，诸不足，易颜色，变白，明目……令人长寿。"

【现代研究】

1. 化学成分 本品含甜菜碱、多糖、粗脂肪、粗蛋白、硫胺素、核黄素、烟酸、胡萝卜素、抗坏血酸、烟酸、β-谷甾醇、亚油酸、微量元素及氨基酸等成分。

2. 药理作用 枸杞子对免疫有促进作用，同时具有免疫调节作用；可提高血睾酮水平，起强壮作用；对造血功能有促进作用；对正常健康人也有显著升白细胞作用；还有抗衰老、抗突变、抗肿瘤、

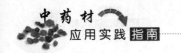

降血脂、保肝及抗脂肪肝、降血糖、降血压作用。

黑芝麻

《神农本草经》

为芝麻科植物芝麻的成熟种子。我国各地有栽培。季节果实成熟时采收种子，晒干、生用或炒用。

【药性】甘，平。归肝、肾、大肠经。

【功效】补益肝肾，润肠通便。

【应用】

1.精血亏虚，头晕眼花，须发早白　本品为具营养作用的益精养血药，其性平和，甘香质润，为滋养佳品。古方多用于精亏血虚，肝肾不足引起的头晕眼花、须发早白、四肢无力等症，如《寿世保元》扶桑至宝丹（又名桑麻丸）以之配伍桑叶为丸服。亦常配伍巴戟天、熟地黄等补肾益精养血之品，以延年益寿。

2.肠燥便秘　本品富含油脂，能润肠通便，适用于精亏血虚之肠燥便秘。可单用，或与肉苁蓉、苏子、火麻仁等润肠通便之品同用。

【用法用量】煎服，9~15 g；或入丸、散剂。

【古籍摘要】

1.《神农本草经》："主伤中虚羸，补五内，益气力，长肌肉，填脑髓。"

2.《本草备要》："补肝肾，润五脏，滑肠。"

【现代研究】

1.化学成分　本品含脂肪油（油中含油酸、亚油酸等）、植物蛋白、氨基酸、木脂素、植物甾醇、糖类、磷脂及 10 余种微量元素，还含烟酸、核黄素、维生素 B_6、维生素 E、细胞色素 C、胡麻苷等。

2.药理作用　黑芝麻有抗衰老作用，可使实验动物的衰老现象推迟发生；所含亚油酸可降低血中胆固醇含量，有防治动脉硬化作用；可使实验动物的肾上腺皮质功能受到某种程度的抑制；可降低血糖，并增加肝脏及肌肉中糖原含量，但大剂量下可使糖原含量下降；所含脂肪油能滑肠通便。

浮小麦

《本草蒙筌》

为禾本科植物小麦未成熟的颖果。各地均产。收获时，扬起其轻浮干瘪者，或以水淘之，浮起者为佳，晒干。生用，或炒用。

【药性】甘，凉。归心经。

【功效】固表止汗，益气，除热。

【应用】

1.自汗，盗汗　本品甘凉入心，能益心气、敛心液；轻浮走表，能实腠理、固皮毛、为养心敛液，固表止汗之佳品。凡自汗、盗汗者，均可应用。可单用炒焦研末，米汤调服。

治气虚自汗者，可与黄芪、煅牡蛎、麻黄根等同用，如牡蛎散（《和剂局方》）；治阴虚盗汗者，可与五味子、麦冬、地骨皮等药同用。

2.骨蒸劳热　本品甘凉并济，能益气阴，除虚热。治阴虚发热，骨蒸劳热等证，常与玄参、麦冬、生地、地骨皮等药同用。

【用法用量】煎服，15~30 g；研末服，3~5 g。

【使用注意】表邪汗出者忌用。

【古籍摘要】

1.《本草蒙筌》："敛虚汗。"

2.《本草纲目》："益气除热，止自汗盗汗，骨蒸劳热，妇人劳热。"

【现代研究】

化学成分　本品主含淀粉及酶类蛋白质、脂肪、钙、磷、铁、维生素等。

莲　子

《神农本草经》

为睡莲科植物莲的成熟种子。主产于湖南、福建、江苏、浙江及南方各地池沼湖溏中。秋季采收。晒干。生用。

【药性】甘、涩，平。归脾、肾、心经。

【功效】益肾固精，补脾止泻，止带，养心安神。

【应用】

1. 遗精滑精　本品味甘而涩，入肾经而能益肾固精。治肾虚精关不固之遗精、滑精，常与芡实、龙骨等同用，如金锁固精丸（《医方集解》）。

2. 带下　本品既补脾益肾，又固涩止带，补涩兼施，为治疗脾虚、肾虚带下之常用品。治脾虚带下者，常与茯苓、白术等药同用；治脾肾两虚，带下清稀，腰膝酸软者，可与山茱萸、山药、芡实等药同用。

3. 脾虚泄泻　本品甘可补脾，涩能止泻，既可补益脾气，又能涩肠止泻。治脾虚久泻，食欲不振者，常与党参、茯苓、白术等同用，如参苓白术散（《和剂局方》）。

4. 心悸，失眠　本品甘平，入于心肾，能养心血，益肾气，交通心肾而有安神之功。治心肾不交之虚烦、心悸、失眠者，常与酸枣仁、茯神、远志等药同用。

【用法用量】煎服，10~15 g。去心打碎用。

【古籍摘要】

1.《神农本草经》："主补中，养神，益气力。"

2.《本草纲目》："交心肾，厚肠胃，固精气，强筋骨，补虚损，……止脾泻泄久痢，赤白浊，女人带下崩中诸血病。"

【现代研究】

化学成分　本品主含淀粉、蛋白质、脂肪、碳水化合物、棉籽糖、钙、磷、铁等。

芡　实

《神农本草经》

为睡莲科植物芡实的成熟种仁。主产于湖南、江西、安徽、山东等地。秋末冬初采收成熟果实，除去果皮，取出种仁，再除去硬壳，晒干。捣碎生用或炒用。

【药性】甘、涩，平。归脾、肾经。

【功效】益肾固精，健脾止泻，除湿止带。

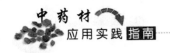

【应用】

1. 遗精滑精　本品干涩收敛，能益肾固精。肾虚不固之腰膝酸软，遗精滑精者，常与金樱子相须而用，如水陆二仙丹（《仁存堂经验方》）；亦可与莲子、莲须、牡蛎等配伍，如金锁固精丸（《医方集解》）。

2. 脾虚久泻　本品既能健脾除湿，又能收敛止泻。可用治脾虚湿盛，久泻不愈者，常与白术、茯苓、扁豆等药同用。

3. 带下　本品能益肾健脾、收敛固涩、除湿止带，为治疗带下证之佳品。治脾肾两虚之带下清稀，常与党参、白术、山药等药同用。若治湿热带下黄稠，则配伍清热利湿之黄柏、车前子等同用，如易黄汤（《傅青主女科》）。

【用法用量】煎服，10~15 g。

【鉴别用药】芡实与莲子，二者同科属，均为甘涩平，主归脾、肾经。均能益肾固精、补脾止泻、止带，补中兼涩，主治肾虚遗精、遗尿及脾虚食少、泄泻及脾肾两虚之带下等。但芡实于脾肾固涩之中，又能除湿止带，故为虚、实带下证之常用药物。

【古籍摘要】

1.《神农本草经》："主治湿痹腰脊膝痛，补中，除暴疾，益精气，强志，令耳目聪明。"

2.《本草纲目》："止渴益肾，治小便不禁，遗精，白浊，带下。"

【现代研究】

1. 化学成分　本品主含淀粉、蛋白质、脂肪、碳水化合物、钙、磷、铁、硫胺素、核黄素、尼古酸、抗坏血酸等。

2. 药理作用　本品具有收敛、滋养作用。

大　蒜

《名医别录》

为百合科植物大蒜的鳞茎。全国各地均有栽培。5月叶枯时采挖，晾干。生用。

【药性】辛，温。归脾、胃、肺经。

【功效】解毒杀虫，消肿，止痢。

【应用】

1. 用于痈肿疔毒，疥癣　大蒜外用或内服，均有良好的解毒、杀虫、消肿作用。治疮疖初发可用独头蒜切片贴肿处（《外科精要》）。民间亦常用大蒜切片外擦或捣烂外敷，治疗皮肤或头癣瘙痒。

2. 痢疾，泄泻，肺痨，顿咳　可单独或配伍入复方中用。如验方以大蒜煮粥送服白芨粉治肺痨咯血。治泻痢，或单用或以10%大蒜浸液保留灌肠。大蒜还可防治流感、流脑、乙脑等流行性传染病。

3. 钩虫病，蛲虫病　治蛲虫病可将大蒜捣烂，加茶油少许，睡前涂于肛门周围。

此外，大蒜还能健脾温胃而用治脘腹冷痛，食欲减退或饮食不消。

【用法用量】外用适量，捣敷，切片擦或隔蒜灸。内服 5 ～ 10 g，或生食，或制成糖浆服。

【使用注意】外用可引起皮肤发红、灼热甚至起泡，故不可敷之过久。阴虚火旺不宜内服。孕妇忌灌肠用。

【古籍摘要】《本草纲目》："其气熏烈，能通五脏，达诸窍，去寒湿，辟邪消痈肿，化癥积肉食，此其功也。"

【现代研究】

1. 化学成分　主要有大蒜油（挥发油）、大蒜素，硫化亚磺酸酯类半胱氨酸衍生物，谷氨酸多肽，苷类，多糖，脂类及多种酶等。

2. 药理作用　大蒜有较强的广谱抗菌作用，如对金黄色葡萄球菌、痢疾杆菌、幽门螺旋杆菌、多种致病性浅部真菌、白色念珠菌、恙虫热立克次体、流感病毒 B、疱疹病毒、阴道滴虫、阿米巴原虫等，均有不同程度抑杀作用。抗菌作用紫皮蒜优于白皮蒜，鲜品强于干品。又可降低胆固醇和甘油三酯，防治动脉粥样硬化，降血脂可能与减少内源性胆固醇合成有关。大蒜油能抑制血小板聚集，增加纤维蛋白的溶解活性。本品又可抗肿瘤、抗突变和阻断亚硝酸胺合成。另外，还有不同程度的抗炎、增强免疫、抗氧化、延缓衰老、降血压、护肝、降血糖、杀精子、兴奋子宫等作用。

3. 不良反应　大蒜汁局部应用有较强刺激性，大蒜外敷过久可引起皮肤发红、灼热起泡。口服大蒜可刺激胃肠道黏膜。大蒜注射液可能引起冠状动脉收缩，加重心肌缺血。对冠心病患者使用大蒜及其制剂时，见心绞痛加重或频繁发作时应立即停药。

二、补益药在方剂中的配伍应用

补益法是中医治疗"八法"之一，补益药能广施于各种治法，因此补益药的运用在临床上占有重要的地位。今仅据常用补益药和常用方剂，探讨其配伍规律，对立法、组方、选药颇有裨益。

（一）补益法的临床应用

补益药具有补养人体气血、阴阳及脏腑不足的作用。补益药统属于补益法，补益法是扶正法的主要组成部分。盖病变万端，不外邪实、正虚两大类；治法虽繁，不出扶正、祛邪两大治疗法则。由此可知补益法在治疗中的重要性。

补益药分别具有补气、助阳、补血、滋阴等作用，适于气虚、阳虚、血虚、阴虚等证。补益法的应用由来已久，早在《内经》中即有记载。《素问·至真要大论》说："虚者补之，损者益之。"《素问·阴阳应象大论》又说："形不足者，温之以气，精不足者，补之以味。"以上所论，开补益法之先河，成为后世补益法之圭臬。

正虚或邪实单独存在者固然不少，但虚中夹实或实中兼虚者亦多见，因此扶正与祛邪常兼顾并筹。人体中气血、阴阳相互依存，阳虚者多兼气虚，气虚者常导致阳虚；阴虚者每兼血虚，血虚者常导致阴虚。所以气血两虚或阴阳两虚者，常用气血双补、阴阳双补的方法。

常用补益药与补益方剂。补气药如人参（或党参）、黄芪、白术、大枣、炙甘草、饴糖等，代表方如四君子汤；补血药如熟地、当归、白芍、阿胶等，代表方如四物汤；滋阴药如熟地、龟板、生地、天冬等，代表方如六味地黄丸；助阳药如熟地、附子、肉桂等，代表方如肾气丸。

根据补益药药性的温凉，可分为平补、温补、清补三法。平补法适于一般虚证；温补法适于虚证偏寒者；清补法适于虚证偏热者。根据补益药的强弱，可分为峻补、缓补二法。峻补适于虚证中重笃的病人；缓补适于一般虚证，宜缓缓图效，使正气逐渐恢复。

补益药并不是每个病人都能应用的，必须因证而投。一般以正虚为主者用补益法，若正虚并不严重而邪实明显者，则宜用祛邪法。对外邪未净的患者，不宜早用补法，以防"闭门留寇"之弊，宜先解表而后进补为是。若外邪未解，正虚明显者，除祛邪外适当运用补益药，以扶助正气，增强抗御病邪的能力，这就是扶正祛邪的方法。祛邪药与补益药同用的机会甚多，除以上所述外，若于清热剂中加补益药称清补兼施，于攻下剂中加补益药称攻补兼施，于消导剂中加补益药称消补兼施，于活血化瘀剂中加补益药称行补兼施。在这些方剂中配伍补益药都有一定的特点和规律。掌握了这些特点和规律，对于立法、组方、选药都有裨益。

（二）补益药在方剂中配伍应用的特点

以常用补益药和常用方剂为依据，对补益药在方剂中配伍应用的特点，作如下分析。

1. 补益药在解表剂中的应用　外感病属表病里和者，单用解表药以疏泄腠理、发散外邪，即可收到满意的效果；若表病里亢，须解表药与清里药同用，所谓"表里双解"；若表病里怯，解表须配伍扶正药，所谓"扶正解表"。平素虚弱而正气不足的人，常易受外邪的侵袭而罹患外感病，气虚者每加人参（或党参），阳虚者多用附子，阴虚者常用玉竹等。如治疗气虚外感的参苏饮、人参败毒散，治疗阳虚外感的麻黄附子细辛汤，治疗阴虚外感的加减葳蕤汤等，这些都是"扶正解表"的著名方剂。根据"急则治其标，缓则治其本"的原则，一般外感病应先解其表，后治其里。当正虚而影响病邪时，则须在解表的基础上，相应地加扶正药，扶正可促进解表，祛邪兼有扶正的作用，两者是相辅相成的。

2. 补益药在清热剂中的应用　清热剂是用寒凉药物，以治邪热炽盛诸证。邪热炽盛易消耗津液，即"热病灼津"，又易伤气，所谓"邪热耗气"。可于清热剂中适当加益气、养阴之品以扶正，即"清补兼施"。若热性病兼有气阴两伤者，常配伍人参。人参既能益气，又能生津，一药两用，效果佳良。如热在气分津气两伤者，用白虎加人参汤；热病后期，余热未消，气阴两伤者，用竹叶石膏汤，以上两方均有人参。若热伤营血，阴液损伤者，常配伍甘寒或咸寒的药物如生地、玄参、麦冬、鳖甲等，既能养阴，又能清热。如外感热病，热入营血，有动血现象者，用犀角地黄汤，方中生地滋阴清热、凉血止血；若热入营血，舌红绛，脉细数者用清营汤，阴虚白喉用养阴清肺汤，方中均有生地、玄参、麦冬；外感热病后期，阴液损伤而虚热不退者，用青蒿鳖甲汤，方中有生地、鳖甲；若热在脏腑而肾阴不足者，每加熟地，如治疗肾阴不足、胃火炽盛的玉女煎，治疗肾阴不足、膀胱湿热的银翘石斛汤，均有熟地，用以滋补肾阴。在大队苦寒药中，防止苦燥伤阴时，可加生地护阴，如龙胆泻肝汤。外感热病运用养阴药时，必须确有阴液损伤的见症，若用之过早或不当，反招滞邪之弊。

3. 补益药在泻下剂中的作用　用泻下的药物，泻下胃肠结热、留饮宿食，达到通便逐饮、泻火解毒的目的。若泻下剂配伍益气、养阴药物时，则为"攻补兼施"。益气药常用人参，养血药用当归，养阴药用生地、玄参、麦冬，温阳药用附子。若病须泻下而身体衰弱、气血不足时，可于泻下药中配伍人参、当归等，如黄龙汤。若病须泻下而阴液损伤者，可于泻下药中配伍生地、玄参、麦冬增液润燥，如增液承气汤。若病寒积聚须温下者，可于泻下药中加附子以助阳散寒，如大黄附子汤、温脾汤。泻下剂配伍补益药，有助于驱邪外出，以利泻下药发挥作用，即扶正为了祛邪。若无体虚见症，不得妄加补益。否则可降低泻下药的效果。泻下剂与补益药的配伍，除攻补兼施外，还有先攻后补，先补后攻，三补一攻，三攻一补等法，孰先孰后，攻补多少，须量病而行，不可拘执。

4. 补益药在和解剂中的应用　和解剂具有和解少阳、调整胃肠、调和肝脾的作用。凡少阳证，胃肠失和，肝脾失调，均有中虚见症，故在所用方剂中，每有益气和中的人参（或党参）、甘草、大枣。如病在半表半里的少阳证，不能用汗法、下法，只宜和解，方用小柴胡汤。本方解表、和里与补虚并用，以扶正达邪。方中参、草、枣，除扶正、和中、达邪外，尚有防止病邪里传的作用。又如胃肠不和，寒热互结，均有心下痞闷，烦热呕恶，肠鸣泄泻诸症，治宜辛开苦降，寒热并施，方如半夏泻心汤、生姜泻心汤、甘草泻心汤、黄连汤等，其主治均有中虚见症，故方中均有参、草、枣。人参之功，重在益气，故一般不用于实证。若虚实兼见者，常与祛邪药同用，以达扶正祛邪的目的。因本品走而不守，能医气虚痞满，故中虚之心下痞闷是谓主药。调和肝脾的逍遥散，用当归、白芍养血和营，用白术、茯苓、甘草健脾和中，而不用人参者盖因肝藏血，肝郁易致肝血不足，故用归、芍养血柔肝。肝郁则影响脾胃，即肝木克脾土，脾土被克，则有食少便溏，腹胀肠鸣之症，主要表现为脾的运化失调，而不是脾气虚，所以此方用甘苦温之白术健脾燥湿，以甘淡之茯苓健脾利湿，以助脾的运化，较不能燥湿之人参更为有效。

5.补益药在温里剂中的应用　温里剂具有温中散寒、回阳救逆的作用，以治中焦虚寒、阳气衰微诸症。温中散寒剂常配伍补气药人参、白术、饴糖、大枣等温补兼施。如理中丸用人参、白术益气健脾，助干姜温中祛寒，以恢复脾阳，用治脾胃虚寒，腹痛泄泻之症；大建中汤用人参、饴糖益气补中，助川椒、干姜温中散寒，以治中虚、阴寒、上逆之症。回阳救逆剂多用回阳救逆的附子为主药，如四逆汤，用治阴寒内盛、阳气衰微者；若阳气衰竭欲脱，则须附子与人参并用，以回阳、益气、固脱，如参附汤；若用治肾阳虚衰、水气内停、肢体浮肿者，以附子温肾阳，配以茯苓、白术健脾利水，如真武汤。里寒属虚寒证，阳虚包括气虚，气虚可发展成阳虚，所以在温中回阳的基础上多配伍人参益气扶正，固脱救急。

6.补益药在消导剂中的应用　这里主要指的是用消导药以消除胃肠饮食积滞，如大安丸、枳实导滞丸、枳术丸等，方中均有健脾之白术。盖胃肠饮食停滞，主要表现为运化失调，因与脾胃虚弱有关，故用白术健脾燥湿，以恢复脾的运化功能。若加茯苓利湿，使湿邪而有出路。脾虚明显者，故须"消补兼施"，不明显者，亦须防止消积伤正。消剂虽不似攻下剂之峻烈，但总属克伐之列，如以丸剂久服者犹须消中兼补，方可无虞。

7.补益药在止呕降逆剂中的应用　止呕降逆剂，具有和胃降逆之功，以治恶心、呕吐、嗳气、呃逆。本证有寒、热、虚、实之分，除实证外，凡有胃气虚弱，可选人参、大枣、甘草以益气和中。如治疗胃气虚弱的大半夏汤，胃气虚寒的吴茱萸汤、丁香柿蒂汤，胃气虚寒夹痰的旋覆花代赭石汤，胃虚稍偏热的橘皮竹茹汤，以上诸方均有人参，部分有大枣、甘草。《伤寒论》有"呕家不喜甘"之论，然参、枣、草均味甘，何以配入止呕降逆剂中？因以上诸症均有胃气虚弱的存在，遵"有是病者用是药"，则"有故无殒"也。

8.补益药在理血剂中的应用　理血剂包括活血、止血两部分。活血剂用以治血行不畅、瘀血内阻之症；止血药用以治各种出血。活血剂中常配以养血和血的当归，使瘀血得行而不伤正；若瘀血阻络引起半身不遂，除活血通络外，每用黄芪大补元气，以起萎振废，如补阳还五汤。对出血证而有气虚不摄者，每用人参、黄芪、白术补气固摄。因有形之血不能速生，无形之气宜当急固，如独参汤以治气随血脱之重证，归脾汤、固冲汤可用于一般崩漏出血。盖参、芪有益气固脱之效，白术健脾有开源之功，白术与参、芪相伍有相得益彰之妙。

9.补益药在止咳化痰剂中的应用　肺司呼吸，肾主纳气，呼吸是肺的功能，但需要肾的摄纳，方可正常。肺为娇脏，易受各种病邪的侵袭而产生咳嗽，所谓"肺如钟，撞则鸣"。若燥邪伤肺则出现干咳，甚至痰血，水邪犯肺而成痰饮，则出现咳喘，肺气虚、肾虚均可出现虚喘。临床常用的补益药，如滋养肺阴的麦冬、阿胶、生地、玄参、百合，健脾燥湿的白术，补益肺气的人参，温补纳气的蛤蚧、肉桂等。常用方剂如清燥救肺汤、百合固金汤、补肺阿胶汤，方中均有滋养肺阴的药物以清肺润燥。苓桂术甘汤中的白术，与苓、桂相合温化痰饮，因脾为生痰之源，故化痰饮需用白术；清燥救肺汤、参蛤散方中有人参以治肺气不足；参蛤散、苏子降气汤分别有蛤蚧、肉桂以治肾虚不能纳气。

10. 补益药在治风剂中的应用　治风剂具有平息肝风的作用。风病与肝有关，《内经》谓"诸风掉眩，皆属于肝"。肝风有热极生风、肝风内动、虚风内动之分，后者兼有肾阴不足，血虚液燥的症状，其治疗多在息风的基础上配以滋阴潜阳、养血润燥之品。常用药如龟板、鳖甲、白芍、阿胶、天冬、麦冬、生地、玄参等，方如镇肝熄风汤、三甲复脉汤。

（三）几种主要补益药的配伍应用

1. 补气药　主要补气药有人参（党参）、黄芪、白术。人参有补气固脱、补脾益肺、生津宁神之效。若气虚欲脱，汗出肢冷，可单用人参一味，名独参汤，有益气固脱之功。配附子名参附汤，有益气回阳之效，以治阳气暴脱；配紫苏、羌活益气解表，以治气虚外感（如参苏饮、人参败毒散）；配石膏清热泻火，益气生津，治热盛于里，津气两伤（如白虎加人参汤、竹叶石膏汤）；配大黄扶正攻下，用于体弱而须攻下者（如黄龙汤）；配柴胡、黄芩扶正达邪，以治外感少阳病（如小柴胡汤）；配半夏调和胃肠，降逆止呕，治胃肠不和，气虚痞满，呕恶（如大半夏汤、半夏泻心汤）；配温中药如干姜、吴茱萸、川椒，温中补虚，可治胃中虚寒诸证（如理中丸、吴茱萸汤、大建中汤）；配桑螵蛸益气固涩，治遗尿、遗精（如桑螵蛸散）；配罂粟壳益气涩肠，治久痢滑脱（如养脏汤）；配蛤蚧补益肺肾，治肺肾虚喘（如参蛤散、人参蛤蚧散）；配白术益气健脾，治脾胃虚弱（如四君子汤）；配黄芪、白术其益气之功，较前者更优，治脾胃气虚诸证（如补中益气汤、归脾汤）；配麦冬益气养阴，以治气阴两伤（如麦门冬汤、生脉散、补心丹）。黄芪，甘微温，功能补气升阳，固表止汗，托毒排脓，利水消肿。配防己化气行水，治气虚水肿（如防己黄芪汤）；配牡蛎固表止汗，治自汗、盗汗（如牡蛎散）；配白术益气固摄，治自汗及下焦出血等（如玉屏风散、固冲汤、归脾汤）；配活血通络药，如当归、红花、地龙等，有起痿振废，通络行瘀之效，可治中风后半身不遂（如补阳还五汤）；配穿山甲、皂针托毒透脓，治肿疡成脓而无力外透者（如透脓散）；配当归、银花益气血、解热毒，治疮疡而气血不足者（如四妙汤、托里消毒散、顾步汤）。白术，甘苦温，有健脾益气，燥湿利水，固表止汗之功。配白芍健脾和营，缓肝止痛，治肝脾不和诸证（如痛泻要方、逍遥散）；配枳实健脾消痞，治脾胃虚弱、饮食停滞（如枳术丸、枳实导滞丸）；配焦三仙健脾消食，治脾虚、宿食不消（如大安丸）；配茯苓、桂枝，健脾、利湿、化饮，治痰饮内蕴、咳嗽、心悸或水气内停、小便不利（如苓桂术甘汤、五苓散）；配泽泻名泽泻汤，健脾、利湿、化饮，治痰饮引起的眩冒等。

2. 补血药　主要补血药有熟地、当归、阿胶。熟地，甘微温，功能养血调经，滋肾育阴。配当归、白芍补血调经，治血虚、月经不调（如四物汤）；配人参益气补血，治气血两虚症（如两仪膏）。当归，甘辛苦温，功能补血调经，活血止痛，润肠通便。配川芎行瘀止痛，治月经痛、产后瘀血腹痛（如芎归散、生化汤）；配乳香、没药活血消肿止痛，以治外科痈肿（如活命饮）；配山甲、皂针消肿溃坚，治肿疡不消或脓成不溃（如透脓敔）；配桃仁、红花活血行瘀，凡瘀血性疾病都可应用，如血瘀经闭、外伤瘀肿等（如桃红四物汤、复元活血汤）；配黄芪补气生血，治疗血虚诸证（如当归补血汤）；配麻仁润肠通便，以治肠燥便秘（如润肠丸），阿胶，性味甘平，功能补血润燥。配麦冬养阴润肺，治燥热伤肺之干咳（如清燥救肺汤）；配马兜铃养阴清肺，治阴虚火盛之咳嗽（如补肺阿胶汤）；配黄连滋阴清火，治阴虚火旺之失眠（如黄连阿胶汤）。

3. 滋阴药　滋阴药主要介绍生地、龟板。生地，甘苦寒，功能清热滋阴，凉血止血，生津止渴。配犀角凉血清心，养阴清热，治热入营血诸证，在犀角地黄汤、清营汤中均为主药；配龙胆草、栀子、黄芩等苦寒药，有防止苦燥伤阴之效，如泻肝胆实火的龙胆泻肝汤；配青蒿滋阴清热，治温病后期，热伏阴分，夜热早凉（如青蒿鳖甲汤）；配玄参、麦冬名增液汤，滋阴润燥，治温病后期津亏肠燥

（本方可衍化出许多养阴清热的方剂，如治疗阴虚白喉的养阴清肺汤，治心阴不足的补心丹，治肺阴不足的百合固金汤，治阴伤胃实的增液承气汤等，方中均有增液汤滋阴清热）；配枸杞子、川楝子滋养肝阴，以治肝阴不足的胁痛（如一贯煎）；配黄连、升麻清胃凉血，治胃火牙痛（如清胃散）；配生侧柏叶凉血止血，治吐血、鼻衄（如四生丸）；配黄连、朱砂养阴泻火、镇心安神（如朱砂安神丸）；配木通滋阴利尿、清心导热，治心经热盛，口舌生疮、小便不利（如导赤散）。龟板，咸甘平，功能滋阴潜阳，益肾强骨。配龙骨、牡蛎潜阳育阴，治肝阳上亢，肝风内动（如镇肝息风汤）；配鳖甲、牡蛎滋阴潜阳，治虚风内动（如三甲复脉汤）。

4. **补阳药** 助阳常在滋阴的基础上加附子、肉桂，所谓"善补阳者，从阴引阳，阳得阴助则生化无穷"。用滋补肾阴的六味地黄丸，加上附子、肉桂，即变为温补肾阳。附子，辛甘热，功能温肾回阳，助阳行水，散寒止痛。配肉桂、熟地温补肾阳，治肾阳不足、命门火衰（如桂附地黄丸、右归丸）；配干姜回阳救逆，以治阳气衰微（如四逆汤）；配白术、茯苓温阳利水，治肾阳衰微之水肿（如真武汤）。肉桂，辛甘大热，功能温中补阳，散寒止痛。配六味地黄丸名七味地黄丸，引无根之火，降而归元；配苏子、半夏等温阳化饮，纳气定喘，治下虚上实之痰喘（如苏子降气汤）；配黄连名交泰丸，有交通心肾、引火归元之功，治心肾不交之失眠。肉桂在补益气血的方剂中，有鼓舞气血的作用，如十全大补汤、人参养荣汤均有肉桂。

以上初步分析了常用补益药在十类方剂中配伍应用的特点及遣药的规律，并对补益药的配伍功用作了简略介绍。掌握了以上配伍特点和规律，将对临床立法、组方、选药很有帮助。

三、理气药在方剂中的配伍应用

理气药具有调理气分、舒畅气机的作用，用于气滞、气逆引起的各种病症。

气滞与肝、脾、肺关系密切。从生理上看肺主气，肝主条达，脾主升清，胃主降浊，都需要气的流畅无滞，方能充分发挥它们的功能。若情志抑郁、忧思过度、饮食无节、寒温失调则可出现肝郁气滞、脾气失运、胃失和降、肺气壅滞等升降失调、气机阻滞的病症。此外一些病理产物，如痰、湿、瘀亦可影响气机的运行，故祛痰、祛湿、活血祛瘀常佐以理气药以增强疗效。

方剂中的理气剂，包括行气、降气两部分。行气剂，多适于脾胃气滞、肝气郁结。脾胃气滞，症见脘腹胀满，嗳气吞酸，呕恶食少，大便不畅等；肝气郁结则见胸胁胀痛、月经不调、痛经、疝气等。常用行气药如陈皮、厚朴、木香、枳实、香附、乌药等。降气剂适于肺胃气逆，肺气上逆则咳喘，胸满上气；胃失和降则呕恶噫气。常用降气药如厚朴、陈皮、枳实等。

下面分别介绍理气药在各方剂中的配伍应用，通过分析，力求找出一些规律性的认识，以提高用药和配伍的水平。

（一）理气药在解表剂中的应用

解表剂中常用理气药有厚朴、紫苏等。肺主皮毛，故外邪袭表，多与肺有关。表证兼有气滞者，多为风寒、凉燥、暑湿为患。如解肌发表、下气平喘的桂枝加厚朴杏子汤中用厚朴；祛湿解表、化湿和中的香薷散中亦用厚朴。轻宣凉燥、宣肺化痰的杏苏散中用紫苏；理气解表的香苏散中则有香附、紫苏。发汗解表、散风祛湿的败毒散中有枳壳。

厚朴之用有二：一在桂枝加厚朴杏子汤中下气平喘；一在藿香正气散中化湿散满。紫苏属散寒解表药，但又有行气宽中的作用，在杏苏散和香苏散中均为主药。败毒散中的枳壳配以桔梗宽胸降气，古谓"桔梗宽胸，枳壳相佐"，一升一降，相得益彰。此外和中化痰、降逆止呕的陈皮、半夏在解表剂中亦常用。如治疗外感风寒、内伤生冷的五积散和治疗外感凉燥的杏苏散中均有陈皮、半夏。

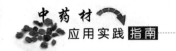

治疗风寒客表、水饮内停的小青龙汤和治疗咳而上气、喉中有水鸡声的射干麻黄汤均用半夏。半夏属化痰药，但降逆消痞的作用卓著。

（二）理气药在泻下剂中的应用

泻下剂常用理气药有厚朴、枳实等。如治疗阳明腑实证，而具有痞满燥实的大承气汤中有枳实、厚朴。其中枳实消痞，厚朴除满，二者均能宽肠导滞，行气散结，与泻下药大黄、芒硝相伍，可增强泻下的作用，以达峻下热结的目的。小承气汤、麻子仁丸，均有枳实、厚朴，配大黄通便泻热，下气散结。前者用于阳明腑实证轻下结热，后者配麻仁、芍药润下结热，治胃肠燥热，津液不足且大便秘而干结者。由此可知泻下剂中，不论峻下、轻下、润下均辅以枳实、厚朴，二药均入胃、大肠经，是理气药用于泻下剂的特点。

中西医结合治疗急腹症，已取得了令人瞩目的成就。如急性胆囊炎胆石症、急性胰腺炎、胃肠炎急性穿孔、肠梗阻等，多用大承气汤和大柴胡汤加减施治，方中多有枳实、厚朴，用以宽肠导滞，行气止痛，使众多患者免于手术。

（三）理气药在和解剂中的应用

和解剂中常用理气药亦多为枳实、厚朴，其次是陈皮、青皮。如和解少阳、内泻热结的大柴胡汤及透邪解郁、疏理肝脾的四逆散中均用理气药枳实。用于截疟的七宝饮和透达膜原、辟秽化浊的达原饮，均用理气药厚朴。另何人饮中用陈皮，七宝饮中还有陈皮、青皮。清胆利湿、和胃化痰的蒿芩清胆汤中有陈皮、枳壳；宣湿化痰、透达膜原的柴胡达原饮中有枳壳、厚朴；补脾泻肝的痛泻要方中有陈皮。

以上为和解少阳、调和肝脾的和解方剂，多兼有痰湿中阻，肝脾不和之证，故方中多配以理气药枳实（枳壳）、厚朴、陈皮、青皮等。

（四）理气药在化痰止咳剂中的应用

祛痰止咳剂中常用理气药有陈皮（橘红）、枳实、莱菔子、苏子等。如燥湿化痰、理气和中的二陈汤中有陈皮；燥湿祛痰、行气开郁的导痰汤中有橘红、枳实；理气化痰、清胆和胃的温胆汤中亦有橘红、枳实；清热化痰、理气止咳的清气化痰丸中有陈皮、枳实；燥湿化痰、平息肝风的半夏白术天麻汤中有橘红；化痰消食、降气的三子养亲汤中有莱菔子、苏子。莱菔子属消食药，苏子属止咳平喘药，二者均有降气化痰的功能。

盖"痰有十因"，均与气有关。痰随气流动，气升则痰升，气降则痰降，气滞则痰瘀，气顺则痰消，故祛痰止咳剂均辅以理气、降气而兼能化痰之品，如陈皮（橘红）、枳实、莱菔子、苏子等有行气化痰、和中消食之效，则有利于祛痰止咳。

（五）理气药在消导化积剂中的应用

消导化积剂中常用理气药有枳实、厚朴、木香、陈皮、莱菔子等。如消食和胃的保和丸中有陈皮、莱菔子；消导化积的枳实导滞丸和健脾消痞的枳术丸中均有枳实；行气导滞、攻积泻热的木香槟榔丸中有木香、枳壳、青皮、陈皮、香附；健脾和胃、消食止泻的健脾丸中有木香、陈皮；消痞除满、健脾和胃的枳实消痞丸中有枳实、厚朴。

消导化积剂属消法，程钟龄谓"消者，去其壅也，脏腑、经络、肌肉之间本无此物而忽有之，必为消散，乃得其平"。故凡由气、血、痰、湿、食等壅滞而成的积滞痞块，均可用消法。积滞内停，必致气机运行不畅，气机阻滞又可导致积滞不化，故消导化积剂多配伍理气药，气畅则积消。选药多少，依病情而定，过之则伤正。

（六）理气药在祛湿剂中的应用

祛湿剂中常用理气药有厚朴、陈皮、乌药等。如燥湿运脾、行气和胃的平胃散和解表化湿、理气和中的藿香正气汤均有厚朴、陈皮；宣畅气机、清热利湿的三仁汤和解表化湿的藿朴夏苓汤，温阳健脾、行气利水的实脾饮中均有厚朴；利湿消肿、理气健脾的五皮散中有陈皮、大腹皮（下气宽中）；温暖下元、利湿通浊的萆薢分清饮中有乌药；行气降浊、宣化寒湿的鸡鸣散中有陈皮。

湿邪为五气之一，其来源分外感、内生。外感之湿，多伤肌表、经络，症见头胀身重，肢节烦痛；内生之湿，多由脾失健运，湿浊内盛所致，症见脘腹痞闷，呕恶泻利。然肌表与脏腑表里相关，表湿可内传脏腑，里湿亦可外溢皮肤。祛湿之法有健脾运湿、苦寒燥湿、芳香化湿、利水渗湿、祛风胜湿等。水湿为病与肺脾肾功能失调有关，如脾失运化则水湿内生，肾虚则不能制水致水泛，肺失宣降则水津不能敷布。湿为阴邪，其性重滞，易于阻塞气机，故祛湿剂中常配伍理气药，力求"气化则湿化"。祛湿剂中理气药的选择，中上二焦多用陈皮、厚朴，下焦多用乌药。

（七）理气药在活血祛瘀剂中的应用

活血祛瘀剂中常用理气药有枳壳、香附等。如活血祛瘀、行气止痛的血府逐瘀汤、膈下逐瘀汤中均有枳壳，后者还有香附；活血行气、通络止痛的身痛逐瘀汤中有香附；治疗血瘀气滞、心胃诸痛的丹参饮中有檀香。

活血祛瘀剂，主治瘀血诸症，如瘀积肿痛，外伤瘀肿，瘀血内停引起的胸腹诸痛、经闭、痛经、产后恶露不行等。在应用活血祛瘀剂的同时，适当配以理气药，因气行则血行，有利于祛瘀，并加强祛瘀药的作用。常用理气药有枳壳、香附等。枳壳之用来源于四逆散，四逆散中有枳实。枳壳与枳实系同一果实，有老嫩之别，"宽中下气枳壳缓而枳实速也"。香附主入肝经，以行肝气，肝气舒畅，则诸瘀易解。川芎虽属活血药，但也有行气作用，有"血中气药"之称，故多数活血祛瘀方有川芎。

（八）理气药在理气剂中的应用

理气剂中常用理气药较多，如香附、川楝子、厚朴、枳实、木香、乌药、青皮、陈皮、沉香等。如行气解郁的越鞠丸中有香附；行气解郁、活血止痛的金铃子散中有川楝子；行气散结、降逆化痰的半夏厚朴汤中有厚朴；通阳散结、祛痰下气的枳实薤白桂枝汤中有枳实、厚朴；治寒凝气滞的天台乌药散中有乌药、木香、青皮、川楝子；行气止痛、软坚散结的橘核丸中有川楝子、厚朴、枳实；治寒疝疼痛的导气汤中有川楝子、木香；治肝肾阴寒的暖肝煎中有乌药、沉香；治疗脾胃寒湿的厚朴温中汤中有厚朴、陈皮、木香；降气平喘的苏子降气汤中有厚朴；治疗肝气郁结的四磨散中有沉香、乌药；降逆止呕的橘皮竹茹汤中有橘皮。

理气药适于气滞、气逆诸症。气滞、气逆的临床表现，如肺经气滞或气逆，则见咳嗽气喘，痰多胸闷；肝经气滞则见胸胁胀痛、乳痈、乳癖、月经不调、痛经等；脾胃气滞或上逆，则见胸脘胀满，食欲不振，嗳气吞酸，呕吐恶心，便秘腹泻等；肾经气滞，则见尿频，疝气或睾丸肿痛等。理气药有行气、降气、破气的不同。行气药有陈皮、乌药、木香、香附、川楝子等；降气药有沉香、厚朴、枳壳、柿蒂等；破气药有枳实、青皮等；根据归经，理肺气的药有橘皮、薤白、佛手、乌药、厚朴等；理脾胃气的药有陈皮、木香、乌药、枳实、大腹皮、厚朴、砂仁；理肝气的药有青皮、香附、川楝子、乌药、香橼、荔枝核等；理肾气的药有乌药、沉香。中医的特点是辨证求因，审因论治，依法选方，据方遣药。属何经气滞，可选用入何经的理气药，力求药不虚发，方必有功。

（九）理气药在补益剂中的应用

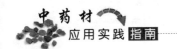

补益剂中常用理气药有陈皮、木香、乌药等。如治疗脾胃气虚兼有痰湿的六君子汤中有陈皮；补中益气、升阳举陷的补中益气汤中亦有陈皮；益气补血、补益心脾的归脾汤中有木香；治疗脾肾虚寒、久痢久泻的真人养脏汤中有木香；治疗下元虚冷、小便频数的缩泉丸中有乌药。另如人参养荣汤、虎潜丸、完带汤、参苓白术散中均有陈皮。

补益剂中用理气药的作用为：气虚者多滞，故加理气药行滞气；补益药宜壅滞脾胃，用理气药可醒脾防滞。由此可知理气药可降低补益药的副作用，使补益药达到最佳疗效。理气药在补益剂中的应用，有时既不可少，又不可过，过则降气、破气会使补益药降低疗效。

以上仅就理气药在九类方剂中部分常用成方作了初步探讨。所论方剂虽少，但仍可以看出理气药应用的一般规律，这些规律足以指导着我们的临床实践。理气药的药理与性味有关。理气药多性温，味辛苦，辛则走而不守，开通气结；苦则降泄通利；温则散寒止痛。部分理气药味芳香，有化浊通络之功。归肺、脾、胃、大肠、肝、胆、肾经。功能广泛，应用普遍，多数方剂佐有理气药。

应用理气药注意事项有，理气药易耗阴、伤气，不宜过量和持续应用；煎煮过久，气味俱失，影响疗效；阴虚、气虚者慎用，体弱及孕妇慎用。理气药在某些方剂中必不可少，但要求配伍适当，"勿使过之，伤其正也"。

四、养生十六宜

养生十六宜是以导引按摩为主的锻炼方法，有健身愈疾、益寿延年的功效。其法简单，动作轻缓，尤适宜老年人。该功包括发宜常梳、面宜多擦、目宜常运、耳宜常弹、齿宜数叩、舌宜舐腭、津宜数咽、浊宜常呵、腹宜常摩、谷道宜常提、肢节宜常摇、足心宜常擦、皮肤宜常干（浴）、背宜常暖、胸宜常护及大小便禁口勿言。本功源于古代，早在先秦《黄帝内经》中就有咽津的记载，汉代已有叩齿的论述，南北朝·陶弘景《养性延命录》中介绍了吐纳六字诀，其中有吐"呵"法，至宋·《圣济总录》则载有修昆仑法五宜，即发宜多栉、齿宜多叩、津宜常咽、气宜常练、手宜在面。此五者后人称为"子欲不死修昆仑"法，昆仑指头部，不死言其效著。在五宜的基础上不断发展、完善，至元末明初已见养生十六宜的记载（见冷谦《修令要旨》），明清医籍多有介绍，内容大致相同。现将养生十六宜简介于下。

（一）发宜常梳

又称"栉发"，有明目祛风、健脑美容之效。以两手手指或梳子由前发际向后梳到后发际，先中心后两侧，动作轻缓，9~36次。

梳发时可按摩到头部的穴位，刺激头皮神经末梢，起到疏通经络、开窍宁神的作用，被誉为健脑良方。梳发可消除疲劳，增进记忆，改善大脑的功能，对眼睛、听力也有一定的帮助。脑力工作者，当头脑昏胀、困倦、思维迟钝时，梳发可使头脑顿时清醒，全身轻松。对神经性头痛、失眠、烦躁者，早晚梳发3~5分钟，能取得良好的效果。

（二）面宜多擦

又称"浴面"、"修神庭"，俗称"干洗脸"。使容颜光泽，皱纹不生，导引去病歌称擦面"搓涂自美颜"，诚然不差。面色憔悴，源于情志过度，劳碌不谨。可于每晨静坐闭目，口合以鼻呼吸，凝神存想，然后两手搓热，自上而下顺擦面部，要求满面高低处均擦到，凡9次或更多。擦面的同时也按摩了眼、鼻及面部的诸多穴位，并促进了面部的血液循环，使面容润泽，青春常驻。常见寺观中的高年修行者鹤发童颜，这与他们坚持修神庭是分不开的。不用美容脂而能美容，何乐而不为！

（三）目宜常运

又称"运睛"，有明目退翳之效。睡前醒后或静时，趺坐凝思，合眼垂帘，然后运眼。其动作有：①两手搓热，两掌按眼上，由内向外按摩 12~24 次；②双目轮转，左右各 7~14 次，然后两眼紧闭少时，忽大睁开 5~7 次；③按摩眼周穴位，如两眉间印堂，眼外侧陷中的瞳子髎，脑后部（视神经居脑后），耳周围等；④按睛明。闭息以拇指关节按大眼角 12 次，或按在睛明上，静息稍时。

外障眼多为风火所致，内障眼多由肝肾亏损引起。患有目疾者除运眼外，须忌食辛辣，戒嗔怒，节色欲。

（四）耳宜常弹

又称"鸣天鼓"、"掩耳弹枕"，可保持听力，防治头晕耳鸣，并能集神涤虑，补益丹田。先静坐闭息，然后①两手搓热掩耳，缓缓摇头 5~7 次；②两手搓热掩耳嗡嗡如鼓音，暗记鼻息 9 次；③两手搓热掩耳，手指贴于脑后，以第二指压在中指上滑弹到后头部，耳中咚咚作响，左右各 24 次。

（五）齿宜数叩

又称"琢齿"，《抱朴子》称为牢齿法，有会神的作用。朝暮叩齿，可坚固牙齿，预防牙痛，以集身神，虫蛀不生，风邪消散。齿疾多为脾胃积热上冲，清晨睡醒时或不拘时，叩齿 36 次，同时配以搅舌、鼓漱、咽津，每做 3 度为好。

（六）舌宜舐腭

舌尖舐上腭谓舌抵上腭，舌尖轻轻舐动上腭谓之舌舐上腭。舌舐上腭时，同时意存舌下部则津液自生。此法是鼓漱、吞津之前奏，丹田功用以交通任督脉。

（七）津宜数咽

口津又称"神水"、"玉泉"，"咽津"亦称"吞津"。经漱练的津液可灌溉五脏六腑，润泽肢节毛发。身体的分泌物因含氯化钠，其味皆咸，唯口津甘甜，故又称"清泉"。口津含有多种酶，不仅帮助消化，而且有促进代谢、延缓衰老的作用。

通过叩齿、搅舌、鼓漱，使清泉满口，分 3 次咽下为 1 度，如此 3 度，即吞下"神水"9 次。咽时引颈如咽硬物，汩汩作响，同时心暗想、目暗送，使津液至丹田。津液咽下，气自鼻中呼出，津液随呼气送至丹田，小腹有隆起感。

津属龙，气属虎，津液下行，气再随之下降，古称"龙行虎自奔"。中医认为，胃气以下行为顺，上行为逆（肺、肝之气亦然），通过咽津可理顺体内的气。另外吞津时，使甲状腺上下运动，有助于甲状腺素的分泌，对健身延年有良好的作用。

（八）浊宜常呵

又称"鼓呵"，鼓呵即吸入清气，吐出浊气，有泻心火、消积滞的作用。清晨正身调息，或坐或立，均须顺项贯顶，两肩放松，以鼻纳气，鼓动胸腹，俟其气满，头稍抬，张口缓缓呵出，以不出声为好。如此 5~7 次，得快便止。常用此功，清进浊出，气行滞消，并能增益真元，寿域可跻。

（九）腹宜常摩

《寿世传真》曰："食后徐行百步多，手摩脐腹食消磨。"《延年九转法》曰："摩腹之法以动化静，以静运动，合于阴阳，顺乎五行……去旧生新，充实五脏，驱外感诸邪，消内生之百病。"

本功不论行住坐卧，闭息两手搓热，上下相叠，着肉或隔单衣绕脐按摩，分小、中、大圈，先小后大，左右各 21 转，每次可行一至数遍，早、中、晚各做 1 次，忙时减为两次，于清晨醒后和晚间睡前行之。《神仙起居法》《延年九转法》均以摩腹为主，只要持之不厌，定能收到实效。

（十）谷道宜常提

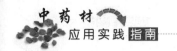

谷道即肛门，提即提肛，不拘时行之。吸气时稍用意用力撮提肛门，连同会阴上升，稍凝一下放下呼气，如此做5~7次。有升提阳气，防治直肠黏膜脱垂和脱肛的作用。

（十一）肢节宜常摇

要求上肢活动如转辘轳状。肢摇可以伸展四肢关节，舒通经络，使四肢灵活，并能防治肩周炎、网球肘等病。并步站立，握固抱肘，右脚向前迈出一步呈弓步状，左上肢向前轮转如转辘轳状9次，再反转9次。一般先左后右，做完一侧，收步再做另一侧。

（十二）足心宜常擦

又称"擦涌泉"。涌泉穴位于脚心，当第二跖骨间隙的中点凹陷处，为足少阴肾经之井穴，主治高血压、头痛等症。擦涌泉穴能祛风湿、健步履，固肾暖足，增进睡眠，宜在晚间行之。赤足或穿薄袜，用左手扳住左脚趾，使脚心突出，以右手掌劳宫穴（别名掌心，属手厥阴心包经）贴于涌泉穴，缓缓旋转摩擦81次，然后换擦右侧，可作一遍或数遍。久擦涌泉穴可以引火归原，有平降血压，防治积热上冲的牙痛、头痛诸病。

（十三）皮肤宜常干（浴）

即按摩全身皮肤，如洗浴状。干浴可促进皮肤血液循环，使气血通畅、肌肤光莹，久则增进手指的握力及四肢肌肉的弹性。坚持此术的老年人，可收到"瘦不露骨、丰不下垂"的效果。

此法遍摩全身，先前而后，由上至下。两手搓热自百会始，次面部、左右肩臂、胸腹两胁、腰部、左右腿。面及胸腹由上而下摩擦，腰部由两手向下推摩，四肢上下来回摩擦，次数不拘，使皮肤生热为度。本功记载悠久，《养生延年录》载"摩手令热"，按摩身体，从上而下名曰"干浴"，有祛风寒，治疗头痛、时热的功用。

（十四）背宜常暖

《寿世传真》曰："肺系近背，温则不受风寒。"背为阳，易为风寒所袭，故外感恶寒常始自背。背宜常暖是起居养生的内容之一。

（十五）胸宜常护

要注意保护前胸，勿受创伤。日常自行车把创伤胁肋部，在公共汽车上当乘客拥挤时，易被肘伤胸部。创伤胸胁，轻则软组织受伤，重则肋骨骨折。就一般挫伤，给生活带来诸多不便，而且常缠绵不愈，故护胸有益于摄生。

（十六）大小便宜禁口勿言

合口闭息，牙关咬紧，使腹压增加，则大小便顺利排出。此时讲话不但降低腹压，并有耗气之虞，不利于大小便，亦为养生之所忌。

通过自我锻炼、自我调节，达到自我保健的目的，是养生十六宜的特点。本功无固定顺序，可根据个人具体情况选练或全练。根据古人养生经验编次如下：素日摄生，平明心先醒，次两眼睁开，双手搓热运眼数十遍。然后披衣静坐，擦面梳发，叩齿集神，次鸣天鼓，吸清吐浊以散夜间蓄积浊气。舌舔上腭，漱练津液咽之。起床后活动四肢，随便导引。进食（包括中晚餐）后，徐行百步，摩脐擦腹，使食下舒，以利食物消化吸收。睡前擦脚心，自上而下皮肤干浴，然后调息静心，叩齿鸣天鼓，再漱练津咽之，然后平卧摩腹。曲身侧卧（能减轻心脏负担），两眼闭合，敛神入眠。平明醒后，仰卧下肢平伸。早晚练功，乐在其中矣！

以上次序，也可自行编排，动作不求全面，次数可由少到多，渐达要求数。本功贵在持之以恒，勤行不懈，自能达到自我保健，颐养天年的目的。

五、素食与健康

素食有益于健康，已被世人所重视。现将素食与健康的关系介绍如下。

（一）肉食的不利因素

肉类与酒可兴奋味觉，但过量摄取，则不利于健康。

1. 过食肉类的人，血液多呈酸性 酸性血液多有血钙减少，血镁增加的现象。血液变成酸性，血钙为了中和酸性而被消耗。钙量减少，渗透压发生改变，镁自细胞中脱出，使细胞趋向老化。日本学者发现癌症患者，有镁增高现象。因此酸性血液为癌细胞的发育增长创造了条件。引致酸性血液的食物，有肉、蛋（主要是蛋黄）、糖、酒及动物油，因此对这些食品应适量摄取。美国肠癌的发病率，也仅次于肺癌。以蔬食为主的印度，肠癌的发病则较少。

2. 肉食者可引起肥胖，胆固醇升高，眼底网膜硬化比较普遍，使高血压病、心脏病加重。当前心脏病已成为人类第一号杀手，不可不防，不可不重视。肉食者体内负荷的废物，如尿素、尿酸是素食者的 3 倍。其无法排出的尿酸，沉积在关节、神经，可引起痛风、关节炎、神经炎等。尿素尿酸增高，身体健壮时尚能承受，久则肾功能消耗过度而导致肾脏病的发生。肉食在消化道运化缓慢，常引起痛苦的慢性便秘。便秘患者不能使肠道的废物及时排出体外，因此对食欲、精神、睡眠，都产生不利的影响。

3. 肉类中的化学毒物对人体有害 如肉食鸡在不见阳光的房子里喂养，吸不到新鲜空气，所食饲料中有开胃促肥的激素，这些化学品以及杀虫药留在体内不能排出。这种鸡肉不但口感不好，其中的化学毒物亦不利于健康。农田广泛使用化肥和杀虫药，这些毒物就停留在吃植物与青草的动物身上，人类是最后的吸收者。国外报告肉类比蔬菜、水果所含的 DDT 高 10 余倍，故人类身体中的 DDT 是来源于肉类。由此可知肉类不仅使血液变为酸性，而且还有一定的毒副作用。

（二）人类适于素食

脊椎动物有肉食动物、草食动物、果食动物。肉食动物的生理与食性不同于草食和果食动物，人类与后两者相近。

肉食动物大如狮子、老虎，小如狗、猫，它们的肠道仅是身体的 3 倍，且胃酸是非肉食动物的 20 倍，因此易于消化肉食，并能迅速排出体外，不会因滞留而毒化血液。肉食动物以利爪捕杀猎物，以发达的犬齿撕裂肉块，不加咀嚼，囫囵吞下，因不需磨碎食物，所以没有臼齿，同时唾腺也不发达。"狼吞虎咽"一词就是从这里来的。肉食动物自身有能力控制饱和脂肪酸和胆固醇。草食动物如牛、羊、骆驼等，以青草为主食，粗粮量大是其特点。它有发达的臼齿，先行咀嚼并与唾液中的酵素混合，有利于分解和消化。它的肠道是身长的 10 倍，食物排出的时间是肉食动物的 3 倍。虽然时间长些，但不会有伤害。果食动物如猩猩、猿猴，以水果和坚果为主食，以臼齿咀嚼磨碎食物，有唾液素先行消化，其消化道的长度是身长（脊椎）的 12 倍。

人类消化系统的生理特征与果食动物极相像，与草食动物也相似，与肉食动物则有明显的不同。人类的牙齿和颌骨的结构适于素食。唾液呈酸性并含有淀粉酶，经咀嚼能初步消化谷物。人吃肉须经煮、烤、炸等加工，并配上佐料方食之有味。而肉食动物闻到生肉就流口水，而闻到水果则全然无反应。而人看到水果则垂涎欲滴，并有"望梅止渴"的典故。根据人的结构和生理食性，充分显示谷物、蔬菜、水果是人的自然食物。所以人类适于素食。

（三）素食有益于健康

谷物、豆类、马铃薯、水果富含纤维素、维生素和矿物质。人缺乏纤维素，细胞易于老化而缩短寿命。

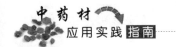

多吃纤维素，细胞可得到改善，并能预防心脏病、高血压、糖尿病、癌症等致命疾病。

1. 多食含纤维素的食品　能控制体重，不致发胖，并使体力充沛，能减少消化过程中对脂肪的吸收，可降低血液中与心脏病有密切关系的胆固醇、甘油三酯的含量。动脉管壁堆积过多的油脂，是心脏的致命伤，而纤维素能除掉这些有害的油脂以保护心脏。有报道，多吃纤维素能降低低密度脂蛋白及胆固醇总含量的17%。纤维素粗糙，可提高胃肠道张力，增强胃肠分泌功能，能稀释大肠中的致癌物质，连带其杂物，一同排出体外。食品中缺乏纤维素，加上过量的脂肪，是导致癌症（特别是肠癌）的原因之一。若能增加纤维素，减少脂肪，可以预防肠癌。术后多吃纤维素食物，可预防复发。

2. 多吃蔬果可预防便秘　大便久留肠间会发酵，引起全身不适，头脑昏沉。多吃蔬果，可排除肠道的瘀滞，使头脑清醒。

3. 素食有益美容　皮肤粗糙与汗腺异常有关。汗是人体重要的新陈代谢之一，汗液约有1.5%的固体物质，如食盐、尿素、乳酸等。这些物质停留在表皮，可引致皮肤粗糙及皱纹等。肉食过多则血液里尿素、乳酸增多，酸性物质侵害皮肤，使皮肤失去张力和弹性变得粗糙不华。如遇日晒风吹，皮肤会出现干裂或发炎。如果坚持素食，使血液变为微碱性，血液里酸性物质减少，同时矿物质钙能把血液里有害的污物清除，使全身充满活力，面色润华，皮肤柔嫩。所以有人称素食是美容的圣品。

4. 素食有益减肥　我们的生活由温饱而渐入小康。有人认为动物性食品营养最丰富，因此学习欧美人多吃肉类，以致动物脂肪和蛋白质摄取过多，因不易排泄，堆积而发胖。胖人多沉重乏力，动辄气喘、心悸，久之增加了心脏的负担。素食热量低，新陈代谢活泼，把多余的脂肪和糖燃烧掉，而保持适当的体重。

5. 素食可增长智慧　《礼记》曰："食肉勇敢而悍，食素智慧而巧"，故素食可增强脑力，使脑细胞的能力得到最好的发挥，而拥有较高的智慧。

6. 素食可消除体臭　欧美人食肉多，腋臭明显，故须香水掩盖其臭秽。如果坚持素食，血液中酸性物质减少，汗水排泄到体外也不会有难闻的气味。

7. 保持微碱性血液，有易于健康　当机体吸收蛋白质、脂肪、碳水化合物时，会分解出各种酸性物质来。必须有钙、钾矿物质的参与，使血液顺利地把有害物质排出体外，使血液保持适当的碱性。动物性食品，易使血液呈酸性，多吃纤维素食物可使血液保持微碱性。微碱性血液是健康的根本。

（四）富含纤维素食物

多吃含纤维素食物，减少动物脂肪的摄入，是素食的关键所在。食物性纤维，主要来源于蔬菜、水果、豆类、根茎类、核果、全谷类、海藻类等。

蔬菜中含纤维素较高的有菜花、青椒、菠菜、芹菜、芦笋、西红柿、白菜等。

水果方面：苹果、柑橘、梨、芒果等。

豆类：黄豆、绿豆、红豆、豌豆、蚕豆、荷兰豆等。

根茎类：芋头、甘薯、萝卜、马铃薯等。

核果类：花生、核桃、杏仁、腰果等。

海藻类：海藻、昆布、海带等。

人类食用富含纤维的食物历史悠久，对其功益有深入的了解，目前已为世人所重视。应当提醒人们不要偏好精细食品，粗糙的纤维素食物，虽较难入口，但对身体大有益处。

食用纤维素食物，可注意以下几点：①吃蔬菜时不要只吃嫩心，较粗老的梗子也不宜丢弃，煮的时间不要过长、过烂；②水果最好连皮食下，水果渣也尽量咽下；③豆类富含纤维素，要连豆渣一起吃下；④甘薯能增加排便量，热量低、耐饱，可适量食用；⑤全谷类所含纤维素，是蔬菜、水果的4~5倍，有防治肠癌的功效，应提倡食用；⑥以上所列纤维素食物，用之不可单一，需调和食用，即谷豆果菜合而食之，方能补益精气。

（五）结语

素食有益健康，老年人尤其重要。我们的生活与发达的外国人比较是基本吃素；佛教出于教义要求吃素，基督教有素食论，许多名人、学者吃素，孙中山先生倡导吃素。素食能获得全面的营养，不贫血、不缺乏蛋白质。故素食的人聪明，有力耐劳。有报道，出家人有营养不良者，多为胃肠病和寄生虫病引起，不是源于素食。目前所知素食的益处很多，如疏通大便，减少肥胖，平降血压，降低胆固醇，故对心脏病、肾脏病、糖尿病、痛风、阑尾炎、结肠炎等有防治作用。素食可以美容，防治体臭，能提高人的精神文明，对癌症的预防和治疗也有作用。总之，人类适于素食，素食有益于健康，并有轻身延年的作用。

六、传统养生撷要

养生古称摄生，对于预防疾病、增强体质有着重要的意义。《素问》说："圣人不治已病，治未病，不治已乱，治未乱。夫病已成而后药之，乱已成而后治之，譬犹渴而穿井，斗而铸锥，不亦晚乎？"本着这种防重于治的思想，历代先贤在实践中创造了许多有效的养生方法，其中不少已成为后世治疗疾病的措施。古今养生经验，至为丰富，包括导引、吐纳、按摩、调息、吞津、咽气、静坐、行功及饮食、起居调摄等，可适于不同年龄的人习练，尤宜于中老年人。它有预防保健，延年益寿的作用。我国有关养生、保健的文献，浩如烟海，经验丰富，方法繁多。今摘其著者得15条，名《传统养生撷要》，以供养生爱好者参考。

（一）老子《道德经》养生之道

"虚其心，实其腹"，"绵绵若存，用之不勤"，"致虚极，守静笃"，"专气致柔"。

老子姓李名耳，孔子曾拜他为师，生活于公元前6世纪。他提倡摄生、守静，致柔、节欲。"虚其心，实其腹"，这是记载最早的养生呼吸法，即今之腹式呼吸法。本法是调整呼吸的基本方法，即吸气时横膈膜逐渐下降，腹部渐渐隆起；呼气时横膈膜渐上升，腹部收缩至原位。要求在自然呼吸的基础上进行，勿勉强追求。呼吸一定要注意深、慢、细、匀，不得疾急勤劳，即"绵绵若存，用之不勤"。腹式呼吸可增加肺活量，提高吸氧排碳的功能，横膈膜上下活动，对内脏可产生按摩作用，对胃肠病颇有帮助。

清医学家汪昂的导引术，即是虚心实腹的发展。他特别强调要在空气清新的地方练功，他说："择极高洁之地，取至清至和之气，由鼻吸收者，冲于丹田；由口入者，冲于肠腹。或三或五或七皆可。最忌地之不洁，气之不清，慎之慎之！"行功时注重自然，防止用力。要求"不拘时，不拘数，行功时以自然为主，不可稍稍伤气，稍稍伤力，如意行之最妙。盖意到则气到，气到则血行，久而无间，功效自生，亦却病延年之一助也。"

"守静"可以解除一切紧张状态。精神紧张是引起许多疾病的内在因素。守静要求意念集中，排除杂念，安定心理，使大脑得以休息，从而产生调和气血、疏通经络的作用，有助于增强体质、防治疾病。陶弘景谓"静则寿"，近人著作《生命在于静止》，均强调了静对人体的特殊作用。

"专气致柔"者，要求专守精气，使之不乱，形体则应之而柔顺。老子谓："天下之至柔，驰

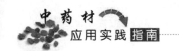

骋天下之至刚。"以柔能克刚的哲学思想指导养生。形体活动以柔和为上，盖硬则滞，滞则僵，僵则不灵。若此则气血运行，经络隧道受其影响，故"致柔"有益于养生。

"欲"有积极和消极之分。如求知、工作及奉献的欲念是积极的，应当提倡。消极的欲念，应注意防范。古人认为"七情六欲"是引起疾病的渊薮。六欲系指"目视邪色，耳听淫声，鼻闻异臭，舌贪滋味，思虑无穷，意念横生"，此六者是消极的，应尽量减少或禁止。另外要树立奉献精神，不慕荣利，超然物外，这是高尚的精神养生。若"孜孜汲汲，唯名利是务"，对精神养生是有害的。"欲"还包括性欲，我国的传统道德，自古以来即提倡节制，切勿纵欲。纵欲不仅损伤肾精、影响身体健康，而且亦不利于社会的安定。

（二）《庄子》养生之道

1. 听息法　"若一志，无听之于耳，而听之于心，无听之于心，而听之于气，听止于耳，心止于符。气也是，虚而待物者也。惟道集虚。虚者心斋也。"（《庄子·人间世》），故听息法又称心斋法。

听息法属静功法，先摒弃杂念，思想专一，用心听鼻中呼吸之气，心和气即打成一片，因此说"勿听之于心"。本功先是意念归一，注意"听"字诀，其后进一步要在"止"字诀上下工夫。"心止于符"即达到神气合一的境界，也就是高度入静的境界。中国道教协会会长陈撄宁对此有精湛的研究。他认为庄子听息法是"性命双修"的基础，古今注《庄子》者，几乎没有一人把这层功全部明白地开示于后学，他们多数是由于不懂，少数是出于保密。遂致此法埋没两千余年。这是道教学说中优秀遗产之一，应该发扬继承下来，若仅用此治病，似乎未尽其用。

2. 导引术　"吹呴呼吸，吐故纳新，熊经鸟伸为寿而已矣。此导引之士，养形之人，彭祖寿考之所好也。"（《庄子·刻意篇》）

成玄英解释说："吹冷呼而吐故，呴暖吸而纳新，如熊攀树而可以自悬，类鸟飞空而伸其脚也，斯皆导引神气，以养形魄，延年之道，驻形之术。"庄子导引术是结合呼吸而进行的一种动作柔和的锻炼方法。遵照以上原则，后世创编了许多有效的功法。

3. 踵息法　"真人之息以踵，众人之息以喉。"（《庄子·大宗师》）

真人是明白养生的人，他的呼吸可深达脚踵。近人认为踵呼吸法，比丹田呼吸法还深一层，即吸气时用意想气从脚跟循肾、脾经的经络沿线上行至丹田，呼气时意想气从丹田呼出至腰部命门，然后循膀胱经下至脚跟。这样一呼吸形成一上一下的循环，可引气上行下达，疏通肾与膀胱的经络气血，对某些下虚上实的病如高血压、神经衰弱等有较好的疗效。踵呼吸法，须在老师的指导下进行，以免产生偏差。

（三）《内经》的养生之道

1. "上古之人，其知道者，法于阴阳，和于术数，食饮有节，起居有常，不妄作劳，故能形与神俱，而尽终其天年，度百岁乃去。"（《内经·上古天真论》）以上说明养生道理的重要，懂得养生的人，取法自然界的气候变化来调节人体的阴阳，和合于术数以锻炼身体，饮食要有节制，注意饮食宜忌，作息有常规，不妄事操劳，不过度消耗体力、脑力，所以形体和精神都很健旺，可以享受到人类自然的寿命，一百岁以后才去世。若以酒作为水浆饮用，以妄为常，醉后肆行房事，竭尽精气，作息又无规律，这样五十岁便会衰老了。学者们把《内经》上的这些经文都看作是养生的总纲，内容全面，包涵了增强体质，预防疾病，延缓衰老，增加寿命的各种措施。

2. "虚邪贼风，避之有时，恬淡虚无，真气从之，精神内守，病安从来。"（《内经·上古天真论》）"虚邪贼风，避之有时"，古属术数范围，即对引起疾病的虚邪贼风，注意适时回避；恬淡虚无是《内经》

重要养生原则之一。精神调养，即思想要安闲清静，不贪欲妄想，不患得患失，内不为情感的忧扰，外不受物欲的诱惑，这样体内的真气就会和顺，精神内守而不耗散，疾病就无从发生了。

3."呼吸精气、独立守神、肌肉若一。"（《内经·上古天真论》） "呼吸精气"，即呼吸天地间的精气，主要是吸，呼是吐浊的，庄子谓"吐故纳新"，屈原谓"保神明以清澄兮，精气入（纳新）而粗秽除（吐故）"。深谙养生的人，掌握了阴阳变化的规律，吐纳精气，独立于众人，精神内守，与形体肌肉始终如一，这是高度的入静状态，可以延年益寿。

4."肾有久病者，可以寅时面向南，净神不乱思，闭气不息七遍，以引颈咽气顺之，如咽甚硬物，如此七遍后，饵舌下津令无数。"（《内经·刺法论篇》） 这是最早的咽气吞津法，原有肾病的人，可在早晨3~5时进行。面向南立，集中思想，排除杂念，屏气吸气七次，然后引颈咽气，再把舌下很多的津液咽下去。咽气使气下行，吞津可泻火，帮助消化，在咽气吞津时要"如咽硬物"使喉结上下运动，甲状腺得以锻炼，则有益于治疗肾病，也有益于健康。

（四）"行气玉佩铭"养生

系出土文物，约产生于战国时期。上刻45个篆字，经郭沫若鉴定其铭文是："行气深则蓄，蓄则伸，伸则下，下则定，定则固，固则萌，萌则长，长则退，退则天，天几春存上，地几春在下，顺则生，逆者死。"

吸气深入则蓄多，使之向下伸到丹田，到了丹田要求定而固，然后呼出，如草木之萌芽向上长，与吸气时的经络相反而退，退则绝顶，这样天机朝上动，地机便朝下动，顺此而行则生，逆此行则死。这一铭文具体而生动地叙述了老人练气时"以吸气为主的吐纳过程"中出现的内气运行的感觉，并总结了某些练功经验。行气玉佩铭，是我国现存最早直接描述养生功锻炼的文物，对铭文所述内容，现存认识尚不统一。

（五）华佗创编五禽戏

华佗，东汉杰出的外科专家，在医学上有很高的成就，主张体育锻炼以增强体质，他创编了五禽戏，是古代劳动人民体育锻炼的总结。此功首见于《后汉书·方技传》，华佗曰："人体欲得劳动，但不得当使极耳，动摇则谷气得消，血脉流通，病不得生，譬犹户枢终不朽也。"又说："熊径鸱顾，引挽腰体，动诸关节，以求难老。吾有一术，名五禽之戏，一曰虎，二曰鹿，三熊曰，四曰猿，五曰鸟，亦以除疾，并利蹄足，以当导引。"

五禽戏是古代的一种医疗体操。华佗在"流水不腐，户枢不蠹"的思想指导下，总结了古代人民群众的健身活动，模仿虎、鹿、熊、猿、鸟的活泼动作，创编而成，用以活动筋骨，疏通气血，增强体质，防治疾病。南北朝陶弘景在所编《养性延命录》中，在操作方法上始有较详细的记载。现存五禽戏有若干种形势与练法，有简、繁和内养、外壮之不同。有专书行世，可参阅。

（六）葛洪的多种导引

葛洪是东晋医学家、道学家。著有《抱朴子》内外篇，杂有神仙长生之说。内中有多样导引，他说："或屈伸，或俯仰，或倚立，或踯躅，或徐步，或吟，或息。"功能"疗未患之疾，通不和之气，动之则百关气畅"。又说："善行气者，内气养身，外以却病恶。"他强调要持之以恒，有强身保健的作用，如："养生之尽理者，行之不懈，朝夕导引，以宣动荣卫……可以无病。"

他的导引形势，不像现在要求严格，比较随便，在清静、调息的基本上可以随心所欲，很适合老年人应用。

（七）陶弘景的静、养观及行气除病法

陶弘景，南北朝医学家、道学家。他指出静和养的重要性，他在《养性延命录》中说："静者寿，躁者夭。静而不能养减寿，躁而能养延年。"阐明静和躁的辩证关系，着重要结合养字。养要依靠饮食的调节，《内经》指出："五谷为养，五果为助，五畜为益，五菜为充，气味合而服之，以补精益气。"

陶运用意念行气除病，他说："凡行气欲除百病，随所在作念之，头痛念头，足痛念足，和气往攻之。"以存想、意念，引气以除诸病。

宋·《圣济总录》载有"意气攻病法"，迄至清代的"运气法"都是"行气除病法"的发展。近年来美国两位放射学家，用"内视心象疗法"治疗癌症，让病人想象自己的白细胞，击败入侵的癌细胞，不少病人靠这种疗法而康复。这也是行气攻病的衍变。

（八）六字吐气法

六字吐气法最早见于陶弘景的著作，他说："凡行气以养内气，以鼻内（音纳）气，以口吐气，微而行之，名曰长息。内气有一，吐气有六。内气一者为吸也，吐气六者谓吹、呼、唏、呵、嘘、呬，皆出气也。"后人称谓"六字诀"。

宋·《圣济总录》载六字诀只用于实证，不用于虚证，实证病除即止。"大抵六字泻而不补，但觉壅即行，本脏病已即止"。明·傅仁宇《审视瑶函》以六字诀治绿风内障（即今之青光眼）。《养老事亲新书》载六字诀治五脏六腑病。明·冷谦《修龄要旨》，龚居中《红炉点雪》第四卷载有却病秘诀，使病者逆之则顺，重可致轻，即不可起，得其正命，无枉折之误也。对行气养生以正确评价。古有"四季却病歌""延年六字诀""运功六字延寿决"，专以六字结合四季、脏腑进行锻炼，为六字诀的应用提供了新的经验。孙思邈卫生歌谓："春嘘明目夏呵心，秋呬冬吹肺肾宁，四季常呼脾化食，三焦嘻出热难停。"

（九）立八段锦

> 两手托天理三焦，左右弯弓射大雕，
> 调理脾胃须单举，五劳七伤往后瞧，
> 摇头摆尾去心火，背后七颠百病消，
> 攒拳怒目增气力，两手攀跟固肾腰。

八段锦自宋代即有记载，古有"岳武穆"八段锦，以后有南北和文武的不同。北方多马步，南方多上肢运动。立八段锦属武八段锦。本功分八段，喻丝织品中精美的锦缎一般，故名八段锦。练一遍只需5~8分钟，甚宜冗忙的人练习，简单易行，效益宏大，有健步增力，强壮筋骨，帮助消化，去除疾病的作用。要求持之以恒，勿急求见效。演练时心神一致，肌肉放松，动作协调，姿势力求正确。

近人王怀琪先生，系精武体育会会员，毕生研究八段锦。初在旧书摊购得此书，只有木刻图八幅，每图附有术语一句，先生用新法改编，躬身尝试，然后教授学生，一时风行国内。1936年，先生赴德国柏林考察体育，见提摅（世运筹备总干事）博士著作中有英译先生所编之"八段锦"，甚感惊奇！不料在国内冷落的八段锦，竟成为国际体育资料。

（十）十二段锦总诀

> 闭目冥心坐，握固静思神，
> 叩齿三十六，两手抱昆仑，
> 左右鸣天鼓，二十四度闻，

微摆撼天柱，赤龙搅水津；

鼓漱三十六，神水满口匀，

一口分三咽，龙行虎自奔；

闭气搓手热，背摩后精门，

尽此一口气，想火烧脐轮；

左右辘轳转，两脚放舒伸，

叉手双虚托，低头攀足频；

以候神水至，再漱再吞津，

如此三度毕，神水九次吞；

咽下汩汩响，百脉自调匀，

河车搬运毕，想法火烧身；

旧名八段锦，子后午前行，

勤行无间断，万疾化为尘。

本功起于何时，尚不得知，属八段锦，每段附有一图，图后有解释，故原书名《内功图说》，本功要求，通身行之，"要依次序，不可缺，不可乱，先要记熟此歌，再详看后图，及各图详注各诀，自无差错"。

盘腿坐，闭双目，冥除杂念，静息思虑以存神。叩齿作响，使神不散。昆仑即头，抱头掩耳，暗记鼻息9次。以指弹脑后，如击鼓之声，谓之鸣天鼓。天柱即后颈，低头扭颈，左右侧视。赤龙搅舌，神水即津液，咽下要汩汩有声，直送丹田。龙即津，虎即气，津下气自随之。精门即后腰眼，搓摩以固精强腰。火烧脐轮者，暗运性头之火，下烧丹田。气之上下顺逆，纵横变换，必借枢纽，如吸水之有辘轳，叉手虚托，腰身着力。继两手扳脚底，低头如礼拜之状。盘足坐，再搅舌、鼓漱、吞津，如此三度，神水吞九次，咽下时引颈如咽硬物，如能汩汩作响，则可脉调匀。河车者，谓气通如水车之回环，即小周天。行毕似有热气如火，通身皆热。收功。本功宜在夜间11时后，次日午前演练，若能持之以恒，则身体健壮，诸病消失。

（十一）苏东坡养生法

苏轼尝用张安道养生法"择其简而易行者，间或为之，辄验。其效初也不甚觉，但积累百余日，功用不可量，比之服药，其力百倍……"又说："需常节晚食，令腹中宽虚，气得回精，昼日无事，亦闭目内视，漱练津液咽之，摩熨耳目以助真气，益净净专一，即易见功矣。"

张安道《养生诀》的练功方法是："每夜液子时后，披衣起面东或南，盘足坐，叩齿三十六通，握固，闭息，内视五脏……待腹满气枢，则徐徐出气，候出入息调匀，即以舌搅唇齿，内外漱练……津液满口，即低头咽下，以气通入丹田中。"明、清各内功均吸收了以上经验，现在仍有参考价值。

（十二）起居调摄

平明睡觉，先醒心，后醒眼，两手搓热，熨眼数十遍，以睛左旋右转9遍，闭住少顷，忽大睁开，却除风火。披衣起坐，叩齿集神，次鸣天鼓，依呵、呼、呬、吹、嘘、嘻六字诀，吐浊吸清，按五行相生顺序而行一周，散夜来蕴积邪气。随便导引，或进功夫，徐徐栉沐，饮食调和，面宜多擦，发宜多梳，目宜常运，耳宜常凝，齿宜常叩，口宜常闭，津宜常咽，气宜常提，心宜常静，神宜常存，背宜常暖，腹宜常摩，胸宜常护，囊宜常裹，言语宜常简默，皮肤宜常干沐。食饱徐行，摩脐擦背，使食下舒，方可就坐。饱食发痔，食后曲身而坐，必病中满。怒后勿食，食后勿怒。身体常欲小劳，流水不腐，户枢不朽，运动故也。勿得久劳，久行伤筋，久立伤骨，久坐伤肉，久卧伤气，久视伤神，久听伤精。忍小便膝冷成淋，忍大便乃成痔。著湿衣汗令人生疮。夜膳勿饱，饮酒勿醉，醉后勿饮冷，饱食勿使卧。头勿向北卧，头边勿安火炉。切忌子后行房，阳方生而顿灭之，一度伤于百度。临睡时，调息咽津，叩齿鸣天鼓。先睡眼，后睡心，侧曲而卧，觉直而伸。昼夜起居，乐在其中矣（见冷谦《修龄要诣》）。

起居即作息，或包括饮食，如《汉语词典》释为"人之饮食寝兴等事"。明·冷谦总结了古人有关起居方面的养生经验，内容十分丰富，除作息饮食外，还有与之相关的按摩、运动、调息、咽津、房事、衣着等方面的调摄。特别是十六"宜"，是行之有效的养生方法，从今观之都是有科学道理的。关键要持之以恒，莫求速效，要在"常"字上下工夫。后世在以上基础上又有发展，由十二"宜"发展为二十"宜"或更多。有一老人说，自己很"笨"，学不会拳术、体操，就每天跑步、搓脚心，数十年如一日，原有脚鸡眼、脚垫，不知何时自行消失，80岁时登泰山，徒步上下，无有疲容，次日行动自然，腰不酸，腿不痛，精神如常，一些中年人都自叹不如。近代养生家谷岱峰先生，长于按摩，著有《保健按摩》一书。常行干沐浴，年八十耳目聪明，皮肤柔润，四肢肌张力好，他叫做"瘦不露骨，丰不下垂"。编者看了先生四肢肌肉的情况，果如先生所云。

（十三）诸伤预防

"久视伤血，久卧伤气，久坐伤肉，久立伤骨，久行伤筋。暴喜伤阳，暴怒伤肝，穷思伤脾，极忧伤心，过悲伤肺，多恐伤肾，善惊伤胆。多食伤胃，醉饱入房伤精。竭力劳作伤中。春伤于风，夏生飧泄；夏伤于暑，秋疾痎疟；秋伤于燥，冬生咳嗽；冬伤于寒，春必病温。夜寝言语，大损元气，故圣人戒之。"（《勿药元诠》）

伤血、伤气、伤肉、伤骨、伤筋，源于《内经》，是五种劳伤。其中久视、久行、久立是过劳，久卧、久坐是过逸，盖过劳、过逸均可导致劳伤。目得血而能视，故久视伤血；久卧气血运行迟缓，故伤气；久坐肌肉疏于活动，故肌力下降；久立则骨骼过劳而伤骨；久行则筋脉疲劳，故伤筋。明白了这些原因，注意劳逸结合，上述劳伤可以减少或避免。若由于职业的原因，则易引起职业性损伤。中医认为五脏与情志有密切联系，如心主喜，肝主怒，脾主思，肺主悲，肾主恐，喜怒思悲恐为五志。情绪变化属生理范围，一般不会引起疾病，若过度或经常性刺激可导致五脏损伤而引起疾病。"饮食自倍，肠胃乃伤"，脾胃虚弱的人，多吃一点即感胃脘不适。醉伤神，饱壅滞，不宜房事。若强力劳作，则伤中气。古人认为感受外邪，常潜而后发，如春季伤了风，夏季则易患泄泻的病；冬季伤了寒邪，春季易患热性病，这些都是古人的经验。孔子曰："食不言，寝不语。"对脾胃、心神有一定的保护作用，否则会损伤元气。

（十四）饮食调摄

"饮食自倍，肠胃乃伤；膏粱之变，足生大疔；饱食太甚，肠澼为痔；饮食失节，损伤肠胃，始传热中，末传寒中。怒后勿食，食后勿怒，醉后勿饮冷，饱食勿便卧。饮酒过度，则脏腑受伤，肺因之而痰嗽，脾因之而倦怠，胃因之而呕吐，心因之而溺赤，大肠因之而泄泻。甚则劳嗽、失血、消渴、黄疸、痔漏、痈疽，为害无穷。咸味则泻肾水，损真阴；辛辣大热之味皆损元气，不可多食，饮冷餐寒，则寒内伤；多食凉水瓜果，则病泄痢、腹痛；夏走炎途，贪冻食冷，则病疟痢。"（《勿药元诠》）

若过食膏脂、肥腻，易蕴而生热，聚而为毒，发为疔疮，并非脚上生疔，言足以引起大疔。凡饮食失节引致的胃肠病，初多为实证、热证，久则变为虚证、寒证，故云始传热中，末传寒中。中系指中焦，中焦属脾胃。酒为饮料之一，少则养神，多则伤神，少则兴奋，多则抑制。有节制地饮酒，有益于身心健康，若不知樽节，则贻害无穷，故古人把酒列为四害（酒、色、财、气）之首。固酒有助色壮欲的作用，故"佛家戒之"，谓其"酒能乱性"。五味各入其脏，如辛入肺，苦入心，甘入脾，酸入肝，咸入肾。"久而增气，物化之常也，气增而久，夭之由也"，五味可以养五脏，有时可以伤五脏。如过食咸可损肾阴，故肾病忌盐，多食盐可引起浮肿。中医认为"少火"可以生气，"壮火"可以"食气"，食气即耗气，所以辛辣大热之味，可损伤元气。故平素饮食要调和五味。

（十五）祛病延年歌

"饿来餐，倦来觉。醒即起，食莫饱，腥膻浊，菜蔬好。无嗜好，无烦恼。欲宜节，酒宜少，性无拘，颜不老。长生法，悟须早。"（《易筋洗髓内功图说》）

该歌强调饮食、起居的调摄，对祛病延年的重要作用。根据饮食卫生，饿了方食，食则勿饱，特别对老年人尤为重要。因为饱食容易伤胃，病胀满。在副食的选择方面要少食肉类食品，多食蔬菜，蔬菜富含维生素和多种微量元素，是不可缺少的辅食。不仅可以充饥，补益营养，还有通便、降血脂的作用。此外精神养生也很重要，心情经常保持愉快舒畅，要勿拘勿束。上述养生方法，行之贵早，要养成生活习惯，久之可有祛病延年之效。

附录　中药材产地

一、常见进口药材产地

丁香：桑给巴尔、马达加斯加、斯里兰卡、印度尼西亚。

儿茶：印度尼西亚、缅甸、马来西亚，多集散于新加坡。儿茶膏产于缅甸、泰国。

广角：桑给巴尔、索马里、乌干达。

马钱子：印度、缅甸、泰国、柬埔寨、斯里兰卡。

大腹皮：印度、越南、印度尼西亚、马来西亚、巴基斯坦、缅甸、泰国、菲律宾，柬埔寨。

千年健：印度、越南。

大风子：印度、泰国、越南、印度尼西亚的爪哇等。

天竺黄：印度尼西亚、新加坡、泰国、马来西亚。

牛黄：澳大利亚、印度、加拿大、阿根廷、乌拉圭、智利、玻利维亚、埃塞俄比亚等。

石决明：印度尼西亚、澳大利亚、越南、菲律宾、日本、朝鲜、新西兰等。

龙涎香：太平洋和南洋群岛的各个岛屿海边山岩。

血竭：印度尼西亚、马来西亚。

西红花：西班牙、意大利、德国、法国、希腊、奥地利、印度、伊朗、日本等。

西青果：马来西亚、印度、缅甸、新加坡。

西洋参：美国、加拿大。

肉豆蔻：印度尼西亚、斯里兰卡、新加坡等。

肉桂：越南、锡兰。

冰片：印度尼西亚的苏门答腊、婆罗洲等。

阿魏：伊朗、阿富汗、印度等。

乳香：印度、土耳其、埃及、利比亚、突尼斯。

没药：非洲东南部及阿比西尼亚、印度等。

苏木：印度尼西亚的苏门答腊等。

诃子：印度、斯里兰卡。

沉香：印度尼西亚、越南、柬埔寨等。

芦荟：库拉索芦荟主产于南美洲库拉索、阿律巴、博尔内小岛，通称库拉索芦荟或老芦荟。好望角芦荟主产于南非联邦，通称好望角芦荟，商品称新芦荟。

豆蔻：原豆蔻主产于泰国、柬埔寨、越南。印尼白蔻主产于印度尼西亚的爪哇、苏门答腊等。

苏合香：原产小亚细亚南部。自土耳其至埃及、叙利亚地区北部。

虎骨：印度、孟加拉、缅甸、泰国、柬埔寨、老挝、越南、马来西亚等。目前进口多经香港转口，多来自柬埔寨、泰国。近来由缅甸经云南流入内地。

玳瑁：印度尼西亚、菲律宾。

胖大海：泰国、越南、柬埔寨。

胡黄连：印度、印度尼西亚、尼泊尔、新加坡。

胡椒：印度、印度尼西亚、新加坡、泰国、越南。

砂仁：印度、越南。

降香：泰国、马来西亚、印度尼西亚。

高丽参：朝鲜。

穿山甲：泰国、新加坡、沙捞越、越南、印度尼西亚、柬埔寨等。

海马：光海马产于马来西亚，刺海马产于菲律宾等。

泰国安息香：泰国、越南、老挝。

羚羊角：俄罗斯等国。

犀角：印度、不丹、尼泊尔、印度尼西亚、缅甸、老挝、马来西亚、泰国。

蛤蚧：印度、马来西亚、印度尼西亚、泰国、柬埔寨、越南。

番泻叶：印度、埃及、苏丹。

象皮：印度、缅甸、泰国、越南、非洲等地。

猴枣：印度、马来西亚、非洲等地。

熊胆：朝鲜、日本、高加索、小亚细亚、堪察加、伊朗北部、俄罗斯。

燕窝：印度尼西亚的爪哇、苏门答腊及马达加斯加、日本等。

藤黄：印度、越南、泰国。

檀香：印度、澳大利亚、印度尼西亚等。

麝香：尼泊尔、不丹、印度、俄罗斯。

二、全国主产中药材产地

浙江省

千金子：杭州笕桥。

乌梢蛇：嘉善县、文成、景宁、丽水。

乌药：金华、建德、温州等。

元胡：东阳、磐安、缙云、永康。

钩藤：温州、永嘉、金华、兰溪、遂昌。

片姜黄：温州、瑞安。

白芍：东阳、磐安、缙云、永康、建德。

白芷：笕桥、临海、乐清、黄岩。

白前：富阳、新登、兰溪、建德、金华。

玄参：笕桥、磐安、东阳、崇德。

白术：新昌、天台、东阳、磐安。

半夏：富阳、瑞安、金华、龙游、东阳。

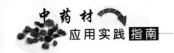

石菖蒲：浦江、兰溪、温州、奉化。

丝瓜络：慈溪、余姚、海宁、杭州。

百合：吴兴、新昌、绍兴、诸暨、龙游。

麦冬：笕桥、慈溪。

吴茱萸：缙云、建德、临安。

青木香：金华、建德。

明党参：宁波、金华、建德、临安。

厚朴：龙泉、庆元、景宁、松阳、昌化。

茯苓：临海、黄岩、天台、新昌等。

前胡：淳安、昌化、于潜、遂安等。

香附：永康、汤溪、金华、东阳、温州。

栀子：平阳、温岭、诸暨、富阳、临海。

海金沙：永嘉、青田、海宁、东阳等。

浙贝母：宁波、鄞州区。

温郁金：温州、瑞安。

蜈蚣：桐乡、海宁、嘉兴、崇德。

僵蚕：吴兴、德清、海宁、崇德、桐乡。

蕲蛇：庆元、龙泉、松阳、遂昌、温州。

薤白：慈溪、黄岩、金华、兰溪。

山西省

小茴香：清徐等地。

天仙子：大同、天镇、浑沅等。

五灵脂：各专区均有，晋东南等区较多。

五花龙骨：沁县、垣曲、兴县。

牛膝：绛县、闻喜、高平。

天南星：盂县、灵丘、昔阳、五台。

玉竹：阳城、晋城、平顺、天镇。

半夏：代县、五台、太谷、盂县、陵川。

甘遂：闻喜、安邑、稷山、万荣。

甘草：雁北等地。

款冬花：兴县、临县、静乐、岚县、代县。

龙骨：寿阳、太谷、武乡、交城、阳曲。

防风：安泽、沁沅、和顺、武乡。

连翘：阳城、晋城、沁沅、垣曲、安泽。

赤芍：汾阳、交城、蒲县、阳曲、天镇、浑沅、五台、青乐。

佛手参：忻县、五台、繁峙、天镇。

远志：稷山、万荣、闻喜。

苍术：浑沅、应县、阳城、沁沅。

金莲花：五台山、晋北天镇。

知母：河津、吉县、武乡、神池、广灵、灵丘、孟县。

威灵仙（百合科）：阳城、晋城。

茜草：平陆、晋城。

柴胡：昔阳、和顺、汾阳、稷山、灵丘。

党参：平顺、陵川、壶关、黎城、阳城、沁县、五台、浑沅、交城、左权。

桔梗：和顺、昔阳、孟县、安泽、沁沅、五台、灵丘。

秦艽：灵丘、浑沅、阳高、五台、五寨。

菖蒲：阳城、绛县、垣曲、翼城。

黄芩：各地均产。

黄芪：浑沅、应县、繁峙、代县、介休、安泽、沁沅、兴县、五台、神池、阳城。

麻黄：雁北、大同周围各县均产。

藁本：灵丘、浑沅、繁峙、沁沅。

四川省

九香虫：江津、灌县、乐山、彭山、洪雅、三台、合川、江油、遂宁、雅安。

川牛膝：西昌、雅安、凉山、乐山、天全、汉沅、宝兴、峨眉、洪雅、越西。

川楝子：温江、绵阳、乐山、内江、万县、西昌、宜宾、南充、涪陵、雅安。

川乌：漳县（中坝集散）、涪江东岸（原彰明县）。

川芎：灌县、崇庆。

川贝母：松潘、马尔康、大金、小金、昌都等。

川木香：松潘、理县、茂县、雅安、宝兴、富林、青川、平武。

川续断：涪陵。

大黄：松潘、南川、雅安、阿坝藏族羌族自治州、甘孜藏族自治州、凉山彝族自治州。

干姜：犍为、宜宾。

丹皮：垫江、灌县、茂县。

乌梅：綦江、安县、大邑、灌县、崇庆。

巴豆：万县、涪陵、江津、宜宾、乐山、绵阳、重庆、合川、石柱、丰都、巴县。

木瓜：江津、綦江、铜梁、蒲县、什祁、彭县、丰都、涪陵、绵阳、雅安、峨眉。

白芍：中江、渠县、广安、达县、金堂、合川、大足、巫溪、德阳。

甘松：阿坝藏族羌族自治州。

半夏：万县、安岳、南充、遂宁。

白芷：遂宁、铜梁、渠县、达县、崇庆。

冬虫夏草：巴塘、里塘、理县、马尔康。

虫白蜡：乐山、峨眉，集散于宜宾、成都等。

杜仲：巴中、达县、广元等。

佛手：合江、宜宾、江津、綦江、巴县、达县、万沅、雅安。

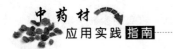

陈皮：江津、合川、巴县、綦江、开县、涪陵、长寿县、金堂、南充。

吴茱萸：酉阳、广元、达县。

附子：漳县（中坝集散）、涪江东岸（旧彰明县）。

麦门冬：万县、绵阳。

泽泻：灌县、绵阳。

郁金：崇庆等。

厚朴：江津、石柱等。

羌活：松潘、灌县、雅安、南坪、平武。

党参：南坪、涪陵、丰都、开县、奉节、云阳。

黄柏：马边、峨眉、嘉山、屏山、通江。

麝香：松潘、灌县、阿坝藏族羌族自治州理县、马尔康及昌都等地。

山东省

土元：平阴、长清、平邑、济宁、临沂。

山楂：青州、平阴、章丘、潍坊、费县、临沂、泰安。

水蛭：济宁、微山湖、东平湖等。

太子参：临沂、临沭。

白芍：菏泽、济宁、鄄城。

北沙参：烟台、莱阳、文登。

瓜蒌：长清、肥城、章丘、平阴、宁阳、泰安、沂源。

半夏：章丘、长清、沂源、潍坊、临沂。

全蝎：章丘、沂源、平阴、平邑、费县、泰安、临沂。

芡实：微山、济宁、东平。

阿胶：平阴、东阿、阳谷、滕州、定陶。

远志：沂源、章丘、平阴、长清、泰安、平邑。

牡丹皮：菏泽、济宁、滕州、鄄城。

杏仁：滕州、济南、烟台。

薏米：章丘、济宁、汶上、滕州。

金银花：平邑、费县、山亭、平阴。

昆布：烟台、青岛。

柏子仁：长清、章丘、枣庄、平邑、泰安、平阴、沂源。

桔梗：临沂、平邑、滕州、济宁、泰安。

黄芪：烟台、潍坊、滕州。

槐米：济南、章丘等。

寒水石：潍坊地区。

蒺藜：全省各地。

磁石：章丘、泰安、烟台、临沂。

蝉蜕：聊城、菏泽、鄄城、肥城、平原、禹城、德州。

蔓荆子：烟台地区。

酸枣仁：章丘、平阴、沂源、泰安、平邑、莱芜、临沂、费县。

赭石：长清、章丘、临沂、潍坊。

蟾酥：临沂、日照、莒南。

河北省

升麻：承德、龙关、张家口。

五灵脂：房山、宛平、昌平。

白芷：安国、定县。

北沙参：秦皇岛、安国。

远志：阜平。

苍术：唐山等。

薏米：安国。

知母：易县、怀来、房山、涞沅、承德、张家口、安国。

板蓝根：安国、天津。

枸杞：天津静海。

秦艽：张家口。

柴胡：易县、涞沅。

黄芩：承德、保定、安国。

麻黄：怀东、蔚县、延庆。

款冬花：蔚县、怀东。

紫菀：安国。

酸枣仁：邢台、龙关、张家口。

薄荷：安国。

藁本：龙关、蔚县、承德。

蟾酥：蓟县、遵化。

内蒙古自治区

升麻：集宁、凉城等。

甘草：赤峰、鄂尔多斯市。

龙胆草：呼伦贝尔市。

肉苁蓉：阿拉善旗、乌拉特后旗、乌拉特前旗。

地骨皮：杭锦后旗、临河。

防风：呼和浩特大青山一带。

赤芍：多伦、突泉。

刺猬皮：乌拉特前旗、乌兰浩特。

知母：敖汗、古赤峰、集宁等。

枸杞：杭锦后旗、乌中旗、乌拉特前旗。

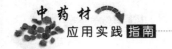

秦艽：东部地区产量较大。

黄芩：呼和浩特、昭乌达盟、通辽。

黄芪：武川、卓资。

黄精：武川、卓资、察哈尔右翼中旗、凉城、包头。

银柴胡：鄂尔多斯市。

麻黄：通辽、呼伦贝尔市。

鹿茸：乌兰浩特、大青山区。

款冬花：乌兰察盟清水河、林格尔。

锁阳：鄂尔多斯市、巴彦淖尔市的阿拉善旗、临河等。

藁本：呼伦贝尔市、通辽。

辽宁省

人参：宽甸、桓仁、凤城、本溪、清源、新宾。

三棱：海城、盖平。

升麻：本溪、铁岭。

牛蒡子：本溪、清源、凤城、桓仁。

木通：宽甸、桓仁、新宾。

木贼：新宾、清源。

甘草：建昌、朝阳。

龙胆草：海城、盖平。

平贝母：开原、桓仁、本溪。

石决明：旅顺、大连等沿海地区。

防风：黑山、兴城、锦县、绥中、凌源、朝中、建平、建昌。

赤芍：康平、彰武。

郁李仁：海城、盖平、岫岩。

细辛：本溪、凤城。

草乌：盖平。

桔梗：海城、盖平、清源。

党参：凤城、宽甸。

柴胡：绥中、锦西。

黄柏：盖平、岫岩、海城。

鹿茸：西丰、盖平、新宾、清源。

吉林省

人参：抚松、通化、靖宇、蛟河。

木通：敦化、通化、辑安。

牛蒡子：桦甸、敦化、蛟河、延吉。

五味子：双阳、抚松、桦甸。

升麻：永吉、桦甸。

甘草：洮安、通榆、大安、长岭、乾安。

平贝母：桦甸、抚松、临江、通化。

龙胆草：永吉、桦甸。

防风：洮安、乾安、通榆、长岭。

赤芍：永吉、敦化、安图、珲春、九台、双阳。

细辛：敦化、汪清县、珲春、四平、梨树、伊通、双辽、东辽。

蛤土蟆：抚松、桦甸、磐石、盖平、延吉、白山市、靖宇、辉南。

桔梗：桦甸、永吉、蛟河、磐石。

柴胡：大台、双阳。

党参：白山市、集安、靖宇、敦化、蛟河、通化。

黄芪：蛟河、通化等。

黄芩：双辽、洮安、乾安、长岭、前郭、通榆。

麻黄：通榆、洮安、长岭。

鹿茸：长白山区各养鹿场、东丰、辉南。

熊胆：桦甸、蛟河、白山市、抚松、靖宇、长自。

黑龙江

人参：五常、尚志、虎林、密山、林口、东宁、鸡西、逊克、铁力、嘉荫。

牛蒡子：五常、尚志、富锦、阿城。

五味子：虎林、铁力、尚志、五常。

贝母：尚志、五常、逊克、绕河。

龙胆草：福裕、安达。

甘草：兆州、大庆、安达。

防风：太康、安达、肇州。

赤芍：宁安、安达、明水、海伦、讷河、甘南、桦南、依兰。

知母：大庆、明水、虎林、密山、海林。

细辛：尚志、虎林、林口。

党参：五常、尚志。

柴胡：大庆、安达。

桔梗：大庆、安达。

麻黄：铁力、尚志、饶河、桦南。

黄芪：宁安、依兰。

黄柏：虎林、密山。

鹿茸：各地养鹿场。

熊胆：铁力、北安、伊春。

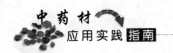

陕西省

九节菖蒲：洛南、陇县、丹凤、长安、户县、华阴。

山茱萸：商洛地区的丹凤、山阳。

小茴香：旬邑。

牛黄：商洛地区的丹凤。

天麻：汉中地区的城固、宁强、勉县。

乌头：汉中地区的城固、勉县。

甘草：延安、定边、榆林。

甘遂：渭南、三原、韩城。

白附子：宝鸡地区的凤县、汉中地区的镇巴、西乡、安康地区的平利县。

汉防己：汉中、镇巴、佛平、南郑、西乡、洋县。

龙骨：千阳、陇县、榆林地区的府谷、子州、神木、延安市的吴旗、志丹、延川。

附子：汉中地区的城固、勉县、宝鸡地区的岐山。

杜仲：商洛地区的柞水、丹凤、山阳。

沙苑子：大荔、兴平、鄠县、渭南。

远志：韩城、大荔、华阴。

茜草：渭南、延安市、榆林地区。

秦艽：朝邑、韩城、宜川。

党参：凤县、汉中、平利、安康、商县。

铁脚威灵仙：洛南、商县、山阴、商南、旬阳。

密蒙花：安康、紫阳、宁强、城固。

猪苓：秦岭山区。

款冬花：凤翔、米脂。

银柴胡：绥德、神木、榆林。

锁阳：榆林。

酸枣仁：延安、黄陵、铜川、宜川。

麝香：秦岭一带。

甘肃省

大黄：武威、岷县、临潭、临夏、西礼、文县、宕昌、礼县。

小茴香：庆阳地区、天水市、临泽、肃南、张掖、民勤、古浪。

贝母：岷县、武都、文县、码曲、积石山。

牛蒡子：陇南地区产的质佳。定西、平凉、古浪县、临夏自治州。

甘草：平凉地区、庆阳地区、西礼、武威地区的民勤、天祝。

当归：岷县、宕昌、武都、临潭、卓尼。

肉苁蓉：金塔、玉门、高台、张掖。

远志：渭源、陇西、临洮、泾川、平凉、崇信、庄浪、庆阳、镇原。

苦杏仁：庆阳地区、定西地区、平凉、华亭、临泽、高台、张掖。

羌活：岷县、临夏、武都、张掖、天祝、古浪、文县、宕昌。

枸杞：张掖、民勤主产。

党参：文县、宕昌、岷县、武都、徽成县、临潭。

秦艽：武川、渭源、夏河、碌曲、码曲。

鹿茸：各养鹿场。

黄芪：渭源、陇西、临潭县、岷县、武都、天水、积石山、和政、临夏。

麻黄：天水、定西、平凉、酒泉、庆阳。

款冬花：灵台、崇信、临潭、天水。

锁阳：武威地区的民勤主产、高台、张掖、临泽、肃南、酒泉的金塔、玉门。

熊胆：天水、徽县、陇南地区、肃南、张掖。

麝香：临潭、卓尼的质好。积石山、和政、洮州和陇南地区、天祝、肃南、张掖。

宁夏回族自治区

甘草：陶乐、中卫、灵武、盐池、同心。

肉苁蓉：盐池。

羌活：固原、泾源。

枸杞：中宁、中卫、灵武、银西、芦花。

秦艽：泾源、固原、隆德、西吉。

银柴胡：银川、吴忠。

黄芪：固原、泾源、隆德、西吉。

锁阳：陶乐。

新疆维吾尔自治区

贝母：伊犁、绥定、霍城、博乐、乌鲁木齐、石河子。

牛蒡子：乌鲁木齐、石河子。

甘草：石河子、哈密、吐鲁番、托克逊、阿克苏、阿瓦提。

红花：石河子、哈密、和田的洛甫县、吐鲁番的鄯善、阿克苏的沙雅、库车等。

肉苁蓉：洛甫、石河子、哈密、巴里坤县、阿瓦提、阿克苏。

阿魏：阿勒泰、喀什干。

秦艽：乌鲁木齐、木垒、奇台县、博乐市、温泉、精河。

麻黄：乌鲁木齐、石河子、哈密市、巴里坤县。

鹿茸：乌鲁木齐、石河子、巴里坤县、伊吾县。

羚羊角：伊犁。

雪莲花：石河子、哈密、巴里坤县、阿克苏、温宿。

锁阳：石河子、哈密、巴里坤县、阿克苏、乌什、库车、沙雅、阿瓦提。

青海

大黄：同仁、同德、贵德、互助、化隆、循化、民和、乐都。

贝母：玉树、海南、共和、海东地区。

甘草：海南、共和县。

冬虫夏草：玉树州、果洛州、海南、共和、海东乐都。

肉苁蓉：海西州。

羌活：玉树州、海南、共和、果洛州。

秦艽：海南、共和、海东地区、互助县。

猪苓：海东地区互助、民和、乐都。

鹿茸：海北、玉树、果洛、海南、海西。

硼砂：柴达木盆地及阿拉善西山盐湖。

熊胆：海西、海北。

麝香：玉树、海北、海东互助、乐都。

上海市

元胡：市郊。

白术：南汇。

玄参：市郊。

西红花：奉贤、金山。

地龙：崇明、南汇。

泽泻：市郊。

西藏自治区

大黄：昌都、那曲、山南地区。

贝母：那曲、山南、昌都地区。

牛黄：那曲、昌都地区。

冬虫夏草：那曲、昌都地区。

羌活：昌都、山南地区。

鹿茸：昌都、山地地区。

羚羊角：那曲、昌都地区。

熊胆：昌都林芝地区。

麝香：那曲、昌都地区。

江苏省

三棱：南京、江浦、盱眙、溧阳。

土鳖虫：南通、淮阴。

太子参：江宁、江浦。

虻虫：昆山。

丝瓜络：南通、苏州。

玉竹：海门、南通。

半夏：宿迁、镇江。

苍术：镇江、句容、溧水。

龟板：常州、镇江地区、南通、海门。

花蕊石：镇江。

明党参：溧阳、溧水、南京、江浦、镇江、句容。

板蓝根：南通、如皋。

珍珠母：苏州。

射干：江宁、江浦。

香橼：苏州。

洋金花：苏州、吴江。

桔梗：无锡、南京。

夏枯草：南京。

薄荷：南通、苏州、太仓、常熟。

鳖甲：常州、镇江地区、南通、海门。

蟾酥：镇江、泰兴、苏州、南通、启东。

安徽省

土茯苓：芜湖、六安。

木瓜：宣州。

石斛：霍山、宣州、六安。

白芍：亳县。

白术：歙县、宁国。

白前：滁县、嘉山。

白薇：嘉山、宿县。

百部：岳西、六安。

龟板：芜湖、宣州、合肥。

牡丹皮：铜陵、南陵。

青木香：安庆、芜湖。

射干：六安、芜湖。

独活：绩溪、旌德。

茯苓：岳西、六安。

桔梗：青阳。

柴胡：蚌埠、安庆、芜湖。

菊花：滁县、亳县、歙县。

紫菀：豪县、涡阳。

鳖甲：芜湖、宣州、合肥、长丰、肥东。

福建省

巴戟天：平和、南靖。

乌梅：政和、邵武、上杭、建宁、永泰。

石决明：平潭、漳浦。

陈皮：政和、松溪、龙岩。

薏米：蒲城。

佛手：福安、蒲田、政和、南平、宁德。

狗脊：建瓯、福安。

青皮：漳州、福州、龙岩、龙溪。

青果：闽县、闽侯。

青黛：仙尤、龙海。

厚朴：政和、浦城、邵武、松溪、宁德。

使君子：永春、邵武、漳浦。

昆布：厦门、宁德、临海乡村均产。

泽泻：浦城、建阳、光泽、崇安、南平。

姜黄：武平、龙岩。

海风藤：连城、上杭、宁德、漳浦。

海马：龙海、诏安、东山。

海螵蛸：晋安、惠安、漳浦。

海藻：厦门、同安。

莲子：建宁、龙海、长太。

穿山甲：上杭、龙岩、邵武。

桂圆肉：漳州、龙海、泉州、南安。

河南省

山药：武陟、博爱、孟县。

山茱萸：南阳、嵩县、济源、巩县。

山五味子：鲁山、商城、新县、西峡、内乡。

天花粉：商丘、安阳、洛阳。

天南星：禹县、长葛。

水防风：新乡、孟县、辉县、登封、荥阳。

生地：温县、博爱、武陟、孟县。

白芨：灵宝、栾川。

红花：沁阳县、温县。

全蝎：禹县、鹿邑、南阳、洛阳、许昌、新乡、安阳。

何首乌：嵩县、卢氏。

补骨脂：商丘、新乡、博爱、怀庆、信阳。

怀牛膝：武陟、博爱、孟县、温县、沁阳县。

连翘：灵宝、伊阳、沁阳、辉县、嵩县。

刺猬皮：濮阳。

金银花：密县、禹县。

禹白附：禹县、长葛。

茯苓：商水、新县、固始。

射干：信阳、南阳。

菊花：武陟、温县。

款冬花：洛宁县、嵩县。

琥珀：南阳、西峡。

湖北省

九香虫：恩施。

土茯苓：孝感。

大黄：恩施、利川。

天麻：恩施、利川。

木瓜：资丘、鹤峰。

白术：来凤、咸丰。

白芨：鹤峰、建始。

石膏：应城、孝感。

半夏：襄阳、江陵。

何首乌：恩施、建始。

杜仲：恩施、利川。

龟甲：荆门、枝江、宜昌、天门、公安。

厚朴：恩施、利川、巴东、咸丰、建始。

独活：巴东、恩施、长阳。

射干：孝感、黄冈、广济、浠水。

茯苓：罗田、英山、麻城、建始、利川。

黄精：黄冈、孝感。

黄连：来凤、恩施、建始、

续断：巴东、长阳、资丘、

密蒙花：宜昌、襄阳。

蜈蚣：随县、钟祥、荆门。

鳖甲：荆州、宜昌、天门、京山、仙桃。

湖南省

土茯苓：邵阳、郴县。

木瓜：桑植、大庸、石门。

乌药：邵阳。

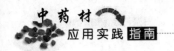

白芨：大庸、桑植。

白术：平江、衡阳。

白降丹：湘潭。

红升丹：湘潭。

朱砂：湘西凤凰。

龟板：汉寿、安乡、常德。

陈皮：各地皆产。

金果榄：常德、邵阳。

栀子：衡山、衡阳、衡南、桃江、平江、华容。

信石：衡山、零陵、邵阳。

枳壳：邵东、邵阳、洞口、沅江、桃江、泸溪。

枳实：沅江、泸溪、花垣。

轻粉：湘潭。

前胡：邵东、安化。

吴茱萸：常德、怀化、黔阳。

黄精：安化、沅陵、黔阳。

银珠：湘潭。

黄药子：湘潭、邵阳。

雄黄：慈利、石门、澧县、津市、桑植。

蜈蚣：汉寿、石门、安乡、澧县。

湘莲子：湘阴、华容、岳阳、沅江、益阳、黔阳。

蕲蛇：沅陵、黔阳、双牌。

鳖甲：汉寿、安乡、常德。

江西省

乌蛇：临川、金溪、修水、余江。

车前子：吉安、太和、吉水、永吉。

白花蛇：临川、广昌、南城、丰城、清江。

陈皮：清江、丰城、金溪、临川、广昌、抚州。

龟甲：临川、抚州、丰城、都昌、九江。

鸡血藤：丰城。

泽泻：广昌。

厚朴：乐安、宜黄、遂川、井冈山。

枳实：丰城、高安、余江、贵溪、新平、清江、临川、广昌、崇仁。

枳壳：贵溪、余江、新干、清江、临川、广昌、乐安。

荆芥：吉水、新余。

香薷：萍乡、新余。

栀子：新建、丰城、万载、吉安、遂州、横峰、贵溪、金溪、临川、广昌、东乡、宜春。

钩藤：金溪、临川。

蕲蛇：金溪、临川、宜黄、资溪、铜鼓、修水、婺源、兴国。

薄荷：吉安、临川、万载。

鳖甲：临川、抚州、丰城、都昌、九江。

广东省

广防己：高要、合浦、清远、仁化。

广藿香：徐闻、吴川、化州、电白、信谊、茂名、高要，广州、清远、番禺。

广陈皮：新会县、开平、清远、番禺。

土茯苓：高要、郁南、罗定、阳山。

山奈：揭阳、揭西。

巴戟天：翁源、揭阳、潮安、恩平、电白、高要、合浦、清远、阳春。

天竺黄：连山、怀集。

白花蛇：汕头、揭阳、普宁、潮阳。

白花蛇舌草：仁化、鹤山、潮州。

石决明：惠阳、惠东、海丰、陆丰、徐闻。

冰片：广州。

地龙：佛山、潮安、鹤山、恩平、高州。

肉桂：高要、德庆、罗定、防城。

沉香：茂名、化县、鹤山、徐闻。

何首乌：连州、连山。

佛手：肇庆、高要。

青黛：潮阳、潮安、惠来。

砂仁：阳春、阳江、罗定、信宜、茂名。

鸦胆子：合浦。

草豆蔻：徐闻、海康、遂溪、阳江。

桂圆肉：揭西、化州。

橘红：化州、高州、电白、茂名。

高良姜：徐闻、海康、吴川、茂名。

莪术：鹤山。

益智：恩平、阳春、电白、信谊、茂名、阳江。

海龙：潮阳、惠来、阳江。

海马：潮阳、惠来、香州、碣石、北海。

海螵蛸：惠来、南澳、仁化。

海浮石：阳江、电白、吴川。

排香草：潮州。

黄精：连州、连山。

紫贝齿：徐闻、海康、电白。

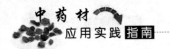

槟榔：电白。

海南省

山奈：琼山。

大腹皮：屯昌、万宁、琼海、定海。

巴戟天：定安、屯昌、琼海、乐东。

白胡椒：文昌、万宁、琼海。

石决明：文昌、琼海、万宁、澄迈。

沉香：屯昌、万宁、琼海、文昌。

相思子：文昌、琼海、澄迈、万宁。

草豆蔻：万宁、琼海、崖县、文昌、屯昌。

砂仁：文昌、琼山。

鸦胆子：澄迈、临高、三亚。

降香：屯昌、万宁、三亚。

益智：屯昌、澄迈、陵水、保亭、琼中。

海马：儋县、琼山、文昌、万宁。

海浮石：潮汕。

高良姜：文昌、万宁、定安、澄迈。

槟榔：万宁、屯昌、定安、琼海、保亭。

藿香：万宁、屯昌。

广西壮族自治区

八角茴香：平南、桂平、德保、百色、金秀、苍梧。

三七：田阳、靖西、梧州。

千年健：宁明、龙津、苍梧。

山豆根：百色、田阳、凌乐、龙津、大新。

山奈：桂平、武宣。

广防己：岑溪、苍梧、宁明。

天花粉：平南、蒙山。

天门冬：百色、罗城。

巴戟天：浦北、钦州、苍梧、上思。

石斛：天等、宾阳、永福、忻城。

白花蛇：百色、田东、都安、龙津。

红芽大戟：石龙、邕宁、宁明、上思。

红豆蔻：宾阳、横县。

肉桂：防城、灵山、平南、桂平、容县、金秀、梧州。

地枫：南宁、忻城。

地龙：横县、武宣、陆川。

吴茱萸：右江、左江、百色。

灵香草：金秀。

何首乌：南丹、靖西、平南。

郁金：宾阳、横县、陆川、平南。

炉甘石：融安县等，集散于桂林。

砂仁：东兴、龙津、宁明、龙州。

茯苓：鹿寨、梧州、贺县。

草果：靖西、睦边。

桂圆肉：武宣、平南、博白、钦州。

莪术：陆川、平南、横县、大新、邕宁、上思、宾阳。

蛤蚧：德保、抚绥、宾阳、龙津、大新、崇左、百色。

穿山甲：罗城、永福、梧州、陆川、钦州。

高良姜：陆川、博白。

琥珀：平南、贵县。

云南省

儿茶：西双版纳傣族自治州。

三七：文山、广东、西畴、砚山、屏边、昭通。

木瓜：凤庆、云县。

木香：禄劝、彝良、镇雄、中甸、丽江、纳西族自治县、榕峰等。

天麻：昭通、镇雄、大关、丽江。

贝母：德钦、维西、大理、丽江。

天门冬：巍山彝族自治县、宾川。

云连：德钦、维西、腾冲、碧江、屏边、金平、蒙白。

当归：丽江、兰坪、鹤庆、剑川、云龙、维西。

红大戟：弥勒、个旧、文山。

防风：宾川、贡山。

苏木：景洪、勐海。

诃子：凤庆、云县、龙陵、临沧、德宏傣族景颇族自治州。

佛手：易门、宾川。

鸡血藤：昆明。

砂仁：镇康、耿马、金平、临沧、文山、景洪、孟连、江城。

草豆蔻：耿马、西双版纳、文山、红河、临沧。

草果：西畴、马关、文山、屏边、麻栗坡。

荜茇：德宏州盈江、瑞丽、潞西。

茯苓：临安、禄劝、昭通、丽江、石屏。

穿山甲：思茅、富宁、广南。

猪苓：丽江、云龙、怒江。

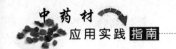

黄草：澜沧、孟连、镇康、腾冲、富宁、绿春。

鹿茸：绿春、迪庆。

琥珀：腾冲、澜沧、孟连。

熊胆：丽江、维西、兰坪、中甸、德钦、绿奉。

麝香：中甸、维西、德钦、丽江、永胜、弥勒、贡山。

贵州省

山慈菇：毕节、黔南。

五倍子：施秉、剑河。

天门冬：湄潭、赤水、望漠、黔西。

水银：铜仁。

白芨：兴义、都匀、凯里。

半夏：黎平、岑巩。

朱砂：铜仁、猴子坪、册亨。

杜仲：遵义、湄潭、江口、石阡、黎平。

吴茱萸：黄平、瓮安、思南、婺川、石阡、铜仁、岑巩、玉屏、遵义、湄潭。

坚龙胆：龙里、贵定、黎平。

钩藤：黎平、从江、江口。

穿山甲：紫云县、镇宁县、开阳县、安龙、黎平、宜良、江口。

黄精：毕节、遵义、安顺。

黄柏：遵义、黎平、岑巩、江口。

银耳：遵义、黄平、湄潭、黔西、开阳、瓮安。

雄黄：郎岱、思南、印江。

熊胆：江口、石阡。

麝香：紫云县、施秉、遵义。

台湾

大枫子、木瓜、石决明、胡椒、玳瑁、高良姜、通草、姜黄、海马、穿山甲、槟榔、樟脑。